国家高技术研究发展计划课题（编号：2015AA020102）资助出版
课题名称：心血管疾病大数据平台的构建和应用研究

U0203862

现代医学统计学

胡良平 著

科学出版社

北京

内 容 简 介

本书内容涉及 R 与 SAS 软件基础知识及医学科研设计中关键技术、定性与定量资料广义差异性分析、变量间相关与回归分析、判别分析与聚类分析的软件实现。全书基于经典统计、贝叶斯统计、蒙特卡罗统计和机器学习与深度学习等统计思想来介绍统计学理论及方法，基于 R 与 SAS 两种各具特色且优势互补的统计软件来实现统计计算，再通过大量实例来演示如何正确、方便且高效地解决包括科研设计与统计分析在内的各种实际问题。

本书可供生物、医学、药学、卫生管理等相关专业工作者、学生阅读参考。

图书在版编目（CIP）数据

现代医学统计学 / 胡良平著 . —北京：科学出版社，2020.4
ISBN 978-7-03-064723-8

Ⅰ. ①现…　Ⅱ. ①胡…　Ⅲ. ①医学统计－统计学　Ⅳ. ① R195.1

中国版本图书馆 CIP 数据核字（2020）第 047157 号

责任编辑：盛　立 / 责任校对：张小霞
责任印制：赵　博 / 封面设计：龙　岩

科 学 出 版 社 出版
北京东黄城根北街 16 号
邮政编码：100717
http://www.sciencep.com

三河市春园印刷有限公司 印刷
科学出版社发行　各地新华书店经销

*

2020 年 4 月第 一 版　开本：787 × 1092　1/16
2020 年 4 月第一次印刷　印张：35 3/4
字数：808 000

定价：168.00 元
（如有印装质量问题，我社负责调换）

作者简介

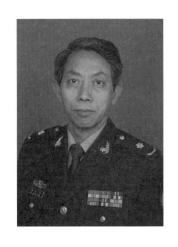

胡良平　教授，博士生导师，现任世界中医药学会联合会临床科研统计学专业委员会会长和国家药品监督管理局评审专家；曾任军事医学科学院研究生部医学统计学教研室主任和生物医学统计学咨询中心主任、国际一般系统论研究会中国分会概率统计系统专业理事会常务理事、第八届和第九届中国现场统计研究会理事、《中华医学杂志》等10余种杂志编委、北京大学口腔医学院客座教授；主编统计学专著48部，参编统计学专著10部；以第一作者发表论文300余篇，参与发表论文150余篇；获军队科技成果和省部级科技成果多项；参加并完成3项国家标准的撰写工作；参加2项国家科技重大专项课题和1项863课题研究工作；在从事统计学工作的30年中，为几千名研究生、医学科研人员、临床医生和杂志编辑讲授生物医学统计学，在全国各地作统计学学术报告100余场，举办数十期全国统计学培训班，培养数十名统计学专业硕士和博士研究生；近几年来，参加国家级新药和医疗器械项目评审数十项、参加全军"十二五"重大重点课题的检查工作50多项；擅长科研课题的科研设计、复杂科研资料的统计分析与SAS和R软件的实现、各种层次的统计学教学培训和咨询工作。

前　言

市面上有关医学统计学和卫生统计学的书很多，其中不乏精品之作。之所以编写本书，原因有以下4个方面。

其一，现有医学统计学和卫生统计学中的内容基本上局限于经典统计思想及方法，对其他统计思想和方法（如贝叶斯、蒙特卡罗和机器学习）几乎很少涉及。然而，有些问题单靠经典统计学不能获得理想的分析结果。

其二，现有医学统计学和卫生统计学中解决问题的思维方式几乎以"静态思维"为主导，缺乏"动态思维"的理念。例如，把回归模型中的"参数"视为"常量"，把"一次方形式的自变量"视为研究因变量依赖自变量变化而变化的"唯一存在形式"。其实在很多实际问题中，某些自变量可能以平方形式或平方根形式出现，某两个或多个自变量可能以交叉乘积形式出现，有时需要对定量因变量进行合适的变量变换，这会大幅度提升统计模型的拟合效果。

其三，现有医学统计学和卫生统计学中分析生存资料时，几乎全依靠Cox比例风险回归模型。事实上，在很多实际资料中，前面提及的模型所依赖的"比例风险假定"并不成立，此时，并没有提供有效的解决方案。

其四，现有医学统计学和卫生统计学中通常基于一种统计软件实现计算，如SPSS或SAS或Stata或R，而读者有时无法使用书中所选定的统计软件；另外，迄今为止，尚没有哪一种统计软件是万能的。例如，SPSS在处理具有重复测量因素的多因素设计定量资料时，可以选择的方差－协方差结构类型就远远少于SAS软件；又如，SAS在实施机器学习与深度学习时，就远不如R软件那么全面和方便；再如，R软件在处理回归分析问题时，若希望采用自变量筛选、共线性诊断、异常点诊断等高级用法，则可能需要安装和下载几个甚至几十个子程序包和函数（即便如此，还不能直接给出标准化回归系数），此时，R软件就不像SAS软件那样便捷了。

本书在继承和发扬同类书优点的基础上，力求弥补上述提及的缺点和不足，以期达到在思想、理论、方法和工具等方面的变革和创新，能够解决医学科研中的实际问题，为广大读者服务。

本书具有如下特色：第一，以迄今为止人们提出的4种统计思想（经典、贝叶斯、蒙特卡罗和机器学习统计思想）为指导；第二，在全书的写作中，以"动态思维"取代以往的"静态思维"；第三，发挥统计学在医学科研中的作用，提出科学严谨且行之有效的解决方案，贯穿于课题设计、实施和结题的全过程；第四，采用国际上著名且各具特色的R与SAS软件实现统计计算，实现了优势互补。

衷心感谢所有为本书直接和间接作出过贡献的人，以及创造和开发SAS与R软件的所有开拓者与贡献者，还要感谢本书所引用文献的作者。正是有了他们的智慧和无穷无尽的创造力，笔者在统计学、统计软件应用和解决与医学有关的科研实际问题等方面才有所感悟。

由于笔者水平有限，书中难免存在不妥之处，恳请广大读者不吝赐教。为便于与读者沟通和交流，特将笔者邮箱地址和有关网址呈现在此：LPHU812@SINA.COM；WWW.STATWD.COM。

胡良平

于北京军事科学院研究生院

2019年3月18日

目　　录

第1篇　R与SAS软件基础知识

第2篇 医学科研设计中关键技术的软件实现

第3篇 定性资料广义差异性分析的软件实现

第4篇 定量资料广义差异性分析的软件实现

第6篇　判别分析与聚类分析的软件实现

第1篇

R与SAS软件基础知识

第1章

R软件概述

1.1　R软件的历史

R软件是一个免费且开源的计算机运行软件，其所使用的计算机语言本质上是S语言，然而，它却被称为R语言。新西兰奥克兰大学的Ross Ihaka与Rontleman一起基于S语言开发了一种面向对象的编程环境，由于他们的名字都是以R开头，故将其命名为"R"。于是，人们就称此软件为"R语言"、"R软件"、"R软件包"，或更简练地称为"R"。

1.2　R软件的功能

R软件的主要功能是可视化、数学计算与统计分析。可视化就是指通过R软件不仅可以绘制一般的统计图，还可绘制很多复杂且精细的图形，包括三维图、热力图、星相图、脸谱图和地图；数学计算与统计分析所涉猎的范围也是非常宽泛的，所以R软件内容非常丰富，涵盖各种算法，有些虽然暂时还没有收录进来，但R软件包不断由全世界的学术志愿者追加新的内容，而且增加的数量和速度相当可观。更加令人难以置信的是：志愿者的数量在不断增加，新程序包和函数也在不断增加。R软件是"免费、开源、包容、广博、不断更新且前途无量"的。

1.3　R软件的获取

1.3.1　概述

由于R软件是一个免费且开源的计算机运行软件或程序包，所以R软件适合安装在连网的计算机上，这样便于R软件的更新。

R软件的官方网址为http://www.r-project.org；与R软件配套使用的集成开发环境（integrated development environment，IDE）的地址为http://www.rstudio.com。

从第一个网址可以下载最新版本的R软件；从第二个网址可以下载最新版本的RStudio软件。

在R软件环境中，每次只能输入一行代码。当然，一行中可以只输入一个R语言的语句或函数或命令，也可以输入多个R语言的语句或函数或命令，但各语句之间必须用分号隔开。只要按"回车"键就立即执行。

在RStudio软件环境中，一次可以输入一个文本，可以将其存储起来。用户可以把整个文本选中以后，再一次性提交给系统执行。

1.3.2 下载R软件的具体步骤和注意事项

1. 具体步骤

（1）通过网址 http://www.r-project.org 进入R官网。

（2）选择CRAN选项（其含义为"镜像"，实际就是进入拟下载R软件的网址的列表清单）。

（3）在列表清单中，选择China（即中国），可知：在中国范围内给出了10个网址，第1个和第2个是清华大学的、第3个和第4个是中国科学技术大学的、第5个是香港的名为KoDDoS机构、第6个是Elite Education（即精英教育）的、第7个和第8个是兰州大学开放资源社团的、第9个是同济大学的、第10个是上海大学的。用户可选择其中一个网站。

（4）假定选择了第1个网站，进入后的界面的总标题为The Comprehensive R Archive Network（即R软件综合档案馆）。有适用于三种计算机系统的R软件供用户选择下载，通常，一般用户选择第三种，即Download R for Windows（即下载供Windows系统使用的R软件）。

（5）选择了Download R for Windows选项后，会出现4个Subdirectories（即子目录）。通常选择第1个，即base（R软件的基础模块）。提示信息为："这是你第一次想安装R软件时可选择的项目。"值得一提的是，即使安装了多次R软件之后，想更新版本时，仍可以选择base选项进行下载。

（6）选择了base选项后，出现的界面就是可供用户下载的当前最新版的R软件的界面。例如，笔者于2018年2月15日进入此界面时，显示的标题为R-3.4.3 for Windows（32/64 bit）。选择标题下面的第1行Download R-3.4.3 for Windows（62 MB，32/64 bit）。

（7）在下载的过程中，会有少量提问，若涉及"协议"，就选择"同意"；通常只需要单击"下一步"按钮即可。当下载完成后，就会在用户的桌面上出现一个图标R-3.4.3-win.exe，即一个可执行的文件，它是安装R软件的快捷方式。

（8）双击快捷方式图标，安装成功后，会在桌面上显示一个图标：一个白色圆圈重叠在一个深蓝色大写字母"R"上，下面的标题为R i386 3.4.3。

说明：在本书的撰写过程中，先后使用过多个不同的R软件版本，其中较早的版本为"3.1.3"。

2. 注意事项

成功地安装完R软件后，双击R软件图标，就进入了R软件的工作环境（其界面参见1.4节）。刚安装完的R软件包中自动载入的子程序包的数目是非常有限的。用户经常需要安装新的子程序包，通常的做法是启动R软件之后，使用下面的两个语句（例如，希望载入glm子程序包）：

```
install.packages("glm")
library(glm)
```

若采用上面的两个语句，有些子程序包可以被正常载入，有些就会出现下面的出错提示：

```
Package 'glm' is not available (for R version 3.4.3)
```

因为没有指定lib。

解决的方法是直接使用R软件的菜单栏"程序包"菜单中的"安装程序包"选项。

1.3.3 安装和载入子程序包的方法

用户在使用R软件时，除了base子程序包外，其他子程序包通常都需要临时加入当前R软件的运行空间，才能正常使用其内的函数，即编写R程序或R代码。加载已有的某个子程序包的方法有以下两种。

第一种：通过R软件的菜单栏"程序包"菜单中的"加载程序包"选项来加载。

第二种：采用R语句，例如，加载stats程序包，其语句为：library（stats）。

若想加载用户计算机上当前R软件包中尚没有的子程序包，最好采用下面的方法。

通过R软件的菜单栏"程序包"菜单中的"安装程序包"选项来加载。

选中"安装程序包"选项后，会显示一个名为Packages的窗口，此窗口内按字母顺序呈现出几千个子程序包的名称，选择用户拟加载的子程序包，连网的计算机会自动下载指定的子程序包到"程序包"内，用户使用前需要通过"加载程序包"［或利用语句"library（子程序包名）"］将指定的子程序包载入R软件工作空间。

1.4 R软件的界面

在下载并成功安装了R软件包后，就会在计算机桌面上出现一个R软件快捷方式图标；另外，还可下载一个辅助软件系统"RStudio"。

R软件包提供的运行环境只适合以"行命令"方式运行R软件（即每次只能输入一行命令，按"回车"键后立即执行，不能输入多个命令行后，再执行）；而在RStudio运行环境中，可以输入一个文本块（即允许输入多个命令行组成的集合），同时提交给系统执行。

若选中R软件快捷方式图标并双击就会进入R软件运行环境，见图1-1。

在图1-1中，左上角上有四行内容，从上到下依次为：

第1行为"RGui（64-bit）"，指明系统为64-位。

第2行为菜单栏，分别为"文件"、"编辑"、"查看"、"其他"、"程序包"、"窗口"和"帮助"。

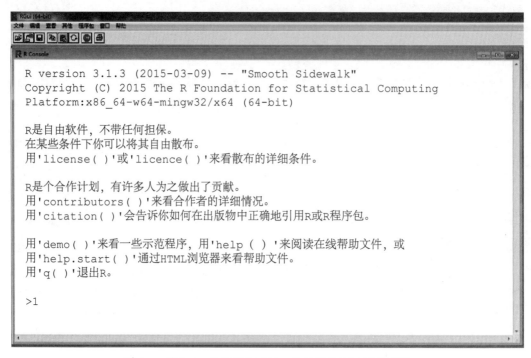

图1-1 进入64-位计算机系统R软件运行环境后的界面

第3行为8个快捷图标，它们的意思分别为"打开文件"、"加载工作空间"、"保存工作空间"、"复制"、"粘贴"、"复制并粘贴"、"终止当前计算"和"打印"。

第4行为"R Console"，该行表明在大窗口内嵌套着的这个小窗口为R软件运行环境中与用户交流信息的控制台，简称控制台，具体录入信息或命令的位置在此小窗口的最下面，以">"为标志，它也称为"提示符"。

说明：如图1-1内容所示，前三行是英文，第1行说明了现在正使用的R软件包的版本，第2行说明了此软件的版权，第3行说明了此软件包所适用的计算机Windows系统；在此之后有三段中文文字；最后还有一个">"符号，该符号是R软件包的"提示符"或称为"命令行"。

若选中菜单栏上的"程序包"，再选择其中的"加载程序包"选项，就会弹出一个窗口，见图1-2。

说明：在图1-2中，在Select one列表内共呈现了30个对象，它们当中有些是程序包，还有一些是函数。事实上，它们之间的区别就在于：程序包中包含多个不同的函数，而函数就是一个完成某项任务的独立程序，在SAS软件中，它被称为"宏函数"。换句话说，在调用函数时，需要为函数提供"参数"或理解成函数的"自变量"。由此可知，用R软件包来实现统计计算或绘制图形，就是调用某个程序包中的某个函数或调用一个独立的函数，并弄清此函数有哪些需要配置的"参数"（有些是必需的，还有一些是修饰性的，即不是必需的，但它往往会产生更为理想的计算结果或呈现效果）。

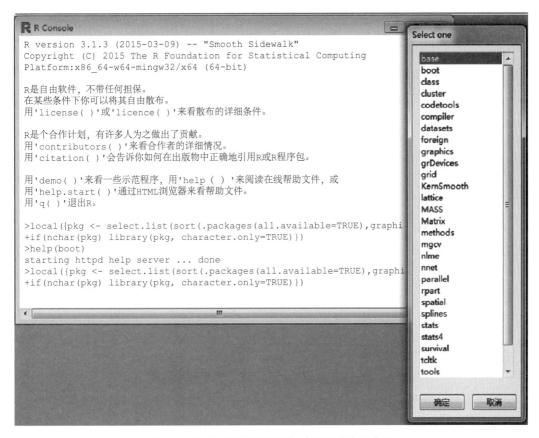

图1-2 选择"加载程序包"选项后弹出的窗口

1.5 R软件包中的函数

1.5.1 R软件包中程序包和函数的数目

R软件的一切操作几乎都是通过"对象"（注：函数是一种最常使用的对象）来实现的。从表面上看，R软件包中有许多程序包。在R软件官方网站上就显示，到2015年12月2日止，已有7562个程序包。但仔细查看，还有一些程序包（如base、graphic、stats、stats4等）不在列表之中。

其实，在所有程序包中，类似base和stats这样的程序包（其内包含很多函数）并不多，大多数被冠以"程序包"的东西其实就是一个函数，如boot、class等。正因如此，当看到如下的递增数目时才不会感到惊讶：从R软件官网上按时间排序的结果可知，2015年12月1日就增加了大约17个程序包；2015年12月2日就增加了大约23个程序包。

在R软件的程序包中，除了少量真正的程序包与函数外，还有一些介于二者之间的对象，如foreign。它既不是一个真正的程序包，也不是一个函数，而是一个R软件与其他统计软件（如SAS、SPSS）进行数据格式互换的界面，更确切地说，它是一个不同统计软件信息交换的接口。这一点可以通过在R软件控制台内的提示符"＞"之后发送下面两条命令来证实。

第一条命令为启用"帮助"功能寻求帮助信息，方法如下：

```
>help(foreign)（回车）
```

会显示出错的信息；而第二条命令为启用"检索"功能寻求检索结果，方法如下：

```
>??foreign（回车）
```

检索的结果会弹出一个窗口，界面截图从略。

检索结果中的内容表明：foreign是一个R软件与其他统计软件数据格式转换的界面或接口（Foreign Function Interface）。

1.5.2　往已安装的R软件包中追加新程序包

通过图1-2的菜单栏中的"程序包"菜单弹出的窗口可知：在用户所安装的R软件包中，真正的程序包（其中有些是函数）的数量是十分有限的。由此可知，用户经常需要往已安装的R软件包中追加新程序包。具体方法如下。

情形之一，在连网的计算机上。若需要其他程序包时，用户正在使用的计算机是与网络连接的，则可以随时安装或更新程序包。例如，现在在线安装一个新的程序包AggregateR［其实，它是一个函数。值得注意的是：这个函数在已出版的有关R语言的书中是Aggregate，后来更新成AggregateR；原先有tapply函数，现在取消了，这些都需要在连网计算机上选定"镜像"（参见下面的一个段落）后，从"程序包"窗口中查找才能发现］。具体加载方法如下：

```
>install.packages("AggregateR")（回车）
```

按"回车"键后，会立即弹出一个名为HTTPS CRAN mirror的窗口（就是让用户指定"镜像"，用通俗的语言表达，就是指定从哪个国家的哪个服务器上下载用户所需要的程序包。一般来说，此窗口中所列的国家及其具体的服务器中R软件的全部内容是基本相同的，只是最近更新时间不同，可能在新程序包或函数的数量上略有区别。通常用户选择离自己最近的服务器，例如，中国就有4个服务器，分别分布在北京、武汉、广州和安徽）。

笔者选定China（Beijing 4）［https］选项，然后，单击OK按钮，计算机就会自动下载并安装所要求的程序包或函数。

若不使用install.packages函数，可先通过R软件的菜单栏中"程序包"菜单弹出的窗口选定"设定CRAN镜像"选项，再选定"安装程序包"选项来完成与前面类似的任务。

情形之二，在不连网的计算机上。若用户正在使用的计算机无法与网络连接，需要从R软件官方网站上下载用户所需要的程序包及与其配套的程序包（其中有些其实是函数），将压缩的zip包复制出来，再选择R软件菜单栏中"程序包"菜单中的"从本地zip文件安装程序包"选项，这实际上就是给下载的程序包解压缩并整合进已安装的R软件包中。若解压成功，则仍需要通过R软件菜单栏中"程序包"菜单中的"加载程序包"选项实现加载。若在加载程序包的执行过程中显示出错，则很可能是缺少与此程序包配套的程序包或函数，把提示缺少的程序包也下载下来，并加载程序包，很可能就成功了。

1.5.3　R软件包不适合在不连网的计算机上使用

下面，分享笔者亲身经历的在不连网的计算机上往已安装的R软件中追加新程序包"ggplot2"的一段历程。

当笔者第一次把带扩展名".gz"的"ggplot2"压缩包解压后，得到提示：版本不一致。接下来，经过很长时间才把"ggplot2"程序包及其他所需要配套的子程序包下载完全。总之，建议R软件用户不要在不连网的计算机上使用R软件进行计算，因为用户常需要下载或更新子程序包。

1.5.4　程序包中真正的程序包和函数

在图1-2的Select one列表中，选中一个对象，单击"确定"按钮，就将该对象装载到R软件运行空间中。在"提示符"（即"＞"）之后键入下列信息并按下"回车"键。如加载base后，可键入下列信息：

```
>Help(base)
```

按下"回车"键后显示的内容如下：

R：The R Base Package窗口表明，base是一个程序包而不是一个函数。

同理，若加载boot之后，在提示符"＞"后键入如下信息：

```
>Help(boot)
```

按下"回车"键后显示的内容如下：

Bootstrap Resampling，提示boot不是一个程序包，而是一个实现重复抽样的函数。

采用同样的方法，可知图1-2的Select one列表中任何一个对象究竟是程序包，还是函数。

1.5.5　某特定程序包中的函数

例如，当用户加载了程序包base之后，如何知晓该程序包中究竟有哪些函数呢？通过单击"Index"选项后，就会显示如下内容：

在"Help Pages"下方有一行英文字母，它们按首字母的顺序排列，只要是程序包base中有的函数，全部列出。如果全部函数的第1个字母涉及（或遍历）全部26个英文字母，则这行英文字母就会从A～Z都出现。选中其中任何一个字母，就会显示以该字母开头且在此程序包中的全部函数。其他程序包中的函数也可用同样的方法给出全部列表。

1.5.6 整个R软件包中的函数

在启动R软件之后,在其提示符"＞"之后,键入英文字母a,再按Tab键,就会显示R软件中以a为首字母的全部函数的名称;若想知道其中的某个函数的功能和具体使用方法,就在提示符"＞"之后键入help(用户希望了解的函数名),并按下"回车"键,就可显示该函数的有关信息。若用户从英文字母A～Z中每一个都照前面讲的方法做一遍,每次都把显示的内容复制成一个文本,将全部26个英文字母对应的26个文本合在一起就组成了一个完整的文本,该文本中的内容就是用户正在使用的R软件包中的全部函数。

1.5.7 函数的功能和用法

在启动R软件之后,就会显示一个提示符"＞"。在此提示符之后键入如下信息,就可显示拟了解的函数的功能和用法。例如,在提示符之后键入a,按Tab键,就显示全部以英文字母a为首字母的函数。

显示出R软件中以英文字母a为首字母的全部函数的名称。若想知道其中任何一个函数的功能与用法,只需要在提示符后键入如下内容(以abs函数为例):

```
>Help(abs)
```

按"回车"键,就会显示出它的全部内容。

仔细阅读其中的全部内容,就知道abs函数的功能是取x的绝对值。例如:

```
>X=-15(回车)
>Y=abs(X)(回车)
>Y(回车)
>15
```

1.5.8 程序包base中自带的数据集

在R软件的程序包base中有一些自带的数据集,可在学习R软件时调用。如何知晓程序包base中有哪些自带的数据集呢? 方法如下:

```
> data( )
>
```

在R软件提示符"＞"之后键入函数data( )并按"回车"键,即可显示全部数据集的名称。

R data sets窗口内显示的是程序包base中自带的可直接在R软件环境中调用的数

据集。

1.5.9　R软件所有程序包中自带的数据集

如何知晓R软件所有程序包中有哪些自带的数据集呢？方法如下：

```
> data(package = .packages(all.available = TRUE)) (回车)
```

即可显示全部数据集的名称。

　　程序包名称从boot开始，而不是从base开始。但左边窗口内的"说明"中似乎提示，程序包base和stats内的数据集也被移到当前显示的右边窗口中（注意：包含其数据集，但没有这两个程序包的明确标志）。

1.5.10　显示R软件包中某一个自带的数据集的内容

　　如何将某个指定的数据集（假定为其中的iris）装载到当前使用的工作目录中来呢？操作方法如下：

```
> head(iris)
```

在提示符">"之后键入函数head（iris）并按"回车"键，显示如下内容：

```
    Sepal.Length  Sepal.Width  Petal.Length  Petal.Width  Species
1       5.1          3.5           1.4          0.2       setosa
2       4.9          3.0           1.4          0.2       setosa
3       4.7          3.2           1.3          0.2       setosa
4       4.6          3.1           1.5          0.2       setosa
5       5.0          3.6           1.4          0.2       setosa
6       5.4          3.9           1.7          0.4       setosa
>
```

　　上面显示的内容是数据集iris中内容的前6行，第1列是编号，第2、3列为鸢尾花花瓣的长度与宽度；第4、5列为该种花花萼的长度与宽度；第6列为花的品种。

　　如何显示一个数据集的全部观测呢？只需要在提示符">"之后键入数据集的名称，按"回车"键即可。这样做的缺点是：屏幕上只保留数据集中最后几十个观测，前面的观测在屏幕上一闪而过，不便仔细查看。

1.5.11　查看R软件包中某一个自带的数据集的全部内容

　　只要能打开R数据编辑器，就可在此编辑器内任意浏览指定的数据集。现以R软件自带的数据集cars为例，方法如下：

```
> cars（回车）
> edit(cars)（回车）
```

第一行程序使数据集cars的全部内容快速在屏幕上显示，最终保留在屏幕上为该数据集的最后若干个观测；第二行程序打开R数据编辑器。

R Console窗口显示的是数据集cars的最后若干个观测的内容；"数据编辑器"窗口将数据集cars的全部观测调入R数据编辑器窗口。用户可在此窗口内任意浏览数据集。

1.5.12 通过"编辑"菜单打开R数据编辑器

在启动R软件之后，单击"编辑"菜单项，会弹出一个小窗口，选择"数据编辑器"选项，会弹出一个对话框。

Question对话框要求用户输入"数据框或矩阵名"，也就是要编辑的数据集名称。例如，输入数据集cars，单击"确定"按钮后，就可显示结果。

R Console窗口最后一行的内容为"＞fix（cars）"，说明可以直接使用函数"fix（数据集名）"达到与上面操作同样的效果。

1.6 R软件的工作目录及改变工作目录

1.6.1 R软件启动后的工作目录

启动R软件之后，系统会将当前工作目录（即存储信息的文件夹）自动设置为安装R软件的目录，通过在提示符"＞"之后键入函数getwd（）（回车）后显示的信息，便可得知。

```
>getwd( )（回车）
```

例如，在笔者的计算机上，键入上述函数并按"回车"键后就会显示如下的信息：

```
[1] "C:/Users/hu/Documents"
```

这个输出结果表明：在此R软件中，一旦产生了需要存储的信息，都将存储在C盘上的三级文件夹内：第一级为"Users"，第二级为"hu"，第三级为"Documents"。

1.6.2 改变R软件的工作目录

若用户想改变R软件的工作目录，需要事先确定拟创建的工作目录。通常就是事先在指定盘上创建一个文件夹，以便在本次启动R软件后且在退出R软件之前将需要存储的信息存入指定的文件夹中。例如，笔者在自己的计算机G盘上创建了一个名为studyr的文件夹，然后，选择"文件"菜单，再选择弹出的小窗口内的"改变工作目录"选项，便弹出"浏览文件夹"对话框。

从"浏览文件夹"对话框找到自己事先创建的文件夹，本例为"G:/studyr"，即G盘上文件夹名为"studyr"，然后单击"确定"按钮，就意味着改变了工作目录。用函数getwd就可显示现在的工作目录。

```
> getwd( )                    #键入函数getwd（ ）并按"回车"键
[1] "G:/studyr"              #显示的结果
>                             #重新处在控制台状态
```

上述结果表明：已经成功地改变了工作目录，即G盘上的文件夹studyr。值得注意的是：一旦退出了R软件，下次再启动R软件时，系统又恢复了原先的工作目录，必要时需要重新改变工作目录。

事实上，改变工作目录的最简单方法是使用函数setwd。

```
>setwd("G:\\studyr")（回车）        或  >setwd（"G:/studyr"）（回车）
```

注意：在R中，盘符与文件夹名称之间的分隔符可以是"\\"，也可以是"//"，还可以是"/"；但不可以用"\"。

1.7 使用R软件的帮助功能

R软件包中有强大的帮助功能，当启动R软件之后，在菜单栏中有"帮助"菜单，选择它后会弹出下拉菜单。

从菜单中可以看到系统可以提供帮助的内容。若选择"控制台"选项，便会弹出另一个对话框。

Information对话框内显示了用户可在"控制台"上使用哪些快捷键，它们能达到什么效果。

同理，用户可以通过"帮助"菜单中的其他选项提供的帮助信息，找到自己需要了解的信息，限于篇幅，不再赘述。

## 第2章

在R软件环境中输入和输出数据

2.1 通过R软件或RStudio软件提供的控制台输入和输出数据

2.1.1 问题与数据结构

【例2-1】假设某研究者收集到表2-1的资料，试将此资料录入R软件环境中，以便采用R软件进行各种处理（可视化、数据汇总和统计分析）。

表2-1　某研究者收集到的资料

姓名 name	药物种类 drug	血型 blood	年龄 age（岁）	身高 height（cm）	体重 weight（kg）	疗效 effect
Zhang San	NEW	A	25	156	49	治愈
Li Si	OLD	A	29	189	68	显效
Wang wu	OLD	AB	18	173	63	死亡
Hu Jing	NEW	O	37	164	57	好转
Zhao Dong	NEW	B	42	182	66	无效
Wang Hui	OLD	AB	53	171	61	治愈
Song Ping	NEW	O	19	195	86	治愈
Guo Lei	OLD	B	26	178	71	死亡
Tao Xing	OLD	AB	63	169	63	无效
Gao Yun	NEW	A	74	174	65	显效
Liu Ming	NEW	O	56	185	78	好转

2.1.2 利用c函数在控制台上输入数据

在RStudio软件中，在提示符"＞"之后逐行输入如下内容：

```
> name<- c("Zhang San","Li Si","Wang wu","Hu Jing","Zhao Dong","Wang
+Hui","Song Ping","Guo Lei","Tao Xing","Gao Yun","Liu Ming" )
> drug<- c("NEW","OLD","OLD","NEW","NEW","OLD","NEW","OLD","OLD","NEW",
+"NEW")
> blood<- c("A","A","AB","O","B","AB","O","B","AB","A","O")
```

```
> age<- c(25,29,18,37,42,53,19,26,63,74,56)
> height<- c(156,189,173,164,182,171,195,178,169,174,185)
> weight<- c(49,68,63,57,66,61,86,71,63,65,78)
> effect<- c("治愈","显效","死亡","好转","无效","治愈","治愈","死亡","无效",
+ "显效","好转")
>                              #等待用户输入新指令
```

可以直接在RStudio软件中执行每一句内容，也可将每一句复制到R软件的控制台上执行。

如果将上述各行上的内容复制到R软件控制台上执行后，就意味着创建了7个新变量，它们的名字分别为：name、drug、blood、age、height、weight、effect。实际上，每个变量就是一个向量，都有11个分量，也就是各变量在11个受试对象（简称为"观测"）上的取值。

若在控制台上（即提示符"＞"之后）输入某个变量名并按"回车"键，就会在屏幕上以横行的形式输出该变量的全部观测值。当此变量是数值型时，各观测值就是具体的数据；当此变量是字符型时，各观测值就是字符串，每个字符串都将被放置在引号内。

2.1.3 利用data.frame函数创建数据集

若在RStudio或R软件的控制台（下同，简称控制台）上输入如下内容，就可创建一个数据集：

```
>total_data<- data.frame(name,drug,blood,age,height,weight,effect)
```

其含义是：创建一个名为total_data的新变量，"<-"为赋值符号，其后的内容被赋值给变量total_data。这里的关键词及其后面的圆括号"data.frame（ ）"是R软件中一个创建"数据框"的函数，圆括号中写的内容就是用户希望把哪些已经创建的变量及其取值放在一起整合成一个"数据集"，在R软件中称为一个"数据框"。

若将上面的内容提交（即按"回车"键）给系统运行，得到的结果见图2-1。

在图2-1中可知，此数据集的名字为total_data；数据集中有12行，第一行为各列的列头，即变量名；从第二行到最后一行为11个受试对象在7个变量上的取值。

这个数据集表明：除第一行外，一行代表一个观测、一列代表一个变量的具体取值，以这种形式呈现的数据简称为数据库结构的数据。国际上通用的统计软件都可以方便地读取并处理这种形式呈现的电子数据。

2.1.4 利用write.table函数将已创建的数据集输出到外部设备上

前面在控制台上输入数据集名称并按"回车"键，可将已创建的数据集输出到屏幕上。那么，如何将已创建的数据集输出到外部设备上呢？可以分为下面两步来完成。

第一步：在控制台上使用下面的命令，可为已创建的数据集total_data指定一个输出文件名new_output1：

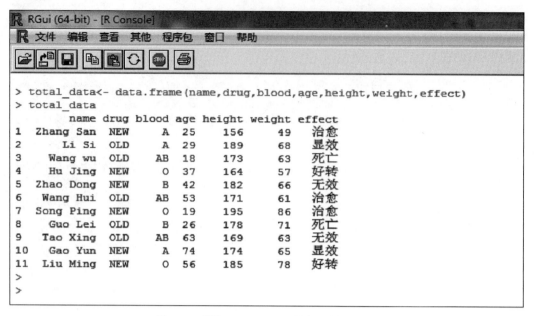

图2-1　利用data.frame函数创建的数据集

```
>write.table(total_data,file="new_output1")
> getwd( )                                          #查看当前工作目录
[1] "d:/Program Files/RStudio"                      #此为当前工作目录
```

第二步：在控制台上使用下面的命令，可将已创建的数据集total_data以文本文件的格式且文件名为new_output1存入当前工作目录中：

```
>write.table(total_data,file="new_output1",quote=FALSE,row.
+names=FALSE,col.names=TRUE)
```

其中，某些参数的含义如下：

quote=FALSE要求各列变量及其取值不加引号。

row.names=FALSE 要求各行前不加行名称（注：行名称就是行号）。

col.names=TRUE 要求各列头上应该保留变量名。

执行完前面的命令后，就可到工作目录"d:/Program Files/RStudio"中找到文件"new_output1"，将它在"写字板"等任何编辑窗口内打开，其内容如下：

name	drug	blood	age	height	weight	effect
Zhang San	NEW	A	25	156	49	治愈
Li Si	OLD	A	29	189	68	显效
Wang wu	OLD	AB	18	173	63	死亡
Hu Jing	NEW	O	37	164	57	好转

Zhao Dong	NEW	B	42	182	66	无效
Wang Hui	OLD	AB	53	171	61	治愈
Song Ping	NEW	O	19	195	86	治愈
Guo Lei	OLD	B	26	178	71	死亡
Tao Xing	OLD	AB	63	169	63	无效
Gao Yun	NEW	A	74	174	65	显效
Liu Ming	NEW	O	56	185	78	好转

显然,这就是前面已创建的名为"new_output1"的数据集。

2.2 在 R 软件环境中以文本格式输入和输出数据

2.2.1 用 read.table 函数在 R 软件环境中以文本格式输入数据

假定已经将上述文本格式的数据文件存储在 G 盘的 studyr 文件夹中,数据文件的名称为 raw_data.txt。当启动 R 软件后,首先改变工作目录,使其成为"G:/studyr"。然后,再在控制台键入如下内容:

```
>x<- read.table("raw_data.txt",header=TRUE)        (回车)
```

可能显示信息出错,反复尝试,发现导致出错的根本原因是第一列变量 name 的具体取值是带空格的字符串,需要在字符串前后加引号。如果将上面的内容以如下形式录入计算机,并存储成文本格式的文件,就不会出错了。

name	drug	blood	age	height	weight	effect
"Zhang San"	NEW	A	25	156	49	治愈
"Li Si"	OLD	A	29	189	68	显效
"Wang wu"	OLD	AB	18	173	63	死亡
"Hu Jing"	NEW	O	37	164	57	好转
"Zhao Dong"	NEW	B	42	182	66	无效
"Wang Hui"	OLD	AB	53	171	61	治愈
"Song Ping"	NEW	O	19	195	86	治愈
"Guo Lei"	OLD	B	26	178	71	死亡
"Tao Xing"	OLD	AB	63	169	63	无效
"Gao Yun"	NEW	A	74	174	65	显效
"Liu Ming"	NEW	O	56	185	78	好转

现假定将上面的数据以文本文件格式存储在"G:/studyr"路径下,文件名为 raw_data1.txt。采用下面的方法便可将其读入 R 软件环境中。

```
> x<- read.table("G:/studyr/raw_data1.txt",header=TRUE);x
                                    #两个语句之间用"；"隔开
```

当按"回车"键后，就将"G:/studyr"内的文本文件raw_data1.txt读入R软件环境中，其形式见图2-2。

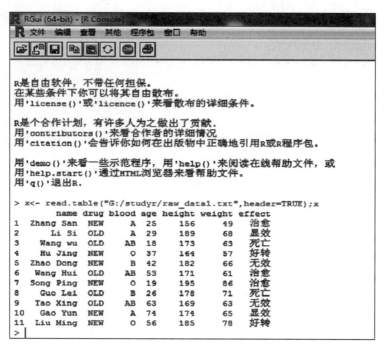

图2-2　正确读入文本格式文件的结果

2.2.2　用write.table函数在R软件环境中以文本格式输出数据

在2.1.4中，已介绍了将数据框格式的数据以文本格式输出到外部设备上并存储起来的方法，此处不再赘述。

2.3　在R软件环境中以Excel格式输入和输出数据

2.3.1　在R软件环境中以Excel格式输入数据

第一步，需要在Excel环境下录入数据。

假定已将上面的数据录入Excel中。

第二步，将Excel中的数据存储为数据文件。

假定已经将Excel中的数据存储到"G:/studyr"路径中，数据文件的名称为newdata1.xls。

第三步，将Excel格式的数据文件导入R软件环境中。

方法一，先将 Excel 格式的数据文件转换为以逗号分隔型取值（comma separated values，CSV）格式为扩展名的纯文本格式的文件，再用 read.csv 函数导入 R 环境中。

实现前述目标的方法很简单，只需要在 Excel 环境下将已录入的数据另存为 ".csv" 格式的文件。例如，将数据另存为 "G:/studyr/newdata2.csv"，即取数据文件名为 newdata2.csv，并将其存入 "G:/studyr" 的文件夹中。

启动 R 软件，在其控制台输入下面的内容（#之前的内容）：

```
> setwd("G:/studyr")              #设置当前工作目录
```

按 "回车" 键后，就将 R 软件的当前工作目录设置为 "G:/studyr"。可用 getwd 函数核实：

```
> getwd( )                        #核实当前的工作目录
[1] "G:/studyr"                   #按 "回车" 键后，显示的内容表明当前目录正是 G:/studyr
>                                 #R 软件的提示符
```

接下来，就可以在控制台上输入下列信息，读取指定工作目录中以 ".csv" 为扩展名的数据文件。

```
w<- read.csv("newdata2.csv")      #用 read.csv 函数读取文件 newdata2.csv，赋值给 w
```

按 "回车" 键后，没有输出任何内容，表明导入数据成功（若失败，会有出错信息）。

```
>w （回车）                        #希望在屏幕上显示变量 w 的全部内容
```

在控制台上输入 w 并按 "回车" 键之后，就在屏幕上显示出文本文件 newdata2.csv 的全部内容。

可以清楚地看到：前面录入 Excel 环境中的数据已被正确地导入 R 软件环境中了。

方法二，通过 R 软件包中的 RODBC 包直接导入 ".xls" 格式的数据文件。

第一步，加载 RODBC 包。最好在连网的计算机上直接使用 R 软件，此时，加载任何一个新的程序包就十分方便了，参见 1.5.2 节。

若查看是否加载成功，可用如下的命令或函数：

```
>library(RODBC) （回车）
```

如没有报错，则表明加载成功了。

第二步，选择要读取的 Excel 文件。

（1）知道 Excel 文件名时，可这样操作：

```
>w<- odbcConnectExcel("newdata1.xls") (回车)
                                        #w是用户取的变量名，可以是多个字母
```

（2）记不清楚具体的Excel文件名时，可这样操作：

```
>w<- odbcConnectExcel(file.choose( )) (回车)    #会弹出一个窗口，让用户选择Excel文件
>w (回车)                           #显示连接信息
>sqlTables(w) (回车)                 #列出从ODBC中连接到的表格
>jieguo<- sqlFetch(w, "newdata") (回车)
        #注意：这里"newdata"是Excel文件中最下边显示的信息，有时是"sheet1"或其他信息
```

上面这句的作用为：读取表格中的newdata表单中的数据，并存储于变量jieguo。

```
>odbcClose(w) (回车)                 #关闭连接
```

此时，若想显示读入的数据文件的前六行内容，可用下面的命令或函数：

```
>head(jieguo) (回车)
```

若想显示读入的数据文件的全部内容，直接输入下面的命令或函数：

```
> jieguo (回车)
```

2.3.2 在R软件环境中以Excel格式输出数据

通常，要想将R软件环境下以数据框形式呈现的数据以Excel格式输出到外部设备上存储起来，最好除掉第一行上的变量名，形式如下：

"Zhang San"	NEW	A	25	156	49	治愈
"Li Si"	OLD	A	29	189	68	显效
"Wang wu"	OLD	AB	18	173	63	死亡
"Hu Jing"	NEW	O	37	164	57	好转
"Zhao Dong"	NEW	B	42	182	66	无效
"Wang Hui"	OLD	AB	53	171	61	治愈
"Song Ping"	NEW	O	19	195	86	治愈
"Guo Lei"	OLD	B	26	178	71	死亡
"Tao Xing"	OLD	AB	63	169	63	无效
"Gao Yun"	NEW	A	74	174	65	显效
"Liu Ming"	NEW	O	56	185	78	好转

现假定将上面的数据形式以文本文件名 newdata2.txt 存储在目录（或文件夹）"G:/studyr"中，通过下面的命令或函数将其导入 R 软件环境中，成为数据框形式的数据。

在控制台上发送下列命令，读入文本文件，生成数据框：

```
> setwd("G:/studyr")                              #设置当前工作目录
> x<- read.table("G:/studyr/raw_data2.txt",header=FALSE);x
                                                  #读入文本文件并显示其内容
```

读入文本文件并显示其内容如下：

	V1	V2	V3	V4	V5	V6	V7
1	Zhang San	NEW	A	25	156	49	治愈
2	Li Si	OLD	A	29	189	68	显效
3	Wang wu	OLD	AB	18	173	63	死亡
4	Hu Jing	NEW	O	37	164	57	好转
5	Zhao Dong	NEW	B	42	182	66	无效
6	Wang Hui	OLD	AB	53	171	61	治愈
7	Song Ping	NEW	O	19	195	86	治愈
8	Guo Lei	OLD	B	26	178	71	死亡
9	Tao Xing	OLD	AB	63	169	63	无效
10	Gao Yun	NEW	A	74	174	65	显效
11	Liu Ming	NEW	O	56	185	78	好转

以上是 R 软件环境下产生的数据框（其名称为 x）格式的数据形式，系统在第一行上自动增加了变量名 V1 ~ V7。

产生上述数据框的目的是演示如何将其存储成 Excel 格式的输出文件。值得一提的是：只能产生以 ".csv"为扩展名的 Excel 文件，而不是以 ".xls"为扩展名。

```
> w<- write.csv(x,file="pppxls.csv")
```

这行命令是用 write.csv 函数将数据框 x 以文件名 pppxls.csv 存储到当前目录"G:/studyr"中。若用户查看该目录，就会发现其中有一个名为"pppxls.csv"的 Excel 文件。双击此文件名，就可显示结果。

R 软件已将其内的数据框正确地导出为 Excel 格式的文件。

2.4 在 R 软件环境中以 SAS 格式输入和输出数据

2.4.1 在 R 软件环境中以 SAS 格式输入数据

第一步，寻找或创建 SAS 数据集。

若用户已有现成的SAS数据集，可直接执行下面的第二步。首先创建一个永久的SAS数据集，方法如下。

在SAS的程序编辑器窗口输入下列信息（设文件名为sasprogram1.sas）：

```
libname qqq 'G:/studyr';
data qqq.trydata;
    input name $10. drug $ blood $
        age height weight effect $;
cards;
Zhang San     NEW        A         25        156        49        治愈
Li Si         OLD        A         29        189        68        显效
Wang wu       OLD        AB        18        173        63        死亡
Hu Jing       NEW        O         37        164        57        好转
Zhao Dong     NEW        B         42        182        66        无效
Wang Hui      OLD        AB        53        171        61        治愈
Song Ping     NEW        O         19        195        86        治愈
Guo Lei       OLD        B         26        178        71        死亡
Tao Xing      OLD        AB        63        169        63        无效
Gao Yun       NEW        A         74        174        65        显效
Liu Ming      NEW        O         56        185        78        好转
;
run;
```

当用户将上面这段SAS引导程序提交给SAS系统执行后，就会在目录"G:/studyr"中创建一个名为trydata.sas7bdat的永久SAS数据集。

第二步，不直接产生SAS数据集，而是先产生SAS传输文件。

在SAS编辑器窗口产生SAS传输文件的方法如下：

```
libname qqq xport 'G:/studyr/ttt.xpt';
data qqq.ttt;
    input name $10. drug $ blood $
        age height weight effect $;
cards;
Zhang San     NEW        A         25        156        49        治愈
Li Si         OLD        A         29        189        68        显效
Wang wu       OLD        AB        18        173        63        死亡
Hu Jing       NEW        O         37        164        57        好转
Zhao Dong     NEW        B         42        182        66        无效
Wang Hui      OLD        AB        53        171        61        治愈
```

```
Song Ping     NEW      O       19      195      86      治愈
Guo Lei       OLD      B       26      178      71      死亡
Tao Xing      OLD      AB      63      169      63      无效
Gao Yun       NEW      A       74      174      65      显效
Liu Ming      NEW      O       56      185      78      好转
;
run;
```

这段程序名为 sasprogram2.sas，与前面的程序 sasprogram1.sas 的不同之处在于前两行。现将这段程序中的前两行讲解如下：

第一行为 libname 语句，其中，qqq 为库关联名，xport 为产生传输文件的指令，最后的引号及其内容（'G:/studyr/ttt.xpt'）的含义是路径为 G:/studyr/，产生的传输文件名为 ttt.xpt。

第二行 "data qqq.ttt;" 的作用是创建永久的 SAS 数据集 ttt，存放在路径中。事实上，它不是通常的 SAS 数据集，而是 SAS 传输文件。

当用户将上面这段程序提交给 SAS 系统执行后，会在 SAS 日志窗口显示如下的信息：

```
1     libname qqq xport 'G:/studyr/ttt.xpt';
NOTE: 已成功分配逻辑库引用名"QQQ"，如下所示：
    引擎：         XPORT
    物理名：G:/studyr/ttt.xpt
2     data qqq.ttt;
3         input name $10. drug $ blood $
4             age height weight effect $;
5     cards;
NOTE: 数据集 QQQ.TTT 有 11 个观测和 7 个变量。
NOTE: "DATA 语句" 所用时间（总处理时间）：
    实际时间          0.09 秒
    CPU时间           0.01 秒
17    ;
18    run;
```

上面这段 SAS 日志信息表明，SAS 系统已经成功地创建了 SAS 传输文件 ttt.xpt。当用户进入路径 "G:/studyr" 中时，可以找到文件 ttt。右击该文件名，并选择 "属性" 选项，就可弹出一个对话框。

可以清楚地看到：ttt 的文件类型为 SAS Xport 传输文件（.xpt）。

第三步，启动 R 软件，导入 SAS 传输文件。

关键内容如下：

```
> setwd("G:/studyr")                    #设置当前工作目录
> library(foreign)                       #加载不同程序转换的程序接口函数 foreign
> getsasdata<- read.xport("ttt.xpt")     #用 read.xport 函数导入传输文件 ttt.xpt
> getsasdata                             #显示导入的数据框中的内容
```

以上四句命令或函数之后都有注释语句，解释各行命令或函数的功能或作用，用户一看便知，此处就不赘述了。

显示导入的数据框中的内容如下：

	NAME	DRUG	BLOOD	AGE	HEIGHT	WEIGHT	EFFECT
1	Zhang San	NEW	A	25	156	49	治愈
2	Li Si	OLD	A	29	189	68	显效
3	Wang wu	OLD	AB	18	173	63	死亡
4	Hu Jing	NEW	O	37	164	57	好转
5	Zhao Dong	NEW	B	42	182	66	无效
6	Wang Hui	OLD	AB	53	171	61	治愈
7	Song Ping	NEW	O	19	195	86	治愈
8	Guo Lei	OLD	B	26	178	71	死亡
9	Tao Xing	OLD	AB	63	169	63	无效
10	Gao Yun	NEW	A	74	174	65	显效
11	Liu Ming	NEW	O	56	185	78	好转

以上内容正是前面在 SAS 程序编辑器窗口创建的 SAS 数据集的内容。

2.4.2 在 R 软件环境中以 SAS 格式输出数据

利用 write.foreign 函数可以将 R 软件环境中的数据框格式的数据导出，存储成能被 SAS 读取的数据集。此函数的参数设置如下：

```
>write.foreign(data,datafile="G:/studyr/sasdataset.sas7bdat",codefile=
+"G:/studyr/codesas.txt",package="sas")
                                    #这行开始的＋表示是前行的继续
```

上面各参数的含义如下。

第一个参数 data 指拟输出的数据框；第二个参数 datafile=引号内为路径和拟创建的 SAS 数据集名；第三个参数 codefile=引号内为路径和以文本格式输出的程序代码文件名；第四个参数指明输出的数据集格式为 SAS。

事实上，按照上面的规定去做，不一定能成功。这可能正是 R 软件的一个瑕疵，即参数的设置比较烦琐，而且帮助信息写得含糊不清。

2.5 在R软件环境中以SPSS格式输入和输出数据

2.5.1 在R软件环境中以SPSS格式输入数据

假定在SPSS软件的数据录入窗口（称为数据编辑器）录入了前面反复使用过的数据。

将数据另存为"G:/studyr/newdata1.sav"。

有了SPSS格式的数据集newdata1.sav，下面就可以将其导入R软件中。操作的方法如下。

启动R软件，输入下列内容：

```
> setwd("G:/studyr")                          #设置当前工作目录
> getwd( )                                     #展示当前工作目录
[1] "G:/studyr"                                #展示的结果为G:/studyr
> library(foreign)                             #加载foreign（程序接口）
> data.spss<- read.spss("newdata1.sav",to.data.frame=T)
                                               #调用读取SPSS数据集的函数
```

函数read.spss调用的结果为R软件环境中数据框，赋值给变量data.spss；此函数中两个参数的含义分别为：第一个参数"newdata1.sav"是当前工作目录中已有的以SPSS格式存储的数据集；第二个参数"to.data.frame=T"读入后的数据存储成数据框形式，其中，"T"是"TRUE"的缩写形式。

当上面的程序输入完成并按"回车"键后，会立即显示如下的警告信息：

```
Warning message:
In read.spss("newdata1.sav", to.data.frame = T) :
  newdata1.sav: Unrecognized record type 7, subtype 18 encountered in
system file
```

上述警告信息表明：以SPSS格式存储的数据集中，包含某些与R软件不兼容的信息，在本例中，可能是第七列表达疗效的中文，但不影响整个数据集的导入。

为了显示所创建的数据框中的内容，可输入下列信息：

```
> data.spss                   #代表所创建的数据框的变量名
```

输入此变量名并按"回车"键后，就显示所创建的数据框中的全部内容：

```
    name        drug     blood    age     height      weight
1   Zhang San   NEW      A        25      156         49
2   Li Si       OLD      A        29      189         68
```

3	Wang wu	OLD	AB	18	173	63
4	Hu Jing	NEW	O	37	164	57
5	Zhao Dong	NEW	B	42	182	66
6	Wang Hui	OLD	AB	53	171	61
7	Song Ping	NEW	O	19	195	86
8	Guo Lei	OLD	B	26	178	71
9	Tao Xing	OLD	AB	63	169	63
10	Gao Yun	NEW	A	74	174	65
11	Liu Ming	NEW	O	56	185	78

2.5.2　在R软件环境中以SPSS格式输出数据

利用write.foreign函数可以将R软件环境中的数据框格式的数据导出，存储成能被SPSS读取的数据集。此函数的参数设置如下：

```
>write.foreign(data,datafile="G:/studyr/newdata1.sav",codefile="G:/
+studyr/codespss.txt",package="spss")
                              #这行开始的＋表示是前行的继续
```

上面各参数的含义如下。

第一个参数data指拟输出的数据框；第二个参数datafile=引号内为路径和拟创建的SPSS数据集名；第三个参数codefile=引号内为路径和以文本格式输出的程序代码文件名；第四个参数指明输出的数据集格式为SPSS。

如果以上程序执行不出现错误，将在当前工作目录中生成两个文件：一个为SPSS可读取的文件"newdata1.sav"；另一个为编码文件"codespss.txt"。

2.6　在R软件环境中以Stata格式输入和输出数据

2.6.1　在R软件环境中以Stata格式输入数据

第一步，创建Stata软件格式的数据文件。

设在stata软件的数据编辑器中已经录入了上面多次用到的数据集。

将数据存储成Stata格式的数据文件"G:/studyr/statadata1.dta"。

第二步，在R软件环境中导入Stata软件格式的数据文件。

启动R软件，输入下列内容：

```
> setwd("G:/studyr")              #设置当前工作目录
> getwd( )                        #展示当前工作目录
[1] "G:/studyr"                   #展示的结果为G:/studyr
> library(foreign)                #加载foreign（程序接口）
```

```
> data.stata<- read.dta("statadata1.dta",to.data.frame=T)
                                          #调用读取stata数据集的函数
```

值得注意的是：用户正在使用的R软件的版本应满足拟导入Stata软件的版本的要求。

2.6.2 在R软件环境中以stata格式输出数据

利用write.foreign函数可以将R软件环境中的数据框格式的数据导出，存储成能被Stata软件读取的数据集。此函数的参数设置如下：

```
>write.foreign(data,datafile="G:/studyr/statadata1.dta",codefile="G:/
+studyr/codestata.txt",package="stata")
                                          #这行开始的＋表示是前行的继续
```

上面各参数的含义如下。

第一个参数data指拟输出的数据框；第二个参数datafile=引号内为路径和拟创建的stata数据集名；第三个参数codefile=引号内为路径和以文本格式输出的程序代码文件名；第四个参数指明输出的数据集格式为stata。

如果以上程序执行不出现错误，将在当前工作目录中生成两个文件：一个为Stata可读取的文件"statadata1.dta"；另一个为编码文件"codestata.txt"。

2.7 在R软件环境中以R格式输入和输出数据

2.7.1 在R软件环境中以R格式输入和输出数据的必要性

前面所讲的内容都是R软件环境下与其他第三方统计软件（文本格式文件、Excel格式文件、SAS格式文件、SPSS格式文件、Stata格式文件）之间数据集的导入与导出的方法。其实，在R软件环境中创建的数据集（通常为数据框）也需要存储和调入，以免每次使用时需要重新创建。

2.7.2 在R软件环境中以R格式输入数据

假定在G盘studyr文件夹中已有以".Rdata"为扩展名的数据文件Rdataframe，如何将其导入R软件环境中呢？其操作方法如下：

```
> getRdata<- load("G:/studyr/Rdataframe.Rdata")  #用load函数导入R格式的文件
```

上面的语句就是给导入的数据（即数据框）取了一个名称getRdata，再使用图2-3所示的命令，就可显示导入的数据框的内容。

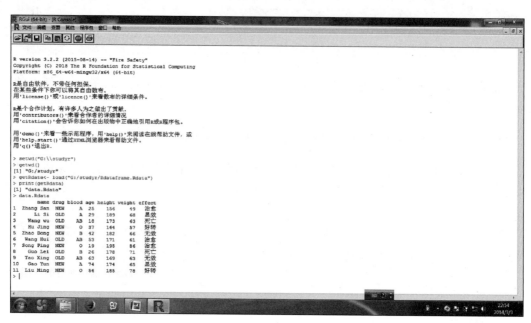

图2-3　用load函数导入R格式数据后显示数据的方法与结果

图2-3的有关信息如下：

```
> print(getRdata)          #用print函数打印数据框名
[1] "data.Rdata"           #显示数据框的实际名称变为data.Rdata
> data.Rdata               #输入数据框名称并按"回车"键
```

当输入数据框名称并按"回车"键后，就显示导入的R软件格式的数据集的内容如下：

	name	drug	blood	age	height	weight	effect
1	Zhang San	NEW	A	25	156	49	治愈
2	Li Si	OLD	A	29	189	68	显效
3	Wang wu	OLD	AB	18	173	63	死亡
4	Hu Jing	NEW	O	37	164	57	好转
5	Zhao Dong	NEW	B	42	182	66	无效
6	Wang Hui	OLD	AB	53	171	61	治愈
7	Song Ping	NEW	O	19	195	86	治愈
8	Guo Lei	OLD	B	26	178	71	死亡
9	Tao Xing	OLD	AB	63	169	63	无效
10	Gao Yun	NEW	A	74	174	65	显效
11	Liu Ming	NEW	O	56	185	78	好转

以上内容表明：load函数加载的数据集正是先前用save函数存储的内容。

2.7.3 在R软件环境中以R格式输出数据

首先，需要在R软件环境中创建一个数据框。
主要内容如下：

```
> setwd("G:/studyr")                              #设置当前工作目录
> getwd( )                                        #显示当前工作目录
[1] "G:/studyr"                                   #当前的工作目录
> data.Rdata<- read.table("raw_data1.txt",header=T)  #创建数据框
```

上面创建数据框的语句在本章开始部分就已经出现过。这里，再复习一下：data.Rdata是即将被创建的数据框的名称；"<-"为赋值符号；read.table是导入或读取外部设备上已经存在的文本文件的函数；该函数中的第一个参数"raw_data1.txt"为当前工作目录中已经存在的文本文件名称；第二个参数"header=T"申明此文本文件的第一行为变量名，其中，"T"为"TRUE"的缩写形式。

```
> data.Rdata                      #输入数据框的变量名，为了显示其内容
```

待数据框名输入完成并按"回车"键后，就会显示其内容：

```
   name       drug   blood   age   height   weight   effect
1  Zhang San  NEW    A       25    156      49       治愈
2  Li Si      OLD    A       29    189      68       显效
3  Wang wu    OLD    AB      18    173      63       死亡
4  Hu Jing    NEW    O       37    164      57       好转
5  Zhao Dong  NEW    B       42    182      66       无效
6  Wang Hui   OLD    AB      53    171      61       治愈
7  Song Ping  NEW    O       19    195      86       治愈
8  Guo Lei    OLD    B       26    178      71       死亡
9  Tao Xing   OLD    AB      63    169      63       无效
10 Gao Yun    NEW    A       74    174      65       显效
11 Liu Ming   NEW    O       56    185      78       好转
```

这表明：笔者在R软件环境中已经创建了一个名为data.Rdata的数据框，可以使用save命令或函数将其存储到外部设备上。具体操作方法如下：

```
> save(data.Rdata,file="Rdataframe.Rdata")     #用save函数直接存储R格式的文件
```

在上面的save函数的调用中，第一个参数"data.Rdata"为已经创建的数据框名称；第二个参数file="Rdataframe.Rdata"为存储的R软件环境下的文件取名为"Rdataframe.Rdata"。若前面没有指定用户的工作目录，则在"file="之后的引号中，应写出用户希望存储的路径，如"D:/ttt/Rdataframe.Rdata"（即希望把此文件存储在D盘上ttt文件夹内）。

文件存储成功后，会在相应的文件夹内出现此文件名Rdataframe，第1个字母被放大，并且是蓝色的；若右击此文件名并选择"属性"选项，会显示文件类型为：R workspace（.Rdata）。

## 第3章

R语言简介

3.1 R语言概述

3.1.1 表达式

使用任何一种计算机语言时，都不可能离开表达式。表达式就是由一串字母、符号和数字组成的内容。R中表达式的具体形式包括赋值语句、条件语句和算术表达式。例如，为了把数值15赋值给一个名为x的变量，可以这样写出R表达式：

```
>x<- 15        #">"为控制台提示符、"<-"为赋值符号
```

为了某种目的，需要进行逻辑判断，以便做出不同的决定。假定用户已给变量x与y赋值，希望程序根据它们的具体取值情况，采取不同的处理，条件判断表达式如下：

```
>if(x>y)  "yes" else "no"       #当x确实大于y时，输出"yes"；否则，输出"no"
```

3.1.2 对象

所有R代码都用于操作"对象"。众所周知，统计分析的"对象"就是"数据"；而R中的"对象"包括一般的算术表达式、数值型向量、字符型向量、列表、函数、矩阵、数组等。详细情况参见3.3节，此处从略。

3.1.3 符号

在R中，有如下常用的符号。

用">"代表控制台或控制符号；

用"#"代表注释语句的标志符号；

用"<-"代表赋值符号（也可用"="代替赋值符号，但很容易被误认为是等于号）；

用"=="代表等于符号；

用"+"代表加法运算符号；

用"－"代表减法运算符号；

用"*"代表乘法运算符号；

用"/"代表除法运算符号；

用"^"代表乘方运算符号。

3.1.4 函数

函数是R中的一个特殊对象，它接受一些输入对象（称为函数的参数），并返回一个与其对应的输出对象。R中通常有两类函数，一类为R系统中某些功能包中自带的函数；另一类是由用户依据R语言编写的函数，可称为自定义函数。R中自带函数很多，在R控制台上使用"help.search（"test"）"命令就可显示R中能进行假设检验的全部自带函数。若用户想进行某些步骤较多的计算，然而，在R中一时找不到现成的自带函数或根本就没有相应的自带函数，就可以运用R中的万能函数，即function函数来创建用户的自定义函数（具体方法参见后面有关章节中出现function之处）。

3.1.5 特殊值

R中有若干个特殊值，例如，NA、Inf和-Inf、NaN、NULL。

（1）NA（代表not available）：在R中，NA用来表示缺失值。

（2）Inf和-Inf：在R中，当计算中得到一个特别大的正数值时，R会返回Inf（相当于∞）；当计算中得到一个特别小的负数值时，R会返回-Inf（相当于-∞）。

（3）NaN（代表not a number）：在R中，当计算中产生一个没有意义的结果时，R通常会返回NaN。例如，当执行下面两个语句时，都会输出NaN。

```
>Inf-Inf        #代表无穷大减掉无穷大
[1] NaN
>25/0           #分母为0，无意义
[1] NaN
```

（4）NULL：在R中，NULL经常被用在函数的参数中，表示该参数没有被赋值。此外，有些函数会返回NULL。

3.2 R语法

3.2.1 常量

1.常量的概念

取值或表现始终不变的量称为常量。常量是构成R数据对象（包括数值、字符串和符号）的基石。

2.数值向量

R中的数值向量就是表示数值的向量对象，一个数值可视为一个向量的特例。例如，用户在R控制台上输入一个数值4.5，按"回车"键后，就输出4.5。

```
>4.5
[1] 4.5
```

当用户在R控制台上输入一个表达式2^1024，按"回车"键后，就输出Inf（无穷大）；而当用户在R控制台上输入一个表达式2^1023，按"回车"键后，就输出用科学计数法表达的一个很大的数值$8.988466e×10^{307}$。实际演示如下：

```
> 2^1024
[1] Inf
> 2^1023
[1] 8.988466e +307
```

事实上，前面的"无穷大"是不真实的，因为前面的数值应当是后面数值的2倍，并非是"无穷大"。原因就在于：目前的软件系统因其自身的"能力"所限，R中所能表达的最大整数为$8.988466e×10^{307}$。

3. 多个数值组成的数值向量

在R中，可用c函数将任意一组数值组成一个数值向量，例如：

```
> a1<- c(23,4.6,128.7);a1
[1]   23.0    4.6   128.7
```

在R中，可用c函数内置"$a: b$"形式的参数（a、b不等，大小不限），创建有规则的数值向量。例如：

```
> a2<- c(1:10);a2
 [1]  1  2  3  4  5  6  7  8  9 10
> a3<- c(20:10);a3
 [1] 20 19 18 17 16 15 14 13 12 11 10
```

在R中，若用户想创建一个向量，其元素是1～100，步长为10，即1，11，21，…，可以使用seq函数来实现。例如：

```
> q<- seq(1,100,by=10);q
 [1]  1 11 21 31 41 51 61 71 81 91
```

4. 字符向量

一个各元素都是"字符"的向量称为字符向量。例如：

```
> zifu<- c("Hello","Good","I am a teacher");zifu
[1] "Hello"          "Good"               "I am a teacher"
```

3.2.2 运算符

1.算术运算符

在R中，有下列算术运算符：

用"＋"代表加法运算符号；

用"－"代表减法运算符号；

用"*"代表乘法运算符号；

用"/"代表除法运算符号。

2.指数运算符

在R中，用"^"代表乘方运算符，例如，求2的3次方：

```
> a<- 2^3; a
[1] 8
```

3.取模运算符

在R中，用"%%"代表取模运算符，例如，求13除以3的模（即余数部分）：

```
> b<- 13%%3;b
[1] 1
```

4.整除运算符

在R中，用"%/%"代表整除运算符，例如，求13除以3所得的整数部分：

```
> c<- 13%/%3;c
[1] 4
```

5.自定义运算符

在R中，用户可以通过调用function函数来定义一个自定义运算符。例如：

```
> '%y%'<- function(a,b) {2*a+2*b}
> 2%y%3
[1] 10
```

以上实际上是创建了一个自定义运算符"%y%"，只不过它必须按事先规定的公式"2*a＋2*b"进行计算。

6.索引操作符

```
> x <- c(1,3,7,11,17,25)
> y<- x[4]; y
[1] 11
```

以上程序和结果表明：x是一个含有6个元素的数值向量，$x[4]$代表取向量x中的第四个元素赋值给向量或变量y，y的具体取值为11，即向量x中的第四个元素。

7.运算符的优先级

R中运算符的完整列表和它们的运算顺序，见表3-1。

表3-1 R中运算符的优先级（来自syntax函数的帮助文档）

符号	符号的含义
（ {	函数调用和分组表达式
:: :::	访问命名空间中的变量
$ @	成分/序列提取
[[[	索引
^	求幂（从左到右）
－ ＋	一元负号和正号
:	序列运算符
%any%	特殊运算符（包括 %% 和 %/%）
* /	乘法、除法
＋ －	二元加、减
< > <= >= == !=	排序与比较
!	"非"运算
& &&	"且"运算
| ||	"或"运算
~	公式连接符
-> ->>	从左向右赋值
<- <<-	从右向左赋值
=	从右向左赋值
?	帮助（相当于"help"）

3.2.3 表达式

1.概述

R中提供了几种不同的组合表达式结构，主要包括分离型表达式、分号串起来的多个表达式、圆括号或称小括号括起来的表达式和花括号或称大括号括起来的表达式。

2.分离型表达式

一个提示符">"所在的行称为一个单独行，每个表达式单独占一行的多个表达式称为分离型表达式。例如：

```
>x <- 1
>y <- x+2
>z <- y-4
```

3.分号串起来的多个表达式

将多个表达式用分号隔开，并将它们写在同一行上，前面只有一个提示符"＞"。例如：

```
>x <- 1 ; y <- x+2 ; z <- y-4
```

4.圆括号或称小括号括起来的表达式

圆括号会返回括号内表达式的执行结果，例如：

```
>5*(25+5)            #先将圆括号中表达式计算出结果，再将结果返回，本例返回值为30
[1]150
```

5.花括号或称大括号括起来的表达式

花括号用于执行一系列表达式（由分行符或分号隔开），并返回最后一个表达式的执行结果。例如：

```
>{x <- 1 ; y <- x+2 ;  y-4}            #执行的结果应该是y-4的值
[1]  -1
```

3.2.4 控制结构

1.概述

R中几乎所有的操作都可以写成函数，但R还提供了一些特殊语法。在前面介绍的运算符和分组括号基础上，下面再介绍一些其他语言结构。

2.条件语句

```
> x<- 10;y<- 13;z<-8                    #这是用分号隔开的三个表达式
> if (x<y) x else y; if (x<z) x else z  #这是用分号隔开的两个条件语句
[1] 10
                            #这是第一个条件语句执行的结果，表达式成立，输出x的值
[1] 8
                            #这是第二个条件语句执行的结果，表达式不成立，输出z的值
```

3.循环

第一种循环结构——repeat结构，它只是重复同一个表达式。例如，通过一段R程序，输出52以内10的倍数的全部数据，对应的R代码如下：

```
> x<- 10
> repeat {if (x>52) break else {print(x);x<- x+10;}}
[1] 10
[1] 20
[1] 30
[1] 40
[1] 50
```

　　第二种循环结构——while结构，它在某条件为真时，重复某一特定表达式。例如，通过一段R程序，输出52以内10的倍数的全部数据，对应的R代码如下：

```
> x<- 10
> while (x<52) {print(x);x<- x+10;}
[1] 10
[1] 20
[1] 30
[1] 40
[1] 50
```

　　第三种循环结构——for结构，它遍历向量（或列表）中的每一项。例如，通过一段R程序，输出52以内10的倍数的全部数据，对应的R代码如下：

```
> for (x in seq(from=10,to=52,by=10)) print(x)
[1] 10
[1] 20
[1] 30
[1] 40
[1] 50
```

3.2.5　访问数据结构

　1.概述

　　通过索引，用户可以从一个数据结构或多个项目（可能为多维数组）中取出某个特定的项目；用户还可以借助数据结构中的位置或名字获取相应的项目。

　2.数据结构操作符

　　（1）$x[i]$：对象x为向量或列表。该操作符的作用为：返回对象x中用i描述的元素。i可以是一个整数向量、文本向量（对象名）或逻辑向量。不支持部分匹配。当对象是列表时，返回列表；当对象是向量时，返回向量。

　　（2）$x[[i]]$：对象x为向量或列表。该操作符的作用为：返回对象x的单个元素，由

*i*决定。*i*可以是长度为1的整数向量或文本向量。允许部分匹配（设置exact=FALSE）。

（3）*x*$*n*：对象*x*为列表。返回对象*x*中名字为*n*的元素。

（4）*x*@*n*：对象*x*为S4对象。返回对象*x*中名字为*n*的序列。

值得一提的是，单括号与双括号有以下三点重要区别。

（1）双括号总是返回单个元素，而单括号可以返回多个元素。

（2）当通过元素名（相对于通过索引）引用元素时，双括号支持部分匹配，而单括号只支持完全匹配。

（3）针对列表操作时，双括号返回一个向量，而单括号却返回一个列表。

3.数据结构操作符的使用

1）通过整数向量实现引用

第一种情形：提取整数对应的元素。

创建一个由11～90的自然数组成的数值向量，按要求取出其中部分元素。

```
>vector<- 11:90            #创建一个名为vector的数值向量，其元素为11～90
> vector[7]                #单括号引用vector数值向量中的第7个元素
[1] 17
>  vector[13:17]           #单括号引用vector数值向量中的第13～17个元素
[1] 23 24 25 26 27
> vector[c(1,8,23,36)]     #单括号引用vector数值向量中的第1、8、23、36个元素
[1] 11 18 33 46
```

第二种情形：删除负整数对应的元素。

```
> vector[-70:-10]                        #删除原向量中第10～70个元素
 [1] 11 12 13 14 15 16 17 18 19 81 82 83 84 85 86 87 88 89 90
> vector[c(-10:-3,-60:-15,-80:-65)]
        #删除原向量中三段上的元素，即第3～10个元素、第15～60个元素、第65～80个元素
 [1] 11 12 21 22 23 24 71 72 73 74    #这是保留下来的元素
```

2）通过逻辑向量实现引用

假定创建一个由0～19共20个元素组成的向量*v*，希望从中取出0和全部偶数，可以这样来实现：

```
>v<- 0:19
#创建一个由0～19共20个元素组成的向量v
> w<- rep(c(TRUE,FALSE),10)
#创建一个由TRUE与FALSE交替组成且长度为20的向量w
> v[w]
#用向量w作为索引，从向量v中取0和全部偶数，实际上就是把向量v与向量w平行对齐，并取出
```

与w中"TRUE"对应的v中的元素
```
[1]  0  2  4  6  8 10 12 14 16 18
```

假定我们仍然沿用前面已创建的向量v，但希望从中取出全部"0，3，6，…"这样的元素，可以这样来实现：

```
>v<- 0:19
#创建一个由0～19共20个元素组成的向量v
> t<- rep(c(TRUE,FALSE,FALSE),10)
#创建一个由TRUE、FALSE、FALSE交替组成且长度为30的向量t
> v[t]
#用向量t作为索引，从向量v中取0，后面每隔两个元素取出一个元素
 [1]  0  3  6  9 12 15 18 NA NA NA
#向量t中后10个元素在向量v中缺乏对应的元素，按照规律，应有三个对应位置需要取出v中的元
  素，故出现了三个未定义的符号NA
```

3）通过变量名实现引用

在列表中，每个元素都可以被赋予一个名字，此时，可以采用$符号根据名字来引用元素。例如：

```
> L<- list(a=2,b=4,c=6,d=8,e=10,f=12)
#创建含有6个变量及其取值的一个列表L
> L$d; L$f; L$b
#在L后用"$"紧跟变量名，引用该变量并提取其取值，这行中用了两次分号，实际上是三个R
  语句
[1] 8
[1] 12
[1] 4
```

以上三行就是引用三个变量d、f和b后提取的相应取值。
也可以使用单引号或双引号根据变量名来引用一系列元素，例如：

```
> L[c('a','c','e',"b","d","f")]
$a
[1] 2

$c
[1] 6

$e
[1] 10
```

```
$b
[1] 4
$d
[1] 8
$f
[1] 12
```

说明：以上引用时，全是单引号或全是双引号或交叉出现单引号、双引号，都是可以的；但同一个变量的前后的引号类型必须相同。下面的实际操作结果证实了这一点：

```
> L[c("a",'b',"c",'d')]
$a
[1] 2
$b
[1] 4
$c
[1] 6
$d
[1] 8
```

以上结果表明：单引号和双引号交叉出现也是可以的。

```
> L[c('a","b","c",'d')]
$<NA>
NULL
$c
[1] 6
$d
[1] 8
```

以上结果表明：前两个变量的前后引号类型不同，被引用的变量变成无定义的内容NA，而其取值就是缺失值NULL。

当对象是一个列表之内又嵌套着另一个列表时，用户可以用两组中括号来引用元素或将参数设定为向量。

现假定有两个列表，分别为dairy（奶制品）和fruit（水果），具体内容如下。

```
> dairy<- list(milk="1 gallon",butter="2 pound",eggs=40)
                                    #生成名为dairy的列表
> fruit<- list(apples=10,oranges=12,bananas=20)    #生成名为fruit的列表
```

```
> shopping.list<- list(dairy=dairy,fruit=fruit)
```
#生成名为shopping.list的列表，它将前两个列表当作自己的"元素"，可称为复合型列表，dairy和fruit可称为一级列表中的第一与第二水平

```
> shopping.list                          #显示复合型列表的内容
$dairy                                    #一级列表中的第一水平dairy
$dairy$milk                               #引用dairy中的milk
[1] "1 gallon"                            #显示dairy中milk的具体取值
$dairy$butter
[1] "2 pound"
$dairy$eggs
[1] 40


$fruit
$fruit$apples
[1] 10
$fruit$oranges
[1] 12
$fruit$bananas
[1] 20


> shopping.list[[c("dairy","butter")]]
```
#使用两组中括号，以及将参数设定为向量来引用，向量的元素为原列表中一级列表中的第一水平（即dairy）及其下一级列表中的第二水平（即butter）
```
[1] "2 pound"
> shopping.list[[c(2,3)]]
```
#使用两组中括号，以及将参数设定为向量来引用，向量的元素为原列表中一级列表中的第二水平的序号（即2）及其下一级列表中的第三水平的序号（即3）
```
[1] 20
```

3.3 R对象

3.3.1 基本对象类型

（1）基本向量：是仅包含单类型对象（如整数、浮点数、逻辑值等）的向量。

（2）复合对象：是包含一系列基本向量的数据结构。

（3）特殊对象：是在R语言编程中服务于特定目的的对象，如any、NULL等。

（4）R语言：是R软件创立者为用户使用R软件制定的一系列语法规则，基于这些规则为实现某种目的而形成的一段脚本称为R程序或R代码，其被执行后可以返回其他对象。

（5）函数：以参数作为输入，同时返回一些对象作为输出。有时候，函数会修改环境中的对象或执行R环境之外的任务，例如，绘制图形、保存文件或将数据传输到网络等。

3.3.2 向量

1.R中向量的种类

在使用R时，用户会经常用到下面几种基本的向量类型。创建函数的最常用且最简单的方法是使用 c 函数。

2.向量中的元素全部为数字

```
> v1<- c(.125,.138,.196);v1          #函数中各元素全部是小数
[1] 0.125 0.138 0.196                #v1的输出结果中也全部是小数
> v2<- c(23,45,98);v2                #函数中各元素全部是整数
[1] 23 45 98                         #v2的输出结果中也全部是整数
> v3<- c(.12,34,76);v3               #函数中有些元素是小数、有些是整数
[1]  0.12 34.00 76.00                #v3的输出结果中将全部元素强制转化为小数
```

3.向量中的元素有数字与字符串

```
> v4<- c(0.17,1.28,3.46,'Hello','Good Morning');v4
#函数中前三个元素为数值，后两个元素为字符串
[1] "0.17"          "1.28"          "3.46"          "Hello"
[5] "Good Morning"
#输出结果分两行呈现，系统将全部参数自动强制性转化为字符串形式
```

4.创建有小数与整数两种类型元素的向量

```
> v5<- c(0.12,0.23,list(1,3,5));v5
#函数的前两个元素为小数，而将三个整数放在list函数中
[[1]]
[1] 0.12
[[2]]
[1] 0.23
[[3]]
[1] 1
[[4]]
[1] 3
[[5]]
[1] 5
#由以上输出的结果表明，放在list函数中的元素保持原先的整数形式
```

5. 设定 recursive=TRUE 时，*c* 函数可以从其他数据结构中递归形成向量

```
> v6<- c(0.12,0.23,list(1,3,5),recursive=TRUE);v6
#创建v6时比创建v5时多了一项内容，即recursive=TRUE，位置在后面
 [1] 0.12 0.23 1.00 3.00 5.00
#创建的向量，其全部元素都变成了小数
> v7<- c(list(1,3,5),recursive=TRUE,0.12,0.23);v7
#创建v7时比创建v5时多了一项内容，即recursive=TRUE，位置在前面
 [1] 1.00 3.00 5.00 0.12 0.23
#创建的向量，其全部元素都变成了小数
```

6. 用操作符 "：" 生成等差数列或向量

```
> v8<- 3:10;v8
 [1] 3 4 5 6 7 8 9 10
> v9<- c(3:10);v9
 [1] 3 4 5 6 7 8 9 10
#以上语句写法和结果表明，用或不用c函数，只要用操作符 "："，都可生成递增的等差数列
> v10<- 10:3;v10;v11<- c(10:3);v11
 [1] 10 9 8 7 6 5 4 3
 [1] 10 9 8 7 6 5 4 3
#以上语句写法和结果表明，用或不用c函数，只要用操作符 "："，都可生成递减的等差数列
```

7. 使用 seq 函数可以生成步长不为 "1" 的等差数列

```
> v12<- seq(from=2,to=28,by=6);v12
#from指定起点数，to指定上限数，by指定步长，步长为正数时，生成递增数列
 [1]  2  8 14 20 26          #生成的递增数列
> v13<- seq(from=28,to=2,by=-6);v13
#from指定起点数，to指定下限数，by指定步长，步长为负数时，生成递减数列
 [1] 28 22 16 10  4          #生成的递减数列
```

8. 可通过 length 函数来显示或调整向量的长度

```
> L<- length(v13);L          #了解前面生成的向量v13的长度，即它包含几个元素
 [1] 5
> length(v13)<- 10;v13

                             #将v13的长度由原先的5改变为10
```

```
[1] 28 22 16 10  4 NA NA NA NA NA
```
                    #v13的长度已由原先的5改变为10，但没有初始值的元素位置会用NA填充

3.3.3 列表

1.概述

R中的列表（list）是一个有序的对象集合。用户可以通过列表的位置来引用列表中的元素。

2.创建并引用列表

```
> L<- list(10,8,7,4)                        #创建一个由4个元素组成的列表
> L[4];L[1];L[3]
#三次通过中括号引用列表，分别指定列表中的第4、1、3个元素
[[1]]
[1] 4                                        #引用结果表明，第4个元素为4
[[1]]
[1] 10                                       #引用结果表明，第1个元素为10
[[1]]
[1] 7                                        #引用结果表明，第3个元素为7
> L2<- list(name="Zhang San",drug="NEW",blood="A",age=25,height=156,wei
+ght=49,effect="治愈")
#创建了一个名为L2的列表，包含了7项内容，分别是name（姓名）、drug（药物种类）、blood（血
型）、age（年龄）、height（身高）、weight（体重）、effect（疗效））
> L2$name;L2$blood;L2$effect                 #对列表做了三次引用
[1] "Zhang San"
[1] "A"
[1] "治愈"
#以上结果表明，三次引用的内容分别为姓名（Zhang San）、血型（A）和疗效（治愈）
```

3.多种不同类型的对象可以放入一个列表之中

```
> a<- c(1:5)                                 #创建一个向量a
> b<- matrix(1:25,5,5)                       #创建一个矩阵b
> c<- list(a,b)                              #创建一个列表c，使其包含a和b
> c                                          #要求输出列表c的内容
[[1]]
[1] 1 2 3 4 5                                #这里显示了列表中的第一部分内容
[[2]]
 [,1] [,2] [,3] [,4] [,5]
```

```
[1,]     1    6    11   16   21
[2,]     2    7    12   17   22
[3,]     3    8    13   18   23
[4,]     4    9    14   19   24
[5,]     5   10    15   20   25
```
#这里显示了列表中的第二部分内容

通过下面的语句，可以从G盘文件夹studyr中读取文本文件raw_data1.txt，生成一个名为w的数据框。

```
> w<- read.table("G:/studyr/raw_data1.txt",header=T)
> w
[[1]]
      name        drug      blood     age    height    weight    effect
1     Zhang San   NEW       A         25     156       49        治愈
2     Li Si       OLD       A         29     189       68        显效
3     Wang wu     OLD       AB        18     173       63        死亡
4     Hu Jing     NEW       O         37     164       57        好转
5     Zhao Dong   NEW       B         42     182       66        无效
6     Wang Hui    OLD       AB        53     171       61        治愈
7     Song Ping   NEW       O         19     195       86        治愈
8     Guo Lei     OLD       B         26     178       71        死亡
9     Tao Xing    OLD       AB        63     169       63        无效
10    Gao Yun     NEW       A         74     174       65        显效
11    Liu Ming    NEW       O         56     185       78        好转
```
#以上显示的是数据框w的全部内容

通过下面的语句，可以将以上创建的向量*a*、矩阵*b*和数据框w装进一个名为d的列表之中。

```
> d<- list(a,b,w)        #创建一个名为d的列表，包含a、b、w三种不同对象
> d                      #显示列表d的内容
[[1]]
[1] 1 2 3 4 5            #这里显示了列表中的第一部分内容
[[2]]
     [,1] [,2] [,3] [,4] [,5]
[1,]   1    6    11   16   21
[2,]   2    7    12   17   22
[3,]   3    8    13   18   23
```

```
[4,]     4     9    14    19    24
[5,]     5    10    15    20    25
#这里显示了列表中的第二部分内容
[[3]]
[[3]][[1]]
      name       drug    blood    age    height    weight    effect
1     Zhang San  NEW     A        25     156       49        治愈
2     Li Si      OLD     A        29     189       68        显效
3     Wang wu    OLD     AB       18     173       63        死亡
4     Hu Jing    NEW     O        37     164       57        好转
5     Zhao Dong  NEW     B        42     182       66        无效
6     Wang Hui   OLD     AB       53     171       61        治愈
7     Song Ping  NEW     O        19     195       86        治愈
8     Guo Lei    OLD     B        26     178       71        死亡
9     Tao Xing   OLD     AB       63     169       63        无效
10    Gao Yun    NEW     A        74     174       65        显效
11    Liu Ming   NEW     O        56     185       78        好转
#这里显示了列表中的第三部分内容
```

通过下面的语句，可以引用列表中的第二项内容：

```
> d[2]                              #引用列表d中的第二项内容
[[1]]
       [,1]    [,2]    [,3]    [,4]    [,5]
[1,]    1       6      11      16      21
[2,]    2       7      12      17      22
[3,]    3       8      13      18      23
[4,]    4       9      14      19      24
[5,]    5      10      15      20      25
```

3.3.4 矩阵

1.概述

将元素（数字或字符）排成多行多列的阵势，就成为矩阵。一个矩阵中的元素应具有相同的性质，例如，全部都是数据或全部都是字符。即便矩阵中的元素都是具体的数据，整个矩阵仍然视为一个"阵列"，而不是一个具体的数值，也不能通过某种计算变成一个具体的数值。

2.用字符"："生成有规律的元素组成的矩阵

```
> a<- matrix(c(1:16),4,4);a
#生成一个以1～16这16个自然数为元素且按列排列组成的4×4方阵
       [,1]    [,2]    [,3]    [,4]
[1,]     1      5       9      13
[2,]     2      6      10      14
[3,]     3      7      11      15
[4,]     4      8      12      16


> b<- matrix(c(1:16),4,4,byrow=TRUE);b
#生成一个以1～16这16个自然数为元素且按行排列组成的4×4方阵
       [,1]    [,2]    [,3]    [,4]
[1,]     1      2       3       4
[2,]     5      6       7       8
[3,]     9     10      11      12
[4,]    13     14      15      16
```

3.生成给定具体元素的矩阵

```
> c<- matrix(c(9,8,1,4,
+             3,2,7,8,
+             2,1,6,5),
+             nrow=3,ncol=4,byrow=TRUE);c
#c函数中的元素写成三行四列形式，假定这些元素都在指定的位置上且其具体数值是事先确
  定的
       [,1]    [,2]    [,3]    [,4]
[1,]     9      8       1       4
[2,]     3      2       7       8
[3,]     2      1       6       5


> d<- matrix(c(9,8,1,4,3,2,7,8,2,1,6,5),
+             nrow=3,ncol=4,byrow=TRUE);d
#将c函数的全部参数写在一行上，也是可以的
       [,1]    [,2]    [,3]    [,4]
[1,]     9      8       1       4
[2,]     3      2       7       8
[3,]     2      1       6       5
```

4.给矩阵的行与列命名

```
> e<- matrix(c(1:25),5,5,
+             dimnames=list(c("r1","r2","r3","r4","r5"),
+                           c("c1","c2","c3","c4","c5")))
#使用dimnames=list函数指定行名与列名
> e
   c1  c2  c3  c4  c5
r1  1   6  11  16  21
r2  2   7  12  17  22
r3  3   8  13  18  23
r4  4   9  14  19  24
r5  5  10  15  20  25
```

还可以使用下面的语句，生成矩阵：

```
> f<- matrix(data=1:25,nrow=5,ncol=5,byrow=TRUE,
+             dimnames=list(c("r1","r2","r3","r4","r5"),
+                           c("c1","c2","c3","c4","c5")))
> f
    c1   c2   c3   c4   c5
r1   1    2    3    4    5
r2   6    7    8    9   10
r3  11   12   13   14   15
r4  16   17   18   19   20
r5  21   22   23   24   25
```

3.3.5 矩阵运算

1.矩阵的加法与减法运算

任何两个或两个以上的矩阵之间的加法或减法运算，实际上，就是它们相同位置上的元素之间的加法或减法运算。显而易见，能够实施矩阵的加法或减法运算的前提条件是它们的行数与列数分别相同。

```
> A<- matrix(31:46,4,4);A
```

以上语句的目的是创建一个名为 A 的矩阵并显示其内容。

```
      [,1]    [,2]    [,3]    [,4]
[1,]   31      35      39      43
```

```
[2,]      32      36      40      44
[3,]      33      37      41      45
[4,]      34      38      42      46
```

以上是被成功创建的矩阵*A*的具体内容。

```
> B<- matrix(21:36,4,4);B
```

以上语句的目的是创建一个名为*B*的矩阵并显示其内容。

```
         [,1]    [,2]    [,3]    [,4]
[1,]      21      25      29      33
[2,]      22      26      30      34
[3,]      23      27      31      35
[4,]      24      28      32      36
```

以上是被成功创建的矩阵*B*的具体内容。

```
> C<- matrix(16:1,4,4,byrow=TRUE);C
```

以上语句的目的是创建一个名为*C*的矩阵并显示其内容。

```
         [,1]    [,2]    [,3]    [,4]
[1,]      16      15      14      13
[2,]      12      11      10       9
[3,]       8       7       6       5
[4,]       4       3       2       1
```

以上是被成功创建的矩阵*C*的具体内容。

```
> D<- A+B+C;D
```

以上语句的目的是创建一个名为*D*的矩阵（它是*A*、*B*、*C*三个矩阵之和）并显示其内容。

```
         [,1]    [,2]    [,3]    [,4]
[1,]      68      75      82      89
[2,]      66      73      80      87
[3,]      64      71      78      85
[4,]      62      69      76      83
```

以上是被成功创建的矩阵 D 的具体内容。

```
> E<- A-B-C;E
```

以上语句的目的是创建一个名为 E 的矩阵（它是 A 与 B 和 C 之差）并显示其内容。

```
      [,1]    [,2]    [,3]    [,4]
[1,]   -6      -5      -4      -3
[2,]   -2      -1       0       1
[3,]    2       3       4       5
[4,]    6       7       8       9
```

以上是被成功创建的矩阵 E 的具体内容。

2.矩阵的乘法运算

两个矩阵相乘时必须严格满足下面的要求：前面矩阵的列数必须等于后面矩阵的行数，即设一个 m 行 n 列的矩阵 A 记为 $A_{(m \times n)}$、一个 n 行 k 列的矩阵 B 记为 $B_{(n \times k)}$，则 $C=A \times B$ 是可以求出来的。乘积的结果仍为一个矩阵，其行数与前一个矩阵的行数相同，其列数与后一个矩阵的列数相同。计算的规则是：前一个矩阵第 i 行上的各元素与后一个矩阵第 j 列上的各元素依次相乘并求和，将此"和"放在结果矩阵中第 i 行第 j 列位置上。在 R 中，两个矩阵相乘，使用的运算符号为"%*%"。

```
> F<- matrix(c(1,2,3,4,4,3,2,1,5,6,8,7),nrow=3,ncol=4,byrow=TRUE);F
```

以上语句的目的是生成一个 3 行 4 列的矩阵 F 并显示其内容。

```
      [,1]    [,2]    [,3]    [,4]
[1,]    1       2       3       4
[2,]    4       3       2       1
[3,]    5       6       8       7
```

以上就是所生成的矩阵 F 的具体内容。

```
> G<- matrix(c(2,5,7,9,3,1,6,4),nrow=4,ncol=2,byrow=TRUE);G
```

以上语句的目的是生成一个 4 行 2 列的矩阵 G 并显示其内容。

```
      [,1]    [,2]
[1,]    2       5
[2,]    7       9
```

```
[3,]      3        1
[4,]      6        4
```

以上就是所生成的矩阵*G*的具体内容。

```
> H<- F%*%G;H
```

以上语句的目的是通过矩阵乘法运算生成一个3行2列的矩阵*H*并显示其内容。

```
       [,1]     [,2]
[1,]     49       42
[2,]     41       53
[3,]    118      115
```

以上就是所生成的矩阵*H*的具体内容。

3.矩阵的转置运算

将一个矩阵转置就是将其行变成列，将其列变成行。在R中，只需要使用t函数即可实现矩阵的转置运算。

```
> I<- t(H);I
```

以上语句的目的是希望将刚生成的矩阵*H*作一下转置运算并赋值给矩阵*I*，然后，显示其内容。

```
       [,1]     [,2]     [,3]
[1,]     49       41      118
[2,]     42       53      115
```

以上就是矩阵*H*转置后的矩阵*I*的具体内容。

4.矩阵的行列式及其数值

前面曾交代过，一个矩阵只是一些数值或符号按一定顺序排成的一个阵列，它不是一个或若干个数值。但是，人们给它施加一定的操作，就可以得出一个数值。施加一定操作就是先给出一个定义，例如，在矩阵*A*两边各写上一条竖线，就称为矩阵*A*的行列式，而不是矩阵，如|*A*|。

再对行列式|*A*|中的元素定义一定的运算规则，并求其代数和，就能得到一个数值，并称该数值为行列式|*A*|的数值，而不称其为矩阵*A*的数值。例如：

```
A<- matrix(c(2,4,1,3),2,2,byrow=TRUE);A
```

以上语句的目的是生成一个2行2列的方阵A。

```
      [,1]   [,2]
[1,]    2      4
[2,]    1      3
```

以上结果显示了所生成的2行2列的方阵A的具体内容。

```
> B<- det(A);B
```

以上语句的目的是求行列式$|A|$的数值并赋值给变量B，显示变量B的结果。

```
[1] 2
```

以上结果表明，求得行列式$|A|$的数值为2。

行列式$|A|$的数值2是怎样求出来的呢？计算方法如下：

$$B=|A|=2×3-1×4=6-4=2$$

高阶方阵的行列式数值的求解方法比较烦琐，希望了解的用户可参阅线性代数书籍，此处从略。

5.矩阵的求逆运算

在线性代数中，可以将一个线性方程组改写成矩阵表达的形式。为了求出线性方程组的解，就要涉及矩阵除法运算。而一个矩阵除以另一个矩阵，在本质上，就是一个矩阵乘以另一个矩阵的逆矩阵。事实上，以矩阵形式呈现的线性方程组如下：

$$AX=B$$

式中，A是一个n行n列的系数矩阵；X是一个n行的未知变量组成的列向量；B是一个n行的系数组成的列向量。为了求出X，在前面的线性方程组两边同时左乘矩阵A的逆矩阵A^{-1}，即得

$$X=A^{-1}B$$

一个矩阵是否总是可逆的呢？不一定。它必须满足以下两个条件：

第一，此矩阵必须是一个方阵；

第二，此矩阵必须是一个满秩矩阵，即$|A| \neq 0$（注：$|A|$为矩阵A的行列式之值）。

矩阵的"秩"就是矩阵中不为零的子式（原矩阵中任意k行k列元素组成的行列式）的最高阶数。

试求上面所生成的矩阵A的逆矩阵。矩阵A如下：

```
      [,1]   [,2]
[1,]    2      4
[2,]    1      3
```

```
> C<- solve(A);C
```

以上语句的目的是求矩阵 A 的逆矩阵并赋值给 C，然后，输出所求得的逆矩阵 C 的结果。

```
      [,1]   [,2]
[1,]   1.5     -2
[2,]  -0.5      1
```

以上就是求得的逆矩阵 C 的具体内容。

6. 求矩阵的特征值和特征向量

```
> D<- eigen(A,symmetric=T);D
```

以上语句的目的是求前面生成的矩阵 A 的特征值和特征向量并赋值给变量 D，接着，输出变量 D 的结果。

```
$values
[1] 3.618034  1.381966
```

以上显示的内容是求得矩阵 A 的两个特征值分别为 3.618034 和 1.381966。

```
$vectors
            [,1]          [,2]
[1,]   0.5257311   -0.8506508
[2,]   0.8506508    0.5257311
```

以上显示的内容是求得矩阵 A 与两个特征值分别对应的特征向量，即与第一个特征值 3.618034 对应的特征向量为（0.5257311，0.8506508）；与第二个特征值 1.381966 对应的特征向量为（−0.8506508，0.5257311）。

7. 通过 diag 函数求矩阵的主对角线上的元素

```
> E<- diag(A);E
```

以上语句的目的是求前面生成的矩阵 A 的对角矩阵并赋值给矩阵 E，然后，显示矩阵 E 的具体结果。

```
[1] 2  3
```

以上显示的是对角矩阵E的结果，即矩阵E的主对角线上的两个元素分别为2与3，另外两个位置上的元素都为0（未显示出来）。

3.3.6 数组

1. 概述

数组是具有两个及两个以上维度的向量，矩阵可被视为一个二维数组。数组可以用来表示多个维度的同类型数据，在R中，可通过array函数来创建数组。

2. 创建二维数组

```
> a<- array(data=1:12,dim=c(3,4));a
```

以上语句的目的是创建一个3行4列的二维数组并赋值给数组a。

```
      [,1]    [,2]    [,3]    [,4]
[1,]    1      4      7      10
[2,]    2      5      8      11
[3,]    3      6      9      12
```

以上就是所创建的二维数组a的具体内容。

通过下面的语句，可以引用数组中的元素。例如，希望取出刚创建的数组a中的第2行第3列上的元素，可用下面的语句实现：

```
> b<- a[2,3];b
[1] 8
```

以上结果表明，数组a中的第2行第3列上的元素为8。

可以通过c函数直接输入元素，而不是按一定顺序生成元素。例如：

```
> c<- array(c(6,9,1,7,3,5),dim=c(2,3));c
```

希望生成一个2行3列的数组c。

```
      [,1]    [,2]    [,3]
[1,]    6      1      3
[2,]    9      7      5
```

值得注意的是，数组中缺少"byrow=TRUE"的参数（创建矩阵函数matrix有此参数），无法按行来指定数组元素。

3.创建三维数组

```
> d<- array(data=1:24,dim=c(4,3,2));d
```

以上语句的目的是创建一个三维数组，第一个维度为4行、第二个维度为3列、第三个维度为2层。

```
, , 1

     [,1]   [,2]   [,3]
[1,]    1      5      9
[2,]    2      6     10
[3,]    3      7     11
[4,]    4      8     12
```

以上显示的是第1层上的二维数组。

```
, , 2

     [,1]   [,2]   [,3]
[1,]   13     17     21
[2,]   14     18     22
[3,]   15     19     23
[4,]   16     20     24
```

以上显示的是第2层上的二维数组。

3.3.7 因子

1.概述

因子实际上就是在进行试验设计时需要考察的影响因素。假定某人收集了10名受试者的性别和身高（cm）数据，形式如下：

性别（sex）	身高（height）
M	165
F	171
F	163
M	184
M	169
M	192
F	158
F	167
M	183
F	176

以上的资料中，第1列性别（sex）在各行上的取值分别为是"M"和"F"，但整个第1列只有两种状态，即"M"与"F"。于是，在统计学上，人们就说性别（sex）是一个因素或因子，它有两个水平，分别为"M"与"F"。要想了解上面两列数据中，男性（M）组的平均身高与女性（F）组的平均身高之间的差别有多大，从而推断此样本资料所抽取的总体中两种性别的受试者的平均身高是否有差别，就需要使用成组设计一元定量资料的t检验或秩和检验的差异性检验方法。

在R中，为了把上述以列表形式呈现的资料中的sex变成一个适合于进行差异性分析所需要的"因素或因子"，可以使用factor函数。

2. 使用factor函数生成因子

```
> sex<- c("M","F","F","M","M","M","F","F","M","F")
```

以上语句生成一个名为sex的向量，代表前面10名受试者的性别。

```
> sex_factor<- factor(sex);sex_factor
```

以上语句的目的是调用factor函数，将sex变量中的所有观测归纳成一个名为sex_factor的因子，并输出该因子。

```
[1] M F F M M M F F M F
Levels: F M
```

以上输出的结果表明，该因子的原始观测值有10个（列在第一行），所形成的水平被列在第二行，其两个水平分别为"F"和"M"。

3. 使用levels函数直接呈现因子的水平

```
> L<- levels(sex_factor);L
```

以上语句的目的是通过levels函数直接呈现因子的水平，其参数必须是已生成的因子名sex_factor。

```
[1] "F" "M"
```

以上的结果表明，所生成的因子sex_factor有两个水平，分别为"F"和"M"。

3.3.8 数据框

1. 概述

在R中，数据框实际上就是表达"数据库结构"的一种表格。此种表格中，假定有n行m列，这n行代表n个受试对象，而这m列代表从每位受试对象身上观测的m

个变量的具体取值。在这n行之前，还应该有一行"变量名"，变量通常有以下三种情形。

第一种情形，一般变量。例如，编号、姓名、家庭住址、电话号码等。

第二种情形，原因变量。例如，性别、血型、年龄、服药种类、服药时间等。

第三种情形，结果变量。例如，血压、血小板、胆固醇、肌酐、心率、血色素等。

注意：数据框中各列的长度应相同，即各列中元素的个数相同。各列变量的性质（数值型或字符型）可以不同，但同一列中元素的性质必须相同。

2. 使用 data.frame 函数创建数据框

第一种创建数据框的方法：直接通过 c 函数来创建。

```
> sex<- c("M","F","F","M","M","M","F","F","M","F")
> height<- c(165,171,163,184,169,192,158,167,183,176)
> data<- data.frame(sex,height);data
```

前两句创建两个向量，分别为 sex 和 height；第三句创建一个名为 data 的数据框并显示其内容。

```
     sex   height
1     M     165
2     F     171
3     F     163
4     M     184
5     M     169
6     M     192
7     F     158
8     F     167
9     M     183
10    F     176
```

以上就是所创建的数据框 data 的具体内容。

第二种创建数据框的方法：将需要创建数据框的内容用文本文件存储在指定的地方，通过 read.table 函数将其读入内存，自动成为数据框形式，而不需要使用 data.frame 函数。参见3.3.3节，此处不再赘述。

3. 数据框的引用

第一种方式：以数组形式引用。

```
> data[,"height"]
 [1] 165 171 163 184 169 192 158 167 183 176
```

以上语句指定数据框中希望引用的列名。

```
> data[,2]
 [1] 165 171 163 184 169 192 158 167 183 176
```

以上语句指定数据框中希望引用的列编号。

第二种方式：以列表形式引用。

```
> data$height
 [1] 165 171 163 184 169 192 158 167 183 176

> data[["height"]]
 [1] 165 171 163 184 169 192 158 167 183 176
```

以上语句以两组中括号内置列名且将变量名放在引号内。

```
> data[2]
   height
1     165
2     171
3     163
4     184
5     169
6     192
7     158
8     167
9     183
10    176
```

以上语句以一组中括号内置列号的方式引用，结果按纵向呈现。

```
> data[[2]]
 [1] 165 171 163 184 169 192 158 167 183 176
```

以上语句以两组中括号内置列号的方式引用，结果按横向呈现。

```
> data[data$height>180,]
```
（以上语句可以设置条件）

```
  sex   height
4   M      184
6   M      192
9   M      183
```

4.给数据框中的列名重新命名

```
> sex<- c("M","F","F","M","M","M","F","F","M","F")
> height<- c(165,171,163,184,169,192,158,167,183,176)
> data1<- data.frame(sex,height)
> data1
   sex   height
1    M      165
2    F      171
3    F      163
4    M      184
5    M      169
6    M      192
7    F      158
8    F      167
9    M      183
10   F      176
```

以上就是新创建的数据框data1，与前面创建的data步骤和内容都是相同的，目的是便于下面的操作。

```
> data2<- data.frame(new_sex=sex,new_height=height)
```

以上语句的目的是给已创建的数据框中的列名重新命名，注意：data.frame函数中参数的写法，"="之前为更名后的列名，而"="之后为更名前的列名。

```
> data2
   new_sex   new_height
1        M          165
2        F          171
```

```
3          F          163
4          M          184
5          M          169
6          M          192
7          F          158
8          F          167
9          M          183
10         F          176
```

以上结果表明，更名后的列名分别为 new_sex 与 new_height。

5.修改数据框的行名

```
>  data3<- row.names(data2)<- c("r1","r2","r3","r4","r5","r6","r7","r8",
+ "r9","r10")
```

以上语句的目的是更改数据框中的行名，不特别指定时，行名就是"序号"。

```
>  data3
 [1] "r1"   "r2"   "r3"   "r4"   "r5"   "r6"   "r7"   "r8"   "r9"   "r10"
```

以上语句和结果就是为了显示更改行名后的数据框的列名。

```
> data2
     new_sex    new_height
r1        M          165
r2        F          171
r3        F          163
r4        M          184
r5        M          169
r6        M          192
r7        F          158
r8        F          167
r9        M          183
r10       F          176
```

以上语句和结果就是为了显示更改行名后的数据框。

```
> height
 [1] 165 171 163 184 169 192 158 167 183 176
```

以上语句与结果表明，更改以前的数据框的列名（height）和其内容是可以正确显示的。

```
> new_heighL
错误：找不到对象'new_height'
```

以上语句与结果表明，更改以后的数据框的列名（new_height）和其内容无法正确显示。

6. 数据框绑定的 attach 函数

前面引用时，要么是在创建数据框之前已创建了与各变量对应的向量；要么必须写"数据框的变量名＄拟引用的变量名"，显得烦琐。在 R 中，attach 函数可以把数据框中的变量链接（或绑定）到内存（当前的名字空间）中，从而可以直接用数据框中的变量名访问或引用。例如：

```
> attach(data2)
> new_height
 [1] 165 171 163 184 169 192 158 167 183 176
```

以上语句与结果表明，系统已将数据框 data2 中的各列变量链接（或绑定）到当前的名字空间中，此时访问或引用变量 new_height 就可显示正确结果了。

7. 取消数据框绑定的 detach 函数

```
> detach( )
> new_height
错误：找不到对象'new_height'
```

以上语句与结果表明，detach 函数已经发挥作用了。

3.3.9　公式

1. 概述

在绘制散布图或线图等图形或需要构建变量之间的依赖关系时，都不可避免地要涉及计算公式。在 R 中，可以根据实际情况的需要，构造不同的计算公式。公式有专门的表达方法和多种特殊的符号。

2. 简单公式

在进行简单直线相关分析时，可能会用到下面的公式：

```
>plot(y~x,data=dataset)
```

以上语句的目的是针对已创建的数据集 dataset，对其中的两个变量（x 为自变量、y

为因变量）绘制散布图，这里"$y \sim x$"就是R中绘制散布图时的计算公式。

```
>cor.test(~y+x,data=dataset)
```

以上语句的目的是针对已创建的数据集dataset，对其中地位平等的两个变量（x与y）进行Pearson直线相关分析，这里"$\sim y + x$"就是R中进行相关分析时的计算公式。

类似地，在R中还有许多不同的公式写法及符号种类，此处从略。

3.4 函数

3.4.1 基本概念

1.概述

在R中，几乎所有的操作都是通过函数来实现的。例如，创建向量就是使用c函数。函数通常有两大类：一类是R自带的；另一类是基于R语言由用户编写的，可称为自定义函数。使用R，主要是靠R中海量的自带函数。

2.自定义函数的关键字

在R中，自定义函数通过如下方式进行定义：

```
Function(arguments) body
```

其中，arguments是一个符号名字的集合，这些符号将会在自定义函数的主体body（通常为R的表达式）中定义。一般情况下，自定义函数的主体需要用花括号括起来，但当自定义函数的主体只有一个表达式时，花括号可以省略。

3.参数

1）自定义函数中某些参数可以设置成默认值

在R中，自定义函数要包含参数的名字。有时，自定义函数中还可能给出一些参数的默认值。例如：

```
> zdyhs<- function(x,y=5) {2*x+y}
```

以上语句创建了一个自定义函数zdyhs，其中，x是任意给定取值的变量，而y是取默认值5的常量。花括号中给定了表达式，即计算公式，相当于zdyhs（x）=2*x+5。调用此自定义函数时，只需要给定变量x一个数值x_0，就可产生一个函数值，即zdyhs（x_0）。

```
> zdyhs(4)
[1] 13
```

以上语句和结果表明，当给定x_0=4时，函数值zdyhs（x_0）=zdyhs（4）=13，即2×4

＋5=13。

2）在调用自定义函数时可以将参数的默认值覆盖掉

若自定义函数中某些参数有默认值，在调用自定义函数时，可以覆盖其默认值。例如：

```
> zdyhs(4,10)
[1] 18
```

以上语句和结果表明，当给定 x=4，y=10时，函数值 zdyhs（x，y）=zdyhs（4，10）= 18，即2×4＋10=18。由此可知，默认值 y=5已经被覆盖掉了。

3）可用省略号（...）来将其他参数传递给另外的函数

例如，假定用户想将1～100这100个自然数求出5个分位数，它们分别代表这100个数据的最小值、第一四分位数、中位数（即第二四分位数）、第三四分位数、最大值，另外，还计算算术均值，可用带省略号（...）的参数来实现。

```
> nature_number<- c(1:100)
```

以上语句生成一个长度为100的向量nature_number。

```
> func<- function(x,…) {print(x);summary(…)}
```

以上语句创建一个名为func的自定义函数；第一个参数为 x，其余参数用省略号（...）代替（注：调用自定义函数时，需要给省略号以具体的参数来体现）；花括号中的表达式有两项，第一项要求打印参数 x 的内容；第二项要求调用R自带的函数summary，其参数为前面传递下来的用省略号（...）代替的参数。

```
> func("This's the summary for nature_number.",nature_number,digits=3)
```

以上语句是调用自定义的func函数，第一个参数 x 的值为字符串"This's the summary for nature_number."；第二个参数为"nature_number"，即创建的由1～100构成的数值型向量；第三个参数为"digits=3"，即输出结果保留有效位数为3位。这里，后两个参数就是省略号（...）代替的参数，它们都作为summary函数的参数，即调用此自带函数求出1～100这100个自然数的5个分位数的数值和算术均值，并保留3位有效数字。

```
[1] "This's the summary for nature_number"
   Min.   1st Qu.   Median   Mean 3rd Qu.    Max.
   1.0    25.8      50.5     50.5  75.2      100.0
```

以上显示的结果表明，确实给出了 $1 \sim 100$ 这 100 个自然数的 6 个分位数的数值，并保留 3 位有效数字。

4）函数本身也可作为另一个函数的参数

```
> a<- 5:10
```

以上语句生成一个称为 a 的向量，它的 6 个元素分别是 $5 \sim 10$ 这 6 个自然数。

```
> b<- sapply(a,sqrt);b
```

以上语句调用 R 中的 sapply 函数，它的第一个参数为刚生成的向量 a；它的第二个参数为调用 R 中另一个函数 sqrt（即开平方根运算的函数）来对向量 a 中每一个元素开平方根，这称为向量化运算。

```
[1] 2.236068 2.449490 2.645751 2.828427 3.000000 3.162278
```

以上显示的内容就是对 $5 \sim 10$ 这 6 个自然数开平方的结果。当然，这件事也可直接实现，方法如下：

```
> a<- sqrt(5:10);a
[1] 2.236068 2.449490 2.645751 2.828427 3.000000 3.162278
```

上面的做法有点多此一举，只是为了说明函数也可作为另一个函数的参数。但是，有很多非常有用的函数，它们无法在超过一个元素的向量上运行，这时，sapply 函数就提供了一个将这些函数的运行条件扩展到向量的很简单的方法。需了解详情时，可查阅 R 中汇总函数，此处不便赘述。

3.4.2 常用算术函数

第一种情形：对"常数"进行各种算术运算。

设 X 代表一个具体的实数。

（1）abs（X）函数：求 X 的绝对值。

该函数为取绝对值函数，例如，令 $X=-10$，且让 $Y=abs$（X），则 $Y=10$。

（2）sqrt（X）函数：求 X 的算术平方根。

该函数为取平方根函数，例如，令 $X=144$，且让 $Y=sqrt$（X），则 $Y=12$。

（3）log10（X）函数：求 X 的以 10 为底的对数。

该函数为取以 10 为底的常用对数函数，例如，令 $X=100$，且让 $Y=log10$（X），则 $Y=2$。

（4）log（X）函数：求 X 的以 e 为底的对数。

该函数为取以 e 为底的自然对数函数，例如，令 $X=100$，且让 $Y=log$（X），则

Y=4.60517。

（5）exp（X）函数：求X的以 e 为底的幂。

该函数为取以 e 为底的指数函数，例如，令X=2，且让Y=exp（X），则Y=7.389056。

说明：在数学上，定义 e=2.718281828……为无限不循环小数。

第二种情形：对向量的各分量进行各种算术运算。

设Z代表一个由一系列具体的实数构成的标量（在 R 中，称为向量）。

（1）abs（Z）函数：求Z的绝对值。

例如，令Z=c（-2，-1.5，-3.8，4.5，-0.8），且让Y=abs（Z），则Y=？看 R 输出结果：

```
> Z=c(-2,-1.5,-3.8,4.5,-0.8)
> Y=abs(Z);Y
[1] 2.0 1.5 3.8 4.5 0.8
```

（2）sqrt（Z）函数：求Z的算术平方根。

```
> Z=c(16,4,25,144,200)
> Y=sqrt(Z);Y
[1]  4.00000  2.00000  5.00000 12.00000 14.14214
```

（3）log10（Z）函数：求Z的以 10 为底的对数。

```
> Z=c(1000,100,10,10000)
> Y=log10(Z);Y
[1] 3 2 1 4
```

（4）log（Z）函数：求Z的以 e 为底的对数。

```
> Z=c(12,24,35,49)
> Y=log(Z);Y
[1] 2.484907 3.178054 3.555348 3.891820
```

（5）exp（Z）函数：求Z的以 e 为底的幂。

```
> Z=c(0.1,0.5,1.2,2.4)
> Y=exp(Z);Y
[1]  1.105171  1.648721  3.320117 11.023176
```

3.4.3 常用样本统计函数

设 X 为一个向量，代表某变量的一组定量取值。

（1）mean（X）函数：求 X 的样本算术平均值。

例如，求 $1\sim 5$ 五个自然数的算术平均值：

```
> a=c(1,2,3,4,5)
> b=mean(a)
> b
[1] 3
```

（2）sd（X）函数：求 X 的样本标准差。

例如，求 $1\sim 5$ 五个自然数的标准差：

```
> a=c(1,2,3,4,5)
> b=sd(a)
> b
[1] 1.581139
```

（3）var（X）函数：求 X 的样本方差。

例如，求 $1\sim 5$ 五个自然数的方差：

```
> a=c(1,2,3,4,5)
> b=var(a)
> b
[1] 2.5
```

（4）min（X）函数：求 X 的样本最小值。

（5）max（X）函数：求 X 的样本最大值。

（6）sum（X）函数：求 X 的样本总和。

（7）length（X）函数：求 X 中的数据个数。

（8）prod（X）函数：求 X 中的全部元素的连乘积。

（9）range（X）函数：求 X 的样本极差。

（10）IQR（X）函数：求 X 的样本四分位数间距。

（11）median（X）函数：求 X 的样本中位数。

（12）quantile（X）函数：求 X 的5个百分位数（0%、25%、50%、75%、100%）。

（13）fivenum（X）函数：求样本最小值、25%分位数、中位数、75%分位数及最大值的函数。

例如，令 $X=c$（1：100），且让 $Y=$fivenum（X），那么 $Y=$？

```
> X=c(1:100)
> Y=fivenum(X)
> Y
[1]   1.0  25.5  50.5  75.5  100.0
```

又如，令$X=c$（100：900），且让Y=fivenum（X），那么$Y=$？

```
> X=c(100:900)
> Y=fivenum(X)
> Y
[1] 100 300 500 700 900
```

（14）summary（X）函数：求X的5个分位数和算术均值。

```
> Z=c(1:218)
> Y=summary(Z);Y
   Min.  1st Qu.   Median     Mean 3rd Qu.      Max.
   1.00    55.25   109.50   109.50  163.80   218.00
```

说明：上面的例子是用c函数创建一个向量（实际上，就是一组定量的数据）Z，它由1～218这218个自然数组成；而summary函数求出了Z中218个数据的最小值、第一四分位数、中位数、算术平均数、第三四分位数和最大值。

3.4.4　常用分布函数族

1.概述

在R中，概率密度函数以"d"开头；概率分布函数以"p"开头；概率分布曲线下分位数函数以"q"开头；按某种概率分布规律产生随机数的随机数生成函数以"r"开头。例如，设X为一个随机变量，若X服从正态分布，则在R中就有四个函数：dnorm（X）、pnorm（X）、qnorm（X）、rnorm（X）。分布参数为mean、sd。

在R中，至少有如下22种概率分布，在文献[①]中有详细的列表，现摘录上述四种函数名及参数如表3-2所示。

2.应用实例

1）与正态分布有关的四种R函数的应用实例

（1）密度函数的应用实例。

求标准正态分布N（0，1）曲线下横坐标为0.5时，曲线的高度$a1$：

---

① Adler J. R语言核心技术手册［M］. 2版. 刘思喆，李舰，陈钢，等译. 北京：电子工业出版社，2015：386-388。

```
> a1=dnorm(0.5,0,1);a1
[1] 0.3520653
```

表3-2 R中概率分布的分布名称、R函数名称及分布参数

编号	分布名称	R函数名称	分布参数
1	β分布	dbeta, pbeta, qbeta, rbeta	shape1, shape2, ncp=0
2	二项分布	dbinom, pbinom, qbinom, rbinom	size, prob
3	生日分布	pbirthday, qbirthday	classes, coincident
4	柯西分布	dcauchy, pcauchy, qcauchy, rcauchy,	location, scale
5	χ^2分布	dchisq, pchisq, qchisq, rchisq,	df, ncp=0
6	指数分布	dexp, pexp, qexp, rexp	rate
7	F分布	df, pf, qf, rf	df1, df2, ncp
8	γ分布	dgamma, pgamma, qgamma, rgamma	shape, rate=1, scale=1/rate
9	几何分布	dgeom, pgeom, qgeom, rgeom	prob
10	超几何分布	dhyper, phyper, qhyper, rhyper	M, nn, k
11	指数正态分布	dlnorm, plnorm, qlnorm, rlnorm	Meanlog, scale
12	逻辑斯谛分布	dlogis, plogis, qlogis, rlogis	location, scale
13	多项式分布	dmultinom, rmultinom	size, prob
14	负二项分布	dnbinom, pnbinom, qnbinom, rnbinom	size, prob, mu
15	正态分布	dnorm, pnorm, qnorm, rnorm	mean, sd
16	泊松分布	dpois, ppois, qpois, rpois	lambda
17	学生t分布	dt, pt, qt, rt	df, ncp
18	学生化极差分布	ptukey, qtukey	nmeans, df, nranges
19	均匀分布	dunif, punif, qunif, runif	min, max
20	Weibull分布	dweibull, pweibull, qweibull, rweibull	shape, scale
21	Wilcoxon秩和分布	dwilcox, pwilcox, qwilcox, rwilcox	m, n
22	Wilcoxon符号秩分布	dsignrank, psignrank, qsignrank, rsignrank	n

求非标准正态分布$N(10, 4^2)$（即均值为10、标准差为4）曲线下横坐标为0.5时，曲线的高度$a2$：

```
> a2=dnorm(0.5,10,4);a2
[1] 0.005942975
```

（2）分布函数的应用实例。

求标准正态分布$N(0, 1)$曲线下横坐标小于1.96时，曲线下的面积$b1$：

```
> b1=pnorm(1.96,0,1);b1
[1] 0.9750021
```

求非标准正态分布 $N(10,4^2)$（即均值为10、标准差为4）曲线下横坐标为18.0时，曲线下的面积 $b2$：

```
> b2=pnorm(18,10,4);b2
[1] 0.9772499
```

（3）分位数函数的应用实例。

求标准正态分布 $N(0,1)$ 曲线下左侧面积为0.95时对应的横坐标的数值（即分位数）$c1$：

```
> c1=qnorm(0.95,0,1);c1
[1] 1.644854
```

求非标准正态分布 $N(10,4^2)$（即均值为10、标准差为4）曲线下左侧面积为0.95时对应的横坐标的数值（即分位数）$c2$：

```
> c2=qnorm(0.95,10,4);c2
[1] 16.57941
```

（4）随机数的应用实例。

产生20个服从标准正态分布 $N(0,1)$ 的随机数，设随机变量为 $d1$：

```
> d1=rnorm(20,0,1);d1
 [1]  0.5372430 -1.5125207  0.1144954 -0.8663409 -1.5063820 -0.5366624
 [7]  0.1342343  0.4603016 -0.9488712  0.5830165 -0.9826044 -0.7477714
[13] -0.3474788 -0.8624888 -0.7025299 -0.3548303 -0.2293088 -0.5633407
[19]  0.6301549 -0.7136170
```

产生20个服从非标准正态分布 $N(10,4^2)$（即均值为10、标准差为4）的随机数，设随机变量为 $d2$：

```
> d2=rnorm(20,10,4);d2
[1] 12.640859  5.343111  8.641874  9.798236  6.885428 10.763247  6.184815
[8] 11.012228  7.190292 11.261915  7.278585  9.433081 12.652211 13.546340
[15] 17.507186 14.215414 10.816656 11.831338  4.341626  6.265225
```

2）与二项分布有关的四种R函数的应用实例

（1）密度函数的应用实例。

```
dbinom(x, size, prob, log = FALSE)
```

设 X 为服从 $n=100$、$P=0.7$ 的二项分布 B（100，0.7）的随机变量，求 $X=85$ 出现的概率 $p1$。

```
> p1=dbinom(85,100,0.7);p1
[1] 0.0002476586
```

（2）分布函数的应用实例。

```
pbinom(q, size, prob, lower.tail = TRUE, log.p = FALSE)
```

设 X 为服从 $n=100$、$P=0.7$ 的二项分布 B（100，0.7）的随机变量，求 $X \leqslant 85$ 出现的概率 $p2$。

```
> p2=pbinom(85,100,0.7);p2
[1] 0.9998427
```

（3）分位数函数的应用实例。

```
qbinom(p, size, prob, lower.tail = TRUE, log.p = FALSE)
```

设 X 为服从 $n=100$、$P=0.7$ 的二项分布 B（100，0.7）的随机变量，求累计概率为 0.9 所对应的 X 的取值 m。

```
> m=qbinom(0.9,100,0.7);m
[1] 76
```

也就是说，$X \leqslant 76$ 出现的累计概率为 0.9。
（4）随机数的应用实例。

```
rbinom(n, size, prob)
```

设 X 为服从 $n=100$、$P=0.7$ 的二项分布 B（100，0.7）的随机变量，试产生 20 个服从前述定义的二项分布的随机数 w。

```
> w=rbinom(20,100,0.7);w
 [1] 61 68 75 72 69 75 78 76 68 74 66 66 71 68 68 65 71 66 63 72
```

3.寻求帮助

在表3-2中，还有20个概率分布的R函数的具体用法，可以通过R软件的帮助功能来学习和了解。具体方法如下。

＞Help（R函数名），例如，如何使用"pwilcox"这个R函数呢？

＞Help（pwilcox）进入"帮助"窗口，其中，最关键的内容如下：

```
Usage（用法）
dwilcox(x, m, n, log = FALSE)
pwilcox(q, m, n, lower.tail = TRUE, log.p = FALSE)
qwilcox(p, m, n, lower.tail = TRUE, log.p = FALSE)
rwilcox(nn, m, n)
```

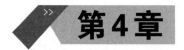

第4章

SAS软件概述

4.1 SAS软件的历史与规模

1966～1975年，为了分析大量的农业数据，美国北卡罗来纳州立大学的几个学者（Goodnight博士即其中的一员）在当时最大的主机系统上开发了用于统计分析的软件，即SAS软件的雏形。

1976年，Goodnight博士和其他3个合伙人在北卡罗来纳州的Raleigh小城创立了SAS公司；同年第一届SAS用户大会（SUGI）举办；SAS软件的第一个商用版本Base SAS发布。

1980年，SAS公司在北卡罗来纳州Cary小镇自建的第一幢大楼Building A竣工，建立了全球总部，同年SAS欧洲总部在英国开设；SAS/Graph 和 SAS/ETS软件发布。

1990年，SAS在中国大陆的第一个办事处在北京设立；SAS/CONNECT软件发布，通过客户机/服务器模式支持分布式处理；MVS、CMS和OpenVMS操作系统上的SAS 6.06版发布。

2008年，SAS连续11年入选财富杂志"最佳雇主100"；在全球经济衰退的情况下继续保持5.1%的增长；SAS9.2版本发布。

2009～2013年，SAS的规模和在全球的影响力仍在扩大，详情从略。

4.2 SAS软件的框架与结构

SAS软件平台的设计宗旨是在确保高效地访问、处理大量数据的同时，为大量的用户提供及时的商业智能。为此，平台的设计采用多层架构，把各种功能分布到不同的计算机资源，使得不同的工作由最合适的计算机来承担。

同时，这样的多层架构还可以根据工作负载量的要求而伸缩（扩展）。对于大公司，整个多层的架构可以部署在很多不同的计算机上，这些计算机也可以运行不同的操作系统；而如果是实验项目，或是为了演示，或者公司规模很小，整个平台也可以安装在一台计算机上。

SAS软件平台的架构分为以下四层。

（1）源数据层：存储企业的数据资源。企业范围内现存的所有数据资源都可以利用，不管它是存储在关系型数据库系统中，还是SAS中的数据表，或是ERP系统中的数据。

（2）SAS服务器：利用企业的数据资源执行SAS软件的各种处理。在这一层中，有不同的SAS服务器（SAS元数据服务器、SAS工作空间服务器、SAS OLAP服务器、SAS存储过程服务器）来处理不同负载类型和处理强度的工作。SAS服务器会把请求处理的工作量分配到各个服务器上来迅速满足多种客户端应用程序对信息处理的请求。

（3）中间层：具有使得用户可以通过浏览器来访问智能数据和SAS软件平台的功能。这一层提供了基于Web的界面来帮助用户生成报表和发布信息，同时把分析和处理的请求传递给SAS服务器。

（4）客户端：具有为最终用户提供从桌面通过友好、易用的界面来访问智能数据和SAS软件分析、处理能力的功能。大多数的信息消费者可以通过使用浏览器来执行报表和分析的任务，而更高级的设计和分析的任务则需要在用户的计算机上安装各种SAS客户端软件（SAS Add-in for Microsoft Office、SAS Enterprise Guide、SAS Enterprise Miner、SAS Data Intergration Studio、SAS Information Map Studio、SAS Management Console、SAS OLAP Cube Studio等）。

SAS软件的结构是模块化的，整个SAS软件由多个模块组成，随着时间的推移，根据全球用户的需求，模块在不断增加，初始阶段，SAS基于DOS系统环境运行时，仅有SAS/BASE模块、SAS/STAT模块、SAS/GRAPH模块等为数不多的几个模块，后来，进入Windows环境运行，模块数由原先的十几个发展成为20多个，到现在，有30多个（甚至更多）模块。值得一提的是，SAS软件不单纯是靠增加模块来拓展其功能，而且在原有的很多模块中增加新的SAS过程；同时，在原有的某些过程中增加具有新功能的选项。

4.3　SAS环境与SAS窗口

在Windows环境中找到SAS系统程序组中的SAS图标并双击就启动了SAS系统，它被称为SAS应用工作空间。此空间由一个大窗口嵌套着多个小窗口组成，直接能看到的小窗口有位于左边的SAS资源管理器窗口、位于上部的日志窗口和位于下部的编辑器窗口。通过图4-1中菜单栏的"窗口"菜单，还可进入以文本格式输出计算结果的"输出"窗口和以树状图形呈现计算结果的"结果"窗口。

它同其他Windows应用程序一样，在一个主窗口内，包含若干个子窗口，并有菜单栏、工具栏、状态栏等。

可以说，基本的SAS窗口有SAS资源管理器、结果、编辑器、日志和输出窗口，但另外还有30多个窗口可供用户进行打印和微调SAS会话之类的操作。这些窗口的名称和窗口命令的详细列表从略，若用户想获得此列表，可通过下面的方法实现：先选中主界面工具栏最后一个选项（图标为一本书），即帮助（help）；然后按照帮助（help）→SAS产品→Base SAS→SAS窗口引用→SAS窗口索引的步骤显示全部SAS窗口列表。

4.4 发挥SAS帮助功能的作用

SAS软件系统提供了强大的帮助功能，其内容包括很多计算方法所蕴含的计算原理和计算公式、SAS语言和SAS函数、与统计学和SAS软件有关的很多概念，以及初学者如何进一步学习和使用SAS的教程，还有很多用SAS解决实际问题的SAS样例（包括SAS程序和运行结果及结果解释）。

怎样才能进入SAS帮助窗口呢？进入的方法有以下三种。

（1）在"SAS应用工作空间"界面的左上角有一个命令盒（长条空白区域），在其内输入"HELP ×××"，然后按"回车"键或按此盒左边的"√"按钮，其中"×××"为用户希望通过SAS帮助窗口了解的问题，例如，用户希望了解SAS/BASE模块中FREQ过程的语法结构，就可输入"HELP FREQ"。这种方法适合查找SAS命令、SAS过程、SAS函数等详细信息。

（2）按"SAS应用工作空间"界面的"帮助/HELP"按钮。

（3）按"SAS应用工作空间"界面的工具栏的最后一个按钮，即图标为一本书。

基于弹出的窗口，自上而下的6行内容分别为：①使用该窗口；②SAS帮助与文档；③SAS软件入门；④学习SAS程序；⑤SAS网站；⑥关于SAS系统。

用户需要了解哪些信息或希望从头开始学习SAS，可以从相应的入口进入。

4.5 SAS过程与SAS程序的区别

在SAS系统中，当人们希望描述、整理或分析数据时，都需要通过其内部编译后的程序来实现，这些编译后的程序仅以一个名称的形式呈现出来，如FREQ、TTEST等，它们的具体内容是看不见的，在本质上，它们就是一个被封装起来的函数或子程序，SAS软件开发者称它们为SAS过程（SAS PROCEDURE）。在SAS的每个产品中都有很多实现不同或相近功能的过程，整个SAS系统中的SAS过程可能有好几百个。调用某个具体的SAS过程时，有其严格的语法规定，其中有些是固定的写法（语句和关键词），有些是可选可不选的"选项（OPTIONS）"，为了达到不同的目的，可能需要选取不同的选项，本书中将会提供常用的选项，详细的选项必须查阅SAS说明书或SAS帮助信息。

若使用者采用SAS菜单驱动系统或称为SAS非编程模块的方式来使用SAS，用户可能感觉不到SAS过程的存在，只需要根据窗口中的提示进行适当的选择，就能获得所需要的结果。若使用者不采用此方法来运行SAS，该如何实现呢？需要在程序编辑窗口书写一段SAS代码，提交这段SAS代码给SAS系统执行后，也能获得用户所需要的结果。这段SAS代码被称为SAS程序（SAS PROGRAM）。有了SAS过程，是否就不需要SAS程序了？如果用户永远只使用SAS菜单驱动系统来运行SAS，可以不书写SAS程序。如果用户不想使用SAS菜单驱动系统或用此系统无法达到某些目的，就需要书写SAS程序了。

SAS程序有简单和复杂之分，若用户希望SAS系统做的事已有现成的SAS过程可以解决，则此时的SAS程序就比较简单了，只要在SAS程序中按规定格式写入相应的SAS数据步语句（提供原始数据并通过SAS系统创建能被SAS系统调用的数据形式，称为SAS数据集）和SAS过程步语句（调用相应的被编译过的SAS程序分析由SAS数据步创建的SAS数据集）即可；若用户希望SAS系统做的事在SAS系统中尚无现成的SAS过程可以直接解决，则需要通过SAS语言编程来实现，此时的SAS程序就比较复杂了，需要有相应的计算公式或算法，采用SAS语句、SAS函数，甚至要运用高级SAS编程技术（如DOS、SAS宏等）将其表达出来，称为未编译的SAS子程序。

4.6　SAS数据步与SAS过程步简介

通常，最简单的SAS程序由一段SAS数据步语句和一段SAS过程步语句组成。这两段SAS程序都由若干条SAS语句组成，每个SAS语句以英文的分号结束。一般来说，SAS程序必须在SAS编辑窗口中输入，并通过"SAS应用工作空间"界面中"运行 ✘"按钮来发送SAS程序或称为将SAS程序提交给SAS系统执行。

SAS数据步的形式：以data语句开头，以run语句结束。SAS数据步的作用是创建能被SAS系统调用的特殊数据形式，称为SAS数据集。例如：

```
data xuexi;
    input obs name $ 15. sex $  height weight;
cards;
1  wang xiao ming   M  170  70
2  zhang san bao    M  168  67
3  qing hui qiong   F  165  56
4  zhang ping       F  169  66
5  li xiao qian     M  178  82
;
run;
```

这就是一段SAS数据步程序，其作用就是创建一个名为"xuexi"的临时SAS数据集，成功创建的SAS数据集的形式如图4-1所示。

	obs	name	sex	height	weight
1	1	wang xiao ming	M	170	70
2	2	zhang san bao	M	168	67
3	3	qing hui qiong	F	165	56
4	4	zhang ping	F	169	66
5	5	li xiao qian	M	178	82

图4-1　一个被成功创建的SAS数据集的形式

SAS过程步的形式：以 proc 语句开头，以 run 语句（或 quit 语句）结束。SAS过程步的作用是调用SAS系统中某个已被编译过的程序，对指定的SAS数据集进行相应的处理（绘图、制表或计算）。例如：

```
proc reg data=xuexi;
     model weight=height;
run;
```

这就是一段SAS过程步程序，其作用就是基于已被成功创建的临时SAS数据集"xuexi"调用SAS系统中被编译过的可用于创建体重（weight）依赖身高（height）变化而变化的直线回归方程，并进行各种所需要的假设检验。

4.7　SAS数据集与其他格式的数据简介

4.7.1　使数据成为SAS数据集

要用SAS软件分析数据，首先必须创建SAS数据集。成功创建SAS数据集的原始数据可有多种不同的形式。

第一，直接将数据写在SAS数据步中CARDS语句与独占一行的空语句（只有一个分号）之间，将正确编写的SAS数据步程序发送给SAS系统执行，就可成功创建SAS数据集，此法适合用于数据量不太大的场合。

第二，在任何一个文本编辑器（如Windows系统"附件"中的"记事本"或"写字板"；SAS的编辑窗口等）中录入数据，并以文本格式将数据存储在一个指定的位置（如某硬盘、U盘），再在SAS数据步中采用infile语句将数据打开，利用input语句创建变量并读取数值（具体操作后面将会介绍），将正确编写的SAS数据步程序（注意：通常仅包含以下4个SAS语句，即data语句、infile语句、input语句和run语句）发送给SAS系统执行，就可成功创建SAS数据集。此方法适合用于数据量很大的场合。

第三，由第三方软件格式的数据转换而来。如SPSS软件中存储的数据，在此软件环境中另存为SAS软件格式的文件；由Excel软件录入并保存的数据，可通过两种方式转换成SAS数据集：其一，直接利用SAS系统中的导入数据功能，将Excel格式的数据转换成SAS数据集；其二，在SAS程序编辑窗口输入一段SAS程序，调用SAS中的IMPORT过程，将Excel格式的数据转换成SAS数据集。此方法适合用于数据量很大且变量名有文字说明的场合。

4.7.2　SAS数据集的种类与SAS数据集的命名

1. 临时与永久SAS数据集

在运行SAS期间创建的且在退出SAS系统后自然消失的SAS数据集（自动存储在SAS系统指定的WORK库或称为文件夹内）称为临时SAS数据集；在运行SAS期间创建的且在退出SAS系统后仍然保留下来的SAS数据集（存储在用户指定的非WORK库或某个特定的文件夹内）称为永久SAS数据集。

2.给SAS数据集命名

SAS数据集名字的长度是多少？最短为0，如data；即在关键词data之后不写任何内容，仅有一个表明此语句结束的标志"；"。实际上，拟创建的SAS数据集名的长度为5，因为每运行一次SAS数据步程序，SAS系统会给当前创建的SAS数据集取一个名字，依次为data1，data2…。最长的SAS数据集名字为32个字符。

SAS数据集名字的命名规则是什么？通常，SAS数据集名字为1～32个字符；第1个字符必须是1个字母或下划线，而不应选用数字或其他符号；临时SAS数据集名字之间不应该有圆点。

3.SAS数据集名字的种类

（1）省略名：若将data语句简单写成"data；"，就称为省略了SAS数据集名的data语句。每运行一次SAS数据步程序，SAS系统给创建的SAS数据集依次自动命名为data1，data2，…，data n，n为第n次运行SAS程序，将根据实际运行的次数取一具体数值。

（2）一词名：若在data后面放置仅含一个单词的名字，就称为一词名。一词名的SAS数据集都是临时SAS数据集。如"data abc"和"data qw234"，临时数据集都存在临时SAS数据库WORK中，退出SAS作业时其将随之消失。

（3）二词名：若在data后面放置一个包含"."的名字，则称为二词名。如"data new.abc；"和"data q1.old；"。一般来说，二词名的SAS数据集都是永久SAS数据集，必须先用libname语句指定库关联名，它又是二词名的第一部分。

（4）特殊名：SAS系统还设置了3个特殊的SAS数据集名，分别是_DATA_、_NULL_和_LAST_。用"data _DATA_；"语句的效果等价于用"data；"语句。用"data _NULL_；"时，表明SAS系统将执行SAS数据步，可用"put"等语句输出中间结果，但观测值并不写入SAS数据集_NULL_，这样可以节省计算机资源。用"data _LAST_；"时，表明在此之前（指进入SAS系统后尚未彻底退出SAS系统的这段时间）无论创建了多少个SAS数据集，现特引用最后创建的SAS数据集。

（5）多名字：若试图在执行一个SAS数据步之后创建符合各自条件的多个SAS数据集，则可在data之后放置多个SAS数据集名。例如，希望将前面的原始数据按性别分别形成两个SAS数据集，所需要的SAS程序如下：

```
data data_for_male data_for_female;
     input obs name $ 15. sex $  height weight;
     if sex='M' then output data_for_male;
     else output data_for_female;
cards;
1  wang xiao ming   M  170  70
2  zhang san bao    M  168  67
3  qing hui qiong   F  165  56
4  zhang ping       F  169  66
5  li xiao qian     M  178  82
```

```
;
run;
```

将这段SAS数据步程序发送给SAS系统执行，就可创建两个SAS数据集，其名字分别为data_for_male（含有三位男性的全部信息，通过程序中的第3句实现）和data_for_female（含有两位女性的全部信息，通过程序中的第4句实现）。

4.7.3　创建SAS数据集的方法

1.用CARDS语句创建两种SAS数据集

用CARDS语句创建临时SAS数据集的方法：将4.6节的SAS数据步程序发送给SAS系统执行，就在SAS资源管理器的"逻辑库"中的"WORK"文件夹内生成了一个名为"xuexi"的临时SAS数据集，双击它，就可打开此SAS数据集，展示数据集的环境称为"视窗"。

用CARDS语句创建永久SAS数据集的方法：沿用4.6节的SAS数据步程序，但需要略作修改和补充：

```
libname abc 'D:\SASTJFX';
data abc.xuexi;
     input obs name $ 15. sex $  height weight;
cards;
1  wang xiao ming   M  170  70
2  zhang san bao    M  168  67
3  qing hui qiong   F  165  56
4  zhang ping       F  169  66
5  li xiao qian     M  178  82
;
run;
```

在上面这段SAS数据步程序中，libname语句用来创建"库关联名"，其后的"abc"指代它后面单引号内的内容，称为路径（由盘符和文件夹名组成，文件夹必须在运行此段程序之前正确创建）。这里，abc是用户随意取的名字，它实际上是D：\SASTJFX的别名。Data语句之后的abc.xuexi就是创建的永久SAS数据集的名字，它被存储在由abc指代的盘上的特定文件夹（SASTJFX）内。若操作正确，则在D盘文件夹名为SASTJFX内存储了一个永久SAS数据集，名称为xuexi.sas7bdat。

2.用INFILE语句打开文本文件从而创建两种SAS数据集

假定在SAS编程窗口录入下面的内容：

```
1  wang xiao ming   M  170  70
2  zhang san bao    M  168  67
```

```
3   qing hui qiong    F   165   56
4   zhang ping        F   169   66
5   li xiao qian      M   178   82
```

再通过SAS应用工作空间菜单栏的"文件"菜单将数据直接存储在D盘的SASTJFX文件夹内，此文本格式的数据文件可命名为qqqwww.dat。于是，可以采用下面两段SAS数据步程序分别创建临时和永久SAS数据集。

基于文本文件创建临时SAS数据集所需要的SAS程序如下：

```
data xuexi;
      infile 'D:\SASTJFX\qqqwww.dat';
      input obs name $ 15. sex $  height weight;
run;
```

基于文本文件在D盘SASTJFX文件夹内创建永久SAS数据集所需要的SAS程序如下：

```
libname aaa 'D:\SASTJFX';
data aaa.xuexi;
      infile 'D:\SASTJFX\qqqwww.dat';
      input obs name $ 15. sex $  height weight;
run;
```

3. 将Excel数据文件转换成SAS数据集

这部分内容参见第5章，此处从略。

4. 用SAS系统读入其他版本或分析软件创建的数据集

若待分析的数据已采用第三方统计软件（如SPSS、BMDP等统计软件包）创建了不同格式的数据集，则需要通过libname语句和在SAS中内置的转换程序（称为读取特定格式数据的库引擎）将特定的数据文件转换为SAS数据集。这种方式使用起来很不方便，下面介绍如何利用SPSS软件提供的文件存储功能将SPSS数据集转换成SAS数据集。

如果用户正在使用的计算机上正确地安装了SPSS软件，直接双击SPSS数据文件进入SPSS系统并打开该文件，选择"另存为"，在弹出的存储文件的窗口内选择合适的保存类型并输入拟创建的SAS数据集名，单击"确定"按钮后，就得到转换后的SAS数据集。

第5章

在SAS软件环境中输入和输出数据

5.1 概述

5.1.1 外部数据

通常我们接触到的数据存储方式可分为两类：以PC格式数据文件直接存储，如将数据保存为文本文档或Excel格式；另一种是存储在数据库中。

SAS支持目前流行的大部分PC格式文件和数据库，包括SPSS文件、CSV文件、Excel5/95/97/2000/2002/2003、Microsoft Access Database、Oracle、DB2、MYSQL等。因此，无论用户的数据是通过什么方法存储在计算机中，SAS基本都有相应的方法帮助用户导入数据到SAS中，并进行进一步分析处理。

5.1.2 SAS访问外部数据的方法

访问PC格式数据文件的方法如下。

1. Import /Export 过程，导入/导出向导

对于一般格式的数据，如Excel、SPSS及文本文档，这是最快捷易学的访问方法。使用向导工具最终还能输出相应程序，还可用于学习 Import /Export 过程。该方法将数据导入/导出SAS（其他数据格式），相当于对数据进行了复制和转化。

2. LIBNAME语句、ACCESS过程、DBLOAD过程、SQL过程

提供直接方式在SAS环境下访问Microsoft Access、Microsoft Excel等数据文件，不需要导入数据。

对于初学者来说，建议只阅读关于导入/导出向导部分的内容即可，这部分直观易懂。在深入了解SAS后，可以再回过头来学习其他几种略微复杂的访问外部数据的方法。

5.2 导入/导出向导

5.2.1 介绍

导入/导出向导使用起来非常直观，为窗口化操作，支持类型很多，如Microsoft Access、DBF、JMP、Paradox、SPSS、Stata、符号分割的规则数据文件等。

5.2.2 应用举例

【例5-1】导入Excel表。

SAS导入向导具有图形化界面，可以帮助用户一步一步地导入外部数据文件。

通过菜单"文件（File）→导入数据（Import Data）"可以打开导入数据向导。

从图5-1所示界面下拉列表中选择Microsoft Excel 97/2000/2002/2003 Workbook，单击Next按钮，会弹出"Connect to MS Excel"对话框（图5-2），单击Browse按钮打开要导入的Excel文件，之后单击OK按钮，进入图5-3所示窗口。

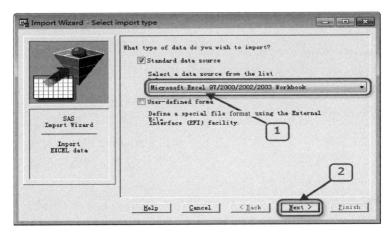

图5-1　选择导入方式窗口

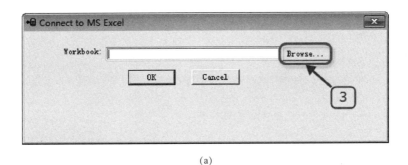

(a)

(b)

图5-2　Connect to MS Excel 对话框

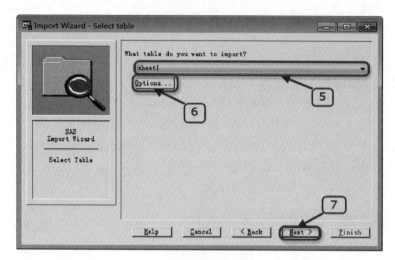

图5-3 选择数据表窗口

在"Import Wizard-Select table"窗口中，在下拉列表中选择相应的数据表，这是由于在一个Excel文件中可能存在多个数据表。单击Options按钮，会出现图5-4所示的窗口，可以设置一些具体细节。如果Excel文件表中数据第一行为变量名，则勾选"Use data in the first row as SAS variable names"。

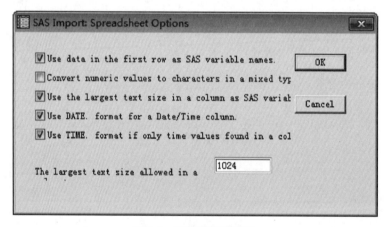

图5-4 数据表选项窗口

选择要导入的数据文件所在的逻辑库及文件名称，这里选择WORK临时库，输入文件名"example"，如图5-5所示。

导入向导可自动生成使用IMPORT过程完成上述步骤的SAS程序代码，单击Browse按钮指定存储位置，即可保存程序到对应文件。

在上面的操作完成之后，系统会自动生成相应的SAS代码。

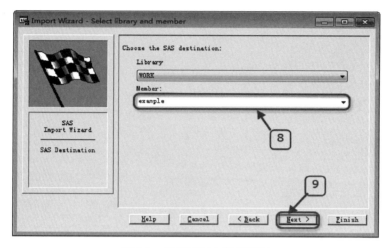

图5-5　选择库和文件名窗口

【例5-2】使用EFI导入符号分割文件。

符号分割文件，即文件数据以文本方式存储，数据与数据之间有空格或其他符号规律性地分割开，可通过一定的逻辑整理读入SAS中。EFI（external file interface）可以通过多种方式打开，这里只介绍通过导入向导使用EFI的方法。

打开导入向导，选择User-defined forma选项，单击Next按钮，会出现如图5-6所示的选择导入方式的窗口，选择目标文件，单击Next按钮，出现选择库和文件名窗口（图5-7）。选择要导入的数据文件所在的逻辑库及文件名称，这里选择WORK临时库，输入文件名"Example2"，如图5-7所示。

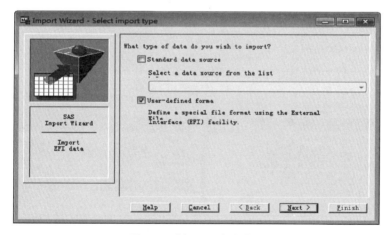

图5-6　选择导入方式窗口

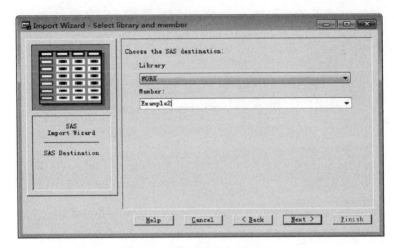

图5-7　选择库和文件名窗口

单击图5-7中的Next按钮，出现图5-8所示窗口，单击Finish按钮，打开Import: List窗口，如图5-9所示。图中区域1为导入的原始文件，可以看到，数据均以逗号隔开，是典型的符号分割文件。区域2显示的是存入数据集Example2的变量信息，默认情况

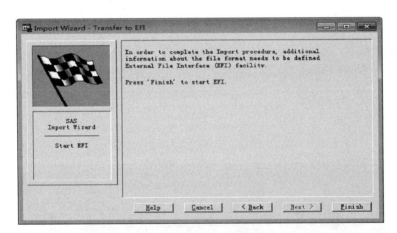

图5-8　传送至EFI窗口

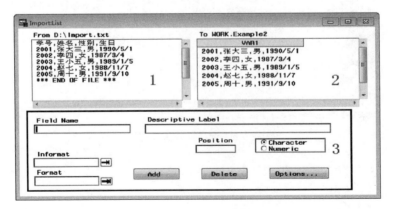

图5-9　Import: List窗口

下只有一个字符型变量VAR1。区域3是操作区域，可用来添加、删除、更改变量名称、格式及导入规则等。

单击图5-9区域3中的Options按钮，会出现图5-10所示的导入选项窗口。由于原始数据每行是一个人的信息，所以选择One record per SAS row选项。

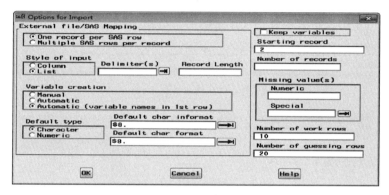

图5-10　导入选项窗口

Style of input选项中共有两个选项，分别是Column和List，前者是指源文件数据每个变量在每一行中的位置和宽度固定，可以指定一行中从第几个字符到第几个字符为一个变量。在本例中，数据均用逗号分隔开，在姓名有长有短的情况下，数据会无法对齐，这时就需要采用List列表方式读入。

Delimiter（s）选项可以手动输入，也可以通过旁边的右箭头🔳在打开的列表中选择"逗号"。

Variable creation选项可以指定变量创建方式，由于数据第一行为变量名，选择Automatic（variable names in 1st row）选项。

Starting record选项指定从第几个数据开始导入，这里默认是2，不需要更改。Number of records指定导入数据个数，若要全部导入，缺省即可。

Missing value（s）选项，仅对数字变量有效，如果原始数据中存在一些固定的数或符号，代表数据缺失。例如，若"-999"代表数据缺失，可在Numeric中输入"-999"；如果符号"X"代表数据缺失，则在Special中指定"X"即可。注意，在没有缺失数据时，最好点一下Special旁的🔳按钮，但不需要指定字符，直接单击OK或Cancel按钮。SAS在这里应该是有一个小bug，如果不这样做，往往会提示出错。

其他选项默认就可以了，程序会自动设定。值得一提的是，SAS中的"Informat"专指导入数据时，数据在源文件中的格式，"Format"指导入数据后，存储在SAS数据集中的变量格式。设置完后，单击OK按钮，会出现图5-11所示的窗口。

图中变量名并没有正确导入，因为SAS不支持中文变量名，这需要手动更改。修改步骤如图5-12所示。

全部更改完后，单击图5-12窗口右上角▮✕▮按钮，在弹出的对话框中，选择Save选项。

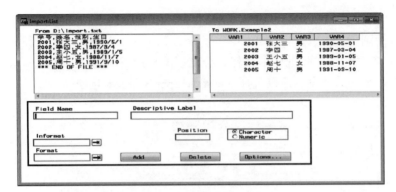

图5-11　完成设置选项

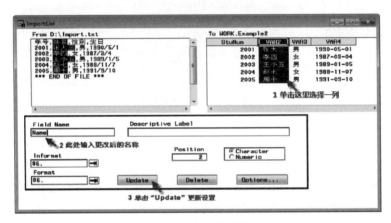

图5-12　更改变量名

【例5-3】导出数据集到Excel表。

沿用例5-2中已导入的数据集Example2。

通过菜单栏中"文件（File）→导出数据（Export Data）"选项可以打开导出数据向导（图5-13）。

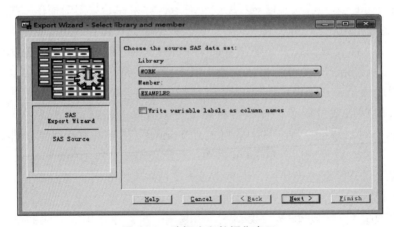

图5-13　选择库和数据集窗口

单击Next按钮, 出现选择输出类型窗口 (图5-14), 选择Microsoft Excel 97/2000/2002/2003 Workbook选项, 单击Next按钮会弹出一个窗口, 供用户选择保存路径, 然后单击OK按钮, 出现图5-15所示窗口, 用户可以在此设置Excel中该表的名称。直接单击Next按钮, 程序会采用默认名称。

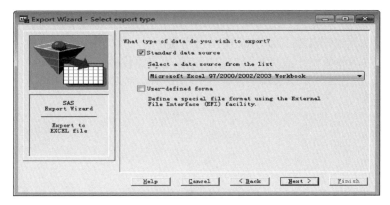

图5-14　选择输出类型窗口

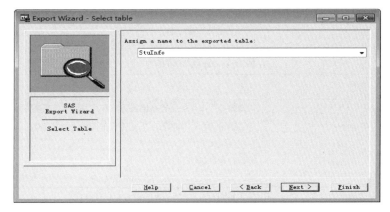

图5-15　设置Excel表名称

接下去, 可以选择路径, 保存自动生成的Export过程程序, 单击Finish按钮, 结束导出向导。

导出到Excel中的结果如图5-16所示。

	A	B	C	D	E	F
1	StuNum	Name	Sex	Birthday		
2	2001	张大三	男	1990/5/1		
3	2002	李四	女	1987/3/4		
4	2003	王小五	男	1989/1/5		
5	2004	赵七	女	1988/11/7		
6	2005	周十	男	1991/9/10		
7						
8						
9						

StuInfo

图5-16　导出到Excel中的结果

5.3 IMPORT和EXPORT过程

5.3.1 介绍

5.2节介绍了使用导入向导导入数据的方法，这里介绍的 IMPORT 和 EXPORT 过程，实际上就是用户在使用导入向导后生成的 SAS 程序。功能上两者很接近，导入、导出向导使用简单，而 IMPORT 和 EXPORT 过程可重复利用，对于数据源的变化往往只需要改动一个小细节便能适应，而导入、导出向导需要重新操作。

5.3.2 语法

```
PROC IMPORT
DATAFILE="filename"
OUT=<libref.>SAS-data-set
<DBMS=identifier><REPLACE>;
<data-source-statement(s);>
```

各选项说明见表5-1。

表5-1 各选项说明一

语句	说明
DATAFILE="filename"	规定要导入文件的完整路径和文件名，引号内为完整路径和名称
OUT=< libref. > SAS-data-set	规定输出的 SAS 库和数据集，省略库则默认为 WORK 库
DBMS=identifier	标示导入文件类型
REPLACE	覆盖存在的 SAS 数据集
data-source-statement（s）	导入文件选项，不同文件类型选项不同

注：语法中＜＞为非语法内容，表示该语句部分可省略，未加＜＞的语句为必写内容。

```
PROC EXPORT
DATA=<libref.>SAS-data-set <(SAS-data-set-options)>
OUTFILE="filename" | OUTTABLE="tablename"
<DBMS= identifier> <REPLACE> <LABEL>;
<data-source-statement(s);>
```

各选项说明见表5-2。

上面所示两个过程选项虽很多，但如果从逻辑分析，会发现其语法结构很简单。两个过程语法的第一行都旨在告诉SAS用户希望转换类型的数据源——IMPORT是将外部文件导入 SAS，EXPORT 为将 SAS 数据集导出。第二行语法指出了输出数据的目的地址和名称。DBMS指出文件的类型，因为不同文件类型在计算机中存储数据时方式不同，SAS可以根据这个选项选择相应的转换规则。而不同的文件类型，对应的有很多存储规则细节可以设定，不同的DBMS有不同的选项，可以在"data-source-statement"中设置。

表5-2 各选项说明二

语句	说明
DATA=＜librefs.＞SAS-data-set	规定要导出的SAS库和数据集，省略库则默认为WORK库
SAS-data-set-options	SAS数据集选项
OUTFILE="filename"	规定输出文件的完整路径和文件名，引号内为完整路径和名称
DBMS=identifier	标示导出文件类型
REPLACE	覆盖存在相同文件名文件
data-source-statement（s）	导入文件选项，不同文件类型选项不同

注：语法中＜＞为非语法内容，表示该语句部分可省略，未加＜＞的语句为必写内容。

清楚了这些，下面介绍DBMS都有哪些可选，这也是SAS可以实现不同类型文件数据间传递的概括，见表5-3。

表5-3 文件类型标识符选项

DBMS=文件类型标识符	导入文件类型说明	扩展名或分隔符
ACCESS	Microsoft Access 2000，2002，2003	mdb
ACCESS97	Microsoft Access 97	mdb
ACCESSCS	Microsoft Access 通用	mdb
CSV	逗号分隔的符号分割文件	csv
DBF	dBASE 5.0，Ⅳ，Ⅲ＋和Ⅲ文件	dbf
DBFMEMO	带memos的dBASE 5.0，Ⅳ，Ⅲ＋，Ⅲ文件	dbf
	带memos的FoxPro和Visual FoxPro 文件	fpt
DLM	符号分割文件（默认分隔符为空格）	*
DTA	Stata 文件	dta
Excel	Excel 97，2000，2002，2003	xls
Excel4	Excel 4.0	xls
Excel5	Excel 5.0或7.0（95）	xls
ExcelCS	Excel（64-bit Windows）	xls
JMP	JMP 文件	jmp
PARADOX	Paradox .DB 文件	db
PCFS	PC文件服务器的文件	*
SAV	SPSS 文件	sav
TAB	符号分隔文件（Tab为分隔符）	*.txt
WK1	Lotus 1-5-3 Release 2	wk1
WK3	Lotus 1-5-3 Release 3	wk3
WK4	Lotus 1-5-3 Release 4或5	wk4
XLS	Excel 5.0，95，97，2000，2002，2003	xls

由表5-3可见，常见的各种数据类型文件，SAS都可以支持。在收集数据时，完全可以采用使用者最熟悉的工具，而之后需要分析处理时，直接导入SAS就可以了。

5.3.3 data-source-statement选项

不同的文件，导入/导出时的设置是不同的，这些都体现在"文件标识符"后的

"data-source-statement"中。下面就两种最典型的文件类型——符号分隔文件和EXCEL文件的不同设置进行详细介绍。

1. 符号分割文件

适用的文件标识符：CSV、TAB、DLM。

选项说明：

DATAROW=，规定数据从第几行开始读，如果第一行是名称，可设置其值为2，默认为2，属于IMPORT过程。

GETNAMES=，IMPORT过程专有，告诉SAS数据文件第一行数据作为变量名称。

GUESSINGROWS=，SAS会自动通过一部分数据，猜测某一变量的类型，如字符型、日期型或数值型，默认通过20行数据猜测，可更改为其他用户希望的值，属于IMPORT过程。

PUTNAMES=，EXPORT过程专有，是否输出SAS变量名称到导出数据文件中。如果设定了SAS变量标签（Label），则标签替代变量名输出。

DELIMITER=，当文件标识符为"DLM"时可使用。设定数据间分割符格式，使用单引号引用符号，如 '&'。例如，空格的ASCII码为20，则可使用 '20'x（注：ASCII码是国际通用计算机字符编码）。

【例5-4】导入符号分割文件。

```
PROC IMPORT OUT=WORK.TEST      *存在WORK下的TEST数据集中
 DATAFILE="D:\Import.txt"
 DBMS=DLM REPLACE;             *指出为符号分割文件
 DELIMITER='20'x;              *'20'x表示采用ASCII码值中的20作为分割符，实际上就是空格
 GETNAMES=NO;
*程序会自动将各个导入变量命名为VAR1，VAR2，…，如果原文件中变量在第一行有名称，则
 把NO换为YES
RUN;
```

【例5-5】导出符号分割文件。

```
PROC EXPORT DATA=SASHELP.CLASS        *把SASHELP库中的CLASS数据集导出
OUTFILE='C:\MYFILES\CLASS.TXT'        *设定保存地址和文件名
  DBMS=DLM;                           *指出为符号分割文件
  DELIMITER='&';                      *用"&"作为符号分割
RUN;
```

2. Excel文件

适用的文件标识符：Excel、XLS、ExcelS、Excel5、Excel4。

选项说明：

DBSASLABEL=，当赋值为Yes（或Compat）时，设定Excel中变量列名为SAS

Label（标签名）；当赋值为 No（或 None）时，Label 为空。

GETNAMES=，IMPORT 过程专有，告诉 SAS 数据文件第一行数据作为变量名称。

MIXED=，仅当 DBMS=Excel 时可用。属于 IMPORT 过程。当为 YES 时，将数值变量转化为字符串；当为 NO 时，保持原样。

NEWFILE=，EXPORT 过程专有，指定输出数据是否在一个新的文件中，若为 YES，且输出文件存在，则 SAS 会覆盖这个文件。

RANGE=，设定导入 Excel 表的数据位置。例如，在表名为 summary 的地方有一个区域被命名为 test，则该选项应设定为：RANGE="summary$a4: b20"（包括英文引号和分号）；若是一个区域，如从 a2: e11（代表左上角和右下角之间矩形区域内的数据），则应设定为：RANGE="summary$a4: b20"。

SCANTEXT=，当为 YES 时，SAS 会遍历 Excel 中的数据列，每列的变量长度取 Excel 表中该列最长的。当设定了 TEXTSIZE 选项时，该项无效。

USEDATA=，检测日期变量，为 YES 时按日期类型导入。

SCANTIME=，检测时间变量，为 YES 时按日期时间类型导入。若此时设置了 USEDATA，则该选项无效。

SHEET=，设定 Excel 表名，属于 EXPORT 过程。

TEXTSIZE=，设定 SAS 导入时每个变量的大小，支持 1 ～ 32767，超过设定值长度部分会被删除。

【例 5-6】导入 Excel 表。

```
PROC IMPORT OUT= WORK.a           *导入数据存在 WORK 下的 a 数据集中
 DATAFILE= "D:\Export.xls"        *指定要导入的文件路径和文件名
 DBMS=EXCEL REPLACE;              *指明文件类型表示
 GETNAMES=YES;                    *指定 Excel 文件第一行为变量名
 MIXED=NO;                        *对于 Excel 中的数值变量按原样导入
 SCANTEXT=YES;          *遍历 Excel 中数据列，每列的变量长度取 Excel 表中该列最长的
 USEDATE=YES;                     *检测并导入日期类型变量
RUN;
```

【例 5-7】导出 Excel 表。

```
PROC EXPORT DATA=sashelp.class           *把 sashelp 库中的 class 数据集导出
       FILE="text.xls"                   *设定保存地址和文件名
       DBMS= cxcel REPLACE;              *指出文件类型为 Excel 格式
 SHEET="Orders";                         *设定表名为 Orders
RUN;
```

5.4 数据直接访问

5.4.1 介绍

实际应用中，对于大型的数据集或数据库，不可能全盘导入SAS中再处理，这样一方面导入时非常费时，而且还会占用大量的存储空间，十分不划算。SAS提供了三种非常方便的工具，通过一定的设定，可以使人们方便地直接访问外部数据而不需要导入SAS。这四种方法分别是：libname语句、ACCESS过程、DBLOAD过程和SQL过程。ACCESS过程和DBLOAD过程是在Windows环境下的特殊的过程，支持DBF、DIF、WK3、WK4、Excel4、Excel5和Excel95，前面的一些类型数据文件已经很少用到，尤其是现在大多数至少使用的都是Excel2003以上的版本，并且这两个过程的功能都能被libname语句所替代，因此，可以抛开这两个过程，学习libname语句和SQL过程就可以了。

5.4.2 libname语句

libname语句可以用来新建逻辑库，例如：

```
libname mylib v9 "D:/";
```

这样会在D盘根目录下，创建一个采用SAS v9的永久逻辑库mylib，其可以存放自定义的数据集，v9是默认的，此处省略，效果一样。其语法格式为：

```
libname [逻辑库名] [引擎名] [物理地址] <选项>
```

我们可以通过界面交互方式实现上面的程序，如图5-17所示，在SAS资源管理器（Explorer）中，选择New选项，弹出的对话框如图5-18所示。指定Name为mylib，Engine选择Default，指定路径后单击OK按钮即可。

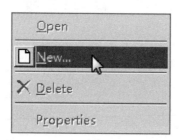

图5-17 资源管理器属性菜单

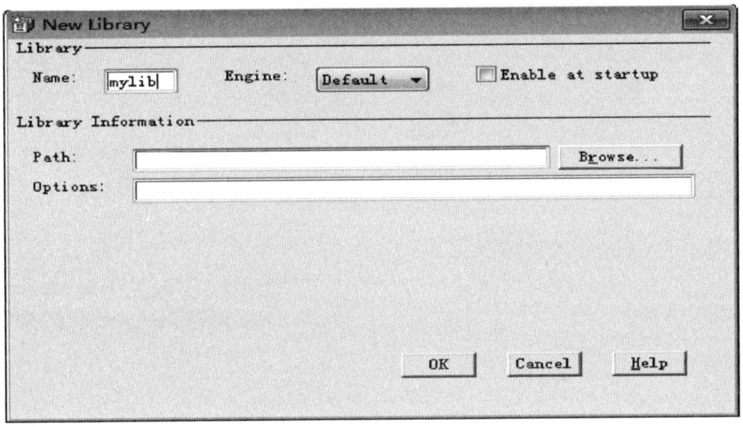

图5-18　新建逻辑库

这里我们在引擎（Engine）菜单中还看到有许多其他外部文件或数据库类型的引擎，常见的有ACCESS、MYSQL、Excel、SPSS等，这其实是libname的真正用武之地。

libname通过自己的引擎，可以将外部文件或数据库连接到SAS内部，建立相应的逻辑库。对于用户来说，对这些外部数据的访问和直接操作SAS逻辑库与数据集没有任何区别。SAS做了一个相当于映射的工作，对用户来说，对这些数据可以直接像处理普通SAS数据集和逻辑库一样，中间的转换等操作都交给数据引擎。libname对于不同的引擎有许多不同的选项，设定起来很麻烦，最简单直接的方法就是使用上面用到的交互式方式。

例如，我们希望导入一个ACCESS数据库，选择图5-19中的Engine为ACCESS，其界面选项会发生相应改变。

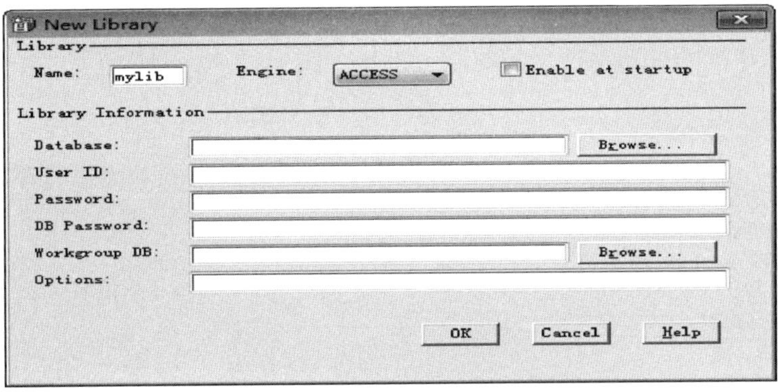

图5-19　连接ACCESS数据库

Database填写数据库文件所在位置，也可单击Browse按钮直接选择。

许多数据库有严格的权限限制，会设定用户名和密码，填写在User ID和Password中。

如图5-20所示，通过引擎连接的逻辑库和普通逻辑库有一定区别，很好辨认。这样，就可以不把数据复制进来而对数据进行分析等操作。

Maps　　　Mylib

图5-20　一般逻辑库和通过引擎连接得到的数据库

上面的过程用SAS语句实现为：

```
libname Mylib ACCESS "D:/Demo.mdb";
libname Mylib "D: / Demo.mdb";
```

上面两个语句等价，第二个语句中SAS会自动选用合适的引擎。

5.4.3　SQL过程连接外部数据

SQL过程为SAS引入数据库查询模块。SQL为标准化查询语言，广泛应用于现在主流的关系数据库中。在后面的章节中会详细介绍。

在SQL过程中，连接外部数据库，主要用到connect to语句。语法如下：

connect to［数据库类型］［选项］；

例如，希望连接一个ACCESS数据库文件，格式如下：

```
proc sql;
connect to access as db (path="d:/demo.mdb");
```

其中，"as db"为设置别名。

若希望连接一个Excel文件，实现语句如下：

```
PROC SQL;
CONNECT TO EXCEL (PATH="d:/ sasdemo.xls");
SELECT * FROM CONNECTION TO EXCEL
    (SELECT * FROM INVOICE);
DISCONNECT FROM EXCEL;
QUIT;
```

其中，DISCONNECT FROM语句为断开连接，SELECT为查询语句。

第6章

基本SAS语言简介

6.1 SAS程序

6.1.1 SAS程序简介

SAS程序是SAS用户运用SAS语言编写的一段程序。其目的是将用户的实验数据与指标（即变量）名称联系在一起，并告诉SAS系统调用特定的SAS过程完成某项任务。数据步和过程步构成了SAS程序，它们既可以单独使用也可以结合使用。

数据步以关键词data开头，可由多条语句构成，结束标志可以是空语句、run语句。数据步通常用于创建或修改SAS数据集，但也可用来生成定制报表。

过程步以关键词proc开头，可由多条语句构成，结束标志是run或quit语句。过程步通常用来分析和处理SAS数据集形式的数据，有时还可创建包含过程结果的SAS数据集。

【例6-1】表6-1中是一段SAS程序，通过这个程序可初步了解SAS程序的结构和书写格式。设程序名为sas6_1.sas。

6.1.2 SAS程序的构成和书写格式

1. SAS程序的构成

SAS程序的基本构成单位是SAS语言元素，SAS语言元素包括SAS语句、SAS系统选项、SAS数据集选项、SAS函数和call子程序、SAS宏及SAS输入和输出格式。

2. SAS程序的书写规则

一行一般只写一条SAS语句，每条SAS语句以分号"；"结尾。SAS语句可以从任何一行、任何一列开始，一行上可以写多条SAS语句。一般情况下，一条语句中不同的语法单位要用空格或换行符分隔，但是一些字符的前方或后方，可以不用空格分隔，SAS可以自动分析语句结构、识别语法单位。所有的数据步和过程步均主动加上"run"或"quit"语句作为结束。SAS语句书写不区分字母的大小写，但一些特殊场合除外。

表6-1　8名中学生的身高体重资料代码

行号	语句	行号	语句
1	/***************************\	20	ods html;
2	|8名中学生的身高体重资料|	21	proc means data=BCJQ6_1;
3	***************************/	22	var bmi;
4	options nodate number=0;	23	output out=result mean=BMImean;
5	data BCJQ6_1;	24	run;
6	input name$ sex$ age weight height @@;	25	proc print data=result (keep=BMImean);
7	BMI=weight/(height/100)**2;	26	format BMImean 4.1;
8	label BMI='body mass index';	27	run;
9	datalines;	28	ods html close;
10	WANG　M　14　42　150		
11	ZHANG　M　16　46　170		
12	LI　F　15　44　149		
13	TANG　M　15　38　162		
14	LIU　F　14　47　162		
15	DIAO　F　16　52　168		
16	ZHU　M　14　45　158		
17	JIA　F　16　50　167		
18	;		
19	run;		

3. SAS注释语句

注释语句也称comment语句，是方便读者阅读SAS程序、语句的说明，SAS在编译程序时将忽略这些注释语句。

SAS注释语句的两种基本形式如下：

*用户书写的说明或注解

/*用户书写的说明或注解*/

6.2　SAS语句的概念

SAS语句是由SAS关键词、SAS名、特殊字符、操作符等语法单位有机组成的字符串，代表着某种操作或为系统提供某些信息。

6.2.1　SAS关键词

SAS关键词是SAS系统已赋予明确意义的保留单词，这些关键词在特定位置有特定意义，通常不能被用户重新定义，并且一般应避免使用在其他可以自定义的位置。在SAS程序中，除了赋值、累加、注释等语句外，多数语句都是以关键词开头。

6.2.2　SAS名

SAS名有两种：一是系统保留的SAS名；二是用户自定义的SAS名。SAS语句中，可能出现的SAS名有变量名、数据集名、输入及输出格式名、过程名、选项名、函数名、数组名、SAS宏及宏变量名、SAS目录条目名、逻辑库名、逻辑库引用名和文件引用名。

6.2.3　SAS常量

常量也称常数，是指其值固定不变的数字或者字符串，SAS常量有以下几种类型：字符型常量（character constants）（也称为文本）、数值型常量（numeric constants）（也称为数字）和位检测型常量（bit testing constants）等。

1.字符型常量

字符型常量即一系列字符串，引用时一般用单引号（' '）括起来。例如，下面语句中的Tom是一个字符型常量：

```
if name='Tom' then do;
```

2.数值型常量

数值型常量在SAS中有标准、科学记数法和十六进制3种形式。

3.时间、日期、时间日期型常量

在SAS中使用时间、日期、时间日期型常量（date，time，datetime constants）时，需要用单引号或双引号将一般形式的时间日期括起来，并在其后加D表示日期常数，加T表示时间常数，加DT表示时间日期常数。

时间日期型常量有以下几种形式。

（1）用'ddmmm＜yy＞yy'D或"ddmmm＜yy＞yy"D表示日期值，例如，date='01jan2011'D；

（2）用'hh：mm＜：ss.ss＞'T或"hh：mm＜：ss.s＞"T表示时间值，例如，time='09：25'T；

（3）用'ddmmm＜yy＞yy：hh：mm＜：ss.s＞'DT或"ddmmm＜yy＞yy：hh：mm＜：ss.s＞"DT表示时间日期值，例如，dtime='01may04：09：30：00'DT；

4.位检测常量

位检测是用位掩码比较一个值的内部值，数值和字符都可以进行位检测。

需注意的是，被检测对象的字节数不能大于掩码位数，如果检测对象的字节数大于掩码位数，SAS会根据掩码位数截取被检测对象，则可能得到错误的比较结果；当被检测对象的字节数小于掩码位数时，SAS根据检测对象的性质从左或从右按位数依次检测，并在日志窗口显示一条警告信息。

6.2.4　SAS变量

在程序运行期间其值可以改变的量称为变量。变量相当于一个容器，储存着同质对象的值，变量在使用时要定义它的一些属性，如名字、类型、长度、输入及输出格式、标签、变量次序、索引类型等。

调用contents过程可以显示数据集中变量的属性。例如，在程序BCJQ6_1的基础上添加下面一段程序运行后，变量按观测位置排序显示相关信息（如无varnum参数，则变量默认按字母顺序排序）。

```
proc contents varnum data=BCJQ6_1;
run;
```

结果窗口显示数据集属性、引擎/主机相关信息及如下的变量属性信息：

#	变量	类型	长度	标签
		按创建时间排序的变量		
1	name	字符	8	
2	sex	字符	8	
3	age	数值	8	
4	weight	数值	8	
5	height	数值	8	
6	BMI	数值	8	body mass index

建立变量的方法有：①使用赋值语句；②使用input语句；③使用attrib、length、format、informat语句；④使用retain语句；⑤使用fget函数。

SAS变量列表也称为变量的缩写记号，是以缩写的方式引用多个SAS变量的方法。SAS中变量的缩记方式有以下4种。

（1）数字范围列表：例如，一系列变量$X3$、$X4$、$X5$、$X6$，可缩记为$X3—X6$。

（2）名字范围列表：例如，引用BCJQ6_1数据集中的所有变量可以用变量次序为第1个和最后一个变量次序的变量来缩记，其形式为"name—BMI"。

（3）名字前缀列表：例如，sum（of sales：）语句中，sum函数的参数包括以sales为前缀的所有变量，如sales_jan、sales_feb、sales_mar等。

（4）特殊名字列表：其实是利用自动变量，"_all_"表示数据集中所有变量，"_numeric_"表示所有数值型变量，"_character_"表示所有字符型变量。

如果变量在使用时的类型和前面语句中定义的类型不符，SAS会尝试自动转换变量的类型，并在日志窗口显示相关的转换信息。

6.2.5　缺失值

缺失值是指未储存数据的观测值。缺失值有三种类型：数值型缺失值、字符型缺失值和特殊数值型缺失值（是一种特殊的数值型缺失值，用户可以用字母$A \sim Z$和下划线表示不同类型的缺失值）。各种缺失值的描述见表6-2。

表6-2　缺失值的描述

缺失值类型	描述	解释
数值型	.	一个点
字符型	' '	单引号括起来的一个空格
特殊型	.字母	一个点紧跟一个字母,如".B"
	._	一个点紧跟下划线

6.2.6　SAS表达式

SAS表达式是由常量、变量、函数和运算符等语法单位构成的一组指令集,执行返回值可为算术值、字符值或布尔值;表达式中的常量、变量也称为操作数,函数、运算符及表示分组关系的圆括号等也称为操作符。

表达式根据其组成成分可分为简单表达式和复合表达式,如以下几个例子:

(1) x;

(2) 3;

(3) $x+3$;

(4) $\exp(n/(n-1))$;

(5) not 0-$\exp(n/(n-1))+x+3$。

从上面的例子中可以看到,简单SAS表达式可以只有一个变量、常量或函数;复合表达式则由多个简单表达式或操作数通过操作符的有机组合、连接而成。where表达式也是一种表达式,用于where语句或"where="数据集选项,对数据步或过程步指定符合条件的某些观测进行处理。表达式可以是一条SAS语句的组成部分,也可以单独作为一条SAS语句出现,在SAS程序中常用表达式创建变量、赋值、计算新值、变换变量、执行条件处理等。

6.2.7　SAS运算符

运算符是表示算术、比较、逻辑等关系的特殊符号。根据其所在位置可分为:前缀运算符,即用于操作数前的运算符,如正号"+"、负号"-"等;中缀运算符,即用于操作数中间的运算符。

SAS运算符也可以根据其用途及用法分为以下几种。

(1) 算术运算符(arithmetic operators):是指进行算术运算的符号,见表6-3。

表6-3　算术运算符及其含义

符号	定义	样例	结果
**	求幂	a**3	a的3次方
*	乘	2*y	2乘以y
/	除	var/5	var除以5
+	加	num+3	num加3
−	减	sale − discount	sale减discount

（2）比较运算符（comparison operators）：指两个变量或者常量、表达式之间进行比较的运算符，见表6-4。

表6-4　比较运算符及其含义

符号	等价助记码	定义	样例
=	EQ	等于（equal to）	$a=3$
^= ～= ¬=	NE	不等于（not equal to）	$a \sim =3$ 或 $a\wedge=3$
>	GT	大于（greater than）	num > 5
<	LT	小于（less than）	num < 8
>=	GE	大于或等于（greater than or equal）	sales >=300
<=	LE	小于或等于（less than or equal）	sales <=100
in	IN	等于列表中的一个（equal to one of list）	num in（3，4，5）

（3）逻辑（布尔）运算符（logical or boolean operators）：常在表达式中表示比较关系，见表6-5。

表6-5　逻辑或布尔运算符

符号	等价助记码	定义	举例
&	AND	逻辑"且"	$(a>b \& c>d)$
!¦¦	OR	逻辑"或"	$(a>b \text{ or } c>d)$
^ ～ ¬	NOT	逻辑"非"	$\wedge(a>b)$

（4）极大和极小运算符（MIN and MAX operators）。极大运算符为<>，极小运算符为><，用于返回两个表达式的最大值或最小值。例如，如果 $A>B$，则"$A<>B$"的返回值为 A，"$A><B$"的返回值为 B。如果比较的表达式中含有缺失值，则按缺失值的排序次序进行比较。

（5）串联运算符（concatenation operator）。串联运算符为两个竖线"||"，用于连接两个或多个字符串。例如，level='grade'||'a'，则level的值为gradea。用两个竖线"||"连接两个或多个字符串的结果长度，是这几个字符串长度之和，并且串联运算符"||"不会自动整理字符前后的空格。

6.3　数据步常用语句

6.3.1　数据获取语句

【例6-2】用input语句以简单方式读取数据。

```
data BCJQ6_2;
input name $  / weight height;
datalines;
WANG
```

```
42 150
ZHANG
46 170
;
run;
```

上面的程序中，input语句描述输入数据记录值的形式，给相应的变量赋值。"$"指示name是字符型值，而不是数值型值。"/"将指针前移到下一个输入行的第1列。这段程序首先读取字符型name的值后转至下一行的第1列读取变量weight的值及后面变量height的值。

【例6-3】用input语句以列方式读取数据。

```
data BCJQ6_3;
input id  1
name $  6-7
weight 8-10;
list;
datalines;
1 WANG 42
2 ZHANG 46
;
run;
proc print;
run;
```

在input语句中，列数跟在变量名之后，指示输入数据记录中的变量值从哪些列中读取，并将读取值赋予相应的变量。本例从数据行的第1列读取变量id的值，从第6、7列读取字符型变量name的值，从第8～10列读取变量weight的值。

数据行或外部文件数据排列方式如下：

```
RULE:      ----+----1----+----2----+…
    1 WANG 42
    2 ZHANG 46
```

读取的数据样式如下：

```
id    name   weight
1     WANG       42
2     ZHANG      46
```

【例6-4】用input语句以格式化方式读取数据。

```
data BCJQ6_4;
input name $char5. +2 height comma6.;
datalines;
WANG HT150
;
run;
```

在input语句中，变量名后跟随变量的输入格式，由输入格式给出变量值类型、变量值宽度，并将读取的值赋予相应的变量。本例以"$char5."格式读取变量name的值，跳过2列后以"comma6."格式读取变量height的值。

读取的数据样式如下：

```
       name    height
1      WANG       150
```

【例6-5】用input语句以列表方式读取数据。

```
data BCJQ6_5;
input name: $13. age;
datalines;
Wangli 14
Zhanghaizheng 16
;
run;
```

在input语句中，以简单方式列出变量名，SAS扫描输入数据值，这种方式可以读取排成一列或由空格等分隔符分隔的数据值。冒号"："允许input语句使用用户指定的一个输入格式读取变量值。对于字符型变量值，这种方式输入指针从一个非空白列开始读取变量值，直到下一个空白列，或到变量定义的长度，或者到达数据行的末端。本例使用input语句对当分隔符是空格时变量长度不一致的变量规定统一长度（13个字节）。

【例6-6】用input语句以命名方式读取数据。

```
data BCJQ6_6;
input name= $ age=;
datalines;
name=WANG age=14
```

```
name=ZHANG age=16
;
run;
```

在input语句中,变量名后跟随一个等号"=",SAS读取变量名及等号之后的数据值,并将读取值赋予相应的变量。上面程序运行后,SAS读取数据行中"name="后的值并赋给变量name,读取"age="后的值并赋给变量age。

读取的数据样式如下:

```
      name    age
1     WANG    14
2     ZHANG   16
```

【例6-7】用input语句以命名方式读取包含空格的字符型数据。

```
data BCJQ6_7;
input header=$15. name=$;
datalines;
header=  age=16 and up  name=ZHANG
;
run;
```

数据行中的"age=16 and up"是一个含有等号、空格的数据值,所以需要在其前后加两个空格,以区分其他数据值。

读取的数据样式为:

```
header               name
age=16 and up        ZHANG
```

相似功能语句的比较:

(1)input语句可以读取外部文件或数据行中的数据值,并且需要对这些数据值的类型、长度等信息进行描述;而set语句则是读取SAS数据集中的数据,这些数据已经具有描述信息。

(2)input语句是读取数据值,而put语句则是在日志窗口或外部文件中写入数据值或文本。

(3)input语句能从外部文件中读取数据值,而infile语句是指定外部文件的位置,并控制外部文件的读取。

6.3.2 数据步文件管理语句

1. data 语句

该语句指示数据步开始，或为输出数据集提供名字。

【例6-8】用data语句规定要创建的SAS数据集。

```
data;                   * 系统自动规定数据集名
data fitness;           * 创建临时数据集 fitness
data _null_;            * 特殊名，不创建SAS数据集，用于输出
```

【例6-9】数据集选项举例。

```
data new(drop=y);             * 去除SAS数据集new中的变量y
data new (label='治疗方法 ');   * 规定数据集new标签名为"治疗方法"
```

【例6-10】用data语句创建数据步数据视窗文件。

```
libname out 'c:/sas/mydir1';
data out.scores /view=out.scores;
```

在斜线后面跟选项"view="，该选项规定用户要创建的输入数据步视图的名字，并且在data语句中必须规定两次这个名字。libname语句是创建文件关联名的重要语句，其后引号中的内容为路径（包括盘符和文件夹名），out 是用户自己取的关联名（不要超过8个字符），它代表其后所写的路径。在data语句中，写"out.scores"意味着要创建一个名为scores的永久SAS数据集，它被存储在c:/sas/mydirl路径下，存储后的实际数据集名为scores.sas7bdat。

【例6-11】用data语句存储被编辑程序或执行一个被存储的编辑程序。

```
libname stored 'c:/sas/mydir2';
data out.Stales2 /pgm=stored.scales;
 set sales;
 …
 run;
```

在斜线后面跟着选项"pgm="，并给出程序名称。out同样为用户自己取的关联名，代表其后所写的路径。"out.Stales2"代表创建一个名为Stales2的永久SAS数据集，它被存储在c:/sas/mydir2路径下，存储后的实际数据集名为Stales2.sas7bdat。

SAS数据集分为两类：一类称为临时SAS数据集，如例6-8中的数据集，它们被存储在SAS/WORK库（即文件夹）中，一旦退出SAS系统，它们就自动消失了；另一类

称为永久SAS数据集，即使退出SAS系统，它仍被保留，如例6-10、例6-11。这种数据集必须被保存在非SAS/WORK库中，可以是SAS系统默认的某个库，也可以是用户自己创建的某个库（即文件夹）。

2. cards语句

该语句指示数据行开始。

【例6-12】用cards语句指示数据行开始。

```
data BCJQ6_8;
input x y;
  cards;
  [数据行]
;
run;
```

cards语句等价于datalines语句，均可指示数据行开始。

3. cards4语句

该语句指示包含分号的数据行开始。

【例6-13】用cards4语句读取含有分号的数据。

```
data BCJQ6_9;
input name $ age;
cards4;
WANG; 14
ZHANG; 16
LI; 15
;;;;
run;
```

cards4语句等价于datalines4语句，均可指示包含分号的数据行开始。

4. file语句

该语句用于规定将要输出的外部文件，它一般要与put语句配合使用。同一个数据步可以使用多个file语句。file语句是可执行语句，因而可以用在（if-then）语句中。

【例6-14】用file语句在日志文件中显示hello字符串。

```
data BCJQ6_10;
file log;
put 'hello';
run;
```

【例6-15】用file语句在结果输出窗口的指定行列显示文本。

```
data BCJQ6_11;
file print linesleft=remain pagesize=20;
put @5 'name' @10 'sex'//
@5 'age' @10 'height';
run;
```

"@5"将指针移动到第5列,"@10"将指针移动到第10列,"//"将指针前移到下一个输入行的第1列。

显示的文本如下:

```
name sex
age   height
```

5. infile语句

该语句用来定义一个外部数据文件,文件中的数据用input语句来读取。外部文件可以是已存在的磁盘文件,也可以是从键盘上输入的数据行。

【例6-16】用infile语句读取外部文件。

```
filename mydata 'd:/BCJQ/6_1.txt';
data BCJQ6_12;
infile mydata;
input name$ sex$ age weight height;
run;
```

上面的程序先用filename语句规定了mydata是操作系统相应目录下文本文件6_1.txt的文件引用名,然后在infile语句中使用,这种引用称为间接引用;当然也可以直接引用文件的物理地址,程序中不需要filename语句,infile语句改成:

```
infile 'd:/BCJQ/6_1.txt';
```

【例6-17】用infile和datalines语句读取以逗号为分隔符的数据。

```
data BCJQ6_13;
   infile datalines delimiter=',';
input name $ age;
datalines;
WANG, 14
```

```
ZHANG, 16
LI, 15
;
run;
```

上面的程序中，在 infile 语句中添加了 delimiter=',' 选项，通过 infile 和 datalines 语句的联合使用，读取以逗号为分隔符的数据。

【例 6-18】用 infile 语句更新外部文件。

```
data BCJQ6_14;
infile 'd:/BCJQ/6_1.txt';
file 'd:/BCJQ/6_1.txt';
input name$ sex$ age weight height;
if name='WANG' then age=17;
put name$ sex$ age weight height;
run;
```

可以将 infile 语句和 file 语句联合使用来更新外部文件，上面的程序中，更新操作系统相应目录下的 6_1.txt 文件，如果文件中有 name='WANG' 的观测，则将这个观测的 age 变量的值改为 17。

【例 6-19】用 infile 语句读取有连续分隔符的数据行数据。

```
data BCJQ6_15;
infile cards dsd;
input x @@;
cards;
,5,,6
;
run;
```

由于使用了 dsd 选项，下面程序读取的数据值为缺失值、5、缺失值、6。如果没有 dsd 选项，添加 dlm=',' 选项时，则只能读取 5 和 6 两个数据值。

infile 语句为 input 语句指定输入文件，file 语句为 put 语句指定输出文件。infile 语句通常用于确定外部文件，而 datalines 语句指示数据来自随后的数据流，但用户可以在 infile 语句中使用 datalines 选项来控制数据的读取。

6. put 语句

该语句在 SAS 日志、输出窗口或最近的 file 语句指定的外部位置写入语句。

【例 6-20】用 put 语句在外部文件中写入变量值和文本字符串。

```
data BCJQ6_16;
set BCJQ6_1;
file 'd:/BCJQ/bmi.txt';
put name $ 1-10 bmi 4.1;
run;
```

上面的程序将BCJQ6_1数据集中的变量name和bmi写入操作系统相应目录下的bmi.txt文件。

【例6-21】用put语句输出行。

```
data BCJQ6_17;
input name $ age;
file print;
put @5 name +10 10*'_' / @6 age /;
datalines;
WANG 14
ZHANG 16
LI 15
;
run;
```

上面的程序中，file print语句指定put语句的输出位置在结果输出窗口，put语句中，指定从第5列开始写入变量name的值，后移10列显示10个下划线，然后在下一行的第6列写入变量age的值，换行写下一项内容。

【例6-22】用put语句以列方式写变量值。

```
data BCJQ6_18;
x=11;
y=15;
put x 10-18.1 y 20-28.1;
run;
```

上面的程序中，指定在日志第10～18列以1位小数的形式写变量x的值，在日志第20～28列以1位小数的形式写变量y的值。

【例6-23】用put语句以格式化方式写变量值。

```
data BCJQ6_19;
input name $ age;
put @10 (name age) ($16. 8.1);
```

```
datalines;
WANG 14
ZHANG 16
LI 15
;
run;
```

上面的程序中，在 SAS 日志的第 10 列以 "$16." 格式写变量 name 的值，以 "8.1" 格式写变量 age 的值。

读取的数据样式如下：

```
WANG          14.0
ZHANG         16.0
LI            15.0
```

【例 6-24】用 put 语句以列表方式写变量值。

```
data BCJQ6_20;
 input name $ age;
 put name $  age ;
datalines;
WANG 14
ZHANG 16
LI 15
;
run;
```

上面的程序中，指定在日志中写变量 name、age 的值。

【例 6-25】用 put 语句以命名方式写变量值。

```
data BCJQ6_21;
 input name $ age;
 put name= $  6-16 age= 18-21;
datalines;
WANG 14
ZHANG 16
LI 15
;
run;
```

上面的程序中，变量后跟一个等号，还具有输出格式和写入列的位置。

读取的数据样式如下：

```
name=WANG    age=14
name=ZHANG   age=16
name=LI      age=15
```

put语句和input语句、output语句的比较如下。

（1）put语句是在SAS日志或外部文件中写入变量值和文本字串，而input语句是从输入数据流的数据行或外部文件读取原始数据。

（2）put语句和input语句都使用单尾符"@"和双尾符"@@"在输出或输入缓存中保持当前行。不同的是，在input语句中，双尾符"@@"是在数据步从一次循环到下一次循环时在输入缓存中保持当前行；而在put语句中，单尾符"@"和双尾符"@@"具有相同的作用，都是在数据步循环中保持当前行。

（3）put语句和output语句都能在数据步产生输出。put语句使用输出缓存，并将输出行写入外部位置、SAS日志或用户的显示器中；而output语句使用程序数据向量，并将观测写入SAS数据集。

7. modify语句

该语句在一个已存在的数据集的某位置替换、删除和追加观测，不产生另外的副本。

【例6-26】用modify语句修改所有观测。

```
data BCJQ6_1;
   modify BCJQ6_1;
   BMI=sqrt(BMI);
run;
```

上面的程序中，将BCJQ6_1数据集中的变量BMI开平方。

8. merge语句

该语句将两个或多个SAS数据集的观测合并成一个观测。

【例6-27】用merge语句以一对一的方式合并多个数据集。

```
data BCJQ6_22A;
 input num name $ sex$;
 cards;
 1 WANG M
 2 ZHANG M
 3 LI F
 4 TANG M
 ;
```

```
data BCJQ6_22B;
 input t1-t3;
 cards;
 89 76 90
 78 88 74
 96 98 92
 ;
run;
data BCJQ6_22;
 merge BCJQ6_22A BCJQ6_22B;
 proc print;
run;
```

合并后的数据集为：

Obs	num	name	sex	t1	t2	t3
1	1	WANG	M	89	76	90
2	2	ZHANG	M	78	88	74
3	3	LI	F	96	98	92
4	4	TANG	M	.	.	.

【例6-28】用merge语句以变量 x 匹配合并多个数据集。

```
data BCJQ6_23A;
 input num name $ sex$;
 cards;
 1 WANG M
 2 ZHANG M
 3 LI F
 4 TANG M
 ;
data BCJQ6_23B;
 input num t1-t3;
 cards;
 1 89 76 90
 3 78 88 74
 4 96 98 92
 ;
run;
```

```
proc sort data= BCJQ6_23A;
     by num;
proc sort data= BCJQ6_23B;
     by num;
proc print data= BCJQ6_23A;
proc print data= BCJQ6_23B;
data BCJQ6_23;
     merge BCJQ6_23A BCJQ6_23B;
     by num;
proc print;
run;
```

合并后的数据集为：

Obs	num	name	sex	t1	t2	t3
1	1	WANG	M	89	76	90
2	2	ZHANG	M	.	.	.
3	3	LI	F	78	88	74
4	4	TANG	M	96	98	92

merge语句与其他语句的比较如下。

（1）merge语句将两个或多个SAS数据集合并观测；update语句将两个数据集中合并观测；update语句改变或更新主数据集中的观测值，也可以添加观测。

（2）像update语句一样，modify语句也是通过改变或更新主数据集中的观测将两个数据集合并观测。

（3）使用set语句读取两个或多个数据集中的观测，也有些类似于使用by语句的merge语句，但两者的功能不完全一样。

9. update 语句

该语句通过申请处理更新主文件。

【例6-29】用update语句更新数据集。

```
data data1;
 input num name $ sex$;
 cards;
 1 WANG M
 2 ZHANG M
 3 LI F
 4 TANG M
 ;
```

```
data data2;
 input num name $;
 cards;
 1 WANG
 2 WU
 3 .
 4 TANG
 ;
run;
data BCJQ6_24;
 update data1 data2;
 by num;
proc print;
run;
```

上面的程序用数据集data2按变量num的顺序更新主数据集data1中的数据。注意：新数据集data2中的缺失值不会取代原数据集data1中对应行上的非缺失值。

更新后的数据集为：

Obs	num	name	sex
1	1	WANG	M
2	2	WU	M
3	3	LI	F
4	4	TANG	M

updata语句与其他语句的比较如下。

（1）updata语句和merge语句都能更新数据集中的观测。

（2）merge语句自动用第2个数据集中的缺失值取代第1个数据集中已存在的值；但updata语句不会默认这样做，除非指定updatamode=nomissingcheck选项。

（3）updata语句申请处理改变或更新主文件中被选择观测的值，updata语句不能添加新观测。

10. set语句

该语句从一个或多个SAS数据集中读取观测。

【例6-30】用set语句保留部分观测。

```
data BCJQ6_25(drop=sex age);
set work.BCJQ6_1;
if sex='M';
run;
```

上面的程序从BCJQ6_1数据集中复制男生的部分数据。

新生成的数据集如下：

name	weight	height	BMI
WANG	42	150	18.6667
ZHANG	46	170	15.9170
TANG	38	162	14.4795
ZHU	45	158	18.0260

【例6-31】用set语句连接数据集。

```
data BCJQ6_26A;
    input a b@@;
cards;
1 1 2 3 3 5 4 7 5 9
data BCJQ6_26B;
    input a c@@;
cards;
1 2 2 4 3 6 4 8 5 10
data BCJQ6_26;
    set BCJQ6_26A BCJQ6_26B;
proc print data=BCJQ6_26;
run;
```

本例将BCJQ6_26A、BCJQ6_26B依次相连，形成有 a、b、c 三变量的BCJQ6_26数据集。

obs	a	b	c
1	1	1	.
2	2	3	.
3	3	5	.
4	4	7	.
5	5	9	.
6	1	.	2
7	2	.	4
8	3	.	6
9	4	.	8
10	5	.	10

　　假设本例中BCJQ6_26A的变量b与BCJQ6_26B中变量c实际是同一个变量（意义相同），则要把它们拼接在一起，可做如下处理：

```
set BCJQ6_26A BCJQ6_26B(rename=(c=b));
```

或

```
set BCJQ6_26A(rename=(b=job)) BCJQ6_26B(rename=(c=job));
```

　　输出结果如下：

```
obs             a                   b(job)
1               1                   1
2               2                   3
3               3                   5
4               4                   7
5               5                   9
6               1                   2
7               2                   4
8               3                   6
9               4                   8
10              5                   10
```

　　set语句与其他语句的比较如下。

　　（1）set语句从一个已存在的SAS数据集中读取观测；input语句是从外部文件或数据流中读取数据，用来建立SAS变量和为变量赋值。

　　（2）在set语句中使用"key="选项可以不按顺序、通过数据值来读取观测；在set语句中使用"point="选项可以不按顺序、通过观测号读取观测。

　　（3）set语句可以将两个或更多的数据集连在一起，形成一个单独的、大的数据集，属于"纵向连接"。merge语句将两个或多个SAS数据集中的观测值合并成一个新数据集中的单个观测值，属于"横向合并"。

　　11. by语句

　　该语句控制数据步复制、合并、修改或更新等数据集操作，规定特殊的分组变量。

　　【例6-32】用by语句将数据集中的观测按变量age降序排列。

```
by descending age;
```

　　在数据步中，by语句只用于set、merge、modify或update语句中。默认情况下，SAS认为数据集按数值或字母升序排序，descending选项对数据集按指定变量降序排列。

6.3.3　SAS变量操作语句

1. array 语句

该语句用于定义数组元素。

【例6-33】用array语句定义一维数组。

```
array simple{3} red green yellow;
```

用array语句定义了一个一维数组，名为simple，数组中有red、yellow、blue 3个元素。

```
array test{6} t1-t6 (10,20,2*(40 50));
```

用array语句定义了一个名为test的一维数组，数组中6个元素名分别为$t1$、$t2$、$t3$、$t4$、$t5$、$t6$，其初始值分别为10、20、40、50、40、50。

```
array test[7] _temporery_ (2*(1:3),0);
```

用array语句定义了一个名为test的一维临时数据，数组中7个元素的初始值分别为1、2、3、1、2、3、0。

【例6-34】用array语句定义二维数组。

```
array x[5,3] score1-score15;
```

用array语句定义了一个5行3列的二维数组，名为x，数组中有score1～score15共15个元素。

```
array test{3:4,3:7} test1-test10;
```

用array语句定义了一个2行5列的二维数组，数组元素名分别为test1～test10。

【例6-35】用array语句将数组color中的3个元素$x1$、$x2$、$x3$的初始值分别设为red、yellow、blue。

```
array color(*) $ x1-x3 ('red' 'yellow' 'blue');
```

2. 数组引用语句

该语句描述即将被处理的数组中的元素。

【例6-36】在赋值语句中引用数组。

```
data BCJQ6_27;
```

```
array num{3} n1-n3 (1,1,0);
  do i=1 to 3;
   if num{i}=0 then num{i}=1;
  end;
run;
```

上面的程序中，首先定义了一个3个元素的一维数组，数组元素的初始值分别为1、1、0，然后使用do语句处理数组中的每个元素，在if选择结构语句中，使用赋值语句对符合条件的数组元素重新赋值，即将初始值为0的元素值改为1。

【例6-37】在累加语句中引用数组。

```
data BCJQ6_28;
 array new{*} score1-score4 (50 60 70 80);
  do i=1 to dim(new);
   new{i}=new{i}+10;
  end;
run;
```

上面的程序中，使用do语句对数组new{*}中的每个元素值进行处理，累加语句使每个数组元素的值加10。dim函数返回值为一维数组的元素个数，常用来作为do循环语句的上界。

3. attrib语句

该语句将一个或多个变量与其输入、输出格式，标签或者长度等属性联系在一起，即定义或修改变量的属性。

【例6-38】用attrib语句对单个变量定义多种属性。

```
attrib name length=$20 lable='the name of students';
```

将字符型变量name的长度定义为20个字节，标签为"the name of students"。

【例6-39】用attrib语句对多个变量定义相同的属性。

```
attrib x1 x2 x3 length=$5;
```

将变量$x1$、$x2$、$x3$的长度定义为5个字节。

4. length语句

该语句指定储存变量的字节数。

【例6-40】用length语句指定储存变量的字节数。

```
data BCJQ6_29;
```

```
length   name $ 13;
 input name sex $ age weight height;
 cards;
 WangPing  M 14 42 150
 ZhangYingJie M 16 46 170
LiLai F 15 44 149
 ;
```

用length语句指定变量name为13个字节。由于name变量已在length语句中定义为字符型变量，故input语句中可以不再用"$"号定义。

5. label语句

该语句定义变量的描述标签信息。

【例6-41】用label语句为变量设置标签。

```
proc print data= BCJQ6_1 noobs label;
  var name sex age weight height;
  label name='姓名' sex='性别' age='年龄' weight='体重' height='身高';
run;
```

运行结果如下：

SAS系统				
姓名	性别	年龄	体重	身高
WANG	M	14	42	150
ZHANG	M	16	46	170
LI	F	15	44	149
TANG	M	15	38	162
LIU	F	14	47	162
DIAO	F	16	52	168
ZHU	M	14	45	158
JIA	F	16	50	167

6. format语句

该语句在数据步中把变量与输出格式联系起来。输出格式可以是SAS提供的格式，也可以是用户使用proc format定义的格式。当SAS系统打印这些变量的值时，将使用所联系的格式来输出这些值。数据步使用format语句可永久地把格式同变量联系起来。过程步用format语句指定的格式仅在过程步起作用。

【例6-42】用format语句使变量以自定义格式输出。

```
data BCJQ6_30;
 input weight @@;
 format weight 5.2;
 datalines;
 42 46 44
 ;
run;
proc print;
run;
```

上面的程序用format语句规定weight变量以"5.2"格式输出。

运行结果如下：

```
Obs        weight
1          42.00
2          46.00
3          44.00
```

format和attrib语句都可以定义和修改变量的输出格式，format语句可用于DATASETS过程，改变或取消变量的输出格式。

7. informat语句

该语句将变量与其输入格式联系在一起，即定义变量的输入格式。

【例6-43】用informat语句规定临时的默认输入格式。

```
data BCJQ6_31;
 informat default=$ char4. default=4.2;
 input name$ sex$ age weight height;
 put name$ sex$ age weight height;
 cards;
 WANG M 14 42 150
 ;
run;
```

程序提交后，LOG窗口输出显示：

```
WANG M 0.14 0.42 1.5
```

本例中，在input语句列出的变量没有规定输入格式，这里使用默认输入格式，即用格式"$ char4."输入name和sex，用格式"4.2"输入age、weight、height。

8. drop 语句

该语句将变量排除在数据集之外。

【例6-44】用drop语句删除变量。

```
data BCJQ6_32;
 set BCJQ6_1;
 drop sex;
proc print;
run;
```

上面的程序运行后删去了 BCJQ6_1 中的变量 sex。

运行结果为：

Obs	name	age	weight	height	BMI
1	WANG	14	42	150	18.6667
2	ZHANG	16	46	170	15.9170
3	LI	15	44	149	19.8189
4	TANG	15	38	162	14.4795
5	LIU	14	47	162	17.9089
6	DIAO	16	52	168	18.4240
7	ZHU	14	45	158	18.0260
8	JIA	16	50	167	17.9282

9. keep 语句

该语句指定包含在SAS输出数据集中的变量。

【例6-45】用keep语句保留变量。

```
data BCJQ6_33;
 set BCJQ6_1;
 keep name age;
proc print;
run;
```

上面的程序运行后仅保留 BCJQ6_1 中的变量 name 和 age。

运行结果为：

Obs	name	age
1	WANG	14
2	ZHANG	16

3	LI	15
4	TANG	15
5	LIU	14
6	DIAO	16
7	ZHU	14
8	JIA	16

keep语句与其他语句的比较如下。

（1）keep语句不能用于过程步，而"keep="数据集选项可以用于过程步。

（2）keep语句可应用于data语句命名的所有输出数据集，如果要在不同的数据集中写入不同的变量，可以使用"keep="数据集选项。

（3）drop语句是与keep语句平行的语句，drop语句用于指定从输出数据集中排除的变量。

（4）keep和drop语句用于包括或排除在数据集中的变量（注：包括变量及其全部观测值），子集if语句则是根据条件选择某些观测。

（5）不要混淆keep和retain语句，retain语句是使SAS从数据集一次循环至下一次循环时保持变量的值。

10. rename语句

该语句为输出数据集中的变量指定新的名字。

【例6-46】用rename语句重命名变量。

```
data BCJQ6_34;
 input name $ age;
 rename name=sname;
 put name;
datalines;
WANG 14
ZHANG 16
LI 15
;
run;
```

上面的程序中，使用rename语句将变量name改变为sname，可以看到在put语句中还是使用变量的旧名。

rename语句与其他语句的比较如下。

（1）rename语句不能用于过程步，而"rename="数据集选项可用于过程步。

（2）"rename="数据集选项允许用户指定在输入或输出数据集中想要重命名的变量，处理前在输入数据集中使用。

（3）如果在输出数据集中使用"rename="数据集选项，当前数据步的程序中必须继续使用变量的旧名，当输出数据集产生后，可以使用变量的新名。

（4）set语句中的"rename="数据集选项在输入数据集中重命名变量，可以在当前数据步程序中使用新变量名。

（5）重命名变量作为一项管理任务，可使用DATASETS过程或通过SAS窗口界面存取变量，这些方法更简单，而且不需要数据步处理。

11. retain语句

该语句使input语句或赋值语句生成的变量从数据步一次循环到下一次循环时保持它的值。可以使用retain语句为个别变量、变量列表或数据成员赋初始值。

【例6-47】用retain语句赋初始值。

```
retain month1-month5 1 year 0 a b c 'XYZ';
```

将变量month1 ~ month5的初始值设为1，将变量year的初始值设为0，将变量a、b、c的初始值设为XYZ。

```
retain month1-month5 (1:4);
```

将month1、month2、month3、month4的初始值分别设为1、2、3、4，变量month5未设初始值。

6.3.4　SAS观测值操作语句

1. abort语句

该语句停止执行当前数据步处理、SAS正进行的作业或者会话。

【例6-48】用abort语句使SAS程序有计划地终止。

```
data BCJQ6_35;
 input height @@;
  if height>175 | height<150 then abort;
datalines;
150 170 149 162 162 168 158 167
;
run;
```

abort语句常出现在if-then或select这种分支结构语句中，可以规定出现错误的条件，使SAS程序有计划地终止。上面的程序提交运行后，当遇到height大于175或height小于150的数据值满足if语句条件时，在日志窗口显示了一条错误信息"abort语句在某行某列终止了执行"和一条关于BCJQ6_35数据集可能不完整的警告信息，产生的数据集中只包含前两个观测，第3个观测及其后的观测都停止了处理。

2. stop 语句

该语句可以停止执行当前数据步。

【例6-49】用stop语句停止执行当前数据步。

```
if idcode=9999 then stop;
```

当变量idcode的值为9999时，用stop语句停止数据步执行。

stop语句在窗体操作和交互行操作方式下，也可以停止当前处理，但abort语句会将自动变量"_error_"的值设置为1，而stop语句则不会；在批处理和非交互行操作方式下，abort语句会将自动变量"_error_"的值设置为1，并终止处理，而stop语句是终止当前处理，继续进行后续语句的处理。

3. 赋值（分配）语句（assignment statement）

该语句求得等号"="右边表达式的值，并将结果储存在等号"="左边的变量中。

【例6-50】用赋值语句将变量x的原值加1，然后赋予变量x。

```
x=x+1;
```

【例6-51】用赋值语句将字符串Tom赋予变量name。

```
name='Tom';
```

【例6-52】用赋值语句将复合表达式的返回值赋予变量y。

```
y=not 0-exp(n/(n-1))+x+3;
```

【例6-53】用赋值语句将返回值赋予变量z。

```
data BCJQ3_36;
 length x $2.;
 input (x y) ($);
 z=x‖y;
datalines;
a b
;
run;
```

上面的程序中，首先定义了x是2字节长度的字符型变量，y也为字符型变量，未定义长度，默认为8字节。用串联符（‖）串联变量x和y，通过赋值语句将返回值赋予变量z，所以变量z也为字符型变量，长度为10字节。

4.累加语句（sum statement）

该语句将表达式的结果与一个累加变量相加。

【**例6-54**】用累加语句将变量bal与变量deb的相反数相加。

```
bal+(-deb);
```

注意这里的加号"+"是必需的，否则不能构成累加语句。

【**例6-55**】用累加语句将变量nx与表达式"x ne ."的返回值相加（表达式成立则返回值为1，不成立则返回值为0）。

```
nx+(x ne .);
```

【**例6-56**】在if-then条件结构语句中使用累加语句，如果符合if语句指定的条件则执行累加语句。

```
if status='ready' then  OK+1;
```

累加语句相当于联合使用sum函数和retain语句：

```
retain 变量 0;
变量=sum(变量,表达式);
```

5. declare（dcl）**语句**

该语句声明一个数据步的组件对象，产生一个实例并为数据步对象初始化值。

【**例6-57**】用declare语句产生一个数据步名为h的hash组件对象。

```
declare hash h( );
```

上面的语句相当于下面的两个语句：

```
declare hash h;
h=_new_ hash( );
```

6._new_语句

该语句产生数据步组件对象的实例。

【**例6-58**】用_new_语句创建hash对象并分配给变量h。

```
declare hash h;
h=_new_ hash ( );
```

其中，declare语句告诉SAS变量*h*是一个hash对象。

7. delete语句

该语句停止处理当前观测。

【例6-59】用delete语句将变量leafwt中为缺失值的观测删除。

```
if leafwt=. then delete;
```

【例6-60】用delete语句和if-then语句使符合条件的观测不被写入数据集中。

```
data BCJQ6_37;
 input name $ height;
 if height<150 then delete;
datalines;
WANG 150
ZHANG 170
LI 149
TANG 162
LIU 162
DIAO 168
ZHU 158
JIA 167
;
run;
```

delete语句与其他语句的比较如下。

（1）当指定一个条件从数据集中排除某些观测，或遇到当前观测不需要继续处理时，使用delete语句更简便；当指定一个条件包含某些观测时，使用if子集语句更简便。

（2）drop语句用于排除某些变量，delete语句用于排除某些观测。

（3）remove语句也具有与delete语句相似的功能和用法，但remove语句只用于modify语句中，而且可以是物理或逻辑删除某些观测。

8. remove语句

该语句从SAS数据集中删除一个观测。

【例6-61】用remove语句删除BCJQ6_38数据集中name为LIU的观测。

```
data BCJQ6_38;
 input name $ height;
datalines;
WANG 150
```

```
ZHANG 170
LI 149
TANG 162
LIU 162
DIAO 168
ZHU 158
JIA 167
;
run;
data BCJQ6_38;
 modify BCJQ6_38;
 if name='LIU' then remove;
run;
```

remove 语句与其他语句的比较如下。

（1）如果数据步有 output、replace 或 remove 语句，必须有明确的、将观测输出的语句。

（2）output、replace 和 remove 语句相互依赖，不止一个语句可以应用于同一个观测，它们的次序只是逻辑次序。

（3）如果 output、replace 和 remove 语句都应用于同一个观测，最后才执行 output 动作，以保持观测指针位置正确。

（4）remove 语句可执行物理或逻辑删除，可用于 modify 语句中所有的数据集引擎；delete 和子集 if 语句都是物理删除，所以它们在 modify 语句的一些引擎中无效。

9. replace 语句

该语句在相同位置替换一个观测。

【例6-62】根据一定条件，利用处理数据集 temp 中的数据，替换主数据集 BCJQ6_39 中变量 age 的值。

```
data BCJQ6_39;
 input name $ age;
datalines;
WANG 14
ZHANG 16
LI 15
;
run;
data temp;
 input name $ age;
datalines;
```

```
WANG 19
ZHANG 21
LI 20
;
run;
data BCJQ6_39;
 modify BCJQ6_39 temp;
 by name;
 if age>20 then replace;
run;
```

新生成的数据集如下：

```
name                   age
WANG                   14
ZHANG                  21
LI                     15
```

10. output 语句

该语句将当前观测写入SAS数据集。

【例6-63】当给定的条件满足时，如何用output语句将当前观测写入SAS数据集。

```
if deptcode gt 2000 then output;
```

【例6-64】用output语句将age＞30的观测写入temp数据集。

```
if age>30 then output temp;
```

【例6-65】用output语句从一个输入文件创建多个数据集。

```
data BCJQ6_40 temp1 temp2;
 input name $ age;
  if 30>=age>25 then output BCJQ6_40;
   if age>30 then output temp1;
   else output temp2;
datalines;
WANG 23
ZHANG 31
LI 28
```

```
;
run;
```

当遇到25＜age≤30的观测时，将观测输入BCJQ6_40数据集中；当age＞30时，将观测写入temp1数据集，否则，将观测写入temp2数据集（注意else语句和最近的一个if语句相匹配，temp2数据集中包括age≤30的所有观测）。

output语句与其他语句的比较如下。

（1）output语句将当前观测写入数据集；put语句将变量值或文本写入外部文件或SAS日志。

（2）控制一个观测写入指定的数据集，使用output语句；控制某些变量写入数据集，可以在data语句中使用"keep="、"drop="数据集选项，也可以使用keep或drop语句。

（3）当在modify语句中使用output语句时，使用output、replace或remove语句取代数据步结尾默认的动作，如果在数据步使用这些语句，需要对加入数据集中的新观测有明确的输出语句。

output、replace和remove语句相互独立，只要顺序合理，不止一个语句可应用于同一个观测。如果output和replace或remove语句都作用于一个给定的观测，最后执行output语句，以保持观测指针位置正确。

11. error语句

该语句设置自动变量"_error_"的值为1，有选择性地在日志中写入信息。

【例6-66】如果符合条件，如何用error语句在日志窗口显示信息和变量age的值？

```
if type='teen' & age>19 then
error 'type and age did not match' age=;
```

12. if语句，子集

该语句的作用是当观测遇到表达式指定的条件时，继续处理。

【例6-67】当age不为缺失值或0时，使用if语句处理。

```
if age;
```

【例6-68】用if语句建立只包含sex='F'的观测的数据集。

```
data BCJQ3_41;
 input (name sex) ($) @@;
  if sex='F';
datalines;
WANG M
ZHANG M
LI F
```

```
;
run;
```

（1）子集if语句相当于下面的if-then语句：

```
if not（表达式）then delete;
```

（2）当生成数据集时，如果指定一个包含观测的条件比较容易，则使用子集if语句；如果指定一个排除观测的条件比较容易，则使用if-then、delete语句。

13. call语句

该语句调用call子程序。

【例6-69】用call语句将变量 $x1$、$x2$、$x3$ 设为缺失值。

```
call missing(of x1-x3);
```

【例6-70】用call语句产生声音。

```
call sound(523,2000);
```

该语句产生一个频率为523Hz（中央C音）、持续2000ms的声音。

【例6-71】用call语句发布操作系统命令。

```
data BCJQ6_42;
 call system('dir *.txt');
run;
```

调用system函数向操作系统发布 'dir *.txt' 命令，列出操作系统工作目录下所有txt文件信息。

【例6-72】用call语句调用随机函数子程序产生随机数。

```
data BCJQ6_43;
 retain x1 10 x2 15;
  do i=1 to 5;
  call rannor(x1,y1);
  call rannor(x2,y2);
   output;
  end;
run;
```

每个随机函数都有一个相应的call子程序，当一个数据步产生多组随机数时，随机函数产生的多组随机数字来自同一个数字流，而使用call子程序比使用随机函数能更好地控制种子值，产生的多组数字由于种子随机独立，所以各组随机数字之间也相互独立。

14. list语句

该语句将被处理的输入数据观测记录写入SAS日志。

【例6-73】用list语句在日志中显示变量长度记录的长度。

```
data BCJQ6_44;
 input name $ age;
  if age<16 then list;
  datalines;
  WANG 14
  ZHANG 16
  LI 15
  ;
run;
```

上面的程序运行后，日志中将显示一个标尺，并显示记录的长度：

```
RULE:      ----+----1----+----2----+----6-…
1          WANG 14
2          LI 15
```

list和put语句的比较见表6-6。

表6-6 list和put语句的比较

动作	list语句	put语句
何时写	在数据步每次循环结束	立即
写什么	输入数据记录	变量或文本
写在哪	只能写在SAS日志中	可以写在SAS日志、输出结果窗口或外部文件中
可以和哪些语句合用	只有put语句	任何数据读取的语句
处理十六进制值	如果遇到非显示字符自动显示十六进制值	只有给定了十六进制的输出格式，才能以十六进制的形式显示字符

15. lostcard语句

当SAS遇到数据中一个观测具有多条记录，记录中有缺失值或无效记录时，该语句校正输入数据。

【例6-74】下面的程序中，假定数据行第2个观测的第2个记录丢失，SAS将第3个观测的第1个记录读作第2个观测的第2个记录，则可能出现与预想情况不符的问题。

```
data BCJQ6_45;
 input x y;
datalines;
1 2
3
5 6
;
run;
```

上面程序生成的数据集样式如下：

```
Obs              x                y
1                1                2
2                3                5
```

在上面的程序中加入lostcard语句运行后，数据集中没有观测，日志中显示如下信息：

```
NOTE: LOST CARD.
RULE:        ----+----1----+----6----+----6----+----4----+----5...
226          1 2
NOTE: LOST CARD.
228          5 6
NOTE: LOST CARD.
NOTE: LOST CARD.
229            ;
x=. y=. _ERROR_=1 _N_=1
NOTE: INPUT 语句到达一行的末尾，SAS 已转到新的一行
NOTE: 数据集 WORK.BCJQ3_49 有 0 个观测和 2 个变量
```

【例6-75】在条件结构语句中使用lostcard语句识别缺失数据记录并校正输入数据。

```
data BCJQ6_46;
 input id  1-3 age
  #2 id2 1-3 loc
  #3 id3 1-3 wt;
 if id ne id2 or id ne id3 then do;
 put 'DATA RECORD ERROR: ' id= id2= id3=;
lostcard;
```

```
end;
datalines;
301 32
301 61432
301 127
302 61
302 83171
400 46
409 23145
400 197
411 53
411 99551
411 139
;
run;
```

数据步读取数据时，如果id不匹配（id不等于id2或id不等于id3），则SAS执行put语句和lostcard语句。本例中，id为302的观测缺少一行记录（本应还有一行id为302的记录），id为400的观测的第2行记录错误（id=409，本应为400），所以数据行中，只有前3行和最后3行被当作2个观测写入数据集（本应有4个观测），数据行中间的5行数据则执行了lostcard语句被丢弃，所以生成的数据集中只包含数据行前3行和最后3行形成的两个观测。

16. 空语句（null statements）

该语句指示数据行结束，或相当于一个占位符。

语法为；或；；；；。

空语句不执行任何动作，但它也是执行语句。datalines或cards语句后的空语句主要用于指示数据行结束；标号语句可以位于空语句之前，空语句也可以用在条件处理中。

17. where语句

该语句是在执行数据集连接（set）、合并（merge）、更新（update）或修改（modify）之前进行的操作。使用where语句时，因为SAS系统只从输入数据集中读入满足条件的观测，所以这样的SAS程序更有效。

【例6-76】用where语句从SAS数据集中选取相应的观测。

```
data temp;
 input name $ age;
datalines;
WANG 14
ZHANG 16
LI 15
```

```
;
run;
data BCJQ6_47;
  set temp;
  where age<15;
run;
```

上面的程序中，在temp数据集中读取age＜15的观测，形成BCJQ6_47数据集。

在数据步，where语句和子集if语句的最大差别是where语句在观测读入程序数向量之前起作用，而子集if语句对已经在程序中的数据向量的观测起作用；where语句不是执行语句，而子集if语句是可执行语句；where语句有自己的表达式，而子集if语句使用SAS表达式；where语句仅仅从SAS数据集的观测中选择，而子集if语句可以从已存在的SAS数据集中或在用input语句产生的观测中选择；当where表达式和子集if表达式产生相同结果时，在几乎所有情况下，where表达式要比if表达式的效率高；从大的SAS数据集中选择一个小的子集时，用where语句比用子集if语句效率高得多。

不要将where语句和drop或keep语句混淆。drop和keep语句用于选择变量，where语句用于选择观测。

18. missing语句

该语句在输入数据中分配一个字符代表特殊的数字型缺失值。

【例6-77】用missing语句指定字符代表特殊的缺失值。

```
data BCJQ6_48;
  missing a r;
input name $ age;
datalines;
WANG 14
ZHANG A
LI R
;
run;
```

上面的程序中，用a代表被调查者当时不在家，用r代表被调查者拒绝回答问题，这种方式比使用无效的数据值更清楚。

"missing="系统选项允许用户指定一个字符显示在普通缺失值的地方。如果数据中包含代表特殊缺失值的字符，如a或z，不要使用"missing="系统选项来定义它们，应使用missing语句。

6.3.5 数据步循环与控制语句

1. do 语句

do 语句与 end 语句功能介绍见表6-7。

表6-7　do 语句与 end 语句功能介绍

语句	功能
do	创建一组语句
循环 do	根据下标变量重复执行 do 和 end 语句之间的语句
do until	重复执行 do 循环中的语句至某个条件为真
do while	重复执行 do 循环中的语句至某个条件不再为真
do over	在 do 循环中对隐含数组元素执行一些语句
end	标记一个 do 组或 select 组结束

【例6-78】在 if/then 语句中用 do 语句。

```
if years>5 then do;
months=years*12;
end;
else yrsleft=5-years;
```

本例用简单 do 语句实现只有 years 大于5时，才执行 do 组语句，如果 years 小于或等于5则不执行 do 组语句，继续执行 else 语句后的赋值语句。

【例6-79】用 do 循环语句读取2×2列联表资料。

```
data BCJQ6_49;
 do i=1 to 2;
  do j=1 to 2;
   input f @@;
   output;
  end;
 end;
datalines;
30 10 11 49
;
run;
```

上面的程序使用套嵌 do 循环语句将具有2水平的两组受试对象的频数资料创建为 SAS 数据集。

【例6-80】用 do while 语句实现当 n 小于5时总是执行 do 循环。

```
n=0;
do while(n<5);
put n=;
n+1;
end;
```

【例6-81】用do until语句计算 π 的近似值。

```
data BCJQ6_50;
retain n 1 t 1 pi 0 s 1;
 do until ((abs(1/n)<1e-7));
  pi=pi+t;
  n=n+2;
  s=-s;
  t=s/n;
  output;
end;
pi=pi*4;
put pi;
run;
```

π 的近似值可由下面公式得到：π/4 ≈ 1/1-1/3 ＋ 1/5-1/7…直到最后一项的绝对值小于 10^{-7}。程序运行后，put语句在日志窗口显示 π 值为3.1415924536。

【例6-82】用do over语句将隐含数组的所有元素乘以50。

```
data BCJQ6_51;
 input sc01-sc05;
 array s sc01-sc05;
 do over s;     /*等价于do_i_=1 to 5*/
 s=s*50;
 end;
 cards;
 11 14 29 12 23
 ;
 run;
```

do语句的比较如下。

（1）简单do语句常作为if-then/else结构语句的一部分，指定执行一组语句。

（2）循环do语句基于索引变量的值，反复执行do和end语句中间的语句。

（3）do while语句：当条件为真时，反复执行do语句，在每次重复执行前检查条件的真假。do until语句在循环的末点得到条件的返回值，而do while语句则在循环的起点得到条件的返回值，也就是说，即使条件为假，do until语句至少执行一次，而do while语句不执行。

2. end语句

该语句停止do组或select组处理。

【例6-83】用end结束循环do组的循环处理。

```
do name= 'WANG','ZHANG','LI';
output;
end;
```

3. leave语句

该语句停止处理当前循环，继续按顺序执行下一个语句。

【例6-84】用leave语句停止处理当前do循环。

```
data BCJQ6_52;
 input name$ sex$ age weight height;
 bonus=0;
  do year=age TO 20;
   if bonus ge 400 then leave;
   bonus+100;
  end;
datalines;
WANG M 14 42 150
ZHANG M 16 46 170
LI F 15 44 149
TANG M 15 38 162
LIU F 14 47 162
DIAO F 16 52 168
ZHU M 14 45 158
JIA F 16 50 167
;
run;
```

本例通过if-then语句检查变量bonus的值是否满足条件，当bonus的值大于或等于400时，用leave语句停止当前do循环。

leave语句停止当前循环，而continue语句是停止当前循环并继续下一次循环；leave

语句可用于do循环和select组，而continue语句只用于do循环结构中。

4. go to语句

该语句指示程序立即转向标号语句规定的位置执行，如果其后有return语句，则返回数据步的开始位置执行。

【例6-85】用go to语句指示程序转向标号语句。

```
data BCJQ6_53;
 input x;
  if 1<=x<=5 then go to add;
   put x=;
  add: sumx+x;
datalines;
7
4
323
;
run;
```

如果x满足条件，则程序跳过中间其他语句，转至标号语句add指示的位置执行，如果x不满足条件，则顺序执行语句，所以当遇到观测4时，不执行put语句。

5. link语句

该语句指定一个标号语句作为link语句的目的地。

【例6-86】用link语句执行一组语句。

```
data BCJQ6_54;
 input name$ score lesson$;
 if name='WANG' then link calcu;
return;
calcu:if lesson='lesson_1'
then finalscore=score+10;
 else if lesson='lesson_2'
then finalscore=score-5;
return;
datalines;
WANG 56 lesson_1
ZHANG 98 lesson_2
WANG 76 lesson_2
;
run;
```

当name="WANG"时，程序跳转到标签语句calcu指向的目标执行，直到遇到return语句，return语句将SAS跳转到link语句后的第1个语句执行，然后返回数据步开始位置读取下一个观测，当name的值不为WANG时，SAS执行赋值语句，写入观测，并返回数据步开始位置。

新生成的数据集为：

name	score	lesson	finalscore
WANG	56	lesson_1	66
ZHANG	98	lesson_2	.
WANG	76	lesson_2	71

link和go to语句的区别在于其后return语句的动作，link语句后的return语句返回执行link语句后的语句。go to语句后的return语句则返回数据步开始位置执行，除非link语句在go to语句之前，这种情况，继续执行link语句后的第1个语句。link语句中常有一个明确的return语句，而go to语句中常无明确的return语句。

当在一个程序中需要在几个点都执行一组语句时，使用link语句能使代码更简洁、更具逻辑性；如果一组语句在一个程序中只执行一次时，使用do组语句比使用link-return语句更具有逻辑性。

6. 标号语句

该语句确定一个连接到其他语句的语句。

【例6-87】使用标号语句确定一个连接到其他语句的语句。

```
data BCJQ6_55A BCJQ6_55B;
 input Item $ Stock @;
  if Stock=0 then go to reorder;
 output BCJQ6_55A;
return;
reorder: input Supplier $;
 output BCJQ6_55B;
datalines;
milk 0 A
bread 3 B
;
run;
```

当Stock=0时，则使用go to语句跳转到reorder标号语句指示的语句执行，即执行"input Supplier $;"语句和其后的output语句，创建BCJQ6_55B，否则返回数据步的开始位置继续处理下一个观测，创建成BCJQ6_55A。

7. if-then/else 语句

表达式为真时，执行then后面的语句，表达式为假时，执行else后面的语句。

【例6-88】如果遇到sex="F"的观测则不写入数据集，否则将观测写入数据集。

```
data BCJQ6_56;
 input name $ sex $ @@;
  if sex='F' then delete;
  else output;
datalines;
WANG M
ZHANG M
LI F
;
run;
```

8. select 语句

该语句执行一个或几个语句或组群语句。

【例6-89】无选择表达式的select语句。

```
data BCJQ6_57;
input x;
 select;
  when (x=0) x+1;
  when (x>0);
  otherwise put 'x<0';
end;
datalines;
-1
10
0
.
;
run;
```

当x=0为真时，x的值加1，当x＞0为真时，不执行任何动作，其他情况下（本例中遇到－1和缺失值两个观测值时）执行put语句。

9. return 语句

该语句停止执行数据步当前点，返回数据步预先指定的点。

【例6-90】用return语句让SAS系统返回到数据步开头。

```
data BCJQ6_58;
 input x y;
 if x=y  then return;
 put x= y=;
datalines;
21 25
20 20
7 17
;
run;
```

当遇到$x=y$的观测时，SAS执行return语句，未执行if语句后的put语句，并将观测写入数据集；当遇到的观测不符合条件时，执行剩余的语句，并将观测写入数据集。

6.4 过程步常用语句

1. var语句

var语句在很多过程步中用来指定被分析的变量。

【例6-91】用var语句指定被分析的变量。

```
var  xuetangzhi nianling abc tttwww;
var x1-x11 a1-a99;
```

2. by语句

by语句在过程步中一般用来指定一个或几个分组变量，根据这些分组变量值把观测（即个体）分组，然后对每一组观测分别进行本过程指定的分析。在使用带有by语句的过程步之前一般要求先用sort过程对数据集排序。

【例6-92】根据by语句指定的变量进行排序。

```
proc sort data=BCJQ6_1;
by age;
run;
```

3. class语句

在某些过程步中（如anova或glm），使用class语句指定一个或几个分类变量，这些分类变量将充当影响因素；而在另一些过程步中（如means），class语句的作用与by语句类似，可以指定分类变量，把观测按分类变量分组后分别分析，此时使用class语句就不需要先按分类变量排序了。

【例6-93】用class语句指定分组变量。

```
proc ttest cochran;
class sex;
var weight;
run;
```

4. model语句

model语句在一些统计建模过程中用来指定模型的形式，相当于以简略的形式呈现的计算公式。

【例6-94】用model语句指定模型的形式。

```
model  xuetangzhi=nianling;
```

此语句的作用取决于它被引用的SAS过程，若SAS过程为"reg"，上面的model语句的含义是建立用定量的自变量nianling预测定量的因变量xuetangzhi取值的直线回归方程，常称为直线回归分析；若SAS过程为"anova"，再配上"class nianling；"语句，则上面的model语句的含义是检验定性因素nianling全部水平下定量结果变量xuetangzhi的平均值之间的差别是否具有统计学意义，常称为单因素多水平设计定量资料方差分析。

5. freq语句

freq语句指定一个重复数变量，每个观测中此变量的值说明这个观测实际代表多少个完全相同的重复观测。

freq变量只取整数值。如果变量不是整数，SAS会将它截为整数。如果变量小于1或缺失，程序将不使用这些观测来计算统计量。如果没有freq语句，那么每个观测的默认频数为1。频数变量的总和代表观测的总数。

【例6-95】用freq语句指定重复数变量。

```
proc univariate noprint;
histogram x/midpoints=90 to 160 by 10;
freq fre;
run;
```

6. weight语句

weight语句指定一个权重变量，在某些允许加权的过程中代表权重。

weight语句中变量不一定是整数，当遇到非正权重变量值时，程序的行为见表6-8。

表6-8 权重变量值及程序的行为

权重变量值	程序
0	计算总观测数中的观测
小于0	将权重值转为0并计算总观测数中的观测
缺失	从分析中将观测排除

注意：在freq过程中，weight语句中变量的值代表每一个观测出现的频数。

【例6-96】用weight语句指定权重变量。

```
proc catmod;
weight f;
model a*b*c=y;
run;
```

7. id语句

有些过程（如print、univariate）需要输出观测的代号，一般使用观测的序号。但是，如果数据集中有一个变量可以用来区分观测（如人名），就可以用id语句指定这个变量作为观测标志。

【例6-97】用id语句指定作为观测标志的变量。

```
id name;
```

该语句指定用变量name的值来标志观测。

8. where语句

用where语句可以选择输入数据集的一个行子集来进行分析，在where关键字后指定一个条件。

【例6-98】用where语句选择子集。

```
where   age>=50 and age<=70;
```

该语句指定只分析年龄（设其变量名为age）大于等于50岁且小于等于70岁的被调查者。

9. label语句

label语句为变量指定一个标签，很多过程可以使用这样的标签。

【例6-99】用label语句指定标签。

```
label region='Sales Region';
```

该语句指定变量region的标签为Sales Region。

10. output语句

SAS过程可以对数据集作某些分析，这时结果出现在output窗口（高精度绘图过程的输出在graphics窗口）。在SAS过程步中，经常用output语句指定输出结果存放的数据集。不同过程中把输出结果存入数据集的方法各有不同，output语句是用得最多的一种。

【例6-100】用output语句指定存放输出结果的数据集。

```
output out=b;
```

存放输出结果的数据集为临时数据集b。

6.5 全程语句

6.5.1 全程数据存取语句

1. libname语句

该语句的功能包括：将SAS逻辑库与逻辑库引用名关联在一起或取消关联；清除一个或全部逻辑库引用名；列出SAS逻辑库特征；合并SAS逻辑库；隐含关联SAS目录。

【例6-101】用libname语句指定和使用逻辑库引用名。

```
libname stulib 'd:/BCJQ/data/';
option user=stulib;
data BCJQ6_59;
input name $ height;
datalines;
WANG  150
ZHANG 170
;
run;
```

程序中首先定义了一个名为stulib的逻辑库引用名，然后通过option语句将当前用户的工作逻辑库设置为stulib，然后在stulib逻辑库下建立名为BCJQ6_59的数据集。指定储存数据集物理地址时，也可以不使用option语句，而直接使用数据集二级名字stulib.BCJQ6_59。

2. filename语句

该语句的功能包括：将SAS文件引用名（FILEREF，File Reference的自定义缩写）同外部文件或输出驱动器连接在一起；取消文件和文件引用名的连接；列出外部文件的属性。

【例6-102】用filename语句为外部文件指定文件引用名。

```
filename myfile 'd:/BCJQ/6_1.txt';
data BCJQ6_60;
infile myfile;
```

```
input name$ sex$ age weight height;
run;
filename myfile list;
```

上面的程序中，生成 BCJQ6_60 数据集，建立 5 个变量，从操作系统指定目录下的 6_1.txt 文件中读入观测数据。首先用 filename 语句将 myfile 定义为 d:/BCJQ/6_1.txt 文件的文件引用名，在 infile 语句中就可以直接使用文件引用名来引用外部文件，最后用 filename 语句在日志窗口显示文件引用名 myfile 的物理地址。

filename 语句指定外部文件的文件引用名；libname 语句指定 SAS 数据集或可被存取 DBMS 文件的逻辑库引用名。filename 语句用于目录存取方法、剪贴板存取方法、电子邮件数据存取方法、FTP 数据存取方法等各类用法，在此不作详细介绍。

6.5.2 全程日志控制语句

1. page 语句

该语句在 SAS 日志中从新的一页开始。

【例 6-103】用 page 语句将 SAS 日志从新的一页开始。

```
page;
```

用户可以在窗口环境、批处理或非交互行模式运行 SAS 过程中使用 page 语句，page 语句本身不显示在日志中；当 SAS 以交互行模式运行时，page 语句可能显示为空格。

2. skip 语句

该语句在 SAS 日志中产生空白行。

【例 6-104】用 skip 语句在 SAS 日志中产生 10 行空白。

```
skip 10;
```

6.5.3 全程环境控制语句

X 语句在 SAS 会话中发布操作系统命令。

【例 6-105】用 X 语句向操作系统发布命令。

```
data BCJQ6_61;
infile 'd:/BCJQ/6_1.txt';
input name$ sex$ age weight height;
run;
X 'del d:/BCJQ/6_1.txt ';
```

单引号中为 DOS 命令，意为删除计算机 d 盘指定目录下的 6_1.txt 文件。

6.5.4　全局输出控制语句

1. footnote 语句

该语句在过程步或程序步输出页的底部写入不超过10行的文本。

【例6-106】用footnote语句规定脚注。

```
footnote8 "Managers' Meeting";
```

用footnote语句规定在脚注的第8行写入文本信息。

2. title 语句

该语句为SAS输出指定一个标题行。

【例6-107】用title语句规定标题。

```
title5 color=red "Year's End Report";
```

设置输出行的标题为"Year's End Report",且标题位于第5行,字体为红色。

6.5.5　全程程序控制语句

1. dm 语句

该语句为SAS程序编辑器、日志、过程输出或文本编辑器窗口发布命令。

【例6-108】用dm语句改变窗口颜色。

```
dm 'color text cyan;color command red';
```

dm语句将程序编辑器窗口的文本颜色改为蓝绿色,命令行颜色为红色。

【例6-109】用dm语句清除日志窗口内容,并使结果输出窗口成为活动窗口:

```
dm log 'clear' output;
```

2. endsas 语句

当执行完数据步或过程步后,该语句结束SAS作业或对话。endsas语句常用于交互式或窗体操作会话中,它不能用于如if-then的选择结构中。

【例6-110】用endsas语句退出SAS系统。

```
endsas;
run;
```

3. %include 语句

该语句将SAS程序语句和(或)数据行带入当前SAS程序。

【例6-111】用%include语句调用外部文件。

```
%include 'd:\BCJQ\6_1.txt';
```

%include语句立即执行，而include命令将输入行带入程序编辑器窗口但并不执行，需要有一个提交运行命令来执行。

4. lock语句

该语句获得和释放对已存在的SAS文件的独占锁定。

【例6-112】用lock语句对work.BCJQ6_1数据集获得独占访问锁定。

```
lock work.BCJQ6_1;
```

5. options语句

该语句改变一个或多个SAS系统选项的值。

【例6-113】用options语句设置SAS系统选项的值。

```
options nodate linesize=72;
```

本例在结果输出中不显示日期，输出结果页面为72行。

改变SAS系统选项可以通过options语句，或显示管理命令options。

6. run语句

该语句执行先前输入的SAS语句，如【例6-1】。

7. quit语句

该语句结束一个交互式过程。

【例6-114】用quit语句结束交互式过程。

```
proc gplot data=a;
plot chpr*data;
title 'First plot';
run;
plot dekl*data;
title 'Second plot';
run;
quit;
```

quit语句用来结束gplot过程，因为gplot过程为交互式的，run语句不能结束该过程，它只是告诉gplot执行run语句之前的语句。

第7章

SAS常用函数简介

7.1 截取函数

7.1.1 截取函数简介

截取函数如表7-1所示。

表7-1 截取函数

函数	描述
ceil (x)	取大于等于变量x的最小整数
floor (x)	取小于等于变量x的最大整数
fuzz (x)	当自变量x和某个整数的差在10～12的范围内时取整数
int (x)	取x的整数部分
round (x, n)	x按n指定的精度取舍入值
trunc (x, q)	x按规定长度q截取的数值

7.1.2 用ceil函数求最小整数

【例7-1】求大于等于25.13的最小整数。

具体SAS程序如下:

```
data pgm4_8;
x=ceil(25.13);                    *调用ceil函数
put x=;
run;
```

结果显示为:

```
x=26
```

7.1.3 用floor函数求最大整数

【例7-2】求不超过-135.2的最大整数。

具体SAS程序如下：

```
data pgm4_9;
x=floor(-135.2);                    *调用floor函数
put x=;
run;
```

结果显示为：

```
x=-136
```

7.1.4　用int函数取整数部分

【例7-3】求-135.2的整数部分。
具体SAS程序如下：

```
data pgm4_10;
x=int(-135.2);                      *调用int函数
put x=;
run;
```

结果显示为：

```
x=-135
```

7.1.5　用round函数按指定的精度取舍入值

【例7-4】将2012.372精确到百分位数。
具体SAS程序如下：

```
data pgm4_11;
x=round(2012.372,0.01);             *调用round函数
put x=;
run;
```

结果显示为：

```
x=2012.37
```

7.1.6 用trunc函数求截取数值

【例7-5】求1/5按3个字节存储时的值。

具体SAS程序如下：

```
data pgm4_12;
x=trunc (1/5,3);                    *调用trunc函数
put x=;
run;
```

结果显示为：

```
x=0.1999816895
```

7.2 分位数函数

7.2.1 分位数函数简介

设连续型变量X的分布函数为$F(X)$，对给定的p（$0 \leqslant p \leqslant 1$），若有$x_p$使得$F(x_p)=p$，则称$x_p$为随机变量$X$的$p$分位数（或称分布$F(X)$的$p$分位数）。分位数函数见表7-2。

表7-2 分位数函数

函数	描述
betainv（p, a, b）	计算β分布的分位数
cinv（p, df, nc）	计算卡方分布的分位数
finv（p, ndf, ddf, nc）	计算F分布的分位数
gaminv（p, a）	计算γ分布的分位数
probit（p）	计算标准正态分布的分位数
quantile（'dist', probability, parm-1, …, parm-k）	计算指定分布的分位数
tinv（p, df, nc）	计算t分布的分位数

7.2.2 用cinv函数计算χ^2分布曲线下的p分位数

χ^2分布分位数：

```
cinv(p,df,nc)    *0≤p≤1, df>0, nc≥0
```

该函数计算自由度为df，非中心参数为nc的χ^2分布的p分位数。取nc=0或不规定此项参数表明是中心χ^2分布。

【例7-6】计算自由度为3.5，非中心参数为4.5的χ^2分布的0.95分位数。

具体SAS程序如下：

```
data pgm4_13;
q=cinv(0.95,3.5,4.5);                    *调用cinv函数
put q=;
run;
```

结果显示为：

```
q=17.504582117
```

7.2.3 用finv函数计算F分布曲线下的p分位数

F分布的分位数：

```
finv(p,ndf,ddf,nc)         *0≤p≤1, ndf>0, ddf>0, nc≥0
```

该函数计算分子自由度为ndf，分母自由度为ddf，非中心参数为nc的F分布的p分位数。若取nc=0或没有规定nc，它就是中心F分布的p分位数。若nc太大，那么使用的算法可能不成功，这种情况函数得到一个缺失值。

【例7-7】计算分子自由度为2，分母自由度为10，没有规定非中心参数的F分布的0.95分位数。

具体SAS程序如下：

```
data pgm4_14;
q=finv(0.95,2,10);                    *调用finv函数
put q=;
run;
```

结果显示为：

```
q=4.1028210151
```

7.2.4 用probit函数计算标准正态分布曲线下的p分位数

正态分布的分位数：

```
probit(p)           *0≤p≤1
```

该函数计算标准正态分布函数的分位数。它是概率函数 probnorm 的逆函数。如果随机变量 $X \sim N(0, 1)$，则

$$P\{X \leqslant \text{probit}(z)\} = z$$

这个函数产生的结果在 -5 和 5 之间。

【例7-8】计算标准正态分布函数的 0.95 分位数。

具体 SAS 程序如下：

```
data pgm4_15;
q=probit(0.95);                    *调用 probit 函数
put q=;
run;
```

结果显示为：

```
q=1.644853627
```

7.2.5 用 tinv 函数计算 t 分布曲线下的 p 分位数

t 分布的分位数：

```
tinv(p,df,nc)              *0≤p≤1, df>0
```

该函数计算自由度为 df，非中心参数为 nc 的 t 分布的 p 分位数。若 nc 没有规定或取 nc=0，那么计算的就是中心 t 分布的分位数。若 nc 的绝对值很大，使用的算法可能失败。这种情况下，函数得到一个缺失值。

【例7-9】计算自由度为3，非中心参数为5的 t 分布的 0.95 分位数。

具体 SAS 程序如下：

```
data pgm4_16;
q=tinv(0.95,3,5);                  *调用 tinv 函数
put q=;
run;
```

结果显示为：

```
q=15.066410178
```

7.3 数学函数

7.3.1 数学函数简介

常用数学函数见表7-3。

表7-3 数学函数

函数	描述
abs (x)	求绝对值
airy (x)	计算airy函数值,它是一个特定微分方程的解
beta (a, b)	计算β函数值
cnonct $(x,$ df $,$ prob $)$	求χ^2分布的非中心参数值
coalesce $(x_1, x_2, \cdots, x_n)$	求下列数值的第一个非缺失值
dairy (x)	计算airy函数的导数
deviance $($distribution$,$ variable$,$ shape-parameter $(s), \varepsilon)$	计算基于概率分布的偏差
digamma (x)	计算γ函数的对数值
erf (x)	计算误差函数
erfc (x)	计算误差函数的余函数
exp (x)	计算指数函数值
fact (n)	计算阶乘
fnonct $(x,$ ndf$,$ ddf$,$ prob$)$	求F分布的非中心参数值
gamma (x)	计算完全γ函数值
gcd $(x_1, x_2, x_3, \cdots, x_n)$	计算一个或多个整数的最大公约数
ibessel $($nu$, x,$ kode$)$	计算修正的Bessel函数
jbessel $($nu$, x)$	计算Bessel函数值
lcm $(x_1, x_2, x_3, \cdots, x_n)$	计算能被一组数中的每个数整除的最小倍数
lgamma (x)	计算γ函数的自然对数
log (x)	计算自然对数
log1px (x)	计算1加该参数的对数
log10 (x)	对自变量x求以10为底的对数
log2 (x)	对自变量x求以2为底的对数
logbeta (a, b)	计算β函数的对数
mod (x_1, x_2)	计算余数值
sign (x)	返回数字正负1或0
sqrt (x)	计算算术平方根
tnonct $(x,$ df$,$ prob$)$	求t分布的非中心参数值
trigamma (x)	计算trigamma函数值

7.3.2 用abs函数求绝对值

【例7-10】求-171的绝对值。

具体SAS程序如下:

```
data pgm4_17;
x=abs(-171);              *调用abs函数
```

```
put x=;
run;
```

结果显示为：

```
x=171
```

7.3.3 用exp函数计算e的x次幂

【例7-11】计算$e^{3.14}$的值。
具体SAS程序如下：

```
data pgm4_18;
x=exp(3.14);              *调用exp函数
put x=;
run;
```

结果显示为：

```
x=23.103866859
```

7.3.4 用log函数计算以e为底的真数x的自然对数值

【例7-12】计算log（5）的值。
具体SAS程序如下：

```
data pgm4_19;
x=log(5);                 *调用log函数
put x=;
run;
```

结果显示为：

```
x=1.6094379124
```

7.3.5 用log10函数计算以10为底的真数x的对数值

【例7-13】计算$\log_{10}314$的值。

具体SAS程序如下:

```
data pgm4_20;
x=log10(314);                    *调用log10函数
put x=;
run;
```

结果显示为:

```
x=2.4969296481
```

7.3.6　用mod函数计算余数值

【例7-14】计算52除以6商的余数。

具体SAS程序如下:

```
data pgm4_21;
x=mod(52,6);                     *调用mod函数
put x=;
run;
```

结果显示为:

```
x=4
```

7.3.7　用sqrt函数计算平方根

【例7-15】计算9的平方根。

具体SAS程序如下:

```
data pgm4_22;
x=sqrt(9);                       *调用sqrt函数
put x=;
run;
```

结果显示为:

```
x=3
```

7.3.8　用sqrt函数、fnonct函数和finv函数计算ψ值

ψ值是使方差分析同时满足下面两个条件时的非中心F分布的非中心参数值δ除以试验因素的自由度v_1（即检验统计量F的分子的自由度）后开算术平方根的结果，即$\psi=\sqrt{\delta/v_1}$。两个条件为：

（1）拒绝H_0时可能犯错误的最大概率为α；

（2）若不能拒绝H_0，则接受H_0可能犯错误的最大概率为β。

分子和分母的自由度分别为ndf和ddf、分布曲线下左侧概率为$1-\alpha$的中心F分布对应的分位数为finv（$1-\alpha$, ndf, ddf），那么，可推出$\psi=\sqrt{\delta/v_1}=\sqrt{\delta/\mathrm{ndf}}=\sqrt{\mathrm{fnonct}(\mathrm{finv}(1-\alpha,\mathrm{ndf},\mathrm{ddf}),\mathrm{ndf},\mathrm{ddf},\beta)/\mathrm{ndf}}$。

【例7-16】当$\alpha=0.05$，ndf=2，ddf=10，$\beta=0.10$时，计算ψ值。

具体SAS程序如下：

```
data pgm4_23;
x=sqrt(fnonct(finv(1-0.05, 2, 10),2,10,0.10)/2);
                                        *调用sqrt函数、fnonct函数和finv函数
put x=;
run;
```

结果显示为：

```
x=2.9528593959
```

7.3.9　用cnonct函数和cinv函数计算λ值

λ值是使χ^2检验同时满足7.3.8节所列出的两个条件时的非中心χ^2分布的非中心参数值。

自由度为v、分布曲线下左侧概率为$1-\alpha$的中心χ^2分布的分位数为cinv（$1-\alpha$, v）。可推出自由度为v、分位数为cinv（$1-\alpha$, v）、分布曲线下左侧概率为β的非中心χ^2分布的非中心参数值$\delta=$cnonct（cinv（$1-\alpha$, v）, v, β）。该非中心参数值就是所要计算的λ值，即$\lambda=\delta$。

【例7-17】当$\alpha=0.05$，$\beta=0.10$，$v=4$时，计算λ值。

具体SAS程序如下：

```
data pgm4_24;
x=cnonct(cinv(1-0.05,4),4,0.10);           *调用cnonct函数和cinv函数
put x=;
```

```
run;
```

结果显示为:

```
x=15.405051859
```

7.4 概率函数

7.4.1 概率函数简介

概率函数见表7-4。

表7-4　概率函数

函数	描述
cdf（'dist', quantile, parm-1, ⋯, parm-k）	计算累积分布函数
logcdf（'dist', quantile, parm-1, ⋯, parm-k）	计算左侧累积分布函数的对数值
logpdf（'dist', quantile, parm-1, ⋯, parm-k）	计算概率密度函数的对数值
logsdf（'dist', quantile, parm-1, ⋯, parm-k）	计算生存函数的对数值
pdf（'dist', quantile, parm-1, ⋯, parm-k）	计算概率密度函数
poisson（lambda, n）	计算泊松分布的概率
probbeta（x, a, b）	计算β分布的概率
probbnml（p, n, m）	计算二项式分布的概率
probbnrm（x, y, r）	计算双变量正态分布的概率
probchi（x, df, nc）	计算χ^2分布的概率
probf（x, ndf, ddf, nc）	计算F分布的概率
probgam（x, a）	计算γ分布的概率
probhypr（nn, k, n, x, or）	计算超几何分布的概率
probmc（distribution, q, prob, df, nparms, parameters）	由多组均值的多重比较分布计算概率和分位数
probnegb（p, n, m）	计算负二项分布的概率
probnorm（x）	计算标准正态分布的概率
probt（x, df, nc）	计算t分布的概率
sdf（'dist', quantile, parm-1, ⋯, parm-k）	计算生存函数

7.4.2　用probchi函数计算服从χ^2分布的随机变量小于x的概率

χ^2分布的分布函数:

```
probchi (x,df,nc)
```

该函数计算服从自由度为df, 非中心参数为nc的χ^2分布的随机变量小于给定x的事件的概率。如果nc没有规定或取为0, 那么计算的就是中心χ^2分布。自由度df允许不是整数。

【**例7-18**】计算自由度为5，中心χ^2分布曲线下χ^2值小于20的概率值。

具体SAS程序如下：

```
data pgm4_25;
p=probchi (20,5);                  *调用probchi函数
put p=;
run;
```

结果显示为：

```
p=0.9987502694
```

7.4.3　用probf函数计算服从F分布的随机变量小于x的概率

F分布的分布函数：

```
probf(x,ndf,ddf,nc)
```

该函数计算服从分子自由度为ndf，分母自由度为ddf的F分布的随机变量小于给定值x的事件的概率。自变量nc是中心函数。当分布是中心F分布时，取nc=0或不规定这项自变量。自由度可以是非整数。

【**例7-19**】计算自由度为20和5，非中心参数为15的F分布曲线下F值小于5的概率。

具体SAS程序如下：

```
data pgm4_26;
p=probf(5,20,5,15);                *调用probf函数
put p=;
run;
```

结果显示为：

```
p=0.8772112982
```

7.4.4　用probnorm函数计算服从标准正态分布的随机变量小于x的概率

标准正态分布函数：

```
probnorm (x)
```

该函数计算服从标准正态分布的随机变量 U 小于给定 x 的概率，即 $P\{U < x\}$。这个函数等价于

$$\frac{1}{2}\left(1 + \mathrm{ERF}\left(\frac{x}{\sqrt{2}}\right)\right)$$

其中，ERF是误差函数。

【例7-20】计算三个特殊的正态概率值，即正态曲线下从 $-\infty$ 到给定数值之间的面积。

具体SAS程序如下：

```
data pgm4_27;
x=probnorm(0);                      *调用 probnorm 函数
y=probnorm (1.96);
z=probnorm (2.576);
put x= y= z=;
run;
```

结果显示为：

```
x=0.5    y=0.9750021049   z=0.9950024677
```

即正态曲线下从 $-\infty$ 到0.5、1.96和2.576的面积分别为0.5、0.975和0.995。

7.4.5 用 probt 函数计算服从 t 分布的随机变量小于 x 的概率

t 分布的分布函数：

```
probt(x,df,nc)
```

该函数计算服从分子自由度为 df，非中心参数为 nc 的 t 分布，随机变量小于给定值 x 的事件的概率。若参数 nc 没有规定或取为0，那么被计算的就是中心 t 分布。自由度 df 允许非整数，用 t 分布作双边检验时，用（1-probt（abs（x），df））*2计算显著水平。

【例7-21】计算自由度为3的中心 t 分布曲线下 t 的绝对值大于2.76的概率。

具体SAS程序如下：

```
data pgm4_28;
p=(1-probt(abs(2.76),3)) *2;              *调用 probt 函数
put p=;
run;
```

结果显示为：

```
p=0.0701523186
```

7.4.6 用probmc函数计算服从q分布的随机变量小于q的概率或q临界值

多组均值的多重比较分布函数

```
probmc(distribution, q, prob, df, nparms, parameters)
```

该函数计算多个均值两两比较或多重比较时所构造的特定统计量（如学生化极差）的尾端概率或分位数。

distribution是一个标识分布类型的字符串。当q等于某个具体的数值时（此时，参数prob的取值必须用"•"代替），其表示服从参数distribution所代表的某种分布的统计量的值；当q的取值用"•"代替时〔此时，参数prob必须等于一个位于（0，1）之间的具体的数值〕，表示将通过probmc函数求取参数distribution所代表的某种分布曲线下左侧概率为prob的分位数。prob是相应分布的概率密度曲线下随机变量的取值位于特定分位数左侧的概率。q与prob必须有且只能有一个的取值用"•"来代替，而probmc函数所返回的值正是q和prob两个参数中取值用"•"来代替的那个参数的值。df为方差分析时误差项的自由度，nparms是处理组的组数。parameters是一个可选项，该选项为一个序列，组成了nparms这个参数的具体内容。当试验因素各水平组的样本含量不等时，必须指定该选项。nparms这个参数的含义取决于分布的类型。若不指定这些参数，则意味着假定各组的样本含量相等。

对学生化极差，当自由度df$\neq \infty$且各组的样本含量不等时，函数probmc无效。

对Williams检验，当各组的样本含量不等时，函数probmc也无效。

【例7-22】设有某项单因素5水平设计，每个水平组做4次独立重复试验，测量某项定量指标的取值，并假定资料满足方差分析的前提条件，取检验水准$\alpha=0.05$，经单因素5水平设计一元定量资料的方差分析处理，发现试验因素对试验结果的影响有统计学意义，现欲采用Student-Newman-Keuls（SNK）检验（即q检验）进行5个总体均值之间的多重比较，请计算所需的q临界值。

由题意可知，检验水准$\alpha=0.05$，试验因素的水平数$k=5$，各水平组的样本含量$n=4$，故多重比较时的自由度df$=k$（$n-1$）$=15$。所需求取的q临界值为q（5，15，0.05）、q（4，15，0.05）、q（3，15，0.05）和q（2，15，0.05），共4个。可用下面的SAS程序计算出上述q临界值。

具体SAS程序如下：

```
data pgm4_29;
alpha=0.05;
df=15;
```

```
do a=5 to 2 by -1;
q=probmc("range",.,1-alpha,df,a);                    *调用probmc函数
output;
end;
run;
ods html;
proc print data= pgm4_29 noobs;run;
ods html close;
quit;
```

结果显示为：

alpha	df	a	q
0.05	15	5	4.36699
0.05	15	4	4.07597
0.05	15	3	3.67338
0.05	15	2	3.01432

7.5 样本统计函数

7.5.1 样本统计函数简介

样本统计函数见表7-5。

表7-5 样本统计函数

函数	描述
cmiss (x, y, $\cdots$)	计算缺失值的数量
css (x, y, $\cdots$)	计算校正平方和
cv (x, y, $\cdots$)	计算变异系数
euclid (x, y, $\cdots$)	返回非缺失值的欧氏范数
geomean (x, y, $\cdots$)	计算几何均值
harmean (x, y, $\cdots$)	计算调和平均值
iqr (x, y, $\cdots$)	计算四分位数范围
kurtosis (x, y, $\cdots$)	计算峰度系数
largest (k, x, y, $\cdots$)	计算第 k 个最大非缺失值
mad (x, y, $\cdots$)	由中位数计算中位绝对偏差
max (x, y, $\cdots$)	求最大值
mean (x, y, $\cdots$)	计算非缺失值的算术平均值
median (x, y, $\cdots$)	求中位数
min (x, y, $\cdots$)	求最小值
missing (num expression |character expression)	计算自变量的缺失数

函数	描述
n（x，y，…）	计算样本个数，不包括缺失值
nmiss（x，y，…）	计算样本中缺失值的个数
ordinal（count，x，y，…）	返回部列表的最大值
pctl（percentage，x，y，…）	计算与百分比相对应的百分点
range（x，y，…）	计算极差
rms（x，y，…）	计算均方根
skewness（x，y，…）	计算偏度系数
smallest（k，x，y，…）	计算第k个最小非缺失值
std（x，y，…）	计算标准差
stderr（x，y，…）	计算标准误
sum（x，y，…）	计算总和
sumabs（x，y，…）	计算非缺失值的绝对值的和
uss（x，y，…）	计算平方和
var（x，y，…）	计算方差

7.5.2 用mean、max与min函数计算算术平均值、最大值与最小值

【例7-23】计算234，-56，9，11的算术平均值、最大值与最小值。

具体SAS程序如下：

```
data pgm4_30;
x=mean(234,-56,9,11);          *调用mean函数
y=max(234,-56,9,11);           *调用max函数
z=min(234,-56,9,11);           *调用min函数
put x= y= z=;
run;
```

结果显示为：

```
x=49.5    y=234    z=-56
```

这4个数的算术平均值为49.5，最大值为234，最小值为-56。

7.5.3 用sum、uss与css函数计算和、未校正平方和与校正平方和

【例7-24】计算157，5，88的和、未校正平方和与校正平方和。

具体SAS程序如下：

```
data pgm4_31;
x=sum(157,5,88);               *调用sum函数
```

```
y=uss(157,5,88);                    *调用 uss 函数
z=css(157,5,88);                    *调用 css 函数
put x= y= z=;
run;
```

结果显示为：

```
x=250    y=32418    z=11584.666667
```

这 3 个数的和为 250，未校正平方和为 32418，校正平方和为 11584.666667。

7.5.4 用 var、std、stderr 和 cv 函数计算方差、标准差、标准误与变异系数

【例 7-25】计算 512，7，80，121 的方差、标准差、标准误与变异系数。

具体 SAS 程序如下：

```
data pgm4_32;
x1=var (512,7,80,121);              *调用 var 函数
x2=std (512,7,80,121);              *调用 std 函数
x3=stderr (512,7,80,121);           *调用 stderr 函数
x4=cv (512,7,80,121);               *调用 cv 函数
put x1= x2= x3= x4=;
run;
```

结果显示为：

```
x1=51211.333333   x2=226.29921196   x3=113.14960598   x4=125.72178442
```

这 4 个数的方差为 51211.333333，标准差为 226.29921196，标准误为 113.14960598，变异系数为 125.72178442。

7.5.5 用 skewness 和 kurtosis 函数计算偏度系数与峰度系数

【例 7-26】计算 3，5，15，25，35 的偏度系数和峰度系数。

具体 SAS 程序如下：

```
data pgm4_33;
x=skewness (3,5,15,25,35);          *调用 skewness 函数
y=kurtosis (3,5,15,25,35);          *调用 kurtosis 函数
put x= y=;
run;
```

结果显示为：

```
x=0.4622255068  y=-1.568741052
```

这5个数的偏度系数为0.4622255068，峰度系数为-1.568741052。

7.5.6 用nmiss函数计算缺失值的个数

【例7-27】计算1，0，-1，1，1，·，-1，0，1，1，·，1，0，-1，-1，0的缺失值个数。
具体SAS程序如下：

```
data pgm4_34;
x=nmiss(1,0,-1,1,1,·,-1,0,1,1,·,1,0,-1,-1,0);            *调用nmiss函数
put x=;
run;
```

结果显示为：

```
x=2
```
有2个缺失值。

7.6 随机数函数

7.6.1 随机数函数简介

随机数函数见表7-6。

表7-6 随机数函数

函数	描述
normal（seed）	计算服从正态分布的随机数
ranbin（seed，n，p）	产生服从二项式分布的随机数
rancau（seed）	产生服从柯西分布的随机数
rand（'dist'，parm-1，…，parm-k）	根据特定的分布产生随机数
ranexp（seed）	产生服从指数分布的随机数
rangam（seed，a）	产生服从伽马分布的随机数
rannor（seed）	产生服从正态分布的随机数
ranpoi（seed，m）	产生服从泊松分布的随机数
rantbl（seed，p_1，…，p_i，…，p_n）	产生服从离散分布的随机数
rantri（seed，h）	产生服从三角分布的随机数
ranuni（seed）	产生服从均匀分布的随机数
uniform（seed）	产生服从均匀分布的随机数

7.6.2 用normal函数或rannor函数产生正态分布的随机数

【例7-28】用normal函数产生服从N（0，1）的正态分布随机数。

具体SAS程序如下：

```
data pgm4_35;
retain _seed_ 0;                           *将seed赋值为0
m=0;                                       *定义平均数m为0
s=1;                                       *定义标准差s为1
do _i_ =1 to 1000;
x=m+s*normal(_seed_);                      *调用normal函数
output;
end;
drop _seed_ _i_;
run;
```

结果产生1000个服从N（0，1）的正态分布随机数，输出名称为pgm4_35临时数据集。

【例7-29】用rannor函数产生服从N（0，1）的正态分布随机数。

具体SAS程序如下：

```
data pgm4_36;
retain _seed_ 0;                           *将seed赋值为0
m=0;                                       *定义平均数m为0
s=1;                                       *定义标准差s为1
do _i_ =1 to 1000;
x=m+sqrt(s)*rannor(_seed_);                *调用rannor函数
output;
end;
drop _seed_ _i_;
run;
```

结果产生1000个服从N（0，1）的正态分布随机数，输出名称为pgm4_36临时数据集。

normal函数和rannor函数的区别：normal（seed）函数，seed为整形变量，产生随机数的种子，seed为0，或5位、6位、7位的奇数。rannor（seed）函数，seed取值范围为$1 \sim 2^{31}-1$，如果seed小于0，则采用当前时间作为seed产生随机数。正态分布随机数函数normal和rannor是同质的，但normal没有相对应的call子程序。

7.6.3 用uniform或ranuni函数产生均匀分布的随机数

【例7-30】用uniform函数产生在区间［-5，1］上的均匀分布随机数。
具体SAS程序如下：

```
data pgm4_37;
retain _seed_ 0;                          *将seed赋值为0
a=-5;                                     *区间下限为-5
b=1;                                      *区间上限为1
do _i_=1 to 1000;
x=a+(b-a)*uniform(_seed_);                *调用uniform函数
output;
end;
drop _seed_ _i_;
run;
```

结果产生1000个在区间［-5，1］上的均匀分布随机数，输出名称为pgm4_37临时数据集。

【例7-31】用ranuni函数产生在区间［-5，1］上的均匀分布随机数。
具体SAS程序如下：

```
data pgm4_38;
retain _seed_ 0;                          *将seed赋值为0
a=-5;                                     *区间下限为-5
b=1;                                      *区间上限为1
do _i_=1 to 1000;
x=a+(b-a)*ranuni(_seed_);                 *调用ranuni函数
output;
end;
drop _seed_ _i_;
run;
```

结果产生1000个在区间［-5，1］上的均匀分布随机数，输出名称为pgm4_38临时数据集。

uniform和ranuni函数的区别：uniform（seed）函数，seed必须是常数，为0，或5位、6位、7位的奇数。ranuni（seed）函数，seed为小于$2^{31}-1$的任意常数。均匀分布函数uniform和ranuni是同质的，但uniform没有相对应的call子程序。

7.6.4 用ranexp函数产生指数分布的随机数

【例7-32】产生参数为1.3的指数分布的随机数。

具体SAS程序如下：

```
data pgm4_39;
retain _seed_ 0;                    *将seed赋值为0
lambda=1.3;                         *参数为1.3
do _i_=1 to 1000;
x=ranexp(_seed_)/lambda;            *调用ranexp函数
output;
end;
drop _seed_ _i_ lambda;
run;
```

结果产生1000个参数为1.3的指数分布随机数，输出名称为pgm4_39临时数据集。

7.6.5 用ranbin函数产生二项分布的随机数

【例7-33】产生符合二项分布（10，0.5）的随机数。

具体SAS程序如下：

```
data pgm4_40;
retain _seed_ 0;
n=10;
p=0.5;
do _i_ = 1 to 1000;
x=ranbin(_seed_,n,p);               *调用ranbin函数
output;
end;
drop _seed_ _i_;
run;
```

结果产生1000个符合二项分布（10，0.5）的随机数，输出名称为pgm4_40临时数据集。

7.6.6 用ranpoi函数产生泊松分布的随机数

【例7-34】产生参数为3.7的泊松分布的随机数。

具体SAS程序如下：

```
data pgm4_41;
retain _seed_ 0;
lambda=3.7;
do _i_ = 1 to 1000;
x=ranpoi(_seed_,lambda);                    *调用ranpoi函数
output;
end;
drop _seed_ _i_ lambda;
run;
```

结果产生1000个参数为3.7的泊松分布随机数，输出名称为pgm4_41临时数据集。

值得注意的是：在同一个数据步中对同一个随机数函数的多次调用将得到不同的结果，但不同数据步中从同一种子出发将得到相同的随机数序列。随机数种子如果取0或者负数则种子采用系统日期时间。

第2篇

医学科研设计中关键技术的软件实现

## 第8章

医学科研设计要览

8.1 医学课题研究概述

8.1.1 医学课题的种类

1.非临床试验研究课题

非临床试验是指不以"人"为受试对象的医学试验。在医学研究领域,人们首先在动物或样品或离体器官或细胞上开展试验研究。当发现某种医学处理(包括药物或治疗方案或手术方式等)对生物体的安全性不构成威胁且对某种疾病疗效较好时,经过医学伦理学论证后,才谨慎地过渡到人体试验。医学上几乎所有的基础性试验都属于非临床试验,它为后期可能开展的临床试验研究提供必要的基础和初步证据。这类科研课题在现实科研中是非常多的,涉及的范围十分宽泛。

2.临床试验研究课题

临床试验研究课题即研究者通过设定某些特定的环境或条件,按一定的标准操作规程和质量控制手段,实施某些特定的处理,从而发现已经呈现出来的现象或揭示事物内在的固有和变化的规律,或者制造或加工出具有某种功能或作用的物件,如药物、仪器设备等。结合医学科研的实际情况,临床试验性研究课题又可细分为以下4种情形。情形一:不同治疗方案或手术方式对某种疾病患者的疗效与安全性评价的临床试验研究课题,如"高频振动治疗急性呼吸困难综合征""持续正压通气相对于氧气治疗阻塞性睡眠呼吸暂停的比较研究"。情形二:不同药物或医疗器械或医疗设备对某种疾病的疗效与安全性评价的临床试验研究课题,如"黄体酮治疗重度脑外伤的临床试验研究""多奈哌齐治疗阿尔茨海默病的激越症状"。情形三:新药物或新医疗器械或新医疗设备对某种疾病的疗效与安全性评价的临床试验研究课题。情形四:仿制药与参比药的一致性和生物等效性及疗效与安全性评价的临床试验研究课题。

3.观察性研究课题

观察性研究课题即研究者通过谋划某些希望了解或探究的内容、事物或现象,按一定的标准操作规程和质量控制手段去调查或采访或观察或测量,以期获得必要的信息或资料,再通过对其整理、归纳、分析与提炼,得出对所关心的事物或现象的认识和评价。结合临床科研的实际情况,临床调查研究课题又可细分为以下3种情形。情形一:某种疾病发病率基础数据的调查研究,如"美国儿童肥胖的发病率""严重感染的非洲儿童服用液体丸后的死亡率研究"。情形二：社会或公众普遍关心的某些医学事件的调查研究，如"癌症诊断后自杀及心血管死亡研究""药物治疗注意缺陷多动障碍和犯罪"。情形三：筛查易导致某些疾病发生的危险因素的探索性研究，如"儿童和成人肥胖与心血管疾病风险因素的关系""谷物蛋白的摄入、人类白细胞抗原水平对儿童罹患乳糜泻风险的影响"。

4.文献研究课题

文献研究课题即基于文献资料，对已发表的多项同类研究课题进行归纳、整合、总结、分析和推理，期望得出关于所探究问题的一个基于更大样本量、集成更多信息且在更大范围内具有高度概括性、重现性和可信性结论的一类研究课题。系统评价是此类课题的广义通用名称，而meta分析则是此类课题的狭义通用名称。

5.真实世界研究课题

真实世界研究课题即采用类似于观察性研究的方法，对与研究者关心的某些事物或现象有关且自然产生或发生的过程或结果进行记录、描述、呈现、总结、分析和推理，得出近乎关于总体的结果和结论。近些年来，关于大数据的研究热潮或许是此类研究课题的代名词。例如，组学大数据的质量控制与临床应用标准化研究；生物大数据表述索引、搜索与存储访问关键技术研发；心血管疾病大数据平台的构建和应用研究；恶性肿瘤大数据处理分析与应用研究等。

8.1.2 医学课题研究的四要素

在总结了大量医学课题研究的经验基础上，不难总结出开展医学课题研究离不开以下4个要素。

第一，制订医学科研设计方案；

第二，严格遵守医学伦理道德；

第三，力争成功实现国际注册；

第四，确保硬件、软件条件合格。

8.2 医学科研设计方案的种类及主要内容

8.2.1 医学科研设计方案的种类

要想高质量地完成一项科研课题，在课题启动之前，必须制订出科学完善、系统全面、经济可靠、精准高效且具有可操作性的课题设计方案。医学科研设计方案至少应包括以下六种。

第一种，医学科研课题框架设计方案；

第二种，医学科研课题技术设计方案；

第三种，医学科研课题标准操作规程方案；

第四种，医学科研课题质量控制方案；

第五种，医学科研课题数据管理方案；

第六种，医学科研课题统计分析方案。

其中，第一种和第二种方案用于医学科研课题的课题启动阶段；第三种和第四种方案用于医学科研课题的课题实施阶段；而第五种和第六种方案用于医学科研课题的课题结题阶段。

8.2.2　各种医学科研设计方案的含义和主要内容

1.医学科研课题框架设计方案

1）医学科研课题框架设计方案的含义

课题框架设计方案就是保证课题能够顺利启动、有条不紊地开展起来，并能按质按量实现预定目标的后勤保障计划。课题框架设计必须为课题研究提供充足的物质基础，涉及任务（课题来源、规模、研究目标、研究内容和技术路线等）、投入（人、物、财、时间）和产出（人才、专利、成果、论文）。其中，"财"指课题经费预算，即课题经费是如何分配的？用途分别是什么？

2）医学科研课题框架设计方案的主要内容

课题框架设计方案的主要内容由以下五部分组成：第一部分，课题概况，包括研究意义、研究目标、研究内容、预期成果和研究现状；第二部分，课题承担情况，包括总课题承担情况和各分课题承担情况；第三部分，课题技术问题，包括课题难点、课题创新点、课题技术路线和课题可行性分析；第四部分，课题进度；第五部分，经费预算。

2.医学科研课题技术设计方案

1）医学科研课题技术设计方案的含义

医学科研课题技术设计方案是指从技术层面上来讲，需要涉及哪些关键技术，如何使其具体化，如何具体落实。

2）医学科研课题技术设计方案的主要内容

医学科研课题技术设计方案的主要内容如下：第一，与医学伦理有关的内容及其处置情况；第二，与试验研究"三要素"（受试对象、影响因素和评价指标）有关的内容及其处置情况；第三，与试验研究"四原则"（随机原则、对照原则、重复原则和均衡原则）有关的内容及其处置情况；第四，与"设计类型"有关的内容及其处置情况；第五，与"比较类型"有关的内容及其处置情况；第六，与"标准操作规程"有关的内容及其处置情况；第七，与"质量控制"有关的内容及其处置情况；第八，与"研究监管"有关的内容及其处置情况；第九，与"统计分析"有关的内容及其处置情况。

3.医学科研课题标准操作规程方案

1）医学科研课题标准操作规程方案的含义

一般来说，任何一个科研课题都需要由多位研究者经过较长的一段时间才能完成。而课题完成的质量如何，则取决于多种原因。例如，同样的工作可能需要多位研究者同时操作，也可能需要由同一名研究者在不同的时间段内间歇式地去完成。如果没有一个"标准做法"为标杆，其结果必然是杂乱无章、毫无价值的。研究者必须将整个科研过程按其先后顺序分解成几段，弄清每一段将涉及的全部操作及操作方法，都以文本的方式清楚地呈现出来，以便使不同研究人员或同一研究者在不同时间段上操作的结果完全相同。此类文本文件就称为标准操作规程方案。

2）医学科研课题标准操作规程方案的主要内容

医学科研课题标准操作规程方案的主要内容如下：第一，先将整个科研课题按时间先后顺序划分成几个阶段；第二，再将每个阶段中需要涉及的全部操作逐项列出；第三，针对每项操作应当执行的步骤或动作或要求或标准逐一写出来。

4. 医学科研课题质量控制方案

1）医学科研课题质量控制方案的含义

一项科研课题的最终质量如何，取决于"课题启动"、"课题实施"和"课题结题"每个阶段完成或落实的质量。确保每个阶段上的质量，以及确保阶段与阶段之间无缝衔接的安排或计划就是课题质量控制方案。

2）医学科研课题质量控制方案的主要内容

医学科研课题质量控制方案的主要内容如下：第一，应控制来自研究者的干扰和影响。因为研究者的态度、责任心、心理、情绪、精力、知识面和技术熟练程度等，都会对研究结果造成很大的影响，将这些影响降到最低程度的想法和具体落实办法逐一写出文档；第二，应控制来自受试对象（特别是在临床试验或调查研究中以"人"为受试对象的场合）的干扰和影响。因为受试者自身的身体条件、心理素质、经济状况、家庭和睦程度、人际关系和对试验研究结果的期望值等，都会对研究结果造成很大的影响，将这些影响降到最低程度的想法和具体落实办法逐一写出文档；第三和第四就是研究的"环境"和"条件"，其具体细节是不言而喻的，也都会对研究结果造成很大的影响，将把这些影响降到最低程度的想法和具体落实办法逐一写出文档。

5. 医学科研课题数据管理方案

1）医学科研课题数据管理方案的含义

绝大多数医学科研课题都会以数据的形式呈现课题研究的结果，研究者通过运用各种技术方法（主要是统计学方法）分析所得到的科研数据，揭示其内在的规律性，从而得出结论。问题的关键在于所得出的结论是否正确？由基本常识可知，影响课题结论正确性的因素主要有以下几个：第一，所有的研究方案是否无懈可击？第二，课题实施过程中是否严格按无懈可击的研究方案具体实施并且对未预料到的突发事件或变异是否采取了最有效的处理？第三，以数据形式体现的课题产出是否精准可靠？

确保课题产出的数据精准可靠，并确保数据安全和便于调用的一切措施与技术方法写成一个技术文档，就是课题数据管理方案。

2）医学科研课题数据管理方案的主要内容

医学科研课题数据管理方案的主要内容如下：第一，记录课题研究数据的方法或工具。例如，在调查研究中就是调查表或测量表或问卷、在试验研究中就是试验记录本、在临床试验研究中就是病例报告表（case report form，CRF），现在，逐渐发展出网络版的数据记录表，例如，电子病历、云数据采集器等。第二，上述各种数据采集器（包括各种表格）本身的内容和布局的科学性、系统性、完整性和可操作性等方面的质量。其考核的标准是：无论从基本常识、各科专业知识还是统计学等方面去审视，都挑不出任何"硬伤"。

值得一提的是：若一个课题本身产出的数据质量不高，该课题数据就不值得分析；若一个课题本身产出的数据质量高但数据管理的质量不高，该课题数据也不值得分析（若盲目分析，是没有意义的；即便数据分析者采用深度学习技术进行数据挖掘，其结果和结论也是不可信的）。

6.医学科研课题统计分析方案

1）医学科研课题统计分析方案的含义

统计分析方案也称为统计分析计划书，它应制订于课题启动之前。课题统计分析方案就是当课题的操作任务全部完成、全部课题数据都已经记录在案，并且已经对全部数据进行了科学严谨的数据管理（包括数据核查、整理、清理、标注等）之后，如何系统全面地分析课题数据的计划。应以文档形式呈现，它将是统计分析工作者在数据分析过程中的依据或操作指南。

2）医学科研课题统计分析方案的主要内容

医学科研课题统计分析方案的主要内容如下：第一，应交代课题名称和研究目的；第二，应呈现整个课题的数据结构；第三，应明确定义各种数据集（如全分析集、安全性数据集、符合方案数据集、意向性数据集）；第四，应明确交代总的分析目的和分解后的具体分析目的；第五，应基于每个具体分析目的和对应的数据集，提出合理选择某种或某些统计分析方法的理由；第六，应交代拟采用哪些统计分析软件实现统计分析，最好能使用正版且公认的统计软件；第七，应交代由哪个部门或具体人员来完成数据分析任务，最好还应交代清楚分析者的资质；第八，应交代由谁来解读统计分析结果、由谁来撰写统计分析报告。

8.3　医学伦理道德

8.3.1　医学伦理道德的含义

医学伦理道德问题实际上就是指在医学试验研究中，处置与受试对象（特别是以"人"为受试对象的场合）有关的事情时，如何做，才能既在学术上是科学严谨的，又在医学道德层面上是合乎人性（包括人权、知情权等）要求的。例如，研究者常常希望做的临床试验如下：拟考察A、B两种药物单用与联合使用的疗效，计划按如下的安排或设计实施，即把全部某病患者随机分成四组，分别给予他们A、B和A＋B药物进行治疗，还有一组不给予任何药物治疗（即空白对照组或仅给予安慰剂的对照组）。若所研究的疾病是危及患者生命的疾病，则前述的安排或设计就是错误的。尽管这样的安排在学术上（特别是在统计学上）是科学严谨的，但它忽视患者的身体健康乃至生命，因此，是严重违犯医学伦理道德的。

8.3.2　遵守医学伦理道德的具体做法

在进行医学试验或调查研究之前，应做好以下几件事。

第一，向权威机构中有资质的伦理委员会递交拟开展的医学课题的申请书。

第二，在递交申请书的同时，呈交其他辅助材料（如课题设计方案、病例报告表或调查表、知情同意书、受试对象的来源和选择方法等）。

获得有资质的伦理委员会的审批件之后，方可开展相应的医学研究；同时，必须认真履行向理论委员会所做出的一切承诺（包括与受试对象签订知情同意书，特别是应当使受试对象真正的知情）。

8.4 国际注册

8.4.1 国际注册的意义

1.概述

在正式开展临床试验研究之前，向国内或国际有关网站或平台或公用数据库提交必要的信息，称为临床试验注册。临床试验注册的历史：2004年11月，由世界卫生组织（World Health Orgnization，WHO）牵头建立国际临床试验注册平台（International Clinical Trial Registration Platform，ICTRP），在此之后，英国、美国和澳大利亚都纷纷建立了自己的临床试验注册中心；2005年，由中国四川大学华西医院发起，建立了中国临床试验注册中心（Chinese Clinical Trial Registry，ChiCTR）。主要的国际临床试验注册库或网站或平台有：美国国立注册资料库（http：//www.clinicaltrials.gov）、世界卫生组织国际临床试验注册平台（https：//www.who.int/ictrp/en/，英文界面；https：//www.who.int/ictrp/zn/，中文界面）。其他国际临床试验注册平台从略。

2.意义

为什么要进行临床试验注册？所有的干预性临床试验的注册均视为一种科学、伦理、道德和开明的责任。国际医学杂志编辑委员会（International Committee of Medical Journal Editors，ICMJE）、世界卫生组织及很多国家政府组织都支持临床试验注册。

第一，临床试验注册是学术要求。因为未注册的临床试验研究，将来可能难以成为循证医学的重要证据，所撰写出来的临床研究学术论文难以被国内外某些学术期刊接受（特别是国际顶尖级医学学术期刊）。

第二，临床试验注册是伦理学要求。从伦理学角度考量，患者参与临床试验，有权获悉临床试验结果，体现其权益得到了保障。临床试验的承办方有责任按伦理学原则开展临床试验研究，并诚实地报告和公布临床试验的结果。

第三，临床试验注册是科研效率和质量要求。通过全面、深入地了解国内外现有临床试验及其结果，将有助于减少不必要的重复临床试验研究。同时，有利于核查一稿多投现象，避免类似的学术论文重复发表。

8.4.2 国际注册的方法

通过国际互联网进入某个拟注册的临床试验注册资料库或网站或平台，先全面了解其概况，然后，找到临床试验注册系统的入口并进入此系统。再按提示输入相应的信息，待每个页面需要填写的内容都完成且符合注册系统要求后，表明注册成功。

8.5 硬件和软件条件

8.5.1 硬件和软件条件的含义

硬件是指开展医学研究的可支配的科研经费、环境、仪器设备、药物或样品、试剂、受试对象等，它们都是医学课题研究的物质基础。软件是指开展医学研究的研究者

（即科研人才）、研究者所具备的知识结构和技术水平、研究者的洞察力和创新能力、研究者使用仪器设备（包括各种计算机软件）的技术水平、研究者的数据管理水平和统计分析水平。

8.5.2 具备硬件和软件条件的意义

以上所提及的硬件和软件都达到了高端水平，是医学课题研究获得成功的决定因素，尤其是软件条件，其质量高低直接关系到前述提及的科研方案的质量，也最终会集中体现在整个课题研究的质量上。

8.6 医学科研课题技术设计方案中的核心内容

8.6.1 核心内容概述

从前面的论述中可知：医学科研课题技术设计方案的内容大致有九个方面，若从统计学技术层面来精简，其中最核心的内容为"三要素"、"四原则"、"设计类型"和"比较类型"。

8.6.2 三要素

1.概述

试验研究中的"三要素"是指受试对象、影响因素和评价指标。之所以称它们为"三要素"，是因为在试验研究中，它们是不可或缺的。一旦它们中的任何一个要素没有把握到位，其研究结果可能就没有价值。

2.把握受试对象的要领

1）概述

受试对象是指承受试验因素作用的对象，研究课题不同，对受试对象的要求也不一样，受试对象选择得当，能够为试验成功创造有利条件。根据试验研究的目的和具体情况，应结合专业知识选择合适的受试对象。临床试验研究的受试对象主要是患有所研究疾病的患者。

"受试对象"看上去就四个字，但要想正确把握每个具体试验研究中的受试对象却并非一件易事。至少要考虑和妥善解决四方面的问题：其一，受试对象种类的选定；其二，受试对象来源的确定；其三，受试对象质量标准的制定；其四，受试对象数量的确定。前三方面主要靠基本常识和专业知识来确定，第四方面主要综合考虑统计学知识、实际条件和专业知识后方可确定。

2）受试对象质量标准的制定

医学试验研究者特别是临床试验研究者应该根据每个特定的试验研究项目制定出相应的受试对象的质量标准，通常主要指纳入标准和排除标准；详细地应包括以下五个标准，即纳入标准、排除标准、中止标准、终止标准和剔除标准。制定这些标准时，研究者一定要下功夫，千万不可流于形式。每个标准中应该写哪些内容，需要结合基本常识和专业知识反复斟酌，直至"多一条就重复、少一条又不全"为止；而且，必须考虑到操作起来不应太麻烦、太困难，即应具有很强的可操作性。

3）质量标准应用的时间节点

上述五个标准在实施临床试验的过程中，分阶段地发挥其作用。例如，纳入标准和排除标准用于为临床试验选择并确定受试对象阶段，即应按照纳入标准和排除标准逐一考核每一位拟入选的受试对象。只有符合纳入标准且不符合排除标准的拟入选的受试对象才能被正式纳入；而中止标准将在临床试验进程中对个别或部分受试对象发挥作用，例如，个别或少部分受试对象出现了严重的不良事件，他们无法或不应该继续参与此项临床试验，研究者针对实际情况，将那些符合中止标准的受试对象撤出临床试验；终止标准则是针对整个临床试验而言的，一旦情况或形势或事态不允许正在进行的临床试验继续进行，必须彻底终止此项临床试验；剔除标准在锁定临床试验数据库之前，一旦查出或发现符合剔除标准的受试对象，就应将其剔除。因为数据库一旦被锁定，以后就不能再修改了。

4）受试对象数量的确定

确定一个医学研究课题中需要多少受试对象属于样本含量估计问题，内容非常多，参见本书有关章节，此处从略。

3.把握影响因素的要领

1）概述

在各种医学试验研究中，所有可能影响治疗效果或安全性评价的因素统称为影响因素，常简称为"因素"或"因子"，它包括试验因素和非试验因素。影响因素通常可分为以下三大类：第一类，因素的水平为性质对立的两种，即"有"与"无"，例如，是否用A药（"不用"与"使用"是其两个水平）；第二类，因素的水平为"数量型"或"有序型"，例如，温度的水平分为20℃、40℃、60℃，风速的水平分为小、中、大；第三类，因素的水平为"并列型"，例如，性别的水平分为男、女，职业的水平分为工人、农民、商人、公务员、军人，药物种类分为A药、B药、C药。

研究者特别关注的影响因素常称为"试验因素"，而研究者不关心但它们确实会影响试验结果的影响因素常称为"非试验因素"，其中，影响力足够大的又称为"重要非试验因素"。

2）选定因素及其水平

第一，选定试验因素与重要非试验因素的原则。若在整个试验过程中影响观察结果的因素很多，就必须结合专业知识，对众多的因素进行全面梳理，必要时做一些预试验，区分哪些是重要的试验因素；而重要非试验因素（如病型、病情、发病时间等）取决于基本常识、专业知识和试验分组后，组间均衡性的高低、研究结果的适用范围和所得结论的可信度。

第二，确定试验因素与重要非试验因素水平的原则。一般来说，定性因素的水平是相对固定的。例如，患者性别通常只考虑男、女两种性别，尽管有极少数性别畸形的人（可以通过制定相应的质量标准将畸形性别的拟参选受试对象排除）；患者ABO血型系统通常只有A、B、AB和O型四种。然而，定量因素的水平有很多，有时，其水平数有无穷多个。例如，某种药物的剂量、作用时间、患者年龄等。一个良好的试验设计，首先要求在众多因素与水平中抓住主要的几个，水平数不能定得太多。对于定量因素，通常有两种确定其水平的方法。其一，依据基本常识、专业知识和实际情况，取有限个有实用价值的水平；其二，定量因素的水平可以取任意多个，即不限制其取哪几个具体值。例如，患者年龄，是多大岁数就记录多大岁数；药物作用时间，观测结果时，药物进入生物体内有多长时间就记录多长时间。

3）如何处置试验因素与重要非试验因素

第一，处置因素的关键技术——试验因素要标准化。试验因素标准化就是要保证试验因素在整个试验的过程中始终如一，保持不变，包括处理因素的施加方法、强度、频率和持续时间等。同样，重要非试验因素也必须遵循标准化原则，否则它们或多或少会影响试验结果，导致结论出现较大偏差。

第二，处置因素的关键技术——注意因素之间的交互作用。多种因素之间往往存在交互作用。最易于理解的是两药共用可发生药效的协同作用或拮抗作用。事实上，不仅两种药物同时使用可能会产生交互作用，非药物的试验因素之间也常产生交互作用。交互作用就是一个因素不同水平对观测结果的影响情况会随着另一个因素水平的改变而改变。

第三，处置因素的关键技术——基于因素及其水平构造特定的设计类型。一般来说，当因素（包括试验因素与重要非试验因素）为定性的且取有限的几个水平（通常为2～5个水平）时，由所有因素及其水平构造出一种架构，再结合专业知识（因素对观测指标的影响有无主次之分、因素之间在属性上有无嵌套关系）和具体操作的特点（如因素施加有无先后顺序）等，给"架构"取一个设计名称，即由定性因素决定设计类型；而定量因素对形成什么样的设计类型不起作用，它们只在统计分析时发挥其应有的作用。在统计学上它们称为"协变量"，当对受试对象进行分组时，定量因素或称为自变量被忽视，仅在统计分析时才"激活"它们。

4.把握评价指标的要领

1）概述

评价指标有两种分类，即按功能分类和按主次分类。从功能上分类，评价指标可分为三类：第一类，诊断指标；第二类，疗效指标；第三类，安全指标。按照主次分类，评价指标可分为主要指标和次要指标。

2）确定主要指标与次要指标

第一，如何确定主要诊断指标与次要诊断指标？需要对受试对象是否患有某种待研究疾病进行认真检查，做出诊断结论。明确诊断是临床试验设计时制定纳入标准的重要条件之一。为确定受试对象是否患有某种疾病，诊断的指标往往并非一个，而是很多个。

结合基本常识、专业知识及预试验的结果，确定一个最有说服力的指标为主要诊断指标，其他为次要诊断指标。最好有金标准，金标准即诊断某受试对象患了某疾病，该患者就一定患了此疾病，反之亦然。

第二，如何确定主要疗效指标与次要疗效指标？主要疗效指标又称主要终点，是与试验目的有本质联系的，能确切反映药物有效性的观察指标。通常主要疗效指标只有一个，偶尔会设定2～3个。如果存在多个主要疗效指标时，应该在设计方案中，考虑控制 I 类错误的方法（假定有5个主要疗效指标，对它们进行假设检验时，应调整每次假设检验的显著性水平α的取值，通常，$\alpha=0.05$，而有5个主要疗效指标时，对每个主要疗效指标分析时，将其设定为 $\alpha'=0.05/5=0.01$ ）。

主要疗效指标应根据试验目的选择易于量化、客观性强、重复性好，并易于在相关研究领域估计。次要疗效指标是指与试验目的相关的辅助性指标。一般来说，次要疗效指标的数目比较多。

第三，如何确定主要安全指标与次要安全指标？在临床试验中，安全性评价是非常重要的一个方面。在临床试验的早期，这一评价主要是探索性的，且只能发现常见的不良反应；在后期，一般可通过较大的样本进一步了解药物的安全性。后期的对照试验是一个重要的以无偏倚的方式探索新的潜在的药物不良反应的方法。安全指标也应有主次之分，通常，主要安全指标只有一个，次要安全指标可以有多个。

药物安全性评价的常用统计指标为不良事件发生率和不良反应发生率。当试验时间较长、有较大的退出治疗比例或死亡比例时，需用生存分析计算累计不良事件发生率。构成安全性评价的资料则主要来源于不良事件的临床表现、实验室检查等。从受试者中收集的安全指标应尽可能全面，主要包括受试者出现的所有不良事件的类型、发生时间、严重程度、处理措施、持续的时间、转归及药物剂量与试验用药物的关系。所有的安全指标在评价中都需重视，其主要分析方法需要在研究方案中指明。

3）观测指标的选取

第一，选取的一般原则。评价指标的取值反映影响因素作用于受试对象后所产生的试验效应，这些指标包括定性指标和定量指标等。观测指标的选择必须注意它的针对性，即选用的指标必须与所研究的题目具有本质性联系，且能确切反映影响因素的效应。否则，不能做出正确的判断。

第二，选取指标时应注意的事项。注意以下几点：指标的合理性、指标的先进性、指标的客观性、指标的灵敏性和特异性、指标的精确性、指标的经济性和指标的标准化。

第三，评价指标取值的方法。选好反映试验效应的指标以后，还要规定指标观察的常规方法，如观察方法、标准、时间、记录方法及记录格式等。指标的观察或测量应避免偏性，否则会影响结果的比较和分析。有些总体表现（气色、精神状态、营养状态等）、主观症状（疼痛、抑郁、焦虑等）、动物行为学变化（活跃与否、异常行为等）及某些形态变化（如器官外观、动物毛色、红肿、溃烂等），这些指标的判断带有主观性，研究者的心理常偏向于阳性结果，医生常偏向于新疗法组。如果试验效应的观察带有偏性，就会影响结果的比较和分析。为了消除或最大限度地减少这种偏性，解决的途径有三条：其一是通过培训来掌握统一评价标准。其二是在试验设计时常采用盲法（blind method）。单盲法（single blind method）：仅受试对象不知道自己被分在哪一组。双盲法（double blind method）：受试对象和试验执行者均不知道受试对象被分在哪一组。三盲法（triple blind method）：受试对象、试验执行者和统计分析人员三者均不知道受试对象被分在哪一组。双盲法和三盲法在临床试验中应用非常广泛。其三是通过一些精心设计出来的量表，全面度量某些方面的情况，以便取代简单的提问，有利于提高结论的可信度。

4）评价指标取值的时间

第一，一个观测时间点的确定。通常，当各组受试对象接受特定的处理后，需要在一个恰当的时间点上观测指标的取值,问题是如何确定这个"最佳时间点"。这需要结合基本常识、专业知识和必要预试验结果来粗略估计处理因素发挥作用的时间长短,再参考有经验的同行专家的意见,经过深思熟虑后确定下来。

第二,多个观测时间点的确定。在实际科研工作中,有时很难找准一个最恰当的观测时间点。例如,坚持锻炼身体有利于人的身体健康。用不同方式锻炼多长时间后,观测身体素质好坏合适呢?很难给定一个具体的时间段,此时,多选几个时间点,并且时间点之间的间隔也要慎重考虑后确定。有些试验因素产生试验效应很快,此时,观测指标取值的时间间隔就应短一些;而有些试验因素产生试验效应很慢,此时,观测指标取值的时间间隔就应长一些。具体短到什么程度、长到什么程度,必须结合基本常识、专业知识和预试验结果来综合考虑后再确定。

8.6.3 四原则

试验研究中的"四原则"是指对照、随机、重复和均衡原则,实际上就是在实施试验研究的过程中,必须严格遵守事先制定的原则或规则来逐一落实如下问题:如何合理地确定试验分组数目(由对照原则管控)?各试验组的专业含义和"因素与水平"之间的关系如何(由对照原则管控)?选定多少数目的受试对象(由重复原则管控)?如何将受试对象分配到不同组中(由随机原则管控)?如何度量或评价试验分组的效果(由均衡原则管控)等?因篇幅所限,具体内容此处从略。

8.6.4 设计类型

1.设计类型的概念

设计类型指在试验研究中因素及其水平所组成的一种特殊架构,例如,某医生拟采用A、B两种药物联合治疗某病患者,由于A药有1.5mg与2.0mg两种用药剂量,而B药有1.2mg、1.4mg和1.6mg三种用药剂量。于是,这两种药剂量组合起来就有6种处方,这在统计学上就称为"2×3析因设计类型"或称为"两因素析因设计类型"。"2"代表A药有2个剂量、"3"代表B药有3个剂量,而且,由临床知识得出:两药物必须联合使用。这里的"两因素"分别称为"A药剂量"与"B药剂量",而不应称为"药物种类"与"剂量大小"。

沿用前面的背景资料,若临床上规定:这两种药只能单用,那需要分几个组呢?显然,一共有5个组,即A药2个剂量组、B药3个剂量组。那么,这样的安排在统计学上是什么设计类型呢?应该称为"两因素嵌套设计或两因素系统分组设计",两因素分别指"药物种类"(分为A药与B药)与"剂量大小"(A药分为2个剂量、B药分为3个剂量)。"药物种类"为主要因素,"药物剂量"为次要因素,次要因素嵌套在主要因素之下,换言之,一般只适合在同一种药物的前提下比较不同剂量疗效之间的差异是否具有统计学意义。

2.设计类型的种类

设计类型的种类很多,通常分为单因素设计(包括单组设计、配对设计、成组设计和单因素多水平设计)与多因素设计(包括随机区组设计、交叉设计、拉丁方设计、嵌套设计、裂区设计、具有重复测量因素的多因素设计、析因设计、正交设计、均匀设计等）。

在实际的医学科研（特别是临床研究）中，研究者不自觉地使用了超越前述提及的两大类设计类型，即在某种单因素设计或某种多因素设计的基础上，记录了每个受试对象的许多影响因素（例如，年龄、性别、身高、体重、体重指数、某种疾病的家族史、抽烟情况、饮酒情况、生活习惯、生活方式、环境情况、很多心理学指标、血脂指标、心肝肾脾功能指标等）的取值，那么，此时的安排应称为什么设计类型呢？笔者为其取了一个特殊的名称——携带式多因素设计类型。

一般来说，"纯单因素设计"或"纯多因素设计"决定了试验分组，而将全部非试验因素以随从的方式呈现出来，故实际的医学科研课题几乎都采用了携带式多因素设计类型。

3.合理选定设计类型的方法

首先结合每个实际问题，选择一个"纯单因素设计"或"纯多因素设计"，其贡献仅仅在于决定试验究竟应该分几组；然后，结合基本常识和专业知识，找全对主要评价指标可能有影响的全部非试验因素，将它们在每个受试对象身上的取值记录下来，自然就形成了携带式多因素设计类型。对数据进行统计分析时，不要采用单因素分析方法，而应尽可能采用多因素分析方法（绝大多数场合下，都可以使用某种多重回归分析）。

8.6.5 比较类型

1.比较类型的概念

比较类型就是对成组设计条件下的试验数据进行假设检验时，将基于一种什么样的"假设"来进行。"假设"可以分为4种情形，即一般差异性假设、非劣效性假设、等效性假设和优效性假设。假设检验本应是有了试验数据后再进行，但应在试验研究开始之前就确定下来。因为进行试验设计时，需要估计样本含量，而估计样本含量又涉及将来对数据进行假设检验的具体方法。

一般来说，只是在临床试验研究中，特别是在单因素两水平设计（简称成组设计）时，才涉及非劣效性假设检验、等效性假设检验和优效性假设检验等问题；而在其他场合下，通常仅涉及一般差异性假设检验或其他非假设检验分析方法（如相关回归分析、判别分析、聚类分析和多元统计分析等）。

2.合理选定比较类型的方法

（1）选择差异性假设检验的理由与场合。

①选择双侧差异性假设检验的理由与场合。预试验的结果表明，试验药与对照药效果接近，而且，两者之间的效应指标的差量取正值还是负值尚不能确定。此时，研究目的是考察试验药与对照药疗效的差量与0之间的差别是否具有统计学意义（没有设定有临床意义的界值），选用双侧差异性假设检验。

②选择左单侧差异性假设检验的理由与场合。预试验的结果表明，试验药的疗效总比对照药的疗效稍差一些，但差量并非足够大。此时，研究目的是考察试验药与对照药疗效的差量是否具有统计学意义（没有设定有临床意义的界值），选用左单侧差异性假设检验。

③选择右单侧差异性假设检验的理由与场合。预试验的结果表明，试验药的疗效总

比对照药的疗效稍好一些，但差量并非足够大。此时，研究目的是考察试验药与对照药疗效的差量是否具有统计学意义（没有设定有临床意义的界值），选用右单侧差异性假设检验。

（2）选择非劣效性假设检验的理由与场合。预试验的结果表明，虽然试验药的效果比对照药效果略差一些，但两者之间的效应指标的差量 D 在数量上并非足够大，结合临床专业知识可知，此差量 D 尚未达到具有临床实际意义的界值。此时，为显示试验药的治疗效果在临床上不比阳性对照药差，选用非劣效性假设检验。在临床试验设计阶段，需要设定一个有临床意义的界值 δ_L。$|\delta_L|$ 的值越大就越容易得出"试验药非劣效于对照药"的结论；反之亦然。所以，应由多位临床专家共同讨论并最终确定 δ_L 的具体取值。

（3）选择等效性假设检验的理由与场合。预试验的结果表明，试验药的效果不会比对照药效果好很多，也不会差很多。而且，两者之间的效应指标的差量的绝对值在数量上并非足够大，结合临床专业知识可知，此差量的绝对值将小于具有临床实际意义的界值。此时，为显示两种治疗药物之间的差别在临床上并无重要意义，选用等效性检验。在试验设计阶段设定了两个有临床意义的等效性界值（δ_L，δ_U）来界定两种治疗的等效性。

（4）选择优效性检验的理由与场合。预试验的结果表明，试验药的效果不仅比对照药效果好，而且两者之间的效应指标的差量在数量上相当可观，结合临床专业知识可知，此差量具有临床上的实际意义。此时，为了通过正式临床试验，显示试验药的治疗效果优效于对照药（安慰剂对照或阳性对照），选用优效性检验。在试验设计阶段设定了一个有临床意义的界值 δ_U 来界定试验药的优效性。

第9章

估计样本含量与检验效能

9.1 估计样本含量与检验效能的概述

估计样本含量是一项比较烦琐的事情，因为需要提供一系列前提条件且能找到相应的统计学方法之后，才有可能进行实际估计。在试验设计中，拟对定量指标的平均值或定性指标（例如，是否有效，通常变换为"有效率"）进行假设检验，通常需要提供的前提条件有如下几条。

1. 与结果精确度有关的前提条件

（1）定出检验水准。即事先规定本批试验允许出现 I 型（或假阳性）错误的概率α，通常规定$\alpha=0.05$，同时应明确单双侧检验，α定得越小，研究所需样本含量就越大。

（2）提出所期望的检验效能或称把握度$1-\beta$。即在指定的α水准下，若比较的总体之间确实存在差别，此时该批试验发现此差别的概率。检验效能越大，所需样本含量越多。在科研设计时，检验效能一般取0.8或以上比较适宜。

（3）需要对试验过程中的样本损耗进行估计。假设研究者估计本批试验过程中将有10%的受试者脱落而无法完成试验，则应将通过计算得到的样本量除以0.9，此时得到的结果才能作为该试验最终需要的样本量。

2. 与评价指标有关的前提条件

必须知道由样本推断总体的一些信息。在比较两总体均数或概率之间的差别是否具有统计学意义时，需要知道总体参数间差值δ的信息。如两总体均数间的差值$\delta=\mu_1-\mu_2$的信息（或有关于μ_1和μ_2的估计值），两总体概率间的差值$\delta=\pi_1-\pi_2$的信息（或有关于π_1和π_2的估计值）。此外，确定两均数比较的样本含量时，还需要有关总体标准差σ的信息（或有关于总体标准差σ的估计值）。若希望进行非劣效性假设检验、等效性假设检验或优效性假设检验，则需要提供在临床上有意义的界值δ（此界值一般应由多位不同地区且学术权威性高、经验丰富的临床和统计学专家共同讨论来确定）。这些信息可以通过查阅资料、借鉴前人的经验或进行预试验寻找参考值。

3. 与设计类型和比较类型有关的前提条件

前面提到"两总体"，其真实含义是指所采用的是单因素两水平设计（常简称为成组设计）。换句话说，拟采用什么试验设计类型（因为除了单因素两水平设计之外，还有单组设计、配对设计、单因素多水平设计、某种特定的多因素设计）是估计样本含量的重要前提条件之一；而拟采用的比较类型（包括差异性假设检验、非劣效性假设检验、等效性假设检验或优效性假设检验）也是估计样本含量的重要前提条件之一。

在R软件的stats程序包中，有三个函数（即power.t.test、power.prop.test和power.anova.test）可用于估计样本含量或检验效能。

在R软件的sample.size包中，有两个函数（n.ttest、samplesize-package）可用于估计样本含量。其中，n.ttest函数可用于配对设计和非配对设计（即成组设计）一元定量资料t检验时，估计样本含量；而samplesize-package函数可用于多种成组设计场合下假设检验时估计样本含量（注：前述提及的"多种成组设计场合"指成组设计与配对设计一元定量资料t检验、Welch近似t检验、有序资料中带有或不带有结的Wilcoxon-Mann-Whitney检验时，对最后的场合，R软件的samplesize包中，还有n.wilcox.ord函数可用于估计样本含量）。

值得一提的是，在R软件的samplesize4surveys包中，有12个函数（即b4ddm、b4ddp、b4dm、b4dp、b4m、b4p；ss4ddmH、ss4ddpH、ss4dmH、ss4dpH、ss4dH、ss4pH），其中，前6个函数用于6种场合下估计检验效能；后6个函数用于前述6种场合下估计样本含量。

以上提及的6种场合分别为：成组设计一元定量资料均值的双侧差异性假设检验和单侧差异性假设检验、单组设计一元定量资料均值的假设检验；成组设计一元定性资料比例或率的双侧差异性假设检验和单侧差异性假设检验、单组设计一元定性资料比例或率的假设检验。

值得注意的是，R软件的内容十分丰富，其程序包、小插件和函数很多，而且每项内容放置在何处，可能的确无人精准知晓。只能是发现什么，调用什么，很难穷尽。

特别提示：当用户加载了程序包samplesize后，就可在R软件环境中，使用如下命令，即＞help（samplesize），进入有关样本大小估计的帮助窗口，此窗口内列示出了几十个以samplesize或sample.size开头的程序包或函数；以power开头的用于估计样本大小和检验效能的函数被置在stats程序包中，使用命令"＞help（stats）"后可进入此程序包的帮助信息查询窗口，选择其中的index，就可按26个字母顺序查看相应字母开头的函数。例如，选择字母P，就可迅速显示此程序包中以字母P开头的全部函数名及其功能的解说信息。

9.2　定量资料假设检验时估计样本含量与检验效能

9.2.1　成组设计一元定量资料t检验时样本含量或检验效能或差值的估计

1. 问题与数据结构

【例9-1】某研究者观察氯沙坦与伊贝沙坦治疗对伴高尿酸血症的原发性高血压患者血清尿酸水平的影响并评价其降压疗效。采用多中心、随机、双盲、平行对照设计。根据预试验的结果，收缩压改变值的情况见表9-1。使用双侧差异性假设检验评价两种药物的降压效果的差别是否具有统计学意义。取$\alpha=0.05$，$\beta=0.20$，试估计该试验所需的样本含量。

表9-1　两组患者治疗6周后收缩压下降幅度　　　　　　　　　　　　（单位：mmHg）

药物种类	n	$\bar{x}$	s
氯沙坦	·	13.29	6.10
伊贝沙坦	·	14.87	5.84

【例9-2】某研究者观察氯沙坦与伊贝沙坦治疗对伴高尿酸血症的原发性高血压患者血清尿酸水平的影响并评价其降压疗效。采用多中心、随机、双盲、平行对照设计。随机选取320例受试者，治疗6周后收缩压改变值的情况见表9-2。使用双侧差异性检验评价两种药物的降压效果的差别是否具有统计学意义。取$\alpha=0.05$，$\beta=0.20$，试估计该试验的检验效能。

表9-2　要求估计$1-\beta$时需要的前提条件　　　　　　　　　　　（单位：mmHg）

药物种类	n	$\bar{x}$	s
氯沙坦	160	13.29	6.10
伊贝沙坦	160	14.87	5.84

2.基于R软件实现计算

【解答例9-1】需要获得两样本均值之差量delta的数值和两样本标准差之均值sd的数值。然后，调用power.t.test函数。

```
> delta=14.87-13.29;delta
[1] 1.58
```

以上求出两样本均值之差量delta的数值为1.58。

```
> sd=(6.10+5.84)/2;sd
[1] 5.97
```

以上求出两样本标准差之均值sd的数值为5.97。

```
> power.t.test(power=0.80,sig.level=0.05,delta=1.58,sd=5.97)
```

以上语句的目的是调用power.t.test函数，其中的四个参数分别给定了具体的数值。事实上，还有三个参数取默认值，第一个为设计类型：type=c（"two.sample"，"one.sample"，"paired"），默认值为"two.sample"，即成组设计；第二个为备择假设：alternative=c（"two.sided"，"one.sided"），默认值为"two.sided"；第三个为"strict=T or F"，等号后面只能选定一个，其默认值为"strict=F"或"strict=FALSE"，其含义是：指定在双侧检验时是否使用严格解释。还剩下一个参数（即n）的值未给定，需要R软件计算。

以下是输出结果：

```
Two-sample t test power calculation
        n = 225.08
    delta = 1.58
       sd = 5.97
sig.level = 0.05
    power = 0.8
alternative = two.sided
NOTE: n is number in *each* group
```

由输出结果可知：每组应选取约226例。

【解答例9-2】需要获得两样本均值之差量delta的数值和两样本标准差之均值sd的数值。然后，调用power.t.test函数。

```
> delta=14.87-13.29;delta
[1] 1.58
```

以上求出两样本均值之差量delta的数值为1.58。

```
> sd=(6.10+5.84)/2;sd
[1] 5.97
```

以上求出两样本标准差之均值sd的数值为5.97。

```
> power.t.test(n=160,sig.level=0.05,delta=1.58,sd=5.97)
```

以上语句的目的是调用power.t.test函数，其中的四个参数分别给定了具体的数值。三个默认参数前已述及，不再赘述。还剩下一个参数（即power）的值未给定，需要R软件计算。

以下是输出结果：

```
Two-sample t test power calculation
        n = 160
    delta = 1.58
       sd = 5.97
sig.level = 0.05
    power = 0.6554376
alternative = two.sided
NOTE: n is number in *each* group
```

以上结果表明：每组用160例，其检验效能仅为65.54%＜80.0%（常规的要求），出现假阴性错误的概率（34.46%）过大。

3.基于SAS软件实现计算

【解答例9-1】题中已经给出了估计成组设计一元定量资料双侧差异性检验所需要样本含量时的全部"前提条件"（即两样本均值、两样本标准差，$\alpha=0.05$，$\beta=0.20$），设所需要的SAS程序名为"成组设计一元定量资料双侧差异性假设检验时样本含量估计.SAS"。

```
%let x_bar_t=13.29;
%let x_bar_r=14.87;
%let s_t=6.10;
%let s_r=5.84;
%let alpha=0.05;
%let beta=0.20;
%let n_max=10000;
data clinic10_1;
   do n_r=2 to &n_max;
   n_t=n_r;
power=probt((&x_bar_t-&x_bar_r)/sqrt((1/n_t+1/n_r)*((n_t-1)*&s_
t**2+(n_r-1)*&s_r**2)/(n_t+n_r-2))-tinv(1-&alpha/2,n_t+n_
r-2),n_t+n_r-2)+probt(-(&x_bar_t-&x_bar_r)/sqrt((1/n_t+1/n_r)*((n_t-1)*&s_t**2+(n_
r-1)*&s_r**2)/(n_t+n_r-2))-tinv(1-&alpha/2,n_t+n_r-2),n_t+n_r-2);
   if power>=1-&beta then goto ok;
  end;
  ok:n_t=n_r;
run;
proc print noobs;
   var n_t n_r power;
run;
```

SAS输出结果如下。

n_t	n_r	power
226	226	0.80140

【解答例9-2】题中已经给出了估计成组设计一元定量资料双侧差异性假设检验所需要样本含量时的全部"前提条件"（即两样本均值、两样本标准差，$\alpha=0.05$，$\beta=0.20$），设所需要的SAS程序名为"成组设计一元定量资料双侧差异性假设检验时检验效能估计.SAS"。

```
%let n_t=160;
%let n_r=160;
%let x_bar_t=13.29;
%let x_bar_r=14.87;
%let s_t=6.10;
%let s_r=5.84;
%let alpha=0.05;
data clinic12_1;
power=probt((&x_bar_t-&x_bar_r)/sqrt((1/&n_t+1/&n_r)*((&n_t-1)*&s_
t**2+(&n_r-1)*&s_r**2)/(&n_t+&n_r-2))-tinv(1-&alpha/2,&n_t+&n_r-2),&n_
t+&n_r-2)+probt(-(&x_bar_t-&x_bar_r)/sqrt((1/&n_t+1/&n_r)*((&n_t-1)*&s_
t**2+(&n_r-1)*&s_r**2)/(&n_t+&n_r-2))-tinv(1-&alpha/2,&n_t+&n_r-2),&n_
t+&n_r-2);
  if power<0 then power=0;
run;
proc print noobs;
  var power;
run;
```

SAS输出结果如下。

```
power
0.65498
```

以上结果表明：依据给定的条件得到本次临床试验的检验效能仅为65.5%，小于常规要求80.0%。说明所得结论的可信度偏低。

9.2.2 单因素多水平设计一元定量资料方差分析时样本含量或检验效能的估计

1.问题与数据结构

【例9-3】为观察神经功能康复情况，使用三种方法分别治疗脑卒中抑郁患者，估计治疗后三种方法的SSS评分均值分别为11.0、10.0、9.0，组间方差相等且都为9，组内方差分别为4、5、6、9四种取值条件下，取 $\alpha=0.05$，$\beta=0.10$，要求得到三组间差别有统计学意义的结论，每组各需要患者多少例（三组所需患者人数相等）？

2.基于R软件实现计算

【解答例9-3】情形一：在组内方差为4的条件下。

```
> power.anova.test(group=3,between.var=9,within.var=4,sig.
level=0.05,power=0.90)
```

此条件下输出的结果如下：

```
 Balanced one-way analysis of variance power calculation
       groups = 3
            n = 4.017349
 between.var = 9
   within.var = 4
     sig.level = 0.05
       power = 0.9
 NOTE: n is number in each group
```

以上结果表明：每组只需要5例。

情形二：在组内方差为5的条件下。

```
> power.anova.test(group=3,between.var=9,within.var=5,sig.
level=0.05,power=0.90)
```

此条件下输出的结果如下：

```
 Balanced one-way analysis of variance power calculation
       groups = 3
            n = 4.688307
 between.var = 9
   within.var = 5
     sig.level = 0.05
       power = 0.9
 NOTE: n is number in each group
```

以上结果表明：每组只需要5例。

情形三：在组内方差为6的条件下。

```
> power.anova.test(group=3,between.var=9,within.var=6,sig.
level=0.05,power=0.90)
```

此条件下输出的结果如下：

```
 Balanced one-way analysis of variance power calculation
       groups = 3
            n = 5.36743
```

```
between.var = 9
  within.var = 6
    sig.level = 0.05
      power = 0.9
NOTE: n is number in each group
```

以上结果表明：每组只需要6例。

情形四：在组内方差为9的条件下。

```
> power.anova.test(group=3,between.var=9,within.var=9,sig.
level=0.05,power=0.90)
```

此条件下输出的结果如下：

```
Balanced one-way analysis of variance power calculation
      groups = 3
          n = 7.431865
between.var = 9
  within.var = 9
    sig.level = 0.05
      power = 0.9
NOTE: n is number in each group
```

以上结果表明：每组只需要8例。

3. 基于SAS软件实现计算

【解答例9-3】题中已经给出了估计单因素三水平设计一元定量资料方差分析所需要样本含量时的全部"前提条件"（即各组样本均值、各组样本标准差，$\alpha=0.05$，$\beta=0.10$）。设所需要的SAS程序名为"单因素三水平设计一元定量资料方差分析时样本含量估计.SAS"。

设各组平均方差为4（或标准差为2）。

```
data a1;
input methods score CellWgt;
datalines;
A 11.0 1
B 10.0 1
C  9.0 1
;
run;
```

```
proc glmpower data=a1;
class method;
model score=method;
weight CellWgt;     contrast "A vs. B" method  1 -1  0;
contrast "A vs. C" method  1  0 -1;
contrast "B vs. C" method  0  1 -1;
power
stddev = 2.0
alpha = 0.05
ntotal = .
power  = 0.90;
run;
quit;
```

【程序说明】data步定义影响因素各水平组指标的总体均值的估计值及各水平组的样本含量分配比例；glmpower过程中的选项"stddev=2.0"中的2.0为各水平组指标的总体标准差的估计值；也可将选项写成"stddev=2.0 2.5 3.0"或"stddev=2.0 to 3.0 by 0.5"的形式，SAS系统将分别计算出每种标准差情况下对应的所需样本量。

【SAS输出结果】

```
                     The GLMPOWER Procedure
                    Fixed Scenario Elements
        Dependent Variable                  score
        Weight Variable                     CellWgt
        Alpha                               0.05
        Error Standard Deviation            2
        Nominal Power                       0.9


                      Computed N Total
Index  Type       Source     Test DF    Error DF    Actual Power    N Total
1      Effect     method     2          78          0.908           81
2      Contrast   A vs. B    1          252         0.901           255
3      Contrast   A vs. C    1          63          0.904           66
4      Contrast   B vs. C    1          252         0.901           255
```

【结果解释】由计算结果可知：若希望通过单因素三水平设计定量资料的方差分析及两两比较，有90%的把握发现"三个组SSS评分的总体均值不完全相等"的结论，则每组需要27例患者，三组共需81例患者；但若希望通过单因素三水平设计定量资料的方差分析及两两比较，有90%的把握发现"三个组中任何两个组的SSS评分的总体均值不相等"的结论，当A组与B组比较或B组与C组比较时，则每组需要85例患者，三组共需255例患者；若以A组与C组比较的条件来推算，则每组需要22例患者，三组共需66例患者。

读者可将上面的程序中"stddev=2.0"改写成"stddev=2.000 2.236 2.449 3.000"，便可得到标准差分别为2.000、2.236、2.449和3.000这4种情形下的样本含量估计结果：

```
                        Computed N Total

Index   Type    Source   Std Dev   Test DF   Error DF   Actual Power   N Total
1      Effect   method    2.00        2          78        0.908          81
2      Effect   method    2.24        2          96        0.903          99
3      Effect   method    2.45        2         114        0.900         117
4      Effect   method    3.00        2         171        0.900         174
5     Contrast  A vs. B   2.00        1         252        0.901         255
6     Contrast  A vs. B   2.24        1         315        0.901         318
7     Contrast  A vs. B   2.45        1         378        0.901         381
8     Contrast  A vs. B   3.00        1         567        0.900         570
9     Contrast  A vs. C   2.00        1          63        0.904          66
10    Contrast  A vs. C   2.24        1          78        0.901          81
11    Contrast  A vs. C   2.45        1          96        0.907          99
12    Contrast  A vs. C   3.00        1         141        0.900         144
13    Contrast  B vs. C   2.00        1         252        0.901         255
14    Contrast  B vs. C   2.24        1         315        0.901         318
15    Contrast  B vs. C   2.45        1         378        0.901         381
16    Contrast  B vs. C   3.00        1         567        0.900         570
```

9.3 定性资料假设检验时估计样本含量与检验效能

9.3.1 成组设计一元定性资料 Z（或 χ^2）检验时样本含量或检验效能的估计

【例9-4】一种新的抗肿瘤药物A与临床有效药物B对照进行临床试验，选取一定数目且符合要求的患者随机均分成两组，分别接受A药和B药治疗。预试验结果为A药的有效率是58.0%，B药的有效率是46.0%（表9-3）。欲使用双侧差异性假设检验评价两种药物的降压效果的差别且希望得出具有统计学意义的结果，取 $\alpha=0.05$，$\beta=0.20$，试估计该试验中各组至少需要多大的样本含量？

表9-3 两组患者的治疗效果

药物种类	n	有效率（%）
A	.	58.0
B	.	46.0

【解答】需要获得估计成组设计两比例或率差异性假设检验时样本含量所需要的基

本信息：$p1=0.58$，$p2=0.46$，sig.level=0.05，power=0.80，将各组样本含量 n 留作待估计的参数。然后，调用 power.prop.test 函数。

```
> power.prop.test(p1=0.58,p2=0.46,sig.level=0.05,power=0.80)
```

以上语句的目的是调用 power.prop.test 函数，其中的四个参数分别给定了具体的数值。两个默认参数分别为：第一个为备择假设 alternative=c（"two.sided"，"one.sided"），默认值为"two.sided"；第二个为"strict=T or F"，等号后面只能选定一个，其默认值为"strict=F"或"strict=FALSE"，其含义是指定在双侧检验时是否使用严格解释；还剩下一个参数（即 power）的值未给定，需要 R 软件计算。

以下是输出结果：

```
Two-sample comparison of proportions power calculation
          n = 270.9126
         p1 = 0.58
         p2 = 0.46
  sig.level = 0.05
      power = 0.8
alternative = two.sided
NOTE: n is number in *each* group
```

以上结果表明：各组需要约271例。

9.3.2 临床试验设计中成组设计一元定性资料 Z（或 χ^2）检验时样本含量或检验效能的估计

在临床试验中，有"双臂试验"（即一个试验组与一个对照组比较）。在 R 软件的 sample.size 包中，有一个 sample.size 函数可用于Ⅱ期临床试验且采用双臂优化设计中比较两个比例或率（此法由 Mayo 等提出，可采用固定或灵活的分配比例，可以基于多种限制条件进行优化设计）时，估计样本含量或检验效能。

【例9-5】在一个Ⅱ期临床试验中，已知对照组有效率 $p1=30\%$，试验组有效率 $p2=60\%$，三个限制条件分别为 gammaC=15%、gammaE=15%、gammaDelta=15%，对照组与试验组样本含量的比例分别为 1∶3 与 1∶1 两种条件下，试估计各组的样本含量。

【解答】情形一：对照组与试验组样本含量的比例为 1∶3 条件下估计各组的样本含量。

```
> sample.size(0.3, 0.6, 0.15, 0.15, 0.15, Allratio_c = 1, Allratio_e = 3)
```

以上语句的目的是调用 sample.size 函数，其中7个参数的数值均已给定，最后两个参数若不出现，就取默认值，即 1∶1。

以下是输出的结果：

```
Specified values for parameters:
Response rates:
control = 0.3 experiment = 0.6
Upper bounds for constriants:
gammaC = 0.15 gammaE = 0.15 gammaDelta = 0.15
```

以上内容实际上是给定的前提条件。

```
Required sample sizes:
[1] Optimal Design:
 nc = 20 ne = 20 n = 40
[2] 1 to 1 Allocation Design:
 nc = 20 ne = 20 n = 40
[3] 1 to 3 Allocation Design:
 nc = 13 ne = 39 n = 52
```

第一部分给出了优化设计下的两组各需要 20 例；第二部分给出了 1∶1 条件下的两组各需要 20 例；第三部分给出了 1∶3 条件下的对照组需要 13 例，试验组需要 39 例。

情形二：对照组与试验组样本含量的比例为 1∶1 条件下估计各组的样本含量。

```
> sample.size(0.3, 0.6, 0.15, 0.15, 0.15)
```

此语句与前面的语句相比，最后两个参数取默认值，即对照组与试验组样本含量之比为 1∶1。

```
Specified values for parameters:
Response rates:
control = 0.3 experiment = 0.6
Upper bounds for constriants:
gammaC = 0.15 gammaE = 0.15 gammaDelta = 0.15
```

以上内容实际上是给定的前提条件。

```
Required sample sizes:
[1] Optimal Design:
 nc = 20 ne = 20 n = 40
```

```
[2] 1 to 1 Allocation Design:
nc = 20 ne = 20 n = 40
```

　　第一部分给出了优化设计下的两组各需要20例；第二部分给出了1∶1条件下的两组各需要20例。

　　值得注意的是，此设计并没有交代清楚：sig.level＝？ power＝？

　　笔者认为这种设计要慎用。

第10章

产生随机数与随机抽样

10.1 产生随机数

10.1.1 随机数及其种类

1.概述

何为随机数？假定让某人随手写出 1 ～ 100 以内的 10 个实数，不同的人可能写出的结果不尽相同。即使让同一个人反复写出多组样本含量为 10 的实数，可能结果也不尽相同。也就是说，随机数就是它们在数量大小和先后顺序等方面，出现的规律是不确定的。然而，人们还可以在一定的前提条件限制下，生成一系列的随机数，它们出现的先后顺序是随机的，但它们在整体上却是服从某种特定规律的。

由此可知，当人们将前提条件设定为均匀分布时，就可生成均匀分布随机数；当人们将前提条件设定为正态分布时，就可生成正态分布随机数。以此类推，还可生成指数分布随机数、Weibull 分布随机数、多元正态分布随机数、泊松分布随机数、二项分布随机数、负二项分布随机数、几何分布随机数、超几何分布随机数等。

2.随机数生成器种类

在计算机上，生成随机数需要基于一定的算法。不同的算法会生成不同的随机数。R 提供了多种随机数生成器（random number generators，RNG），默认的 RNG 是由 Makoto Matsumoto 与 Takuji Nishimura 于 1997 ～ 1998 年提出的 RNG，即 Mersenne twister RNG。该 RNG 的循环周期为 $2^{19937}-1$。R 里面还提供了其他几种 RNG，通过在 R 的控制台发送命令 "help（RNGkind）"，可以获得有关的详细信息。

若用户想把默认的 RNG 更改为自己指定的某种 RNG，可通过在 R 的控制台发送命令 "RNGkind（kind="new_rng"）"。注意：这里的 "new_rng" 只能是下列几种备选内容：Mersenne（默认项）、Wich、Mars、Super、Knuth-TAOCP-2002、Knuth-TAOCP、L'Ecuyer-CMRG。

3.先运行 set.seed 函数，可以保证每批生成的随机数相同

一般来说，生成随机数的函数每批生成的随机数是不同的。但有时，人们需要生成相同批次的随机数，例如，在临床试验设计的模拟试验时，可以在运行某种随机数函数时，先运行一下 set.seed（*n*）函数（这里 *n* 为一个确定的正整数，如 1 或 2 等）。

现以生成均匀分布随机数的runif函数为例，在运行此随机数函数之前先运行set.seed函数，可使runif函数每批生成的随机数相同（生成的随机数的长度应相同）。

```
> set.seed(1)
> runif(10)
```

以上为第一次运行，要求生成在［0，1］区间内且服从均匀分布的10个随机数。

```
[1] 0.26550866 0.37212390 0.57285336 0.90820779 0.20168193 0.89838968
[7] 0.94467527 0.66079779 0.62911404 0.06178627
```

以上是第一次运行输出的10个随机数。

```
> set.seed(1)
> runif(10)
```

以上为第二次运行，仍要求生成在［0，1］区间内且服从均匀分布的10个随机数。

```
[1] 0.26550866 0.37212390 0.57285336 0.90820779 0.20168193 0.89838968
[7] 0.94467527 0.66079779 0.62911404 0.06178627
```

以上是第二次运行输出的10个随机数。

显然，以上两次运行，生成的在［0，1］区间内且服从均匀分布的10个随机数完全相同。

10.1.2 用R生成正态分布随机数

【例10-1】试生成100个服从均值为0、标准差为1的标准正态分布的随机数。

【解答】在R中，使用rnorm函数可以生成服从正态分布的随机数。其语法规则是rnorm（n，mean=k_1，sd=k_2），其中，参数n代表需要生成的随机数的个数，k_1为用户指定的均值，k_2为用户指定的标准差。当k_1=0、k_2=1时，就是希望生成服从标准正态分布的n（n必须为一个具体的正整数）个随机变量。rnorm（n，mean=0，sd=1）=rnorm（n，0，1）=rnorm（n）。

```
> r_number1<- rnorm(100,0,1);r_number1
```

以上语句的目的是生成100个服从均值=0、标准差=1的标准正态分布的随机数并将其赋值给变量（本质上是一个向量）r_number1，然后，将其输出。

```
  [1] -1.874696256 -0.674747127  0.765410049  1.578799683  0.383530856
  [6] -0.057177152 -0.435872102 -0.597854694  1.782165453 -0.311607719
 [11]  0.128741572  0.600087672 -0.648739351 -1.087722433 -1.722625797
 [16] -0.982681556  1.579086655 -0.024716301  0.439976742  0.437573797
 [21] -1.164433376  1.702417761  0.579458116 -1.352772673  0.912431269
 [26] -0.162250447  0.926996208 -0.564667673 -0.411770397  0.610465698
 [31]  0.718690718 -0.858430969 -0.095935412 -1.242257909  0.116434145
 [36] -0.937210048  1.676375230 -0.195047976 -0.703748143 -1.401255913
 [41]  0.893517326  1.787483734  0.293205542  0.705339039 -0.649995950
 [46] -0.431843302  0.118577895 -0.422246147 -2.079787241  0.043135222
 [51]  0.601553814  0.789916055 -1.204322911 -1.432629317  0.919334415
 [56] -1.527989251 -0.703730810  2.231951340 -0.787215422  1.403872832
 [61]  0.419780090 -1.173756632  0.329377703  0.708399594 -1.146568131
 [66] -0.951864571 -0.264993148 -0.860117134 -1.053849460  1.093223714
 [71]  0.902975364 -0.502164576  1.956148641 -0.702084678  1.622524747
 [76]  0.003950885  0.597610978 -1.213501554 -0.776572171 -0.481049941
 [81]  1.123515171 -0.208498973  1.142889404  1.411444002  1.294298086
 [86]  0.037749909 -0.931758005 -0.353185891  1.198830389 -0.760892391
 [91] -1.471924025  2.053032254  0.648905338  1.372852015  0.681394653
 [96]  0.261745308  0.988628988 -1.803244798 -0.944822845 -1.241254140
```

【例10-2】试生成1000个服从均值为0、标准差为1的正态分布的随机数，并用直方图展示它们。

【解答】为实现题中的目标，可使用下面的语句。

```
> x<- rnorm(1000)
> hist(x,prob=T,main="normal distribution(mean=0,sigma=1)")
> curve(dnorm(x),add=T)
```

第一句的目的是生成1000个服从标准正态分布的随机数；
第二句的目的是绘制这1000个随机数的直方图；
第三句的目的是在直方图上添加标准正态分布密度函数曲线。
产生的结果见图10-1。

【例10-3】试生成10000个服从均值为165cm、标准差为20cm的正态分布的随机数，并用直方图展示它们（模拟某地10000个正常成年人的身高数据）。

【解答】为实现题中的目标，可使用下面的语句。

```
> x<- rnorm(10000,165,20)
> hist(x,prob=T,main="normal distribution(mean=165cm,sigma=20cm)")
```

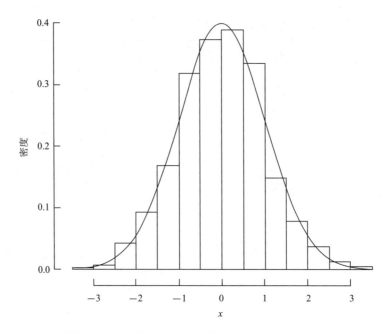

图10-1　使用1000个服从标准正态分布的随机数绘制的直方图及拟合的正态分布概率密度曲线

第一句的目的是生成10000个服从均值为165cm、标准差为20cm的正态分布的随机数；

第二句的目的是绘制这10000个随机数的直方图（无法绘制正态分布密度函数曲线）。

产生的结果见图10-2。

10.1.3　用R生成均匀分布随机数

在R中，使用runif函数可以生成服从均匀分布的随机数。其语法规则是：runif（n，min=k_1，max=k_2），其中，参数n代表需要生成的随机数的个数，k_1为用户指定的服从均匀分布的随机数的下限，k_2为用户指定的服从均匀分布的随机数的上限。若省略参数min、max，则默认生成［0，1］上的均匀分布随机数。

【例10-4】试生成1000个服从下限为2、上限为12的均匀分布的随机数，并用直方图展示它们。

【解答】为实现题中的目标，可使用下面的语句。

```
> x<- runif(1000,min=2,max=12)
> hist(x,prob=T,main="uniform distribution(min=2,max=12)")
```

第一句的目的是生成1000个服从下限为2、上限为12的均匀分布的随机数；

第二句的目的是绘制这1000个随机数的直方图（无法绘制非标准均匀分布密度函数曲线）。

产生的结果见图10-3。

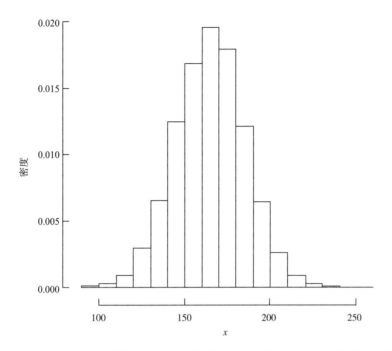

图10-2　使用10000个服从均值为165cm、标准差为20cm的正态分布的随机数绘制的直方图

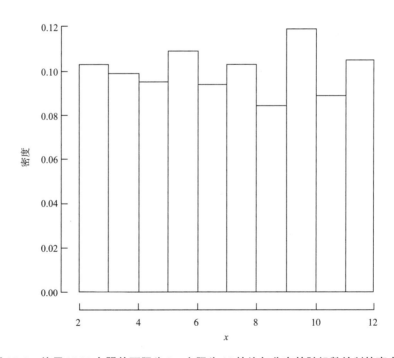

图10-3　使用1000个服从下限为2、上限为12的均匀分布的随机数绘制的直方图

10.1.4　用R生成其他分布随机数

1.概述

其他分布还有很多，因篇幅所限，下面对每一种分布仅给出关键语句，用户需要时可以方便地选用。

2.生成指数分布随机数

生成指数分布随机数的函数为rexp，其语法规则是：rexp（n, lamda=1/mean）。其中，n代表生成的随机数的个数，而lamda代表随机数的平均值的倒数，mean代表随机数的平均数。

```
> x<- rexp(1000,1/110);x
```

以上语句的目的是生成1000个服从均值为110的指数分布的随机数并将其输出（输出结果此处从略）。

3.生成β分布随机数

生成β分布随机数的函数为rbeta，其语法规则是：rbeta（n, a, b）。其中，n代表生成的随机数的个数，而a和b代表该分布的两个非负的实数（$a > 0$、$b > 0$）。

```
> x<- rbeta(100,2,8);x
```

以上语句的目的是生成100个服从参数a=2、参数b=8的β分布的随机数并将其输出（输出结果此处从略）。

4.生成γ分布随机数

生成γ分布随机数的函数为rgamma，其语法规则是：rgamma（n, shape, rate=1, scale=1/rate）。其中，n代表生成的随机数的个数，而shape代表该分布的形状参数，scale代表尺度参数，这两个参数都应该为非负实数（shape > 0、scale > 0）。注意：rate与scale两个中只能给定一个的具体值。

```
> x<- rgamma(100,1,4);x
```

以上语句的目的是生成100个服从形状参数shape=1、尺度参数scale=1/4的γ分布的随机数并将其输出（输出结果此处从略）。

5.生成Weibull分布随机数

生成Weibull分布随机数的函数为rweibull，其语法规则是：rweibull（n, shape, scale=1）。其中，n代表生成的随机数的个数，而shape代表该分布的形状参数，scale代表尺度参数（其默认值为1），这两个参数都应该为非负实数（shape > 0、scale > 0）。注意：其实，还应有一个位置参数δ（R中未交待，可令其为0）。

```
> x<- rweibull(100,1,4);x
```

以上语句的目的是生成100个服从形状参数shape=1、尺度参数scale=4的Weibull分布的随机数并将其输出（输出结果此处从略）。

6. 生成Wilcoxon分布随机数

生成Wilcoxon分布随机数的函数为rwilcox，其语法规则是：rwilcox（n，n_1，n_2）。其中，n代表生成的随机数的个数，而n_1与n_2分别代表第一与第二个样本的样本含量。

```
> x<- rwilcox(100,25,30);x
```

以上语句的目的是生成100个服从Wilcoxon分布的随机数，并将其输出（输出结果此处从略），其中，两个样本的样本含量分别为25和30。

7. 生成t分布随机数

生成t分布随机数的函数为rt，其语法规则是：rt（n，df，ncp）。其中，n代表生成的随机数的个数，df代表t分布的自由度，ncp代表非中心参数delta。ncp的绝对值≤37.62，若令其为0，此时的分布就是中心t分布。

```
> x<- rt(100,25,0);x
```

以上语句的目的是生成100个服从自由度为25的中心t分布的随机数，并将其输出（输出结果此处从略）。

8. 生成F分布随机数

生成F分布随机数的函数为rf，其语法规则是：rf（n，df_1，df_2，ncp）。其中，n代表生成的随机数的个数，df_1代表F分布的分子自由度，df_2代表F分布的分母自由度，ncp代表非中心参数delta。ncp的绝对值≤37.62，若令其为0，此时的分布就是中心F分布。

```
> x<- rf(100,15,20,0);x
```

以上语句的目的是生成100个服从分子与分母自由度分别为15与20的中心F分布的随机数，并将其输出（输出结果此处从略）。

9. 生成χ^2分布随机数

生成χ^2分布随机数的函数为rchisq，其语法规则是：rchisq（n，df，ncp）。其中，n代表生成的随机数的个数，df代表χ^2分布的自由度，ncp代表非中心参数delta，只取非负整数；ncp=0时的分布就是中心χ^2分布。

```
> x<- rchisq(100,25,0);x
```

以上语句的目的是生成100个服从自由度为25的中心χ^2分布的随机数，并将其输出（输出结果此处从略）。

10.生成二项分布随机数

生成二项分布随机数的函数为rbinom，其语法规则是：rbinom（n，size，prob）。其中，n代表生成的随机数的个数，size代表试验次数（取0或正整数），prob代表每次试验成功的概率。

```
> x<- rbinom(100,40,0.25);x
```

以上语句的目的是生成100个服从发生率为25%且试验次数为40次的二项分布的随机数，并将其输出（输出结果此处从略）。

11.生成负二项分布随机数

生成负二项分布随机数的函数为rnbinom，其语法规则是：rnbinom（n，size，prob，mu）。其中，n代表生成的随机数的个数，size代表试验次数（取0或正整数），prob代表每次试验成功的概率，mu代表备选参数（其默认值为0）。

```
> x<- rnbinom(100,40,0.25);x
```

以上语句的目的是生成100个服从发生率为25%且试验次数为40次的负二项分布的随机数，并将其输出出来（输出结果此处从略）。

12.生成泊松分布随机数

生成泊松分布随机数的函数为rpois，其语法规则是：rpois（n，lambda）。其中，n代表生成的随机数的个数，lambda为非负均值向量（通常就是一个正整数）。

```
> x<- rpois(100,30);x
```

以上语句的目的是生成100个服从均值为30的泊松分布的随机数，并将其输出（输出结果此处从略）。

10.2　随机抽样

10.2.1　概述

从给定的一个总体中抽取一定数目的样品，就称为抽样。若总体中的所有样品放在一个黑色的袋子中，样品的形状、大小、颜色和重量是相同的，只是上面的编号不同。当人们从中抽取若干个样品时，就称为随机抽样。这里的"随机"是指被抽取的样品是哪些，事先是不知道的。若从n个样品（假定它们构成一个总体）中一下子抽取m（m＜n）个或一个个地抽取（每次只抽取，不放回），连续共抽取m次，都称为无放回随机抽样；若从n个样品（假定它们构成一个总体）中一个个地抽取（每次抽取后记录其编号，并将其放回），连续共抽取m次，就称为有放回随机抽样。

在R中，可以使用sample函数来实现无放回与有放回随机抽样。其语法规则如下：

```
Sample（x,n,replace=F或T, prob=NULL）
```

*x*代表总体向量，可以是数据、字符、逻辑向量；*n*代表样本含量；replace=F代表无
放回随机抽样（这是默认的），replace=T代表有放回随机抽样；prob可以设置各个抽样
单元不同的入样概率，进行不等概率抽样。

10.2.2 有放回随机抽样举例

【例10-5】假定掷一枚质地均匀的硬币，出现正面用"H"表示、出现反面用"B"
表示，现重复抛硬币20次，显示有放回随机抽样的结果。

【解答】在R中使用下面的语句就可达到前述的目的：

```
> sample(c("B","H"),20,rep=T)
 [1] "B" "B" "H" "B" "H" "B" "H" "B" "H" "H" "B" "H" "B" "H" "H" "H" "H" "H"
 "H"
[19] "B" "B"
```

以上是20次试验的结果，每次试验的结果要么是"B"，要么是"H"。其中，"B"
出现了9次，"H"出现了11次。

【例10-6】假定掷一枚质地均匀的骰子（有6个面，每个面上分别有1、2、3、4、5、
6个点），现重复抛硬币20次，显示有放回随机抽样的结果。

【解答】在R中使用下面的语句就可实现前述的目的：

```
> sample(c(1:6),20,rep=T)
 [1] 3 2 4 1 5 1 6 1 6 4 3 6 3 6 5 6 4 4 2 2
```

以上是20次试验的结果，每次试验的结果是1～6六个数字中的一个出现。这批试
验的结果表明，1出现了3次、2出现了3次、3出现了3次、4出现了4次、5出现了2次、
6出现了5次。

10.2.3 无放回随机抽样举例

【例10-7】现有编号为1～200号的200位受试对象，希望从中随机地抽取20位。试
显示被随机抽取的20位受试者的编号。

【解答】在R中使用下面的语句就可实现前述的目的：

```
> sample(200,20,rep=F)
 [1] 180  47  91 124  22 141  36 186 193   8  53  67 113  68 154
143 108  59
[19] 123  71
```

以上是从 1 ~ 200 个编号中无放回地随机抽取的 20 个编号。

10.2.4 系统随机抽样举例

在 R 中，要想实现分层随机抽样或整群随机抽样，需要从 R 软件中下载 sampling 包，分别调用其中的 strata 函数与 cluster 函数；与此同时，这个包中还有 getdata 函数，可以读取随机抽样的全部样品对应的全部信息（否则，只有与抽样有关的部分信息）。

很遗憾地告诉读者：在 R 中，笔者目前尚未找到专门用于系统随机抽样的函数。虽然在下面的分层随机抽样的 strata 函数与整群随机抽样的 cluster 函数中，都涉及一个参数，即 "method="，在等号后面可以输入四种抽样方法之一，即 srswor（无放回随机抽样）、srswr（有放回随机抽样）、poisson（泊松随机抽样）和 systematic（系统随机抽样），但这四种具体的抽样方法都是在前面的分层随机抽样或整群随机抽样基础之上的，而不是直接实施这四种具体随机抽样。故此处暂不能进行系统随机抽样，若用户今后从 R 软件中发现了某个包中的某些函数可直接进行系统随机抽样或泊松随机抽样，可通过 R 中的帮助功能，很容易学会使用方法。

10.2.5 分层随机抽样举例

【例 10-8】表 10-1 是 20 例患者的基本信息，试以性别作为分层因素，从女性（F）层中随机抽取 4 人，从男性（M）层中随机抽取 5 人，构成一个被抽取的随机样本。

表 10-1　20 例患者的基本信息

患者编号	1	2	3	4	5	6	7	8	9	10
性别	F	F	M	F	F	F	M	M	M	M
年龄	60	64	37	57	41	31	60	64	58	16
患者编号	11	12	13	14	15	16	17	18	19	20
性别	M	M	F	F	F	F	F	M	F	F
年龄	58	63	23	37	20	33	39	40	49	42

【解答】在 R 中，实现分层随机抽样的 strata 函数被放置在 sampling 包中，使用前必须先下载并导入 R 软件中。操作的步骤如下。

（1）将安装了 R 软件的计算机连网并启动 R 软件；

（2）选择 "程序包（Packages）" 并选择一个镜像（Set CRAN mirror）；

（3）选择 "安装程序包（Install package（s））"；

（4）在弹出的 "程序包（Packages）" 窗口内（约有数千行，其中少部分是 "程序包"，绝大多数是 "函数"）浏览 sampling；

（5）在 R 中使用下面的语句就可达到前述的目的。

在 strata 函数中未明确写出参数 method="srswor"，系统默认为 "分层随机抽样"。

```
> data1<- read.table("F:/studyr/sex_age.txt",header=T)
> sub1<- strata(data1,stratanames="sex",size=c(4,5),description=TRUE)
```

第一句表明，从F盘上文件夹studyr内读取文本文件sex_age.txt并赋值给变量（本质上是数据框）data1。

第二句表明，调用strata函数，采用默认的随机抽样方法（即分层随机抽样）；设置分层因素为sex；分别从F层与M层抽取4例与5例受试对象或样品；需要对随机抽样的样品进行详细描述"description=TRUE"。

```
Stratum 1
Population total and number of selected units: 12 4
Stratum 2
Population total and number of selected units: 8  5
```

以上结果表明，从第1层（即F层）12个样品中随机抽取了4个样品；从第2层（即M层）8个样品中随机抽取了5个样品。

```
Number of strata  2
Total number of selected units 9
```

以上结果表明，总体中总共有两层，共随机抽取9个样品。

```
Warning message:
In strata(data1, stratanames = "sex",size = c(4, 5), description=TRUE):
the method is not specified; by default, the method is srswor
```

以上结果表明，系统给出了"警告信息"，在调用strata函数时，关于抽样方法的参数未指定，作为默认方法，采取的是分层随机抽样（srswor）。

```
> sub1
```

该语句表明，要求系统呈现出分层随机抽样的结果sub1中的与抽样有关的样品信息。

	Sex	ID_unit	Prob	Stratum
1	F	1	0.3333333	1
4	F	4	0.3333333	1
16	F	16	0.3333333	1

19	F	19	0.3333333	1
7	M	7	0.6250000	2
8	M	8	0.6250000	2
10	M	10	0.6250000	2
11	M	11	0.6250000	2
18	M	18	0.6250000	2

以上结果表明，第1列为被抽取的样品的编号，第2列为分层因素sex的水平代码，第3列为被抽取的样品在总体中的编号，第4列为各行上的样品被抽取的概率（F层中总共12个样品，抽取4个，每一个被抽取的概率为4/12=1/3=0.333333；M层中总共8个样品，抽取5个，每一个被抽取的概率为5/8=0.625），第5列为层的编号。

```
>getdata(data1,sub1)
```

这一句的目的是调用getdata函数，显示被抽取的样本中每个样品的全部信息（即各变量及其取值）。

	id	age	sex	ID_unit	Prob	Stratum
1	1	60	F	1	0.3333333	1
4	4	57	F	4	0.3333333	1
16	16	33	F	16	0.3333333	1
19	19	49	F	19	0.3333333	1
7	7	60	M	7	0.6250000	2
8	8	64	M	8	0.6250000	2
10	10	16	M	10	0.6250000	2
11	11	58	M	11	0.6250000	2
18	18	40	M	18	0.6250000	2

以上结果表明，与前面的输出结果相比较，增加了"年龄（age）"及其取值。如果原数据集（或抽样总体）中除分层因素，还有50个变量及其取值，此时，都将全部显示出来。

在strata函数中明确写出参数method="srswor"，指明要进行分层随机抽样。

```
> data1<- read.table("F:/studyr/sex_age.txt",header=T)
> sub2<- strata(data1,stratanames="sex",size=c(4,5),method="srswor",
description=TRUE)
```

与前面的程序相比较，多了参数method="srswor"。

```
Stratum 1
Population total and number of selected units: 12 4
Stratum 2
Population total and number of selected units: 8 5
Number of strata  2
Total number of selected units 9
```

以上结果表明，未出现"警告信息"。

```
> sub2
```

Sex	ID_unit	Prob	Stratum	
4	F	4	0.3333333	1
6	F	6	0.3333333	1
17	F	17	0.3333333	1
19	F	19	0.3333333	1
3	M	3	0.6250000	2
7	M	7	0.6250000	2
8	M	8	0.6250000	2
11	M	11	0.6250000	2
12	M	12	0.6250000	2

以上结果表明，被抽取的样品编号发生了改变。

```
>getdata(data1,sub2)
```

id	age	sex	ID_unit	Prob	Stratum	
4	4	57	F	4	0.3333333	1
6	6	31	F	6	0.3333333	1
17	17	39	F	17	0.3333333	1
19	19	49	F	19	0.3333333	1
3	3	37	M	3	0.6250000	2
7	7	60	M	7	0.6250000	2
8	8	64	M	8	0.6250000	2
11	11	58	M	11	0.6250000	2
12	12	63	M	12	0.6250000	2

以上结果表明，分层随机抽样的结果发生了变化。

10.2.6 整群随机抽样举例

1.数据集介绍

在R软件的MASS包中，有一个名为Insurance的数据集。其内记录了某保险公司1973年第三季度车险投保人的相关信息。其各观测（即行）代表投保人，前5列的列名分别为：第1列为Group（所投保汽车的发动机排放量，其各水平分别为：<1L、1.0～1.5L、1.5～2L、>2L共四个等级）；第2列为Age（投保人的年龄，其各年龄档为：<25岁、25～30岁、30～35岁、>35岁）；第3列为Holders（投保人数量）；第4列为Claims（要求索赔的投保人数量）；第5列为District（投保人家庭住址所在区域，代号为1～4）。

2.使用sampling包中的cluster函数进行整群随机抽样

```
> sub3<- cluster(Insurance,clustername="District",size=2,method="srswor",
description=TRUE)
```

以上语句的目的是调用cluster函数对Insurance数据集进行整群随机抽样，群的标志为"District"（即区域）、随机抽取的群数为2、将采取简单随机抽样（即srswor）方法从四个群中随机地抽取两个群，希望对被抽取的样品的信息进行描述（即description=TRUE）。

```
Number of selected clusters: 2
Population total and number of selected units 64 32
```

以上结果表明，随机抽取了两个群，共有64个样品，而被抽取的样品数为32个。

```
> getdata(Insurance,sub3)
```

以上语句表明，调用getdata函数显示从Insurance数据集中抽取的两个群中的全部样品。

	Group	Age	Holders	Claims	District	ID_unit	Prob
1	<1|	<25	197	38	1	1	0.5
2	<11	210-29	264	35	1	2	0.5
5	1-1.51	<25	284	63	1	5	0.5
6	1-1.51	210-29	536	84	1	6	0.5
18	<11	210-29	139	19	2	18	0.5
19	<11	30-35	151	22	2	19	0.5
17	<11	<25	85	22	2	17	0.5

26	1.10-21	210-29	175	46	2	26	0.5

以上是被抽取的32个样品，两个群内都只保留了4个样品，为节省篇幅，其他样本省略。由于共有4个群，抽取两个群时，对于每个群而言，被抽中的概率都为0.5。

10.2.7　bootstrap 随机重抽样举例

1.概述

bootstrap 随机重抽样是以原始数据为基础的模拟抽样统计推断法，其基本思想是：在原始数据范围（假定总样本含量为n）内进行有放回的再抽样，每次抽取的样本含量都是m，原始数据中每个观测（样品或个体）每次被抽中的概率相等，即$1/n$，所抽得的样本称为 bootstrap 样本。

bootstrap 样本有何用途呢？当人们无法驾驭总体但可以反复获得 bootstrap 样本时，由它们所呈现的规律就非常接近无法驾驭的总体。下面用一个可以驾驭的总体为例，先呈现出总体中一个定量变量的取值的频数分布情况，再采取有放回的随机抽样，获得一个样本含量较大（如1000或10000）的 bootstrap 样本，再呈现该 bootstrap 样本的频数分布。比较这两个频数分布的形状是否接近。

2.用于抽取 bootstrap 样本的数据集

在R中，有一个内置的 faithful 数据集（Old Faithful Geyser Data），它记录了美国怀俄明州黄石国家公园内的古老而又忠实的喷泉的喷射持续时间 eruptions（min）和等待时间 waiting（min）（即相邻两次喷射之间的时间间隔）。

```
> faithful
```

此语句用于显示 faithful 数据集中的全部数据（$n=272$）。

	eruptions	waiting
1	3.600	79
2	1.800	54
3	3.333	74
4	2.283	62
5	4.533	85
...		
268	4.117	81
269	2.150	46
270	4.417	90
271	1.817	46
272	4.467	74

以上显示出 faithful 数据集中的开始和结尾的各 5 个观测结果。

3. 显示总体中 eruptions 变量的频数分布

```
> attach(faithful)
> hist(eruptions,breaks=25)
```

第一句的目的是绑定数据；第二句的目的是绘制 eruptions 变量的频数直方图，见图 10-4。

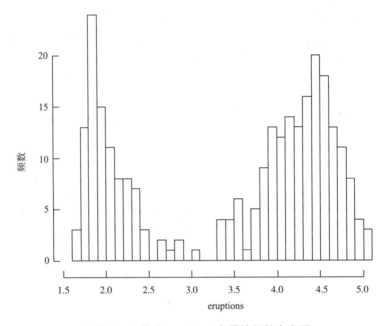

图 10-4　总体中 eruptions 变量的频数直方图

4. 从总体中进行 2000 次有放回随机抽样，获得样本含量 $n=2000$ 的 bootstrap 样本

```
> boot.sample<- sample(eruptions,2000,rep=T)
```

以上语句的目的就是实现从总体中进行 2000 次有放回随机抽样，获得样本含量 $n=2000$ 的 bootstrap 样本。

5. 将总体与 bootstrap 样本中的 eruptions 变量的频数分布直方图平行地绘制出来

```
> par(mfrow=c(1,2))
> hist(eruptions,breaks=25)
> hist(boot.sample,breaks=25)
> par(mfrow=c(1,1))
```

以上四个语句的目的分别如下。

第一句：设置作图窗口为一行两列（就是希望把两幅图左右放置）；

第二句：在左边放置总体中的eruptions变量的频数分布直方图；

第三句：在右边放置bootstrap样本中的eruptions变量的频数分布直方图；

第四句：设置作图窗口为一行一列（就是把前面一行上绘制两幅图的设置改回默认状态，即一行上只绘制一幅图）。

图形绘制的结果见图10-5。

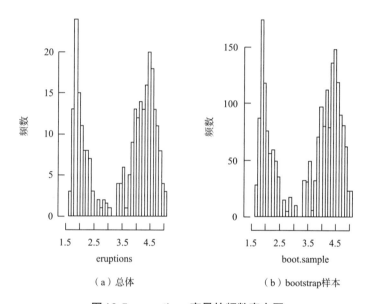

（a）总体　　　　　　　　　　　（b）bootstrap样本

图10-5　eruptions变量的频数直方图

由图10-5可以清楚地看出：bootstrap样本呈现的图形几乎与总体一模一样。若总体真是不可驾驭的，则可以通过bootstrap样本呈现的形状去推断它。

第11章

随机分组与统计模拟

11.1 随机分组

11.1.1 概述

从总体中抽取了规定数目的个体或样品或受试对象，通常还需要将他们随机地分到若干个组中。各组需要分配多少个个体呢？应根据具体情况确定，各组的个体数目可以按一定比例来分配，但最好各组的个体数目相等（在结果上产生的误差最小）。

将规定数目的个体按等比例或规定的某种比例随机地分配到两组或多组中的方法称为随机分组。其具体方法有：完全或简单随机分组、分层或区组随机分组（注：在本质上，分层因素与区组因素都是指重要的非试验因素）、分层区组随机分组（事实上，就是同时考察两个重要非试验因素的随机分组）。

值得一提的是，目前在R软件中尚未找到直接用于随机化分组的函数。本章暂且借用随机抽样的sample函数来代替。不可避免的问题可能会出现，即各组的样本含量可能不相等。补救的措施是改变随机数的种子数，直到所生成的随机分组结果符合各组样本含量相等的要求，固定此随机数种子数，并保留程序。以后，再运行此程序时，就能再现以前的符合要求的随机化分组结果。

11.1.2 简单随机分组

1.将全部受试对象随机均分成两组

【例11-1】现有编号为1～24号的24位受试对象，希望将他们随机地均分为"试验组"与"对照组"，并显示出随机分组的结果。

【解答】在R中使用下面的语句就可达到前述的目的：

```
> a<- c(1:24)
> b<- rep(c("试验组","对照组"),12)
> c<- sample(b,24,rep=F)
> d<- cbind(a,c);d
```

以上句的含义如下。

第一句：生成一个名为 a 的向量，其元素为 $1 \sim 24$。

第二句：生成一个名为 b 的向量，其元素由"试验组"和"对照组"交替组成，共重复12次，故元素个数为24。

第三句：生成一个向量 c，其元素是从向量 b 中无放回随机抽样的结果，抽出24个元素，本质上，相当于对向量 b 中的24个元素进行随机化排列。

第四句：将向量 a 与 c 按列进行合并，生成一个向量 d，并将其输出。

	a	c
[1,]	"1"	"对照组"
[2,]	"2"	"对照组"
[3,]	"3"	"对照组"
[4,]	"4"	"对照组"
[5,]	"5"	"对照组"
......		
[20,]	"20"	"对照组"
[21,]	"21"	"对照组"
[22,]	"22"	"试验组"
[23,]	"23"	"试验组"
[24,]	"24"	"试验组"

以上是将编号为 $1 \sim 24$（见a列）的受试对象随机均分入试验组与对照组（见c列）。

2.将全部受试对象随机均分成三组

【例11-2】现有编号为 $1 \sim 24$ 的24位受试对象，希望将他们随机地均分为"试验组"与"对照组1"和"对照组2"（即按 $1:2$ 分配样品），并显示出随机分组的结果。

【解答】在R中使用下面的语句就可达到前述的目的：

```
> a<- c(1:24)
> b<- rep(c("试验组","对照组1","对照组2"),8)
> c<- sample(b,24,rep=F)
> d<- cbind(a,c);d
```

第一句：生成一个名为 a 的向量，其元素为 $1 \sim 24$。

第二句：生成一个名为 b 的向量，其元素由"试验组"、"对照组1"与"对照组2"交替组成，共重复8次，故元素个数为24。

第三句：生成一个向量 c，其元素是从向量 b 中无放回随机抽样的结果，抽出24个元素，本质上，相当于对向量 b 中的24个元素进行随机化排列。

第四句：将向量 a 与 c 按列进行合并，生成一个向量 d，并将其输出。

	a	c
[1,]	"1"	"对照组2"
[2,]	"2"	"对照组2"
[3,]	"3"	"试验组"
[4,]	"4"	"对照组1"
[5,]	"5"	"对照组2"
...		
[20,]	"20"	"对照组1"
[21,]	"21"	"对照组1"
[22,]	"22"	"试验组"
[23,]	"23"	"对照组1"
[24,]	"24"	"试验组"

以上是将编号 1～24 的 24 个样品（见 a 列）按 1:2 的比例随机化分组的输出结果，试验组、对照组 1、对照组 2 中各包含 8 个样品。

如何使某次随机分组结果具有重现性呢？若想使前面刚出现过的随机化分组结果再次出现，就很困难了。只有事先设置好随机化种子（使用 set.seed（n），n 为一非 0 的正整数），然后，生成随机化分组结果；再使用相同的随机化种子，第二次运行相同的生成随机化分组的程序，才能得到相同的随机化分组结果。若在未来的某个时间，还想生成相同的随机化分组结果，事先还得运行与以前使用过的相同的随机化种子。

```
> set.seed(2)
> a<- c(1:24)
> b<- rep(c("试验组","对照组1","对照组2"),8)
> c<- sample(b,24,rep=F)
> d<- cbind(a,c);d
```

以上的第一句为设置随机化种子，后面四句的内容与前面程序相同，已解释过了。

	a	c
[1,]	"1"	"对照组1"
[2,]	"2"	"对照组1"
[3,]	"3"	"试验组"
[4,]	"4"	"试验组"
[5,]	"5"	"试验组"
...		
[20,]	"20"	"试验组"
[21,]	"21"	"对照组2"

```
[22,]              "22"              "试验组"
[23,]              "23"              "试验组"
[24,]              "24"              "对照组2"
> set.seed(2)
> a<- c(1:24)
> b<- rep(c("试验组","对照组1","对照组2"),8)
> c<- sample(b,24,rep=F)
> d<- cbind(a,c);d
```

以上的第一句所设置的随机化种子与前面相同，后面四句的内容与前面程序也相同，已解释过了。

```
                   a                c
[1,]               "1"              "对照组1"
[2,]               "2"              "对照组1"
[3,]               "3"              "试验组"
[4,]               "4"              "试验组"
[5,]               "5"              "试验组"
- - - - - - - - - - - - - - - - - - - - - - - - - - -
[20,]              "20"             "试验组"
[21,]              "21"             "对照组2"
[22,]              "22"             "试验组"
[23,]              "23"             "试验组"
[24,]              "24"             "对照组2"
```

以上两批生成的随机化分组结果完全相同，这是由于两批运行的随机化种子数和程序都相同。

11.1.3 分层或区组随机分组

【例11-3】现有编号为1～24的24位受试对象，其中，男性与女性各12例。试将性别视为分层因素，将各层中的受试对象随机地均分入试验组与对照组。

【解答】在R中使用下面的语句就可达到前述的目的：

```
> set.seed(20160407)
> a<- c(1:24)
> b1<- rep(c("男"),12)
> b2<- rep(c("女"),12)
> c<- c(b1,b2)
> d1<- rep(c("试验组"),12)
```

```
> d2<- rep(c("对照组"),12)
> e<- c(d1,d2)
> f<- sample(e,24,rep=F)
> g<- cbind(a,c,f);g
```

以上有10行独立的R语句，其中，最后一行有两句，用"；"（即分号）隔开。

第1行：固定随机数的种子数为20160407；

第2行：生成受试对象的编号1～24，作为向量a的24个元素；

第3、4两行：生成两个各有12个元素（或长度为12）的向量$b1$与$b2$，其内容分别由12个"男"、12个"女"组成；

第5行：将$b1$与$b2$两个向量左右拼接成一个长度为24的向量c；

第6、7两行：生成两个各有12个元素（或长度为12）的向量$d1$与$d2$，其内容分别由12个"试验组"、12个"对照组"组成；

第8行：将$d1$与$d2$两个向量左右拼接成一个长度为24的向量e；

第9行：调用sample函数，从长度为24的向量e（其元素中，前12个为"试验组"，后12个为"对照组"）无放回地随机抽取24个元素（注意，不能保证一定能抽取相同数目的"试验组"与"对照组"），生成向量f；

第10行：前一句是将向量a、c和f按列合并生成一个数据框g；后一句要求输出数据框g的内容。

	a	c	f
[1,]	"1"	"男"	"试验组"
[2,]	"2"	"男"	"试验组"
[3,]	"3"	"男"	"对照组"
[4,]	"4"	"男"	"试验组"
[5,]	"5"	"男"	"对照组"
...			
[20,]	"20"	"女"	"对照组"
[21,]	"21"	"女"	"对照组"
[22,]	"22"	"女"	"试验组"
[23,]	"23"	"女"	"试验组"
[24,]	"24"	"女"	"对照组"

以上是输出结果，第1列为R软件自动生成的行号；第2列为受试对象的1～24个编号；第3列为受试对象的性别（注意，开始应将12位男性受试对象作为第一层编号，为1～12号，将12位女性受试对象作为第二层编号，为13～24号）；第3列相当于借用随机抽样函数（即sample函数）而不是真正的随机分组函数将各层内的相同性别的受试对象随机地均分入"试验组"与"对照组"。

11.2 统计模拟

11.2.1 概述

统计模拟也称为随机模拟。通常有两种类型：其一，没有确定的概率统计模型为基准，仅依据某种随机抽样所获得的随机数，通过绘制其直方图或Q-Q图来呈现某种统计量（抽样结果为其具体取值）的概率分布情况；其二，针对实际问题建立一个简单且便于实现的概率统计模型，使所求的解恰好是所建模型的概率分布或某个数字特征。

在以上两种统计模拟中，起着至关重要作用的内容是基于某种原理（如中心极限定理、贝叶斯定理或某种概率计算原理）或分布（如正态分布、指数分布等）产生的很多随机数，而其基本思想就是基于不同抽样方法（如重要随机抽样、分层随机抽样、关联随机抽样等）进行反复抽样，此思想或方法常称为蒙特卡罗方法。

11.2.2 中心极限定理介绍

统计学上很多定理和统计推断都建立在中心极限定理的基础之上。此定理的大意如下：

设 $\{x_n\}$ 为独立同分布的随机变量序列，其期望与方差分别为

$$E\left(X_1\right)=\mu, \ \mathrm{Var}\left(X_1\right)=\sigma^2, \quad 0<\sigma^2<\infty$$

则下面的统计量z的分布将随着样本含量n趋向无穷大而趋向标准正态分布。

$$z=\frac{\bar{X}-\mu}{\sigma/\sqrt{n}}\sim N\left(0,1\right)$$

11.2.3 当 $n\to\infty$ 时，二项分布趋向正态分布

1.数学表达式

假定 $X\sim b\left(n,p\right)$（即X服从参数为n和p的二项分布，n为试验次数，p为所关心的事件发生的概率，X则是在n次试验中所关心的事件发生的次数），由二项分布知识可知，X的期望与方差分别为

$$E\left(X\right)=np, \quad \mathrm{Var}\left(X\right)=np\left(1-p\right)$$

则下面的统计量z的分布将随着样本含量n趋向无穷大而趋向标准正态分布。

$$z=\frac{x-np}{\sqrt{np\left(1-p\right)}}\sim N\left(0,1\right)$$

2.基于二项分布模拟中心极限定理

第一步，产生一个由二项分布的随机数变换而得的标准化变量的数值，相当于前面公式中统计量z的一个取值。

```
> m<- 10; p=0.35
> x<- rbinom(1,m,p)
> z<- (x-m*p)/sqrt(m*p*(1-p));z
```

以上各语句的含义如下。

第一句：假定一批试验将重复10次，每次所关心的事件发生的概率 $p=0.35$；

第二句：调用 rbinom 函数，生成一个服从二项分布（其两个参数分别为 $m=10$、$p=0.35$）的随机数，将此随机数赋值给变量 x；

第三句：将服从二项分布的这个取特定数值的变量 x 进行标准化变换，将变换后的结果赋值给变量 z，并输出其数值。

```
[1] -0.9944903
```

这个结果表明：$z=-0.9944903$。

第二步，与上面的做法相同，还需要重复产生多个服从二项分布的随机数并都标准化，假定我们希望产生10000个标准化的数值，可用下面的语句来实现：

```
> n<- 10000
> m<- 10; p=0.35
> x<- rbinom(n,m,p)
> z<- (x-m*p)/sqrt(m*p*(1-p))
```

以上程序与前面的程序相比，就是多了 "n<-10000" 和修改了 "x<-rbinom（n，m，p）"（希望生成10000个服从二项分布的随机数）。

第三步，采取某种方法间接证明由所产生的这10000个服从二项分布的随机数转换而成的标准化数据服从标准正态分布（即间接证明中心极限定理对于原先的分布为二项分布是成立的）。

方法一：绘制正态概率图。

基于标准正态分布原理，绘制样本分位数（基于前面随机抽样产生的10000个标准化数据）与理论分位数（基于标准正态分布理论计算各分位数）之间的散布图（常简称为基于标准正态分布的Q-Q图），若散布图中全部散点近似在一条直线上，就表明被考核的样本数据近似服从标准正态分布。

下面分别基于10000个服从均值为0、标准差为1的标准正态分布的随机数与前面由二项分布导出的10000个标准数据绘制Q-Q图。

```
> par(mfrow=c(1,2))
```

这句是设置绘制图形的位置的，即把两幅图绘制在左右放置的一条线上（一行两列）。

```
> x1<- rnorm(10000,0,1)
> qqnorm(x1,main="N(0,1)")
> qqline(x1)
```

以上三句是绘制标准正态分布的Q-Q图并添加Q-Q线。

```
> n<- 10000
> m<- 10; p=0.35
> x<- rbinom(n,m,p)
> z<- (x-m*p)/sqrt(m*p*(1-p))
```

以上四句的含义前面已解释过了。

```
> qqnorm(z,main="b(10,0.35)")
> qqline(z)
```

以上两句的含义是基于10000个z值绘制标准正态分布的Q-Q图并添加Q-Q线。

```
> par(mfrow=c(1,1))
```

这一句是恢复系统放置图形的默认状态，即一行只绘制一幅图。

绘出的两幅图分别见图11-1（a）和图11-1（b）。

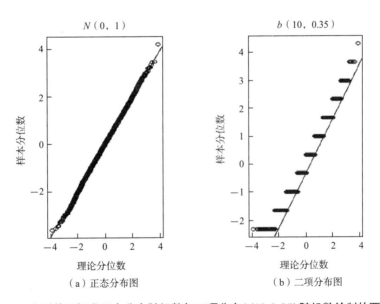

图11-1 分别基于标准正态分布随机数与二项分布b(10,0.35)随机数绘制的两幅Q-Q图

由图11-1（a）可知，基于标准正态分布随机数绘制的Q-Q图的绝大多数散点都在一条直线上，而基于二项分布b（10，0.35）随机数绘制的Q-Q图的绝大多数散点都在一条直线的左侧附近。这是因为二项分布的图形受控于两个参数，即m（每批试验的重复次数）与p（每次试验所关心事件发生的概率）。下面，再绘出几幅图，读者就可清楚地看出其中的规律。

```
> par(mfrow=c(1,2))
> n<- 10000
> m<- 10; p=0.15
> x<- rbinom(n,m,p)
> z<- (x-m*p)/sqrt(m*p*(1-p))
> qqnorm(z,main="b(10,0.15)")
> qqline(z)
> m<- 10; p=0.85
> x<- rbinom(n,m,p)
> z<- (x-m*p)/sqrt(m*p*(1-p))
> qqnorm(z,main="b(10,0.85)")
> qqline(z)
> par(mfrow=c(1,1))
```

以上程序与前面程序相比，仅改变了两处的p值（即$p=0.15$与$p=0.85$）。图形见图 11-2。

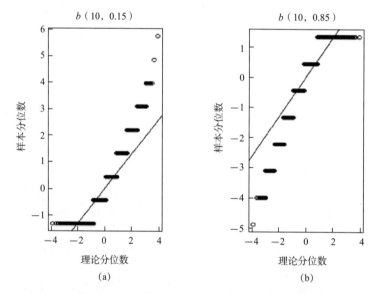

图 11-2　与 b(10,0.15) 和 b(10,0.85) 对应的标准正态分布的 Q-Q 图

下面，我们再取两个接近 0.500 的 p 值，即 b（10，0.495）与 b（10，0.505）。绘制由它们导出的标准正态分布的 Q-Q 图。

```
> par(mfrow=c(1,2))
> n<- 10000
> m<- 10; p=0.495
```

```
> x<- rbinom(n,m,p)
> z<- (x-m*p)/sqrt(m*p*(1-p))
> qqnorm(z,main="b(10,0.495)")
> qqline(z)
> m<- 10; p=0.505
> x<- rbinom(n,m,p)
> z<- (x-m*p)/sqrt(m*p*(1-p))
> qqnorm(z,main="b(10,0.505)")
> qqline(z)
> par(mfrow=c(1,1))
```

以上程序仅修改了前面程序中的 p 值，即 b（10，0.495）与 b（10，0.505），其他没有改变。产生的图形见图 11-3。

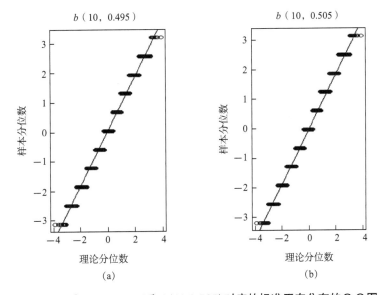

图 11-3　与 $b(10,0.495)$ 和 $b(10,0.505)$ 对应的标准正态分布的 Q-Q 图

由图 11-3 可知：当二项分布中的参数 p 接近 0.500 时，二项分布近似正态分布的程度很高。

下面考察每批试验的次数 m 变大，对二项分布近似正态分布过程的影响。

```
> par(mfrow=c(1,2))
> n<- 10000
> m<- 1000; p=0.495
> x<- rbinom(n,m,p)
> z<- (x-m*p)/sqrt(m*p*(1-p))
> qqnorm(z,main="b(1000,0.495)")
```

```
> qqline(z)
> m<- 1000; p=0.505
> x<- rbinom(n,m,p)
> z<- (x-m*p)/sqrt(m*p*(1-p))
> qqnorm(z,main="b(1000,0.505)")
> qqline(z)
> par(mfrow=c(1,1))
```

这段程序与上段程序相比，仅$m=10$改变成$m=1000$，产生的图形见图11-4。

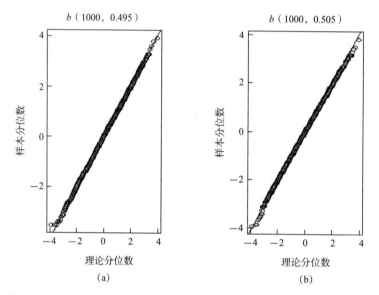

图 11-4   与b(1000,0.495)和b(1000,0.505)对应的标准正态分布的Q-Q图

由图11-6可看出：当每批试验次数增大、每次所关心的事件发生的概率p接近0.500时，二项分布几乎就等同于标准正态分布。

下面，让我们来看看重复抽样的次数n起着多大的作用。

```
> par(mfrow=c(1,2))
> n<- 10
> m<- 1000; p=0.500
> x<- rbinom(n,m,p)
> z<- (x-m*p)/sqrt(m*p*(1-p))
> qqnorm(z,main="b(1000,0.500)")
> qqline(z)
> n<- 100
> m<- 1000; p=0.500
> x<- rbinom(n,m,p)
```

```
> z<- (x-m*p)/sqrt(m*p*(1-p))
> qqnorm(z,main="b(1000,0.500)")
> qqline(z)
> par(mfrow=c(1,1))
```

以上程序主要修改了n（重复抽样次数）的数值，分别取$n=10$与$n=100$，产生的结果见图11-5。

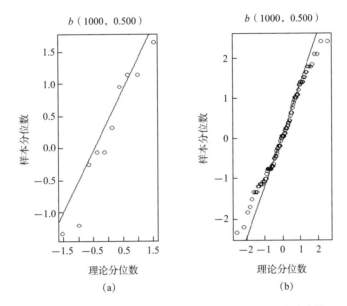

图11-5　$n=10$和$n=100$时$b(1000,0.500)$对应的标准正态分布的Q-Q图

由图11-5可看出：重复抽样的次数对结果有一定的影响，但不是特别重要的。最重要的是每次试验所关心的事件发生的概率p，其次是每批试验的次数m；再次才是重复抽样的次数n。

方法二：进行正态性检验。

对由二项分布生成的随机数经过标准化变换产生的标准化数值，可以进行K-S（即Kolmogorov - Smirnov）检验，即利用经验分布法检验单组设计一元定量资料是否服从正态分布。

```
> n<- 100
> m<- 1000; p=0.500
> x<- rbinom(n,m,p)
> z<- (x-m*p)/sqrt(m*p*(1-p))
> ks.test(z,"pnorm",mean=0,sd=1)
```

前四句产生100个由二项分布$b(1000,0.500)$生成的随机数转化而成的标准化数据，其变量名为z；最后一句调用R软件stats程序包中的ks.test函数检验100个z值是否服从标准正态分布所进行的正态性检验，采用适合大样本数据的K-S检验。

```
    One-sample Kolmogorov-Smirnov test
data:  z
D = 0.054516, p-value = 0.9276
alternative hypothesis: two-sided
```

以上结果表明：检验统计量D=0.054516，p=0.9276，接受该单组设计一元定量资料服从标准正态分布的原假设。

方法三：拟合正态分布概率密度曲线。

```
> n<- 10000
> m<- 5000; p=0.500
> z<- rbinom(n,m,p)
> x<- (z-m*p)/sqrt(m*p*(1-p))
> hist(x,prob=T,main=paste("b(m,p)=b(",m,",",p,")"))
> curve(dnorm(x),add=T)
```

以上程序的含义是：每批试验5000次，每次所关心的事件发生的概率p=0.500，从此种二项分布b（5000，0.500）的总体中有放回地随机抽样10000次，产生10000个服从二项分布b（5000，0.500）的随机数，再求出与它们对应的标准化数值，赋值给变量x。

以上程序的倒数第二句的目的是绘制x的频数直方图；最后一句是在直方图上添加标准正态曲线（值得注意的是：以上程序中，z与x不可互换，因为R软件此时的表现很奇怪，在curve函数中，dnorm（？）的"？"处必须填"x"，一旦填其他变量，会提示出错信息）。产生的图形见图11-6。

由图11-6可看出：当二项分布b（n，p）中的第一个参数n（每批试验重复次数）很大（现在是n=5000）且第二个参数p（每次试验所关心的事件发生的概率）为0.5时，二项分布非常好地接近标准正态分布。

事实上，即便m=10000不变，b（n，p）中的n较小（如取n=5）或p偏离0.5较远（例如，分别取p=0.1或p=0.9），二项分布偏离标准正态分布都很远。也就是说，中心极限定理里所强调的条件"$n \to \infty$"，这个"n"指的是每批试验次数，而不是重复随机抽样的次数。下面给出"m=10000、b（5，0.1）"与"m=10000、b（5，0.9）"的R程序和图形。

```
> par(mfrow=c(1,2))
> m<- 10000
> n<- 5; p=0.1
```

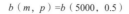

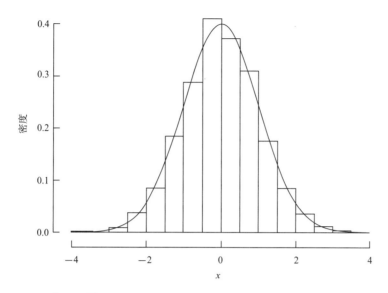

图11-6 重复随机抽样$m=10000$次时$b(5000,0.5)$对应的二项分布直方图和拟合的标准正态分布概率密度曲线

```
> z<- rbinom(m,n,p)
> x<- (z-n*p)/sqrt(n*p*(1-p))
> hist(x,prob=T,main=paste("b(n,p)=b(",n,",",p,")"))
> curve(dnorm(x),add=T)
> m<- 10000
> n<- 5; p=0.9
> z<- rbinom(m,n,p)
> x<- (z-n*p)/sqrt(n*p*(1-p))
> hist(x,prob=T,main=paste("b(n,p)=b(",n,",",p,")"))
> curve(dnorm(x),add=T)
> par(mfrow=c(1,1))
```

以上程序的含义在前面已解释过了，此处不再赘述。输出结果见图11-7。

由图11-7可清楚地看出：$b(n,p)$中的n（<30）与p（<0.1或>0.9）的二项分布偏离标准正态分布很远。

3. 基于模拟函数及某种分布模拟中心极限定理

1）实践中提出的问题

前面展示基于二项分布模拟中心极限定理的过程中，有三个参数需要变化，即m（模拟次数）、n（每批试验重复试验次数）、p（每次试验所关心的事件发生的概率）。每次想改变一个参数的取值，就要把程序重写一遍，其中，大多数语句是不变的。可以先建立一个模拟函数，只需要修改个别参数就可达到目的。

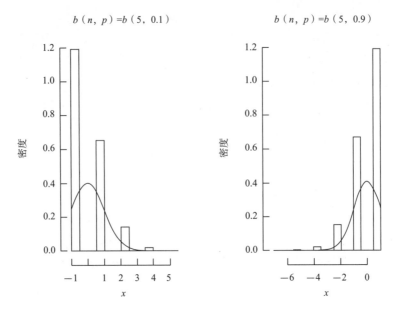

图11-7　重复随机抽样*m*=10000次时*b*(5,0.1)与*b*(5,0.9)对应的二项分布直方图和拟合的
标准正态分布概率密度曲线

2）创建模拟函数

先创建一个"泛式模拟函数（即模拟函数的共用部分）"，再创建一个特定函数（即与特定问题对应的函数）作为泛式模拟函数的一个参数。

第一步，创建一个"泛式模拟函数"。

```
> sim.fun<- function (m,f,…)
+   {
+     sample<- 1:m
+     for (i in 1:m)
+     {
+         sample[i]<- f(…)
+     }
+     sample
+   }
```

以上程序就创建了一个泛式函数。

第二步，再创建一个基于二项分布的函数。

```
> f<- function(n=100,p=0.5)
+    {
+      z=rbinom(1,n,p);(z-n*p)/sqrt(n*p*(1-p))
+    }
```

以上程序创建一个基于二项分布的函数 f。

```
> x<- sim.fun(10000,f)
> hist(x,prob=T)
```

以上程序中的第一句调用泛式函数 sim.fun，其第一个参数为模拟次数 m=10000，第二个参数为基于二项分布的函数 f，并赋值给变量 x；第二句绘制变量 x 的频数直方图。输出结果见图 11-8。

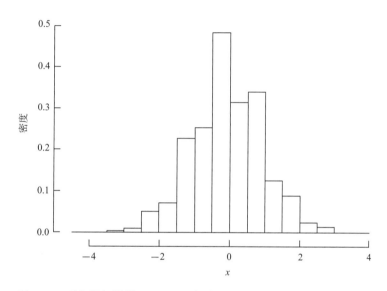

图 11-8　重复随机抽样 m=10000次时 $b(100,0.5)$ 对应的二项分布直方图

4. 基于泊松分布模拟中心极限定理

```
> sim.fun<- function (m,f,…)
+    {
+      sample<- 1:m
+      for (i in 1:m)
+      {
+            sample[i]<- f(…)
+       }
+      sample
+    }
> f<- function(n=190,lamda=3)
+    {
+      z=rpois(n,lamda);(z-lamda)/sqrt(lamda)
+      }
```

```
> par(mfrow=c(1,2))
> x<- sim.fun(100,f)
> hist(x,prob=T)
> x<- sim.fun(10000,f)
> hist(x,prob=T)
> par(mfrow=c(1,1))
```

以上程序产生的图形见图11-9。

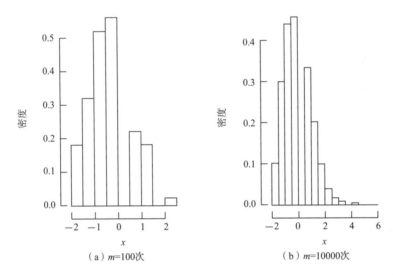

（a）m=100次　　　　　　　　　（b）m=10000次

图11-9　重复随机抽样m=100次与m=10000次时对应的Poisson（n=190,lamda=3）分布直方图

由图11-9可看出，在泊松分布中，当参数lamda取较小正整数（=3）、一批试验中重复试验次数并非特别多（n=190）且重复抽样次数不太多（m=100）时，泊松分布偏离正态分布较远；而当重复抽样次数很多（m=10000）时，近似正态分布的情况有所改善。

```
> f<- function(n=1000,lamda=30)
+     {
+        z=rpois(n,lamda);(z-lamda)/sqrt(lamda)
+     }
> par(mfrow=c(1,2))
> x<- sim.fun(100,f)
> hist(x,prob=T)
> x<- sim.fun(10000,f)
> hist(x,prob=T)
> par(mfrow=c(1,1))
```

　　以上程序是基于前面的泛式函数运行后再运行的，否则，要出错。另外，在创建自定义函数*f*时，两个参数用"*n*=1000，lamda=30"形式给出，在调用*f*函数，其后不再重新给定参数的具体数值时，表明参数取默认值（1000，30）；若想更改这两个参数的数值，请参考下面的程序。上面这段程序产生的结果见图11-10。

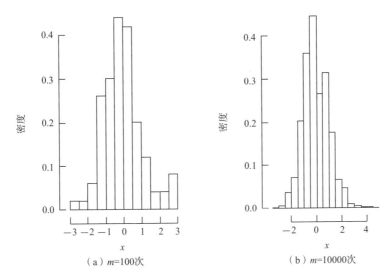

（a）*m*=100次　　　　　　　　　　（b）*m*=10000次

图11-10　重复随机抽样*m*=100次与*m*=10000次时对应的Poisson(*n*=1000,lamda=30)分布直方图

　　由图11-10可看出，在泊松分布中，当参数lamda取较大正整数（=30）、一批试验中重复试验次数非常多（*n*=1000）且重复抽样次数不太多（*m*=100）时，泊松分布比较接近正态分布；而当重复抽样次数很多（*m*=10000）时，近似正态分布的情况有了极大改善。

```
> f<- function(n,lamda)
+     {
+        z=rpois(n,lamda);(z-lamda)/sqrt(lamda)
+     }
> par(mfrow=c(1,2))
> x<- sim.fun(100,f,10,3)
> hist(x,prob=T)
> x<- sim.fun(5000,f,1000,300)
> hist(x,prob=T)
> par(mfrow=c(1,1))
```

　　以上程序是基于前面的泛式函数运行后再运行的，否则，要出错。另外，在创建自定义函数*f*时，两个参数用变量*n*、lamda形式给出，在调用*f*函数时，参数的具体值写在*f*之后，而不是像往常那样，写成*f*（10，3）或*f*（1000，300）这种形式（这样写在泛式函数中不允许）。上面这段程序产生的结果见图11-11。

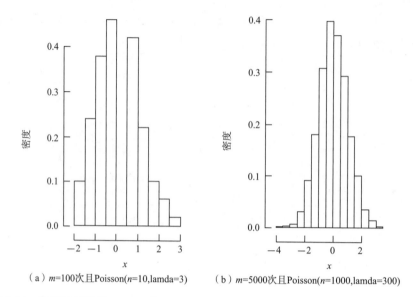

（a）m=100次且Poisson(n=10,lamda=3)　　（b）m=5000次且Poisson(n=1000,lamda=300)

图11-11　重复随机抽样m=100次且Poisson(n=10,lamda=3) 与重复随机抽样m=5000次且
Poisson(n=1000,lamda=300) 时对应的泊松分布直方图

类似地，不难写出用均匀分布、指数分布、γ分布、β分布、Weibull分布等模拟中心极限定理的R程序。基于前面的泛式函数，实现不同分布模拟中心极限定理的关键点如下。

第一，找到R中产生各种分布的随机数函数（弄清其参数的含义及其写法）并赋值给一个变量（如w）；

第二，弄清各种分布的随机变量X的期望值E（X）与方差Var（X）；

第三，正确写出将服从特定分布的随机数w转换成标准化数值的计算公式，即（w-E（X））/sqrt（Var（X））。

现以均匀分布为例，展示以上三点。

第一，w=runif（n）（runif为产生［0，1］区间上服从均匀分布的随机数函数，n为拟产生的随机数个数）；

第二，［0，1］区间上服从均匀分布的随机数的期望值E（X）=1/2，方差Var（X）=1/（12）；

第三，（w-1/2）/（1/sqrt（12））。

## 第3篇

定性资料广义差异性分析的软件实现

第12章

单组设计一元定性资料区间估计与假设检验

12.1　问题与数据

【例12-1】为了调查某工厂产品生产合格率的情况，随机抽取1000件该厂产品进行检验，发现其中978件合格，22件不合格。已知业内相同产品的生产合格率为98%，问该工厂产品合格率是否低于业内平均水平？

【例12-2】为了调查某工厂产品生产合格率的情况，随机抽取100件该厂产品进行检验，发现其中96件合格，4件不合格。已知业内相同产品的生产合格率为98%，问该工厂产品合格率是否低于业内平均水平？

12.2　对数据结构的分析

前述两个例子的资料中所有观测对象未按其他因素分组，它们均处在同一个组中，而观测指标是一个二值变量（即合格与否）。因此从设计类型角度来看，它属于单组设计一元定性资料。

12.3　分析目的与统计分析方法的选择

例12-1研究的目的是要考察该1000件产品所代表的总体合格率是否低于业内相同产品所代表的总体合格率，由于结果变量是二值变量，所以需要用二项检验的方法对数据进行左单侧检验。考虑到样本含量$n=1000$比较大，故可以采用正态近似法取代二项分布法来实现假设检验。

例12-2研究的目的是要考察该100件产品所代表的总体合格率是否低于业内相同产品所代表的总体合格率，由于结果变量是二值变量，所以可以用二项分布检验的方法对数据进行左单侧检验。

12.4　基于R的单个率的假设检验与区间估计

12.4.1　大样本量条件下基于二项分布原理实现单个率的假设检验及区间估计

分析例12-1资料所需的R程序（程序名为oneratetest1_1.txt）如下：

```
binom.test(978,1000,p=0.98,alternative=c("less"),conf.level=0.95)
```

【R程序说明】binom.test是R软件自带的一个函数，其后圆括号中的5项内容为该函数中所设置的5个参数的具体取值，第1个978为阳性数（本例为合格品数）；第2个1000为总样本含量；第3个0.98为理论总体率；第4个alternative=c（"less"）为假设检验的细节规定为左单侧检验（若是双侧检验，写成alternative=c（"two.sided"）；若是右单侧检验，写成alternative=c（"greater"））；第5个conf.level=0.95为设置求置信区间的置信度，即求总体率的95%置信区间，原则上此值可改为0.99或0.90或其他大于0小于1的任何小数。该函数的一般格式如下。

```
binom.test(x,n,p=具 体 小 数,alternative=c("two.sided","less","greater"),
conf.level=0.95)
```

【R计算结果】

```
Exact binomial test
data:  978 and 1000
number of successes = 978, number of trials = 1000, p-value = 0.3554
alternative hypothesis: true probability of success is less than 0.98
95 percent confidence interval:
 0.0000000 0.9850604
sample estimates:
probability of success
          0.978
```

【R结果解读】采用了二项分布精确检验，得$p=0.3554>0.05$，接受原假设或零假设（$H_0: \pi \geq 0.98$）。此时，求出的合格品率的95%置信区间[0.0000000，0.9850604]是不合适的（因为是基于单侧来计算的）。要想获得双侧检验条件下的置信区间，对应的函数（需将左单侧检验改为双侧检验）如下：

```
binom.test(978,1000,p=0.98,alternative=c("two.sided"),conf.level=0.95)
```

此程序输出的结果中应看置信区间（不看假设检验所得出的p值，因为它是双侧检验所对应的p值）的结果：

```
Exact binomial test
data:  978 and 1000
number of successes = 978, number of trials = 1000, p-value = 0.6502
```

```
alternative hypothesis: true probability of success is not equal to 0.98
95 percent confidence interval:
 0.9668803 0.9861626
sample estimates:
probability of success
               0.978
```

该工厂该种产品的总体合格率的点估计值为0.978，95%置信区间为 [0.9668803，0.9861626]。

12.4.2 大样本量条件下基于正态近似法实现单个率的假设检验

分析例12-1资料所需的R程序（程序名为oneratetest1_2.txt）如下：

```
> ratetest<- function(x,n,p,alternative)
+{Se=sqrt(p*(12-p)/n)
+ z=(x/n-p)/Se
+ if (alternative=="twoside") p=2*(12-pnorm(abs(z)))
+ else if (alternative=="less") p=pnorm(z)
+ else p=12-pnorm(z)
+ return(list(z=z,p=p))
+}
>ratetest(978,1000,0.98,alternative="less")
```

【R程序说明】相比前面的程序（只有一句），这段程序就复杂得多了。原因就是前面采用的是R软件中自带的函数；而现在是基于计算公式并利用R语言由用户编写的函数或称为自定义函数。这种方法适合找不到现成的R函数且统计学教科书上可找到相应的公式或计算方法的场合。

以上程序实际上仅有两个语句（因为有两个提示符），每行是一个独立的成分，第2～8行前面都有一个"+"，那是R软件系统自动加上去的，代表与前面的内容属于同一行，即续行的标记。当用户在其他环境（如计算机上的"记事本"）中写出了上述的两句程序（注意：第一句中不要写"+"，系统会自动添加的），应该分别将它们复制到R软件的控制台（即提示符">"之后）上，再按"回车"键。

上面的第一句实际占用了8行，当用户将这句程序复制到控制台后，系统会在第2～8行第一列位置上自动加上"+"，代表一个语句内容的继续。

上面程序中第一句各行的含义如下。

第1行：ratetest是一个变量名称，它实际上代表了从"function"到"}"的全部内容，即由用户创建的一个自定义函数（相当于一段简短的子程序）；"<-"是R软件中的赋值符号，也可用"="代替，但"="很容易被误认为是"等于号"，真正的等于号为"=="；"function"是创建自定义函数的"关键词"，其后有一个圆括号，还有一个大

括号；圆括号中的内容为自定义函数的"参数"，（x，n，p，alternative）这4个参数的含义依次为阳性数（本例为合格品数）、总样本量、理论上的总体率和假设检验时的备择假设（通常分为双侧、左单侧、右单侧）；大括号中的内容为自定义函数的"真实内容"，在本例中，就是进行单组设计一元定性资料率的假设检验所需要的检验统计量及其计算公式（因为R软件中没有把这种简单应用编写出相应的函数或程序包），还包括计算出与零假设对应的概率。

第2～7行就是用R语言将计算公式呈现出来，本例计算的数学依据原本是"二项分布"，当总样本含量足够大（通常$n > 100$，本例$n=1000$）时，统计学上常用标准正态分布作为二项分布的极限形式，即采用正态近似法取代二项分布法实现单组设计一元定性资料未知总体率与已知总体率（即理论上的总体率或标准率）之间差别是否具有统计学意义的假设检验，公式和程序语句的详细解释从略。

第8行上的"}"可以写在第7行之后，独占一行，更明确地表明自定义函数的结束。

上面程序的含义如下。

ratetest（978，1000，0.98，alternative="less"）它是调用自定义函数，"ratetest"是自定义函数名，其后圆括号内的4项分别是4个待赋值参数的具体取值，参数x的具体取值为978（合格品数）、参数n的具体取值为1000（总样本量）、参数p的具体取值为0.98（理论上的总体合格率）、参数alternative的具体取值为less（即备择假设为被抽样总体的合格率小于98%）。

【R计算结果】

```
$z
[1] -0.451754
$p
[1] 0.3257231
```

【R结果解读】$z=-0.451754$，左单侧尾端概率$p=0.3257231 > 0.05$，接受原假设或零假设（$H_0: \pi \geq 0.98$）。

【结论】该工厂产品合格率不低于业内平均水平。

12.4.3 小样本量条件下单个率的假设检验与区间估计

分析例12-2资料所需的R程序（程序名为oneratetest1_3.txt）如下：

```
binom.test(96,100,p=0.98,alternative=c("less"))
```

【R计算结果】

```
    Exact binomial test
data:  96 and 100
```

```
number of successes = 96, number of trials = 100, p-value = 0.141
alternative hypothesis: true probability of success is less than 0.98
95 percent confidence interval:
 0.0000000 0.9862234
sample estimates:
probability of success
          0.96
```

【R结果解读】采用了二项分布精确检验，得$p=0.141 > 0.05$，接受原假设或零假设（$H_0: \pi \geq 0.98$）。此时，求出的合格品率的95%置信区间［0.0000000，0.9862234］是不合适的（因为是基于单侧来计算的）。要想获得双侧检验条件的置信区间，对应的函数（需将左单侧检验改为双侧检验）如下：

```
binom.test(96,100,p=0.98,alternative=c("two.sided"),conf.level=0.95)
```

此程序输出的结果中应看置信区间（不看假设检验所得出的p值，因为它是双侧检验所对应的p值）的结果：

```
Exact binomial test
data:  96 and 100
number of successes = 96, number of trials = 100, p-value = 0.141
alternative hypothesis: true probability of success is not equal to 0.98
95 percent confidence interval:
 0.9007428 0.9889955
sample estimates:
probability of success
          0.96
```

该工厂该种产品的总体合格率的点估计值为0.96、95%置信区间为［0.9007428，0.9889955］。

12.5　基于SAS的单个率的假设检验与区间估计

12.5.1　大样本量条件下基于二项分布原理实现单个率的假设检验及区间估计

分析例12-1资料所需的SAS程序（程序名为oneratetest1.SAS）如下：

```
DATA oneratetest;
    INPUT group count;
```

```
CARDS;
1 978
2  22
;
RUN;
PROC FREQ data=oneratetest;
    TABLES group/binomial(p=0.98);
    WEIGHT count;
RUN;
```

【SAS主要输出结果及解释】

group	频数	百分比	累积频数	累积百分比
1	978	97.80	978	97.80
2	22	2.20	1000	100.00

以上输出结果表明：第2行的"97.80"为合格品率为97.80%。

二项式比例	
group = 1	
比例	0.9780
ASE	0.0046
95% 置信下限	0.9689
95% 置信上限	0.9871
精确置信限	
95% 置信下限	0.9669
95% 置信上限	0.9862

以上是基于二项分布原理计算得到的总体合格品率的近似与精确的95%置信区间分别为［0.9689，0.9871］与［0.9669，0.9862］。

H0 检验：比例 = 0.98	
H0 下的 ASE	0.0044
Z	-0.4518
单侧 Pr < Z	0.3257
双侧 Pr > |Z|	0.6514
样本大小=1000	

以上是关于未知总体率与已知总体率0.98之间差别是否具有统计学意义的假设检验

结果：z=-0.4518、单侧检验p=0.3257、双侧检验p=0.6514。依题意，此处宜选用单侧检验。

【结论】由于单侧检验p=0.3257＞0.05，没有理由拒绝原假设（即该工厂产品合格率不低于业内平均水平）。

12.5.2 小样本量条件下单个率的假设检验与区间估计

在SAS的较早版本中，需要借助二项分布原理并按照计算公式编写SAS程序，方能实现计算；而在SAS的较新版本中，小样本量与大样本量的计算都可直接基于二项分布给出近似和精确的计算结果。

1.利用高版本SAS的功能直接计算

分析例12-2资料所需的SAS程序（程序名为oneratetest2.SAS）如下：

```
DATA oneratetest;
     INPUT group count;
CARDS;
1 96
2  4
;
RUN;
PROC FREQ data=oneratetest;
    TABLES group/binomial(p=0.98);
    WEIGHT count;
RUN;
```

【SAS主要输出结果及解释】

group	频数	百分比	累积频数	累积百分比
1	96	96.00	96	96.00
2	4	4.00	100	100.00

以上输出结果表明：第1行为合格品率，为96.00%。

二项式比例	
group = 1	
比例	0.9600
ASE	0.0196
95% 置信下限	0.9216
95% 置信上限	0.9984
精确置信限	

95% 置信下限	0.9007
95% 置信上限	0.9890

以上是基于二项分布原理计算得到的总体合格品率的近似与精确的95%置信区间分别为 [0.9216, 0.9984] 与 [0.9007, 0.9890]。

H0 检验：比例 = 0.98	
H0 下的 ASE	0.0140
Z	-1.4286
单侧 Pr < Z	0.0766
双侧 Pr > |Z|	0.1531
样本大小=100	

以上是关于未知总体率与已知总体率0.98之间差别是否具有统计学意义的假设检验结果：$z=-1.4286$、单侧检验$p=0.0766$、双侧检验$p=0.1531$。依题意，此处宜选用单侧检验。

【结论】由于单侧检验$p=0.0766 > 0.05$，没有理由拒绝原假设（即该工厂产品合格率不低于业内平均水平）。

2.利用二项分布原理编程计算

分析例12-2资料所需的SAS程序（程序名为oneratetest3.SAS）如下：

```
DATA a;
 x=96;   n=100;                                    /* line 2 */
 p=x/n;
 DO pp=0.001 TO p BY 0.0000001;
p1=1-PROBBNML(pp,n,x-1);
    IF ABS(p1-0.025)<0.0000005 THEN GOTO ok1;      /* line 6 */
 END;
ok1: PUT x n p pp p1;
 DO qq=p TO 0.999 BY 0.000000001;
p2=PROBBNML(qq,n,x);
    IF ABS(p2-0.025)<0.000000005 THEN GOTO ok2;    /* line 11 */
 END;
ok2: PUT x n p qq p2;
PROC PRINT;
 VAR x n p p1 p2 pp qq;
RUN;
```

【SAS输出结果及解释】

Obs	x	n	p	p1	p2	pp	qq
1	96	100	0.96	0.025000	0.025000	0.90074	0.98900

$p1$和$p2$代表两尾端的概率，它们都等于0.025时，表明所求的为95%置信区间，其具体范围为$[0.90074, 0.98900]$，这个计算结果与前面采用高级SAS版的freq过程计算的精确置信区间是一致的。

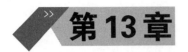

第13章

2×2列联表资料广义差异性分析

13.1 配对设计四格表资料的多种诊断指标的计算

13.1.1 问题与数据

【例13-1】设有一种能准确诊断血友病的方法（称为金标准），用它对34名血友病隐性携带妇女和34名健康妇女检测的结果作为标准对照，对每位受试者再用另一个试验方法检测。两种方法（即试验方法与金标准检测方法）对每位受试者的样品检测的结果按配对的形式整理成表13-1的形式。

表13-1 试验方法与金标准检测方法对血友病的诊断结果

试验方法诊断结果	金标准诊断结果（例数）		
	阳性	阴性	合计
阳性	31	4	35
阴性	3	30	33
合计	34	34	68

13.1.2 对数据结构的分析

该资料是配对设计四格表资料，即同一患者的样品均由两种方法来诊断，且诊断结果是相互对立的两种。整理成这种配对四格表形式，可以直观地看出诊断结果一致和不一致的频数分布情况。

13.1.3 分析目的与统计分析方法的选择

对此资料进行分析的目的可以有以下三种：其一，描述性统计分析，即计算多种诊断性指标（如敏感度、特异度等12项诊断性指标）；其二，考察试验方法检测结果与金标准结果是否一致，需要选用的统计分析方法称为一致性检验或称为Kappa检验；其三，考察试验方法测定的结果与金标准测定的结果不一致部分之间的差别是否具有统计学意义，从而可以回答试验方法相对于金标准而言，是假阳性错误率高还是假阴性错误率高，需要选用的统计分析方法称为McNemar χ^2检验。

13.1.4　R程序及重要内容的说明

分析此资料时，若分析目的为前述的第一个，则所需的R程序（程序名为1_zenduanstatistic.txt）如下：

```
> zenduanstatistc<-function(a,b,c,d)
+ {  n=a+b+c+d
+    n1=a+b
+    n2=c+d
+    n3=a+c
+    n4=b+d
+    Se=a/n3
+    Sp=d/n4
+    Alpha=b/n4
+    Beida=c/n3
+    Pr=n3/n
+    PV1=a/n1
+    PV2=d/n2
+    LR1=Se/Alpha
+    LR2=Beida/Sp
+    Pir=(a+d)/n
+    YI=13-(Alpha+Beida)
+    OP=a*d/(b*c)
+    return(list(Se=Se,Sp=Sp,Alpha=Alpha,Beida=Beida,Pr=Pr,
+         PV1=PV1,PV2=PV2,LR1=LR1,LR2=LR2,Pir=Pir,YI=YI,OP=OP))
+ }
> zenduanstatistc(31,4,3,30)
```

【R程序说明】

第一个语句的含义如下：zenduanstatistc为自定义函数名，"<-"为赋值符号，function为自定义函数的关键词，（a，b，c，d）为自定义函数设置了4个参数，即配对四格表中的4个数据的符号表示。

大括号中的内容就是按计算诊断试验12个统计量的计算公式写出其计算式，不再赘述。

第二个语句的含义如下：zenduanstatistc（31，4，3，30）为调用自定义函数，给定其各参数具体数值，即a=31、b=4、c=3、d=30。

【R计算结果】

```
$Se
```

```
[1] 0.9117647
$Sp
[1] 0.8823529
$Alpha
[1] 0.1176471
$Beida
[1] 0.08823529
$Pr
[1] 0.5
$PV1
[1] 0.8857143
$PV2
[1] 0.9090909
$LR1
[1] 7.75
$LR2
[1] 0.1
$Pir
[1] 0.8970588
$YI
[1] 0.7941176
$OP
[1] 77.5
```

【R结果解读】

Sensitivity	Specificity	Mistake Diag	Omission Diag
敏感度	特异度	误诊率	漏诊率
0.9118	0.8824	0.1176	0.0882

Prevalence Rate	Positive P V	Negative P V	Likelihood LR+
患病率	阳性预测值	阴性预测值	阳性试验似然比
0.5	0.8857	0.9091	7.75

Likelihood LR-	Accuracy	Youden Index	Odd Product
阴性试验似然比	准确度	Youden指数	比数积
0.1	0.8971	0.7941	77.5

说明：实际输出结果中，统计量的名称采用的是简单的形式。

13.2 配对设计四格表资料的一致性与对称性检验

13.2.1 问题与数据

参见13.1.1节，此处从略。

13.2.2 实现配对设计一元定性资料对称性检验的R程序

实现配对设计一元定性资料对称性检验（即McNemar χ^2 检验）所需要的程序（程序名为2_mcnemar1.txt）如下：

```
> Performance <-
+ matrix(c(31, 4, 3, 30),
+       nrow = 2,
+       dimnames = list("Test Method" = c("Positive", "Negative"),
+                       "Gold Standard" = c("Positive", "Negative")))
> Performance
> mcnemar.test(Performance)
```

【R程序说明】第一句的目的是创建一个名为Performance的矩阵；第二句要求系统给出所创建的矩阵；第三句调用实现McNemar χ^2 检验的函数mcnemar.test。圆括号内的参数Performance就是以矩阵形式呈现的配对四格表资料。

【R计算结果】

```
            Gold Standard
Test Method     Positive        Negative
   Positive        31               3
   Negative        4                30
    McNemar's Chi-squared test with continuity correction
data:  Performance
McNemar's chi-squared = 0, df = 1, p-value = 1
```

【R结果解读】第一部分结果显示出已经成功创建的矩阵，实际上就是本例中的配对设计一元定性资料，常简称为配对四格表资料。

第二部分结果：$\chi^2=0$，$df=1$，$p=1$。

【结论】说明试验方法测定结果与金标准测定结果不一致部分无差，即试验方法可以取代金标准。

13.2.3 实现配对设计一元定性资料一致性检验的R程序

实现配对设计一元定性资料一致性检验（即Kappa检验）所需要的程序（程序名为

3_kappatest2x2a.txt）如下：

```
> kappatest<-function(a,b,c,d,alpha)
+ {   nrow1=a+b
+     nrow2=c+d
+     ncol1=a+c
+     ncol2=b+d
+     n1c1=nrow1*ncol1
+     n2c2=nrow2*ncol2
+     nc11=(nrow1+ncol1)
+     nc22=(nrow2+ncol2)
+     ntotal=nrow1+nrow2
+     pa=(a+d)/ntotal
+     pe=(n1c1+n2c2)/ntotal^2
+     kappa=(pa-pe)/(13-pe)
+     rc=(n1c1*nc11+n2c2*nc22)/ntotal^3
+     skappa=sqrt(pe+pe^2-rc)/((13-pe)*sqrt(ntotal))
+     q=13-alpha/2
+     z1_alpha=qnorm(q,mean=0,sd=1)
+     lowerci=kappa-z1_alpha*skappa
+     upperci=kappa+z1_alpha*skappa
+     z=kappa/skappa
+     p=(13-pnorm(z,mean=0,sd=1))*2
+     return(list(pa=pa,pe=pe,kappa=kappa,lowerci=lowerci,upperci=upperc
+           i,z=z,p=p))
+ }
> kappatest(31,4,3,30,0.05)
```

【R程序说明】第一句创建一个自定义函数function（a，b，c，d，alpha），并将其赋值给变量kappatest；第二句调用自定义函数kappatest（31，4，3，30，0.05），其中，有5个参数，前4个参数为配对四格表中的四格频数（按行排列），第5个参数为显著性水平值。

【R计算结果】

```
$pa
[1] 0.8970588
$pe
[1] 0.5
$kappa
[1] 0.7941176
```

```
$lowerci
[1] 0.5565399
$upperci
[1] 1.031695
$z
[1] 6.551296
$p
[1] 5.703993e-11
```

【R结果解读】 求得观测一致率为0.8970588，理论一致率为0.5，Kappa为0.7941176，总体Kappa的95%置信区间为 [0.5565399，1.031695]（注：SAS计算的结果为0.6497 ~ 0.9385），检验总体Kappa是否为0对应的z=6.551、$p < 0.0001$。

【结论】 由于Kappa系数的具体取值为0.7941176，其95%置信区间为 [0.5565399，1.031695]，可以认为Kappa值尚属于中等大小，说明两种检测方法的一致性在统计学上有一定意义，但其实际价值是否很高，需要根据专业知识对预期的Kappa值进行界定。

13.3　横断面设计2×2表资料差异性分析

【例13-2】 某研究随机抽取了某大学四年级学生124人，调查大学英语六级通过情况，结果见表13-2，问该大学男生和女生英语六级通过率有无差别？

表13-2　某大学四年级男生、女生大学英语六级通过情况

性别	英语六级通过人数		
	通过	未通过	合计
男	41	32	73
女	43	8	51
合计	84	40	124

【解答1】 对四格表资料进行χ^2检验。

对本例四格表资料进行χ^2检验所需要的R程序（程序名：4_四格表资料卡方检验.txt）：

```
> rownum<- c(41,32)
> colnum<- c(43,8)
> chisq.test(rbind(rownum,colnum))
```

【R程序说明】 第一和第二两句创建两个向量，分别代表四格表的第一行与第二行的频数；第三句调用chisq.test函数，其内的参数为rbind函数，含义是将两个向量按行合并，该函数的两个参数就是拟合并的两个向量。

【R计算结果】

```
    Pearson's Chi-squared test with Yates' continuity correction
data:  rbind(rownum, colnum)
X-squared = 9.637, df = 1, p-value = 0.001907
```

【R结果解读】采用Pearson χ^2 检验并进行耶茨校正，χ_c^2=9.637，df=1，p=0.001907。

【结论】该校男生、女学生英语六级考试通过率不等，由数据显示，女生通过率高于男生。

【解答2】对四格表资料进行Fisher's精确检验。

对本例四格表资料进行Fisher's精确检验所需要的R程序（程序名：5_四格表资料FISHER精确检验.txt）：

```
> Fishertest<-
+ matrix(c(41,32,43,8),
+        nrow=2,
+        dimnames=list(sex=c("male","female"),
+                      pass=c("pass","unpass")))
> fisher.test(Fishertest,alternative="two.sided")
```

【R程序说明】第一句创建一个矩阵，赋值给变量Fishertest；矩阵的第一个参数是 c 函数创建的一个向量，其内的四个分量就是四格表中的四个频数，四行开头的"＋"表明是第1行内容的继续；第二个参数（nrow=2）指出应将创建的向量排成2行；第三个参数指定四格表的横向与纵列的变量名及其具体水平，具体地说，横向变量名为sex，其具体水平为male（男）、female（女）；纵向变量名为pass，其具体水平为pass（通过）、unpass（未通过）。

第二句调用fisher.test函数，其中，第一个参数指定进行Fisher's精确检验；第二个参数指定进行双侧检验。

【R计算结果】

```
    Fisher's Exact Test for Count Data
data:  Fishertest
p-value = 0.0009474
alternative hypothesis: true odds ratio is not equal to 1
95 percent confidence interval:
 0.08558963 0.61351962
sample estimates:
odds ratio
 0.2410993
```

【R结果解读】

Fisher's精确检验得到的p=0.0009474，OR=0.2410993，其95%置信区间为［0.08558963，0.61351962］（注：本例中，求OR值没有实用价值）。

【结论】该校男生、女学生英语六级考试通过率不等，由数据显示，女生通过率高于男生。

13.4　队列研究设计2×2表资料差异性分析

【例13-3】某研究者随机选取了565名调查对象，其中血压偏高者80名，血压正常者485名，经过多年追踪观察得到表13-3的资料。试分析当初血压情况对调查对象后来是否患冠心病可能造成什么样的影响。

表13-3　血压与冠心病关系队列研究结果

血压情况	冠心病例数		
	患病	未患病	合计
偏高	19	61	80
正常	20	465	485
合计	39	526	565

【解答】对四格表资料进行χ^2检验、计算RR和对RR进行假设检验。

第1步，对本例四格表资料进行χ^2检验所需要的R程序（程序名：6_队列研究四格表资料的统计分析.txt）：

```
> rownum<- c(19,61)
> colnum<- c(20,465)
> chisq.test(rbind(rownum,colnum))
```

第2步，对本例四格表资料计算RR和对RR进行假设检验所需要的R程序（与上面的程序为一个整体）：

```
> relativerisk<-function(a,b,c,d,alpha)
+ {   n=a+b+c+d
+    e=a+b
+    f=c+d
+    g=a+c
+    h=b+d
+    p1=a/e
+    p2=c/f
+    rr=p1/p2
```

```
+      r2=(a*d-b*c)^2/(e*f*g*h)
+      chisqmh=(n-1)*r2
+      prob_mh=1-pchisq(chisqmh,1,ncp=0)
+      q=1-alpha/2
+      z1_alpha=qnorm(q,mean=0,sd=1)
+      width=z1_alpha/sqrt(chisqmh)
+      lowerci=rr^(1-width)
+      upperci=rr^(1+width)
+      return(list(rr=rr,lowerci=lowerci,upperci=upperci,chisqmh=chisqmh,
+           prob_mh=prob_mh))
+  }
> relativerisk(19,61,20,465,0.05)
```

【R程序说明】第2步中的第一句很长，目的是创建一个自定义函数function（a，b，c，d，alpha），并将其赋值给变量relativerisk。自定义函数有5个参数，分别为四格表中的4个频数，第5个参数为双侧假设检验标准正态分布曲线下两尾端的概率之和alpha。

【R计算结果】

第1步的计算结果：

```
Pearson's Chi-squared test with Yates'continuity correction
data:   rbind(rownum, colnum)
X-squared = 38.165, df = 1, p-value = 6.499e-10
```

说明：上述χ^2统计量是按校正公式算得的。

第2步的计算结果：

```
$rr
[1] 5.759375
$lowerci
[1] 3.371969
$upperci
[1] 9.837102
$chisqmh
[1] 41.09007
$prob_mh
[1] 1.453733e-10
```

【R结果解读】第1步计算结果为：χ^2=38.165，p=6.499×10^{-10}，表明两种血压状况的

受试者若干年后患冠心病的发病率不等。

第2步计算结果为：求得相对危险度RR=5.759375，其95%置信区间为［3.371969，9.837102］；检验总体RR是否等于1对应的χ^2_{MH}=41.09007，$p < 0.0001$。

【结论】血压偏高的人相对于血压正常的人未来若干年后更易于患冠心病。值得一提的是，相对危险度RR的95%置信区间的计算结果与用SAS计算的结果（3.2193，10.3034）有偏差，很可能是所采用的公式不同所致。

13.5　病例对照研究设计2×2表资料差异性分析

【例13-4】在乳牙龋齿与喂养方式的关系研究中，研究者对3～4岁儿童进行了病例对照研究，分别选取患龋儿童103人和未患龋儿童157人，调查出生后6个月喂养方式是否相同，调查结果见表13-4。

表13-4　喂养方式与乳牙龋齿关系病例对照研究结果

喂养方式	乳牙龋齿例数		
	患龋	未患龋	合计
母乳	37	81	118
人工或混合	66	76	142
合计	103	157	260

【解答】对四格表资料进行χ^2检验、计算OR和对OR进行假设检验。

对本例四格表资料计算OR和对OR进行假设检验，并对整个四格表资料进行Fisher's精确检验所需要的R程序（程序名：7_病例对照研究四格表资料的统计分析.txt）：

```
> oddratio<-
+ matrix(c(37,81,66,76),
+        byrow=T,
+        nrow=2,
+        dimnames=list(wy=c("my","rg"),
+                      qc=c("qc","wqc")))
> fisher.test(oddratio,alternative="two.sided")
```

【R程序说明】第一句创建一个矩阵并赋值给变量oddratio，它的内容就是拟分析的四格表资料，wy代表"喂养"（它的两个水平分别为"母乳my"和"人工或混合rg"）、qc代表"龋齿"（它的两个水平分别为"患龋qc"和"未患龋wqc"）。

第二句调用进行Fisher's精确检验的函数fisher.test，它的第一个参数为oddratio，就是以矩阵形式提供的四格表资料；第二个参数指定进行双侧检验。

【R计算结果】

```
    Fisher's Exact Test for Count Data
data: oddratio
p-value = 0.01555
alternative hypothesis: true odds ratio is not equal to 1
95 percent confidence interval:
 0.3052740 0.9024841
sample estimates:
odds ratio
 0.5273059
```

【R结果解读】 分析不同喂养方式与是否患龋齿之间是否独立的Fisher's精确检验结果，$p=0.01555$（即不独立）；优势比OR=0.5273059，其95%置信区间为［0.3052740，0.9024841］。

【结论】 根据Fisher's精确检验结果，按照0.05的检验水准，拒绝原假设（行变量与列变量之间独立），接受备择假设（不独立），可以认为喂养方式不同，乳牙龋齿患病率不同；根据OR值及其置信区间，可以认为：母乳喂养与人工或混合喂养相比，对乳牙具有一定的保护作用。也就是说，人工喂养或混合喂养比母乳喂养易于导致乳牙龋齿。

13.6 横断面设计2×2表资料非劣效性分析

【例13-5】 为提出一种相对简单的治疗某种真菌病的方案A，将其与标准治疗方案B进行比较。随机选择210例符合要求的患者，随机均分为两组，分别接受方案A和B，评价细菌学清除率，资料见表13-5。如果设定非劣效界值为-0.12，试评价新的治疗方案在治疗该种真菌病的疗效是否非劣效于标准治疗方案。

表13-5 两组患者的细菌学清除率

治疗方案	清除（例）	未清除（例）
A	82	23
B	85	20

【解答】 对此资料进行非劣效性检验所需的R程序（程序名：8_四格表资料非劣效性检验.txt）如下：

```
> noninf.rate.test<-function(a,b,c,d,delta_l,alpha)
+ {  nt=a+b
+     nr=c+d
+     pt=a/nt
```

```
+    pr=c/nr
+    dl=delta_1
+    z1=pt-pr-dl
+    z2=sqrt(pt*(1-pt)/nt+pr*(1-pr)/nr)
+    z=z1/z2
+    p=1-pnorm(z,mean=0,sd=1)
+    return(list(z=z,p=p))
+ }
> noninf.rate.test(82,23,85,20,-0.12,0.05)
```

【R程序说明】第一句的目的是创建一个自定义函数function（a，b，c，d，delta_1，alpha），并将其赋值给变量noninf.rate.test。自定义函数有6个参数，前4个参数分别为四格表中的4个频数，第5个参数为非劣效界值；第6个参数为单侧假设检验标准正态分布曲线下一尾端的概率alpha。

【R计算结果】

```
$z
[1] 1.642709
$p
[1] 0.05022154
```

【R结果解读】求得$z=1.642709$，$p=0.05022154 > 0.05$。

【结论】可以认为新的治疗方案治疗该种真菌病的疗效劣效于标准治疗方案。

13.7　横断面设计2×2表资料等效性分析

【例13-6】为评价新的第二代三唑类药物伏立康唑和两性霉素B脂质体抗真菌的疗效，在一次临床试验中，415例患者分配至伏立康唑组，422例患者分配至两性霉素B脂质体组，治疗后的有效例数分别为108例和129例，有效率分别为26.02%和30.57%，资料见表13-6。设定等效性界值为10%，试判断两种药物是否等效。

表13-6　两组患者的治疗结果

药物种类	有效（例）	无效（例）
伏立康唑	108	307
两性霉素B脂质体	129	293

【解答】对此资料进行等效性检验所需要的R程序（程序名：9_四格表资料等效性检验.txt）如下：

```
> equivalence.rate.test<-function(a,b,c,d,delta_l,delta_u,alpha)
+ {   nt=a+b
+     nr=c+d
+     pt=a/nt
+     pr=c/nr
+     dl=delta_l
+     du=delta_u
+     a1=pt-pr-dl
+     a2=pt-pr-du
+     a3=sqrt(pt*(1-pt)/nt+pr*(1-pr)/nr)
+     z1=a1/a3
+     z2=a2/a3
+     p1=1-pnorm(z1,mean=0,sd=1)
+     p2=pnorm(z2,mean=0,sd=1)
+     return(list(z1=z1,p1=p1,z2=z2,p2=p2))
+ }
> equivalence.rate.test(108,307,129,293,-0.10,0.10,0.05)
```

【R程序说明】第一句的目的是创建一个自定义函数 function (a, b, c, d, delta_l, delta_u, alpha)，并将其赋值给变量 equivalence.rate.test。自定义函数有 7 个参数，前 4 个参数分别为四格表中的 4 个频数，第 5 和第 6 个参数分别为左侧与右侧等效性界值；第 7 个参数为双单侧假设检验标准正态分布曲线下一尾端的概率 alpha。

【R计算结果】

```
$z1
[1] 1.754478
$p1
[1] 0.03967431
$z2
[1] -4.677629
$p2
[1] 1.451055e-06
```

【R结果解读】求得 $z1=1.754478$，$p1=0.03967431$；$z2=-4.677629$，$p2 < 0.0001$。

【结论】双单侧假设检验结果都拒绝不等效的零假设，故可以认为两种药物是等效的。

13.8 横断面设计 2×2 表资料优效性分析

【例 13-7】某项治疗慢性肾炎的临床试验中，旧药治疗慢性肾炎的近控率为 30.53%，新药治疗慢性肾炎的近控率为65.26%，假设新药的近控率要超过旧药20%，才认为有推广价值，资料见表13-7。试评价该新药是否具有推广价值。

表13-7 两种药物的治疗结果

药物种类	控制例数	未控制例数
新药	62	33
旧药	29	66

【解答】对此资料进行优效性检验所需要的R程序（程序名：10_四格表资料优效性检验.txt）如下：

```
> superiority.rate.test<-function(a,b,c,d,delta_u,alpha)
+   {  nt=a+b
+      nr=c+d
+      pt=a/nt
+      pr=c/nr
+      du=delta_u
+      a1=pt-pr-du
+      a2=sqrt(pt*(1-pt)/nt+pr*(1-pr)/nr)
+      z=a1/a2
+      p=1-pnorm(z,mean=0,sd=1)
+      return(list(z=z,p=p))
+   }
> superiority.rate.test(62,33,29,66,0.20,0.05)
```

【R程序说明】第一句的目的是创建一个自定义函数function（a，b，c，d，delta_u，alpha），并将其赋值给变量superiority.rate.test。自定义函数有6个参数，前4个参数分别为四格表中的4个频数，第5个参数为优效性界值；第6个参数为单侧假设检验标准正态分布曲线下一尾端的概率alpha。

【R计算结果】

```
$z
[1] 2.168414
$p
[1] 0.01506359
```

【R结果解读】求得$z=2.168414$，$p=0.01506359$。

【结论】可以认为新药优效于旧药，故新药具有推广价值。

第14章

$R \times 2$ 列联表与 $2 \times C$ 列联表资料线性趋势检验

14.1 $R \times 2$ 列联表资料线性趋势检验

14.1.1 基于R实现计算

1. 问题与数据

【例14-1】为了研究吸烟年限和龋齿的关系,某人搜集了表14-1所示的资料,试分析吸烟年限与龋齿患病率之间是否呈线性变化趋势。

表14-1 吸烟年限和龋齿的关系研究结果

吸烟年限	龋齿例数		
	患	未患	合计
≤1	3	24	27
1～5	9	28	37
5～10	12	23	35
≥10	7	11	18
合计	31	86	117

2. 合理选择数据结构、分析目的与分析方法

表14-1资料的数据结构属于 $R \times 2$ 列联表资料,若忽视"吸烟年限"是有序变量,仅关心各行上的龋齿患病率之间的差别是否具有统计学意义,就可选择一般 χ^2 检验;若特别强调"吸烟年限"是有序变量,并希望考察随着吸烟年限的延长,龋齿患病率是呈上升还是下降趋势,则需要选择线性趋势检验。

3. 用R实现线性趋势检验的方法

【解答例14-1】本例如果要进行线性趋势检验,R程序(1_$R \times 2$表资料线性趋势检验.txt)如下:

```
> x<- c(3,9,12,7)
> n<- c(27,37,35,18)
> prop.trend.test(x,n)
```

【R程序说明】第一句创建一个向量x，其4个分量分别为各组中的阳性例数；第二句创建一个向量n，其4个分量分别为各组中的总例数；第三句调用进行Cochran-Armitage线性趋势检验的函数prop.trend.test，其内的两个参数就是前面创建的两个向量。

【R计算结果】

```
Chi-squared Test for Trend in Proportions
data:  x out of n ,
 using scores: 1 2 3 4
X-squared = 5.6236, df = 1, p-value = 0.01772
```

【R结果解读】采用χ^2检验（注：SAS中用z检验，z的平方就是χ^2）进行比例趋势检验，其中，x与n分别为各组的阳性例数与总例数；计算时将"组别"视为有序变量，并将其依次赋值为1，2，3，4；算得的χ^2值为5.6236，df=1，p=0.01772（注：此结果与SAS计算结果一致）。

若将前面的第三句程序修改如下：

```
> prop.trend.test(x,n,c(1,2,3,4))
```

得到的输出结果同上，从略。

若再将前面的第三句程序修改如下：

```
> prop.trend.test(x,n,c(1,3,8,12))
```

【R程序说明】这句中的c函数表明，让有序的原因变量的四档分别取值1，3，8，12，进行Cochran-Armitage线性趋势检验。

【R计算结果】

```
Chi-squared Test for Trend in Proportions
data:  x out of n ,
 using scores: 1 3 8 12
X-squared = 5.1608, df = 1, p-value = 0.0231
```

【R结果解读】结果与前面类似，但有序原理变量的取值为1，3，8，12，p=0.0231，即p值变大了。

【结论】采用Cochran-Armitage线性趋势检验，认为龋齿患病率与吸烟年限之间呈线性变化趋势，具体来说，患病率随着吸烟年限延长而呈增加的趋势。

14.1.2 基于SAS实现计算

1.问题与数据

沿用前面的例14-1中的问题和数据。

2.合理选择数据结构、分析目的与分析方法

同上，从略。

3.用SAS实现线性趋势检验的方法

【解答例14-1】本例如果要进行线性趋势检验，SAS程序（$R \times 2$表资料线性趋势检验.SAS）如下：

```
DATA abc;
    DO A=1 TO 4;
        DO B=1 TO 2;
            INPUT F @@; OUTPUT;
        END;
    END;
CARDS;
 3 24
 9 28
12 23
 7 11
;
RUN;
PROC FREQ data=abc;
    WEIGHT F;
    TABLES A*B/TREND;
RUN;
```

【SAS程序说明】关键语句是"TABLES"语句，其后的选项"TREND"要求系统进行线性趋势检验。

【SAS主要输出结果及解释】

表"B-A"的统计量

Cochran-Armitage 趋势检验

统计量 (Z)	2.3714
单侧 Pr > Z	0.0089
双侧 Pr > |Z|	0.0177

样本大小 = 117

以上结果表明：采用的是Cochran-Armitage趋势检验，检验统计量z=2.3714，双侧检验p=0.0177。

【结论】采用Cochran-Armitage线性趋势检验，认为龋齿患病率与吸烟年限之间呈线性变化趋势，具体来说，患病率随着吸烟年限延长而呈增加的趋势。

14.2 2 × *C* 列联表资料线性趋势检验

14.2.1 基于R实现计算

1.问题与数据

【例14-2】为了调查北京和天津两地的居住环境，随机抽取了两地居民各120人，分别调查他们对居住环境的满意程度，结果见表14-2，试分析北京居民各满意程度等级（由满意→一般→不满意）的构成比是否呈线性下降趋势？

表14-2 北京、天津两地居住环境满意程度比较

城市	满意程度人数			
	满意	一般	不满意	合计
北京	45	48	27	120
天津	29	65	26	120
合计	74	113	53	240

2.合理选择数据结构、分析目的与分析方法

表14-2资料的数据结构属于2×*C*列联表资料，若将"满意程度"视为一般的有序结果变量，仅关心各行上的"平均满意程度"之间的差别是否具有统计学意义，就可选择一般秩和检验；若特别强调某一行（如第一行）上三个不同程度的"发生比例"是否呈逐渐增大或减小的变化趋势时，就应该采取"基于多项分布"导出的"线性趋势检验"了。

3.用R实现线性趋势检验的方法

【解答例14-2】本例如果要作线性趋势检验，R程序（2_2×C表资料线性趋势检验.txt）如下：

```
> x<- c(1,2,3)
> r1<- c(45,48,27)
> r2<- c(29,65,26)
> r3<- r1+r2
> n<- sum(r3)
> w<- r3/n
> n1<- sum(r1)
> nw<- n1*w
```

```
> fz<- sum(x*(r1-nw))
> xb<- sum(w*x)/sum(w)
> wx<- sum(w*(x-xb)^2)
> fm<- sqrt(n1*wx)
> z<- fz/fm
> if (z<=0) p=pnorm(z,mean=0,sd=1) else p=1-pnorm(z,mean=0,sd=1)
> z
> p
```

【R程序说明】这是按Lee提出的方法进行线性趋势检验。

第1句中的c函数表明，让有序的结果变量的三档分别取值为1，2，3，赋值给变量x；

第2句和第3句分别用r1和r2代表14-2中第1行、第2行频数构成的向量；

第4句r3实际上就是表14-2中合计行上三个频数构成的向量；

第5句是求全部频数之和；

第6句是求各列上的权重系数w_j，$j=1$，2，3；

第7句是求表14-2中第1行上的频数之合计值$n1$；

第8句是求$n1$与向量w的乘积，它仍是一个向量，属于计算公式中分子的一部分；

第9句是求计算公式中的分子fz；

第10句是求x的加权平均值xb；

第11句是求计算公式中分母的一部分wx；

第12句是求计算公式中的分母fm；

第13句是求Lee提出的计算公式，即检验统计量z；

第14句是求标准正态曲线下一个尾端的概率：当z小于0时，取左侧尾端概率，反之，取右侧尾端概率；

最后两句输出检验统计量z的值及其对应的尾端概率。

【R计算结果】

```
> z
[1] -0.9480673
> p
[1] 0.1715476
```

【R结果解读】反映是否呈线性变化趋势的检验统计量$z=-0.9480673$，对应的$p=0.1715476$。

【结论】采用Lee提出的线性趋势检验，可以认为北京居民对居住环境的满意度在三个等级上不呈线性下降趋势。

14.2.2 基于SAS实现计算

1. 问题与数据

沿用前面的例14-2中的问题和数据。

2. 合理选择数据结构、分析目的与分析方法

同上，从略。

3. 用SAS实现线性趋势检验的方法

【解答例14-2】本例如果要进行线性趋势检验，SAS程序（2×C表资料线性趋势检验.SAS）如下：

```
data abc;
%let n=240;
%let n1=120;
input x y1 y;
w=y/&n;
num=x*(y1-&n1*w);
cards;
1   45    74
2   48    113
3   27    53
;
run;
proc univariate data=abc noprint;
var num;
output out=aaa sum=sum_num;
run;
proc univariate data=abc noprint;
weight w;
var x;
output out=bbb css=css_x;
run;
data abc;
merge aaa bbb;
nwx=sqrt(&n1*css_x);
  z=sum_num/nwx;
  if Z>=0 then P=1-PROBNORM(Z);
else if Z<0 then P=PROBNORM(Z);
  file print;
put #2  @10 'Z value'  @30 'P Value';
```

```
put #4   @10 z   @30 p;
run;
```

程序说明：$n=240$ 代表总频数，$n1=120$ 代表第一行的合计频数，x 代表满意程度的分级，没有明确的数量等级时，赋值为 1，2，3。

【SAS输出结果及解释】

Z value	P Value
-0.948067254	0.1715476086

反映是否呈线性变化趋势的检验统计量 $z=-0.948067254$，对应的 $p=0.1715476086$。

【结论】采用Lee提出的线性趋势检验，可以认为北京居民对居住环境的满意度在三个等级上不呈线性下降趋势。

>> **第15章**

$R \times C$列联表资料广义差异性分析

15.1 横断面设计双向无序$R \times C$列联表资料差异性分析

【例15-1】某大学对计算机专业、金融专业、传媒专业各50名学生进行心理学测试，并判断每个学生属于哪一种典型气质类型，所得结果如表15-1。请进行合理的统计分析。

表15-1 不同专业学生的四种气质类型分布

专业	气质类型人数				
	多血质	胆汁质	抑郁质	黏液质	合计
计算机	16	13	7	14	50
金融	12	15	10	13	50
传媒	18	9	8	15	50
合计	46	37	25	42	150

【解答】分析此资料所需的R程序如下，程序名为1_chisqtestrxc1.txt。

```
> rownum1<- c(16,13,7,14)
> rownum2<- c(12,15,10,13)
> rownum3<- c(18,9,8,15)
> chisq.test(rbind(rownum1,rownum2,rownum3))
```

【R程序说明】

前三句创建三个向量，分别代表资料中三行上的频数；第四句调用chisq.test，其内的参数为rbind函数，即把前面创建的三个向量按行合并。

【R计算结果】

```
    Pearson's Chi-squared test
data:  rbind(rownum1, rownum2, rownum3)
X-squared = 3.4338, df = 6, p-value = 0.7528
```

【R结果解读】求得χ^2=3.4338，df=6，p=0.7528。

【结论】本例资料可采用一般χ^2检验，得χ^2=3.4338，p=0.7528＞0.05，按照0.05的检验水准，不拒绝原假设，根据现有资料不能认为三个专业学生的气质类型构成比例不同。

15.2　横断面设计结果变量为有序变量单向有序$R \times C$列联表资料秩和检验

【例15-2】某研究对某市职业培训学校毕业生收入情况进行调查，得到表15-2所示数据，试比较不同专业职业培训学校毕业生的收入差别有无统计学意义？

表15-2　不同专业职业培训学校毕业生的收入情况

专业	不同月薪人数				
	≤1000元	1000～2000元	2000～3000元	≥3000元	合计
厨艺	6	34	31	13	84
汽修	15	24	23	7	69
财会	13	27	9	5	54
合计	34	85	63	25	207

【解答1】首先，需要将表15-2中的数据改成下面的形式：

```
group salary
1      1    1000
2      1    1000
3      1    1000
4      1    1000
5      1    1000
6      1    1000
7      1    2000
8      1    2000
9      1    2000
10     1    2000
...
```

数据总共有207行，即每位受试者占一行，提供两个变量的具体取值。group代表分组变量（其三个水平分别为厨艺、汽修、财会）；salary代表工资档次，其具体取值可以是1000～4000，也可以是1～4，因为它仅仅代表顺序。

将上述形式的数据以文本格式存在指定的位置上，例如，存在G盘studyr文件夹中，取名为rankdata1.txt。

用秩和检验分析此资料所需的R程序如下，程序名为ranktest1.txt。

```
a<- read.table("G:/studyr/rankdata1.txt",header=T)
>kruskal.test(salary~ group,data=a)
```

【R程序说明】第一句R程序就是读取指定位置上的文本文件，即G盘studyr文件夹中名为rankdata1.txt的待分析的数据，而且强调第一行为变量名，即"列头"。

第二句R程序就是调用Kruskal-Wallis秩和检验。

【R计算结果】

```
Kruskal-Wallis rank sum test
data:  salary by group
Kruskal-Wallis chi-squared = 11.069, df = 2, p-value = 0.003948
```

【R结果解读】影响因素为group，有序的结果变量为salary，采用的是Kruskal-Wallis秩和检验，但给出的近似χ^2检验的统计量的数值，即χ^2=11.069，df=2，p=0.003948。

【结论】Kruskal-Wallis秩和检验的结果表明：学习三种不同专业的学生，毕业后的工资待遇之间的差别比较明显。由原始数据可看出，厨艺专业最好、财会专业最差、汽修专业居中，这只是粗略地表述而已，严格地，应进行两两比较，并以校正的显著性水平（通常为0.05/比较次数）为基准，得出结论。

【解答2】设R程序名为"2_巧妙实现秩和检验.txt"。

```
> x<- c(1,2,3,4)
> r1<- c(6,34,31,13)
> r2<- c(15,24,23,7)
> r3<- c(13,27,9,5)
> s1<- sum(r1)
> s2<- sum(r2)
> s3<- sum(r3)
> g1<- rep(c(1),s1)
> g2<- rep(c(2),s2)
> g3<- rep(c(3),s3)
> g<- c(g1,g2,g3)
> y1<- rep(x,r1)
> y2<- rep(x,r2)
> y3<- rep(x,r3)
> y<- c(y1,y2,y3)
> kruskal.test(y~ g)
```

【R程序说明】第1句将有序的结果变量x赋值1，2，3，4（若赋值1000，2000，

3000，4000，最终计算结果相同）；

第2～4句输入表15-2中各行上的频数；

第5～7句求表15-2中各行上的频数之合计值；

第8～10句展开表15-2中各行上分组变量的水平代码，例如，第1行代表第1组，其代码为"1"，该行的频数s1=84，就需要生成84个"1"，第2行需要生成69个"2"，第3行需要生成54个"3"；

第11句将全部207个组别代码（即84个1、69个2和54个3）前后连在一起，形成一个含有207个元素的向量；

第12～14句展开表15-2中各行上结果变量的取值，例如，第1行有6个"1"、34个"2"、31个"3"、13个"4"；第2行有15个"1"、24个"2"、23个"3"、7个"4"；第3行有13个"1"、27个"2"、9个"3"、5个"4"；

第15句将三行上结果变量的取值前后连在一起，形成一个包含207个（即结果变量的数值）元素的向量；

第16句，调用R软件包中的kruskal.test函数，进行秩和检验。其中，y为结果变量，g为分组变量（相当于自变量）。

【R计算结果】

```
Kruskal-Wallis rank sum test
data:  y by g
Kruskal-Wallis chi-squared = 11.069, df = 2, p-value = 0.003948
```

【R结果解读】与前面的结果完全相同，详见前面的解读，此处从略。

15.3 横断面设计双向有序且属性不同 $R \times C$ 列联表资料Spearman秩相关分析

【例15-3】某矿工医院探讨硅肺不同期次患者的胸部平片密度变化，492例患者资料整理成表15-3，问硅肺患者肺门密度的增加与期次有无关系？

表15-3 硅肺期次与肺门密度级别的关系

硅肺期次	肺门密度级别例数			
	I	II	III	合计
I	43	188	14	245
II	1	96	72	169
III	6	17	55	78
合计	50	301	141	492

【解答1】为了实现Spearman秩相关分析，首先，需要把列联表形式的数据转换成数据库格式的数据，转换后的形式如下：

```
qc      jb
1       1

1       1

1       1

1       1

1       1

1       1

1       1

1       1

1       1
...
```

上面的数据中，qc代表硅肺"期次"、jb代表肺门密度"级别"。将全部492名受试者的数据以文本文件spearmandata1.txt存在G盘studyr文件夹内。

此处采用Spearman秩相关分析来分析此资料，所需的R程序如下，程序名为spearmantest1.txt。

```
> a<- read.table("G:/studyr/spearmandata1.txt",header=T)
> x1<- a["qc"]
> x2<- a["jb"]
> cor.test(x1,x2,method="spearm")
```

【R程序说明】　第一句采用read.table函数读取指定文件夹中的文本文件spearmandata1.txt，创建一个数据框 *a*；第二句和第三句都是为了从数据框 *a* 中取出全部观测数据并赋值给相应的变量，即把qc列赋值给 *x1*、把jb列赋值给 *x2*，其本质就是创建两个向量，分别为 *x1*、*x2*（注意：向量的分量都是具体的数据，而数据框中各列的列头是变量，其在各行上的表现是具体数据），只有向量才能写入cor.test函数中作为前两个参数；第四句是调用cor.test函数进行相关分析，究竟采用三种简单相关分析（Pearson、Spearman和Kendall's Tau-b）中的哪一种，需要通过第三个参数"method="来指定。

【R计算结果】

```
    Spearman's rank correlation rho
data:  x1 and x2
S = 9286500, p-value < 2.2e-16
alternative hypothesis: true rho is not equal to 0
sample estimates:
```

```
rho
0.5321454
```

【R结果解读】经Spearman秩相关分析，算得r_s=0.5321454，$p < 0.0001$。

【结论】根据Spearman秩相关分析的结果，拒绝原假设（硅肺期次与肺门密度之间无关），认为两个有序变量之间的总体相关系数不等于0，硅肺期次与肺门密度之间存在相关关系。结合资料可以看出，肺门密度有随硅肺期次增高而增加的趋势。

【解答2】设R程序名为"3_巧妙实现Spearman秩相关分析.txt"。

```
> x<- c(1,2,3)
> r1<- c(43,188,14)
> r2<- c(1,96,72)
> r3<- c(6,17,55)
> s1<- sum(r1)
> s2<- sum(r2)
> s3<- sum(r3)
> x1<- rep(c(1),s1)
> x2<- rep(c(2),s2)
> x3<- rep(c(3),s3)
> xx<- c(x1,x2,x3)
> y1<- rep(x,r1)
> y2<- rep(x,r2)
> y3<- rep(x,r3)
> yy<- c(y1,y2,y3)
> cor.test(xx,yy,method="spearm")
```

【R程序说明】从第1～15句，其含义与前面例15-2的解答2的R程序说明基本相同，此处从略。

【R计算结果】

```
Spearman's rank correlation rho
data:  xx and yy
S = 9286500, p-value < 2.2e-16
alternative hypothesis: true rho is not equal to 0
sample estimates:
  rho
0.5321454
```

【R结果解读】经Spearman秩相关分析，算得r_s=0.5321454，$p < 0.0001$。

【结论】同上，此处从略。

15.4　配对设计扩大形式双向有序且属性相同列联表资料一致性分析

【例15-4】用快速法和ELISA法对同一批样品进行抗体检测试验，结果见表15-4，问这两种检测方法所得结果是否一致？

表15-4　两种测定方法同时检测抗体得73个样品的检测结果

快速法检测结果	ELISA法样品数				
	−	+	++	+++	合计
−	15	0	2	3	20
+	2	19	1	2	24
++	1	3	17	0	21
+++	0	2	0	6	8
合计	18	24	20	11	73

【解答】分析此资料所需的R程序（程序名为4_ kappatest4x4a.txt）如下：

```
> kappatest<-function(a,b,c,d,e,f,g,h,i,j,k,l,m,n,o,p,alpha)
+ {  nrow1=a+b+c+d
+    nrow2=e+f+g+h
+    nrow3=i+j+k+l
+    nrow4=m+n+o+p
+    ncol1=a+e+i+m
+    ncol2=b+f+j+n
+    ncol3=c+g+k+o
+    ncol4=d+h+l+p
+    n1c1=nrow1*ncol1
+    n2c2=nrow2*ncol2
+    n3c3=nrow3*ncol3
+    n4c4=nrow4*ncol4
+    nc11=(nrow1+ncol1)
+    nc22=(nrow2+ncol2)
+    nc33=(nrow3+ncol3)
+    nc44=(nrow4+ncol4)
+    ntotal=nrow1+nrow2+nrow3+nrow4
+    pa=(a+f+k+p)/ntotal
+    pe=(n1c1+n2c2+n3c3+n4c4)/ntotal^2
+    kappa=(pa-pe)/(1-pe)
```

```
+       rc=(n1c1*nc11+n2c2*nc22+n3c3*nc33+n4c4*nc44)/ntotal^3
+       skappa=sqrt(pe+pe^2-rc)/((1-pe)*sqrt(ntotal))
+       q=1-alpha/2
+       z1_alpha=qnorm(q,mean=0,sd=1)
+       lowerci=kappa-z1_alpha*skappa
+       upperci=kappa+z1_alpha*skappa
+       z=kappa/skappa
+       prob=(1-pnorm(z,mean=0,sd=1))*2
+       return(list(pa=pa,pe=pe,kappa=kappa,lowerci=lowerci,upperci=upperci,
+              z=z,prob=prob))
+   }
> kappatest(15,0,2,3,2,19,1,2,1,3,17,0,0,2,0,6,0.05)
```

【R程序说明】第一句创建一个自定义函数function（$a,b,c,d,e,f,g,h,i,j,k,l,m,n,o,p$, alpha），并将其赋值给变量kappatest；第二句调用自定义函数kappatest（15, 0, 2, 3, 2, 19, 1, 2, 1, 3, 17, 0, 0, 2, 0, 6, 0.05），其中，有17个参数，前16个参数为配对设计扩大形式方表中的16个频数（按行排列），第17个参数为显著性水平值。

【R计算结果】

```
$pa
[1] 0.7808219
$pe
[1] 0.2709702
$kappa
[1] 0.6993565
$lowerci
[1] 0.5623459
$upperci
[1] 0.8363671
$z
[1] 10.00443
$prob
[1] 0
```

【R结果解读】求得观测一致率为0.7808219，理论一致率为0.2709702，Kappa为0.6993565，总体Kappa的95%置信区间为［0.5623459，0.8363671］（注：SAS计算的结果为0.570～0.828），检验总体Kappa是否为0对应的$z=10.00443$，$p < 0.0001$。

【结论】由于Kappa系数的具体取值为0.6993565，其95%置信区间为［0.5623459，0.8363671］，可以认为Kappa值尚属于中等大小，说明两种检测方法的一致性在统计学上有一定意义，但其实际价值是否很高，需要根据专业知识对预期的 Kappa 值进行界定。

15.5 配对设计扩大形式双向有序且属性相同列联表资料 Kendall's tau-b 秩相关分析

【例 15-5】沿用例 15-4 的资料，试分析两种方法检测的结果之间是否存在相关关系。

【解答 1】首先，需要将表 15-4 中的数据改成下面的形式：

```
ks    elisa
1     1
1     1
1     1
1     1
1     1
1     1
1     1
1     1
1     1
...
```

总共有 73 行数据，即每个样品用两种方法测定的结果分别属于哪一档。ks 和 elisa 分别代表快速法检测结果与 ELISA 法检测结果，检测结果分四档，分别用 1、2、3、4 表示。

为了研究两种检测方法检测的结果之间是否存在相关关系，宜选用 Kendall's Tau-b 秩相关分析。所需要的 R 程序名为 kendalltest1.txt。

```
> a<- read.table(G:/studyr/kendalldata1.txt",header=T)
> x1<- a[,"ks"]
> x2<- a[,"elisa"]
> cor.test(x1,x2,method="kendall")
```

【R 程序说明】第一句从指定位置读取文本文件 kendalldata1.txt 并创建数据框 *a*；第二句和第三句是为了从数据框 *a* 中取出数据（即去掉列头变量 ks 和 elisa）并创建向量 *x1* 和 *x2*（注意：*x1* 和 *x2* 是表示向量的变量名，它们的分量全部都是数据）；第四句调用 cor.test 函数进行相关分析，前两个参数都是表示向量的变量，第三个参数指定拟选用的相关分析方法为 Kendall's Tau-b 秩相关分析。

【R 计算结果】

```
    Kendall's rank correlation tau
data:  x1 and x2
```

```
z = 5.6904, p-value = 1.267e-08
alternative hypothesis: true tau is not equal to 0
sample estimates:
  tau
0.566804
```

【R结果解读】采用的是Kendall's秩相关分析，相关系数统计量为Tau，Tau=0.566804；检验统计量为z，z=5.6904，p=1.267×10⁻⁸<0.0001，说明两种方法检测结果之间存在相关关系。

【结论】两种方法检测结果之间存在相关关系。但值得注意的是，这并不等价于两种检测方法检测结果之间一致性很好，因为相关分析无法消除系统误差的影响。例如，若将1～10与101～110这两组数据按自然顺序配成10对数据，它们之间的相关系数为1，相关性很好，但它们每对数据却相差100，不可能是一致的（相等是一致的最好表现）。

【解答2】设R程序名为"5_巧妙实现Kendall-Tau-b秩相关分析.txt"。

```
> x<- c(1,2,3,4)
> r1<- c(15,0,2,3)
> r2<- c(2,19,1,2)
> r3<- c(1,3,17,0)
> r4<- c(0,2,0,6)
> s1<- sum(r1)
> s2<- sum(r2)
> s3<- sum(r3)
> s4<- sum(r4)
> x1<- rep(c(1),s1)
> x2<- rep(c(2),s2)
> x3<- rep(c(3),s3)
> x4<- rep(c(4),s4)
> xx<- c(x1,x2,x3,x4)
> y1<- rep(x,r1)
> y2<- rep(x,r2)
> y3<- rep(x,r3)
> y4<- rep(x,r4)
> yy<- c(y1,y2,y3,y4)
> cor.test(xx,yy,method="kendall")
```

【R程序说明】

从第1～19句，其含义与前面例15-2的解答2的R程序说明基本相同，此处从略。

【R 计算结果】

```
Kendall's rank correlation tau
data:  xx and yy
z = 5.6904, p-value = 1.267e-08
alternative hypothesis: true tau is not equal to 0
sample estimates:
 tau
0.566804
```

【R 结果解读】同上，从略。

【结论】同上，从略。

## 第16章

高维列联表资料广义差异性分析

16.1 结果变量为二值变量高维列联表资料CMH校正χ^2检验

16.1.1 问题与数据

【例16-1】为调查眼科门诊患者的用药依从性及其影响因素，并提出相应对策，提高眼科门诊药房的药学服务水平，在5家医院的眼科门诊患者中，随机发放610份调查问卷，进行汇总，数据见表16-1，试分析不同告知者之间患者的依从率有无差别。

表16-1 不同告知者、不同告知程度间患者的依从情况

告知程度	告知者	例数	
		依从	不依从
详细告知	医生	240	24
	药师	188	19
告知	医生	202	60
	药师	238	60
未告知	医生	31	16
	药师	47	21

16.1.2 基于R实现计算

【解答例16-1】用CMH校正χ^2检验分析此资料所需的R程序（设程序名为1_控制告知程度分析告知者对知晓情况影响的CMH检验.txt）如下：

```
doctor<-
array(c(240,188,24,19,
    202,238,60,60,
    31,47,16,21),
    dim=c(2,2,3),
```

```
    dimnames=list(
        docpha=c("doctor","pharmacist"),
        Response = c("compliance", "noncompliance"),
        degree=c("d_inform","inform","n_inform")))
doctor
## Classical Mantel-Haenszel test
mantelhaen.test(doctor)
mantelhaen.test(doctor,exact=TRUE)
```

【R程序说明】用array函数定义一个三维数组，赋值给变量doctor。输入数据要小心，每张四格表频数按列的顺序输入。Dim定义数组各维的维数，注意分层的维数放在最后。Dimnames定义三维数组中三个变量的名称及其具体水平，应注意顺序。

倒数第4行的"doctor"显示三维数组。倒数第2行调用mantelhaen.test函数进行CMH校正 χ^2 检验；最后一行调用mantelhaen.test函数进行精确检验。

【R计算结果】

```
, , degree = d_inform
        Response
docpha        compliance noncompliance
  doctor           240            24
  pharmacist       188            19
, , degree = inform
        Response
docpha        compliance noncompliance
  doctor           202            60
  pharmacist       238            60
, , degree = n_inform
        Response
docpha        compliance noncompliance
  doctor            31            16
  pharmacist        47            21
```

以上显示的是三维数组，即表16-1中的频数和分组及结果变量名。

第1次调用mantelhaen.test函数输出的结果：

```
Mantel-Haenszel chi-squared test with continuity correction
data:  doctor
Mantel-Haenszel X-squared = 0.43497, df = 1, p-value = 0.5096
alternative hypothesis: true common odds ratio is not equal to 1
```

```
95 percent confidence interval:
 0.6498931 1.2151707
sample estimates:
common odds ratio
    0.8886681
```

第2次调用mantelhaen.test函数输出的结果：

```
Exact conditional test of independence in 2 x 2 x k tables
data:  doctor
S = 473, p-value = 0.4733
alternative hypothesis: true common odds ratio is not equal to 1
95 percent confidence interval:
 0.6415799 1.2303093
sample estimates:
common odds ratio
    0.8887168
```

【R结果解读】由第1次调用mantelhaen.test函数输出的结果可知：CMH χ^2=0.4350，p=0.5096（特别说明：用SAS计算的结果为CMH χ^2=0.5466，p=0.4597）。

由第2次调用mantelhaen.test函数输出的结果可知：p=0.4733。

【结论】对"告知程度"进行分层后，得出：不同告知者对应的依从率之间的差别无统计学意义，即无论医生还是药师告知患者，对患者的依次性影响接近。

16.1.3　基于SAS实现计算

对例16-1资料进行CMH校正χ^2检验，SAS程序如下，程序名为"CMH校正卡方检验1.sas"。

```
data  abc;
    do cd=1 to 3;
        do yy=1 to 2;
            do yc=1 to 2;
                input f @@;
                output;
            end;
        end;
    end;
cards;
240 24 188 19
```

```
202 60 238 60
 31 16  47 21
;
run;
ods html;
proc freq;
     weight f;
     tables cd*yy*yc / cmh score=rank;
run;
ods html close;
```

【程序说明】cd、yy和yc分别代表"告知程度"、"告知者"和"依从与否"；cmh要求进行CMH校正的χ^2检验；score=rank要求对定性的结果变量的每一档按其所在档次中的平均秩赋值，而不是按表得分（本例程序中，yc=1 to 2就是给依从赋值为1分、给不依从赋值为2分）赋值。

【SAS输出结果】

	Cochran-Mantel-Haenszel 统计量（基于秩得分）			
统计量	对立假设	自由度	值	概率
1	非零相关	1	0.5152	0.4729
2	行均值得分差值	1	0.5104	0.4750
3	一般关联	1	0.5466	0.4597

在这部分结果中，应看最后一行，即零假设为：行变量（告知者）与列变量（依次与否）之间互相独立，备择假设为：行变量（告知者）与列变量（依次与否）之间存在一般关联。$\chi^2_{CMH}=0.5466$，$p=0.4597$。

【SAS输出结果】

	普通相对风险的估计值（行1/行2）			
研究类型	方法	值	95%置信限	
案例对照	Mantel-Haenszel	0.8887	0.6499	1.2152
（优比）	Logit	0.8886	0.6500	1.2148
Cohort	Mantel-Haenszel	0.9804	0.9300	1.0335
（第1列风险）	Logit	0.9888	0.9431	1.0367
Cohort	Mantel-Haenszel	1.0980	0.8575	1.4059
（第2列风险）	Logit	1.1014	0.8611	1.4089

在这部分结果中，是按告知程度进行分层，每一层是一个四格表资料，因为先由告知者发出"指令"，后由患者做出反应（即是否依次），故可视为"队列（Cohort）研

究设计"。与其对应的有4行，前两行（标注"第1列风险"）的含义是：以第1列为研究者关心的结果（即"依从"）来计算两行（医生与药师）上的相对危险度RR的估计值（即医生对应的患者的依从率除以药师对应的患者的依从率），此时，又有Mantel-Haenszel算法与Logit算法两种算法计算的相对危险度RR的估计值及其95%置信区间。通常，取Mantel-Haenszel算法给出的结果，即RR=0.98，其95%置信区间为（0.9300，1.0335）。

	对优比的齐性的Breslow-Day检验
卡方	0.2135
自由度	2
Pr＞卡方	0.8988

在这部分结果中，显示了按告知程度分层后，各层算出的RR值是否相等的检验结果，即采用Breslow-Day检验，得到χ^2_{B-D}=0.2135，df=2，p=0.8988，说明三层中的RR接近相等，即相对危险度（标注的是优势比，此表述适用于病例对照研究设计的场合）满足齐性要求，这是可否进行前面的CMH校正χ^2检验的前提条件。严格地说，只有在Breslow-Day检验得出p值大于0.05的条件下，前面的CMH校正χ^2检验的结果才是可用的。

【统计结论】由上述结果可以看出在控制了b因素（即"告知程度"）后，反映一般关联性高低的χ^2为0.5466，p=0.4597＞0.05，表明告知者之间患者依从率的差别没有统计学意义。

【专业结论】可以认为不同告知者所对应的患者依从率几乎相等。

16.2 结果变量为多值名义变量高维列联表资料CMH校正χ^2检验

16.2.1 问题与数据

【例16-2】调查某中医院一日内医生开出的针对甲、乙两种疾病的处方情况，结果见表16-2，试分析不同疾病、不同性别的患者所用药物种类频数构成有无差别。

表16-2 不同疾病、不同性别与药物种类频率的关系

患者性别	疾病类型	例数		
		中药	西药	复方药
男	甲	52	7	2
	乙	23	19	4
女	甲	34	8	1
	乙	18	11	3

16.2.2 基于R实现计算

【解答例16-2】用CMH校正χ^2检验分析此资料所需的R程序（设程序名为2_控制性别分析疾病类型对所用药物影响的CMH检验.txt）如下：

```
drug<-
array(c(52,23,7,19,2,4,
    34,18,8,11,1,3),
  dim=c(2,3,2),
  dimnames=list(
  disease=c("jia","yi"),
  Response=c("trad_med", "medicine","compound"),
  sex=c("male","female")))
drug
## Classical Mantel-Haenszel test
mantelhaen.test(drug)
mantelhaen.test(drug,exact=TRUE)
```

【R程序说明】参见前例，此处从略。注意：分层因素放在最后（如本例中的性别）。

【R计算结果】

第1部分：

```
, , sex = male
   Response
disease trad_med medicine compound
jia        52        7        2
yi         23       19        4
, , sex = female
   Response
disease trad_med medicine compound
jia        34        8        1
yi         18       11        3
```

第2部分：

```
Cochran-Mantel-Haenszel test
data:  drug
Cochran-Mantel-Haenszel M^2 = 19.016, df = 2, p-value = 7.426e-05
```

第3部分：

```
Cochran-Mantel-Haenszel test
data: drug
Cochran-Mantel-Haenszel M^2 = 19.016, df = 2, p-value = 7.426e-05
```

【R结果解读】第1部分实际上是呈现待分析的资料，即三维列联表资料。

第2部分与第3部分相同，即CMH校正χ^2检验，CMH $\chi^2=19.016$，$p<0.0001$。

【结论】在按性别分层的基础上，得出医生根据两种疾病类型，开出的三种药的比例是不同的。

16.2.3 基于SAS实现计算

对例16-2的资料进行CMH校正χ^2检验，SAS程序如下，设程序名为"CMH校正卡方检验2.sas"。

```
data aaa;
do a=1 to 2;
do b=1 to 2;
do c=1 to 3;
input f @@;
output;
end; end; end;
cards;
52    7   2
34    8   1
23   19   4
18   11   3
;
run;
ods html;
proc freq;
weight f;
tables b*a*c/cmh;
run;
ods html close;
```

【程序说明】a表示疾病类型，$a=1$表示甲，$a=2$表示乙；b表示患者性别，$b=1$表示男性，$b=2$表示女性；c表示药物种类，$c=1$表示中药，$c=2$表示西药，$c=3$表示复方药。调用freq过程进行CMH校正χ^2检验，tables语句中，将调整因素放置前面，如对于该程序，即控制住变量 b，考察变量 a 与 c 之间的关系。

【SAS输出结果及结果解释】

```
                        FREQ 过程
                    a * c 的汇总统计量
                       b 的控制
         Cochran-Mantel-Haenszel 统计量（基于表得分）
统计量      对立假设            自由度        值            概率
1         非零相关              1         17.0349        <.0001
2         行均值得分差值         1         17.0349        <.0001
3         一般关联              2         19.0157        <.0001
```

统计结论：由上述结果可知，在控制了 b 因素（即"患者性别"）后，一般关联值为 $\chi^2_{CMH}=19.0157$，$p<0.0001$，表明不同疾病患者所用的药物种类频数构成之间的差别有统计学意义。

【专业结论】 可以认为患甲病的患者所用的药物种类频数构成与患乙病的患者所用的药物种类频数构成是不同的。

16.3 结果变量为多值有序变量高维列联表资料CMH校正秩和检验

16.3.1 基于SAS实现计算

1.问题与数据

【例16-3】 某研究为评价某近视人群的视力水平，描述此近视人群特征，对近视度数进行调查，数据如表16-3所示，试分析此近视人群在控制性别影响条件下，不同年龄段的视力水平有无差别。

表16-3 某近视人群近视度数调查结果

性别	年龄段/岁	近视度数例数		
		<3.00 D	3.00~6.00 D	>6.00 D
男	30~39	10	26	10
	40~49	8	22	5
	≥50	5	13	2
女	30~39	20	6	18
	40~49	22	10	15
	≥50	36	1	1

2.基于SAS实现计算

【解答例16-3】 本例资料为"结果变量为多值有序变量的三维列联表资料"，依题意，应在控制性别因素影响条件下，分析"年龄段"之间在"近视度数"（有序的结果变量）上的差别是否具有统计学意义，显然，应选择"结果变量为多值有序变量高维列联表资料CMH校正秩和检验"。设所需要的SAS程序名为"按性别分层分析年龄对近视影响的CMH校正秩和检验"。

```
data a;
    do sex=1 to 2;
        do age=1 to 3;
            do sight=1 to 3;
                input f @@;
                output;
            end;
        end;
    end;
cards;
10    26    10
 8    22     5
 5    13     2
20     6    18
22    10    15
36     1     1
;
run;
proc freq data=a;
    tables sex*age*sight/cmh scores=rank;
    weight f;
run;
```

【SAS程序说明】三个do-end循环语句分别产生"性别"、"年龄"和"视力"及其水平，前两个因素按行划分数据，最后一个结果变量按列划分数据；调用SAS中的freq过程来进行定性资料分析，tables语句呈现三维列联表中变量的先后顺序，"/"提示后面是该语句的选择项，关键词cmh要求进行CMH检验，而scores=rank则要求对有序的结果变量进行"编秩"。

值得注意的是：一定要把"分层因素"或"控制因素"放在最前面。在该例中，若要求控制"年龄"，则tables语句应改成下面的形式：

```
tables age*sex*sight/cmh scores=rank;
```

【SAS主要输出结果及解释】

"sight-age"的汇总统计量

控制"sex"

Cochran-Mantel-Haenszel 统计量（基于秩评分）

统计量	备择假设	自由度	值	概率
1	非零相关	1	19.0141	<.0001
2	行评分均值不同	2	22.1518	<.0001
3	常规关联	4	23.8260	<.0001

总样本大小 = 230

以上是采取"CMH校正的秩和检验"得到的结果，应该看第2行"行评分均值不同"的结果：$\chi^2=22.1518$，$p<0.0001$。

【结论】 在消除了性别对结果的影响之后，三个年龄段上的受试者的平均视力（指平均秩）之间的差别具有统计学意义。

16.3.2 基于R实现计算

【解答例16-3】 本例资料为"结果变量为多值有序变量的三维列联表资料"，依题意，应在控制性别因素影响条件下，分析"年龄段"之间在"近视度数"（有序的结果变量）上的差别是否具有统计学意义。显然，应选择"结果变量为多值有序变量高维列联表资料CMH校正秩和检验"。若仍采用前面的mantelhaen.test函数，得到的结果是CMH校正χ^2检验，而不是CMH校正的秩和检验。

遗憾的是，目前在R软件包中，尚未找到能实现CMH校正秩和检验的函数，mantelhaen.test函数中也缺乏能对有序结果变量编秩或打分后进行计算的选项或功能。这个问题作为一个"未解决的悬题"，或许在不久的将来，R软件包改进或发展了，就可轻松解决了。

【特别提示】 本例资料可以采用R软件mass包中的polr函数或rms包中的lrm函数来建模，即拟合结果变量为有序变量的累计多重logistic回归模型，此内容参见第30章，此处从略。

第4篇

定量资料广义差异性分析的
软件实现

第17章

定量资料参数假设检验前提条件的检查

17.1　单组设计一元定量资料小样本正态性检验

17.1.1　问题与数据

【例17-1】已知玉米单交种群105的平均穗重为300g。喷药后，随机抽取9个果穗，其穗重分别为308、305、311、298、315、300、321、294、320（g）。问该组定量资料是否取自正态分布的总体？

17.1.2　基于R实现计算

【解答例17-1】所需要的R程序（程序名：1_直接输入数据检验正态性.txt）如下：

```
> dataset<- c(308,305,311,298,315,300,321,294,320)
> shapiro.test(dataset)
```

【R程序说明】

将9个定量数据作为 c 函数的元素并赋值给变量dataset；调用R软件包中stats程序包内的shapiro.test函数，执行"Shapiro-Wilk Normality Test"，即"Shapiro-Wilk"正态性检验。

【R的计算结果】

```
Shapiro-Wilk normality test
data: dataset
W = 0.9541, p-value = 0.735
```

【R结果解读】这是单组设计一元定量资料正态性检验的结果，$W=0.9541$，$p=0.735$。说明不能拒绝该组定量资料取自正态分布的总体。

17.1.3　基于SAS实现计算

依题意，需要检验该组定量资料是否来自正态分布的总体。设所需要的SAS程序名

为"单组设计一元定量资料正态性检验1.SAS":

```
DATA a1;
     INPUT X @@;
CARDS;
308   305   311   298   315 300   321   294   320
;
RUN;
PROC UNIVARIATE NORMAL;
     VAR X;
RUN;
```

【SAS程序说明】调用UNIVARIATE过程,该语句中的选项"NORMAL"要求系统对该组一元定量资料进行正态性检验。

【SAS主要输出结果】

检验		正态性检验 统计量		p 值
Shapiro-Wilk	W	0.954097	Pr < W	0.7350
Kolmogorov-Smirnov	D	0.130573	Pr > D	>0.1500
Cramer-von Mises	W-Sq	0.022457	Pr > W-Sq	>0.2500
Anderson-Darling	A-Sq	0.182786	Pr > A-Sq	>0.2500

以上结果表明:SAS采用了4种计算方法进行正态性检验,当 $n < 2000$ 时,看第1行 W 检验法给出的结果即可。$W=0.954097$,$p=0.7350$,说明没有理由拒绝"资料取自正态分布的总体"的原假设。

【结论】可认为该组定量资料取自正态总体。

17.2　单组设计一元定量资料大样本正态性检验

17.2.1　问题与数据

【例17-2】某年某地测得200名正常成人的血铅含量(μg/100g)如下,问该组定量资料是否取自正态分布的总体?

```
3  4  4  4  4  4  5  5  5  5  5  5  5  5  5  5  6  6  6  6
6  6  6  7  7  7  7  7  7  7  7  7  7  7  7  8  8  8  8
8  8  8  8  8  9  9  9  9  9  9  9  10  10  10  10  10  10
10  10  10  11  11  11  11  11  12  12  12  12  12  12  12  13  13  13  13  13
13  13  13  13  13  13  13  14  14  14  14  14  14  14  14  14  14  15  15  15
15  15  15  16  16  16  16  16  16  17  17  17  17  17  17  17  17  17  17  17
```

17	17	18	18	18	18	18	19	19	19	19	19	19	20	20	20	20	20	20	20
20	21	21	21	21	21	22	22	22	22	22	22	23	23	23	24	24	24	24	24
24	25	25	26	26	26	26	26	27	27	28	28	29	29	30	30	31	31	31	31
32	32	32	32	32	32	33	33	36	38	38	39	40	41	41	43	47	50	53	60

17.2.2 基于R实现计算

【解答例17-2】先将全部数据创建一个文本文件（注意：将全部数据按一列放置，并在开始处放置一个变量名，如 x 一定要存成文本格式，通常以".txt"为扩展名），取名为blood_lead.txt，存在"G:/studyr"路径下。

所需的R程序（设程序名为2_基于文本格式的数据文件对血铅资料进行正态性检验.txt）如下：

```
> setwd("G:/studyr/")
> dataset<- read.table("blood_lead.txt",header=TRUE)
> y<- dataset[,"x"]
> shapiro.test(y)
```

【R程序说明】第1句设置路径为"G:/studyr"；

第2句用read.table函数读入存储在"G:/studyr"中文件名为"blood_lead.txt"的数据；

第3句将以数据框形式呈现的数据dataset中的变量 x 的具体取值取出来赋值给变量 y；

第4句用shapiro.test函数对变量 y 的全部取值进行正态性检验。

【R计算结果】

```
  Shapiro-Wilk normality test
data:  y
W = 0.90964, p-value = 1.082e-09
```

【R结果解读】因 $W=0.90964$，$p < 0.0001$，说明该组定量资料并非取自正态分布的总体。

【结论】该组定量资料不服从正态分布。

17.2.3 基于SAS实现计算

依题意，需要检验该组定量资料是否来自正态分布的总体。先将本例中的200例血铅数据以文本文件名为"200例血铅数据.txt"（注意：数据前面不要写变量名称）存储在"F:/CCC/"路径下；再设所需要的SAS程序名为"单组设计一元定量资料正态性检验2.SAS"：

```
DATA a1;
     infile 'F:/CCC/200例血铅数据.txt';
     INPUT X @@;
RUN;
PROC UNIVARIATE data=a1 NORMAL;
     VAR X;
RUN;
```

【SAS程序说明】由infile语句打开"F:/CCC/"文件夹中的数据文件"200例血铅数据.txt";过程步语句中的选项"NORMAL"要求系统对给定的定量资料进行正态性检验。

【SAS主要输出结果及解释】

		正态性检验		
检验		统计量		p 值
Shapiro-Wilk	W	0.909642	Pr < W	<0.0001
Kolmogorov-Smirnov	D	0.113859	Pr > D	<0.0100
Cramer-von Mises	W-Sq	0.645157	Pr > W-Sq	<0.0050
Anderson-Darling	A-Sq	4.186373	Pr > A-Sq	<0.0050

以上结果表明:SAS采用了4种计算方法进行正态性检验,当$n < 2000$时,看第1行W检验法给出的结果即可。$W = 0.909642$,$p < 0.0001$,说明可以拒绝"资料取自正态分布的总体"的原假设。

【结论】可认为该组定量资料并非取自正态总体,即该组定量资料不服从正态分布。

17.3 单因素两水平设计一元定量资料方差齐性检验

17.3.1 问题与数据

【例17-3】一个小麦新品种经过6代选育,从第5代(A组)中抽出10株,株高为66、65、66、68、62、65、63、66、68、62(cm),又从第6代(B组)中抽出10株,株高为64、61、57、65、65、63、62、63、64、60(cm),问两组定量数据是否满足方差齐性要求?

17.3.2 基于R实现计算

【解答例17-3】所需要的R程序(3_直接输入数据进行两组定量资料方差齐性检验.txt)如下:

```
> x1<- c(66,65,66,68,62,65,63,66,68,62)
> x2<- c(64,61,57,65,65,63,62,63,64,60)
> var.test(x1,x2)
```

【R程序说明】第1句和第2句用c函数将两组定量数据分别创建两个向量,赋值给$x1$和$x2$;

第3句调用stats程序包中的var.test函数,进行两总体方差是否相等的假设检验。

【R计算结果】

```
F test to compare two variances
data:  x1 and x2
F = 0.76064, num df = 9, denom df = 9, p-value = 0.6902
alternative hypothesis: true ratio of variances is not equal to 1
95 percent confidence interval:
 0.1889318 3.0623253
sample estimates:
ratio of variances
    0.76064
```

【R结果解读】这是两总体方差是否满足方差齐性的检验结果,$F=0.76064$,$p=0.6902>0.05$,不能拒绝两总体方差相等的假设。

17.3.3　基于SAS实现计算

依题意,需要对两组一元定量资料进行方差齐性检验。设所需要的SAS程序名为"成组设计一元定量资料方差异性检验1.SAS":

```
DATA a1;
INPUT g$ n; DO i=1 to n;
INPUT x @@; OUTPUT; END;
CARDS;
A 10
66 65 66 68 62 65 63 66 68 62
B 10
64 61 57 65 65 63 62 63 64 60
;
RUN;
PROC SORT; BY g; RUN;
PROC TTEST COCHRAN;
CLASS g;VAR x;RUN;
```

【SAS程序说明】

在上面的SAS过程步中,并没有出现与"方差齐性检验"有关的选项,那是因为成组设计一元定量资料方差齐性检验被包含在"TTEST"过程步之中,即隐含的。

【SAS主要输出结果】

方法	分子自由度	方差等价 分母自由度	F 值	Pr>F
折叠的 F	9	9	1.31	0.6902

这是两总体方差是否满足方差齐性的检验结果，$F=1.31$，$p=0.6902 > 0.05$，不能拒绝两总体方差相等的假设。

【说明】R中给出的$F=0.76064$，其倒数为1.314682，它约等于SAS计算的结果。也就是说，SAS中是用较大的样本方差除以较小的样本方差作为检验统计量F的数值，而R中正好反过来了。但不管怎样计算，都必须计算出F分布两尾端的概率之和。用下面的程序可以验证：

```
data b;
    p1=1-probf(1.314682,9,9);
    p2=probf(0.76064,9,9);
    p=p1+p2;
proc print;
    var p;
run;
```

【SAS程序说明】$p1$为F分布曲线下右侧尾端概率，$p2$为F分布曲线下左侧尾端概率，两尾端概率之和就是方差齐性检验所对应的双侧概率。

【SAS输出结果】

Obs	p
1	0.69021

这个$p=0.69021$就是R和SAS输出的方差齐性检验的概率值。

17.4 单因素多水平设计一元定量资料方差齐性检验

17.4.1 问题与数据

【例17-4】从津丰小麦4个品系中分别随机抽取10株，测量其株高（cm），数据如下所示，问4组定量数据是否满足方差齐性要求？

品系0-3-1：63、65、64、65、61、68、65、65、63、64

品系0-3-2：56、54、58、57、57、57、60、59、63、62

品系0-3-3：61、61、67、62、62、60、67、66、63、65

品系0-3-4：53、58、60、56、55、60、59、61、60、59

17.4.2 基于R实现计算

【解答例17-4】所需要的R程序（4_直接输入数据进行多组定量资料方差齐性检验.txt）如下：

```
> x1<- c(63,65,64,65,61,68,65,65,63,64)
> x2<- c(56,54,58,57,57,57,60,59,63,62)
> x3<- c(61,61,67,62,62,60,67,66,63,65)
> x4<- c(53,58,60,56,55,60,59,61,60,59)
> bartlett.test(list(x1,x2,x3,x4))
```

【R程序说明】前4句创建4个向量$x1 \sim x4$，分别录入了4组定量数据；

第5句调用stats程序包中的bartlett.test函数，采用Bartlett法进行多个总体是否满足方差齐性的检验。

【R计算结果】

```
    Bartlett test of homogeneity of variances
data:  list(x1, x2, x3, x4)
Bartlett's K-squared = 1.619, df = 3, p-value = 0.6551
```

【R结果解读】以上是4组定量资料方差齐性检验结果，χ^2=1.619，p=0.6551＞0.05，说明不能拒绝4个总体方差相等的假设。

【说明】例17-3和例17-4中的每一组定量资料，都可以参考例17-1中的做法，进行正态性检验，此处从略。

17.4.3 基于SAS实现计算

设所需要的SAS程序名为"单因素4水平设计一元定量资料方差齐性检验.SAS"：

```
DATA c;
INPUT GROUP$ N; DO i=1 TO N;
INPUT x @@;  OUTPUT; END;
CARDS;
GROUP1 10
63 65 64 65 61 68 65 65 63 64
GROUP2 10
56 54 58 57 57 57 60 59 63 62
GROUP3 10
61 61 67 62 62 60 67 66 63 65
GROUP4 10
```

```
53 58 60 56 55 60 59 61 60 59
;
RUN;
PROC GLM;
CLASS GROUP;
MODEL X=GROUP / SS3;
MEANS GROUP / HOVTEST;
RUN;
```

【SAS程序说明】关键语句是：①调用GLM过程；②在该过程步中，在MEANS语句中增加选择项HOVTEST，该选项要求系统进行方差齐性检验。

【SAS主要输出结果】

"x"的 Levene 方差齐性检验组均值的平方离差 ANOVA					
源	自由度	平方和	均方	F 值	Pr>F
GROUP	3	88.0627	29.3542	0.68	0.5705
误差	36	1555.8	43.2173		

以上结果表明：$F=0.68$，$p=0.5705$，说明没有理由拒绝"4组一元定量资料对应的4个总体方差相等"的原假设。

【结论】本例4个总体方差相等。

第18章

单因素设计一元定量资料广义差异性分析

18.1 单组设计一元定量资料 *t* 检验及符号秩和检验

【例18-1】已知玉米单交种群105的平均穗重为300g。喷药后，随机抽取9个果穗，其穗重分别为308、305、311、298、315、300、321、294、320（g）。问喷药后与喷药前的果穗平均重量之间的差别是否具有统计学意义？

【解答】采用R分析此资料的程序名为1_onesample_t_w_test1.txt。

```
> dataset<- c(308,305,311,298,315,300,321,294,320)
> shapiro.test(dataset)
> t.test(dataset,mu=300)
> wilcox.test(dataset,mu=300)
```

【R程序说明】第1句创建一个名为dataset的向量，代表单组设计一元定量资料；

第2句调用shapiro.test函数对给定的一组定量资料进行正态性检验，其参数为表达数据的向量；

第3句调用t.test函数对给定的一组定量资料进行 *t* 检验，其中，第一个参数为表达数据的向量，第二个参数为定量观测指标的理论或期望或总体均值；

第4句调用wilcox.test函数，两个参数的含义同上。

【R输出结果与解读】

```
    Shapiro-Wilk normality test
 data:  dataset
 W = 0.9541, p-value = 0.735
```

这是正态性检验的结果，*W*=0.9541，*p*=0.735。不能拒绝该组定量资料服从正态分布的假设。

```
    One Sample t-test
```

```
data: dataset
t = 2.4954, df = 8, p-value = 0.03721
alternative hypothesis: true mean is not equal to 300
95 percent confidence interval:
 300.6072 315.3928
sample estimates:
mean of x
 308
```

这是单组设计一元定量资料未知总体均值与已知总体均值之间差别是否具有统计学意义的 t 检验结果，t=2.4954，df=8，p=0.03721。

```
    Wilcoxon signed rank test with continuity correction
data: dataset
V = 32, p-value = 0.05871
alternative hypothesis: true location is not equal to 300
```

这是 Wilcoxon 符号秩检验结果，V=32，p=0.05871。

【结论】因 $\bar{X}$=308g，标准值为300g，结合统计学结论，可以认为喷药后果穗重量的均值高于标准值。求得总体平均值的95%置信区间为（300.6072，315.3928）。

18.2 配对设计一元定量资料 t 检验与符号秩和检验

【例18-2】对血小板活化模型大鼠以某药物进行实验性治疗，以血浆 TXB_2（ng/L）为指标，其结果如表18-1所示，试进行统计分析。

表18-1 大鼠血小板活化模型以某药物治疗前后血浆 TXB_2 的变化

大鼠号	血浆 TXB_2（ng/L）	
	给药前	给药后
1	250	184
2	226	205
⋮	⋮	⋮
10	176	176

【解答】用R分析此资料的程序名为2_paired_t_w_test1.txt。

```
> x1<- c(250,226,180,356,280,210,276,326,208,176)
> x2<- c(184,205,182,248,196,204,214,274,200,176)
> x3<- c(x1-x2)
```

```
> shapiro.test(x3)
> t.test(x1,x2,paired=TRUE,alternative="two.sided")
> wilcox.test(x1,x2,paired=TRUE)
```

【R程序说明】前两句创建两个向量，分别代表给药前、给药后的定量指标的观测值；

第3句求每对定量观测值的差值；

第4句调用shapiro.test函数对差量x3进行正态性检验；

第5句调用t.test函数进行配对设计一元定量资料t检验，其中，前两个参数表达数据的向量，分别代表给药前、给药后的定量指标的观测值；第3个参数强调的是"配对设计"；第4个参数指定进行双侧检验。

第5句调用wilcox.test函数，当定量资料不满足正态分布这个前提条件时，即采用Wilcoxon符号秩检验。

【R输出结果与解读】

```
    Shapiro-Wilk normality test
data:  x3
W = 0.9027, p-value = 0.2345
```

这是正态性检验的结果，W=0.9027，p=0.2345，不能拒绝差量满足正态分布的假设。

```
    Paired t-test
data:  x1 and x2
t = 3.2746, df = 9, p-value = 0.009611
alternative hypothesis: true difference in means is not equal to 0
95 percent confidence interval:
 12.52222 68.47778
sample estimates:
mean of the differences
             40.5
```

这是配对设计一元定量资料t检验的结果，t=3.2746，df=9，p=0.009611。

```
    Wilcoxon signed rank test with continuity correction
data:  x1 and x2
V = 44, p-value = 0.01285
alternative hypothesis: true location shift is not equal to 0
```

这是Wilcoxon符号秩检验的结果，V=44，p=0.01285。

【结论】因给药后与给药前的血浆 TXB$_2$ 差值的平均值 -40.5000 小于 0，结合统计学结论，可认为该药物可降低大鼠血浆 TXB$_2$（ng/L）的含量。

18.3 成组设计一元定量资料差异性检验——t检验及秩和检验

【例18-3】一个小麦新品种经过6代选育，从第5代（A组）中抽出10株，株高为66、65、66、68、62、65、63、66、68、62（cm），又从第6代（B组）中抽出10株，株高为64、61、57、65、65、63、62、63、64、60（cm），问株高性状是否已经达到稳定？

【解答】用R分析此资料的程序名为 3_twosample_t_w_test1.txt。

```
> x1<- c(66,65,66,68,62,65,63,66,68,62)
> x2<- c(64,61,57,65,65,63,62,63,64,60)
> shapiro.test(x1)
> shapiro.test(x2)
> var.test(x1,x2)
> t.test(x1,x2,alternative="two.sided",var.equal=TRUE)
> t.test(x1,x2,alternative="two.sided",var.equal=FALSE)
> wilcox.test(x1,x2)
```

【R程序说明】前两句创建两个向量分别代表两组定量指标的观测值；第3句与第4句调用 shapiro.test 函数对两组定量资料分别进行正态性检验；第5句调用 var.test 函数对两组定量资料进行差齐性检验；第6与第7句，调用 t.test 进行单因素两水平设计一元定量资料 t 检验，区别就在于前者假定满足方差齐性要求（var.equal=TRUE），采用标准 t 检验；后者假定不满足方差齐性要求（var.equal=FALSE），采用近似 t 检验。第8句调用 wilcox.test 函数进行 Wilcoxon 符号秩检验。

【R输出结果与解读】

```
    Shapiro-Wilk normality test
data:  x1
W = 0.90242, p-value = 0.2329
    Shapiro-Wilk normality test
data:  x2
W = 0.89964, p-value = 0.2171
```

这是对两组定量资料分别进行正态性检验的结果，p 值都大于 0.05，不能拒绝两组定量资料均满足正态分布的假设。

```
    F test to compare two variances
data:  x1 and x2
```

```
F = 0.76064, num df = 9, denom df = 9, p-value = 0.6902
alternative hypothesis: true ratio of variances is not equal to 1
95 percent confidence interval:
 0.1889318 3.0623253
sample estimates:
ratio of variances
     0.7606383
```

这是两总体方差是否满足方差齐性的检验结果，$p=0.6902 > 0.05$，可以认为两总体方差相等。

```
Two Sample t-test
data:  x1 and x2
t = 2.5705, df = 18, p-value = 0.01926
alternative hypothesis: true difference in means is not equal to 0
95 percent confidence interval:
 0.4931983 4.9068017
sample estimates:
mean of x mean of y
 65.1       62.4
```

这是标准t检验分析的结果，$t=2.5705$，df=18，$p=0.01926$，说明两个平均值（65.1与62.4）之间的差别具有统计学意义。

```
    Welch Two Sample t-test
data:  x1 and x2
t = 2.5705, df = 17.673, p-value = 0.01944
alternative hypothesis: true difference in means is not equal to 0
95 percent confidence interval:
 0.490271 4.909729
sample estimates:
mean of x mean of y
 65.1       62.4
```

这是近似t检验分析的结果，$t=2.5705$，df=17.673，$p=0.01944$，说明两个平均值（65.1与62.4）之间的差别具有统计学意义。

```
    Wilcoxon rank sum test with continuity correction
data:  x1 and x2
```

```
W = 80, p-value = 0.02442
alternative hypothesis: true location shift is not equal to 0
```

这是Wilcoxon秩和检验的结果，*W*=80，*p*=0.02442，说明两组的平均秩之间的差别具有统计学意义。

【结论】此小麦品种第5代平均株高高于第6代平均株高，株高性状没有达到稳定状态。

18.4 成组设计一元定量资料非劣效性检验

【例18-4】观察A药治疗小儿抽动障碍肾阴亏损、肝风内动证的有效性，采用随机、阳性药平行对照、双盲双模拟的方法。选取452例受试对象，按3：1分为试验组和对照组，两组分别用A药和泰必利，疗程6周。资料如表18-2所示。如果A药组的运动性抽动积分下降值低于阳性对照组1.77分，就认为该药没有推广价值。试分析A药对小儿抽动障碍的治疗效果是否不劣于泰必利。

表18-2 试验组和对照组的运动性抽动积分下降值

药物种类	n	$\bar{x}$	s
A药	339	8.58	3.97
泰必利	113	9.12	3.61

【解答】该资料属于成组设计一元定量资料，本临床试验的目的是分析A药对小儿抽动障碍的治疗效果是否不劣于泰必利，设定非劣效性界值为-1.77，使用非劣效性检验分析该资料。应用R软件进行分析，程序名为4_noninferiority_mean1.txt。

```
> noninferiority.mean.test<-function(nt,nr,meant,meanr,st,sr,delta_l)
+  {  dl=delta_l
+ a1=meant-meanr-dl
+ a2=(1/nt+1/nr)*((nt-1)*st^2+(nr-1)*sr^2)
+ a3=nt+nr-2
+ a4=sqrt(a2/a3)
+ t=a1/a4
+ p=1-pt(t,a3)
+ return(list(t=t,p=p))
+  }
> noninferiority.mean.test(339,113,8.58,9.12,3.97,3.61,-1.77)
```

【R程序说明】第1句创建一个名为function（nt，nr，meant，meanr，st，sr，delta_l）的自定义函数，并将其赋值给变量noninferiority.mean.test，其中的7个参数分别代表试验组与对照组的样本含量（nt与nr）、算术平均值（meant与meanr）、标准差（st与sr）和优效性界值（delta_1）；

第2句调用自定义函数noninferiority.mean.test，其中的7个数据分别是相应参数的具体取值（注意：顺序一定要与前面定义时所写的顺序一致）。

【R输出结果与解读】

```
$t
[1] 2.915744
$p
[1] 0.001862826
```

经非劣效性检验，得 t=2.915744，p=0.001862826，按照 α=0.05，拒绝 H_0，接受 H_1。

【结论】可以认为A药对小儿抽动障碍的治疗效果不劣于泰必利，具有推广价值。

18.5 成组设计一元定量资料等效性检验

【例18-5】某研究者观察氯沙坦与伊贝沙坦治疗对伴高尿酸血症的原发性高血压患者血清尿酸水平的影响并评价其降压疗效。采用多中心、随机、双盲、平行对照设计。随机选取320例受试者，治疗6周后收缩压改变值的情况见表18-3，根据临床经验，设定等效性界值为5mmHg，试评价两种药物的降压效果是否等效。

表18-3 两组患者治疗6周后收缩压下降幅度 （单位：mmHg）

药物种类	n	$\bar{x}$	s
氯沙坦	160	13.29	6.10
伊贝沙坦	160	14.87	5.84

【解答】该资料属于成组设计一元定量资料，分析目的是评价两种药物的降压效果是否等效，应该采用双单侧检验进行等效性检验，设定等效性界限为 L=-5mmHg，U=5mmHg。应用R软件进行分析，程序名为5_equivalence_mean1.txt。

```
> equivalence.mean.test<-function(nt,nr,meant,meanr,st,sr,delta_
+ l,delta_u)
+  {  dl=delta_l
+ du=delta_u
+ a1=(meant-meanr)-dl
+ b1=du-(meant-meanr)
+ a2=(1/nt+1/nr)*((nt-1)*st^2+(nr-1)*sr^2)
+ a3=nt+nr-2
```

```
+ a4=sqrt(a2/a3)
+ t1=a1/a4
+ t2=b1/a4
+ p1=1-pt(t1,a3)
+ p2=1-pt(t2,a3)
+ return(list(t1=t1,p1=p1,t2=t2,p2=p2))
+ }
> equivalence.mean.test(160,160,13.29,14.87,6.10,5.84,-5,5)
```

【R程序说明】第1句创建一个名为function（nt，nr，meant，meanr，st，sr，delta_l，delta_u）的自定义函数，并将其赋值给变量equivalence.mean.test，其中的8个参数分别代表试验组与对照组的样本含量（nt与nr）、算术平均值（meant与meanr）、标准差（st与sr）和等效性界值（delta_l与delta_u）；

第2句调用自定义函数equivalence.mean.test，其中的8个数据分别是相应参数的具体取值（注意：顺序一定要与前面定义时所写的顺序一致）。

【R输出结果与解读】

```
$t1
[1] 5.12264
$p1
[1] 2.617191e-07
$t2
[1] 9.855839
$p2
[1] 0
```

求得 $t_1=5.12264$，$p_1=2.617191e-07$，按照 $\alpha=0.025$，拒绝 $H_{0(1)}$，接受 $H_{1(1)}$；$t_2=9.855839$，$p_2=0$，按照 $\alpha=0.025$，拒绝 $H_{0(2)}$，接受 $H_{1(2)}$。两个单侧检验均拒绝 H_0。

【结论】可以认为氯沙坦和伊贝沙坦的降压效果是等效的。

18.6 成组设计一元定量资料优效性检验

【例18-6】为评价X胶囊治疗高脂血症的有效性。选用高脂血症患者82例，采用随机分组、双盲、多中心、安慰剂组平行对照设计，进行了X胶囊（5粒/次）与安慰剂组的疗效比较，用药8周测量胆固醇的降低值。如果X胶囊组的胆固醇降低值超过安慰剂组0.28mmol/L，才认为X胶囊优效于安慰剂。资料见表18-4，试评价X胶囊是否优效于安慰剂。

表18-4　消瘀降脂胶囊组和安慰剂组的胆固醇降低值　　　　　　（单位：mmol/L）

药物种类	n	$\bar{x}$	s
X胶囊	39	1.25	1.13
安慰剂	43	0.64	0.51

【解答】本临床试验的目的是评价X胶囊降低胆固醇的效果是否优于安慰剂，并且设定了优效性的界值，这时应采用优效性检验。应用R软件进行分析，程序名为6_superiority_mean1.txt。

```
> superiority.mean.test<-function(nt,nr,meant,meanr,st,sr,delta_u)
+ {  du=delta_u
+ a1=meant-meanr-du
+ a2=(1/nt+1/nr)*((nt-1)*st^2+(nr-1)*sr^2)
+ a3=nt+nr-2
+ a4=sqrt(a2/a3)
+ t=a1/a4
+ p=1-pt(t,a3)
+ return(list(t=t,p=p))
+ }
> superiority.mean.test(39,43,1.25,0.64,1.13,0.51,0.28)
```

【R程序说明】

第1句创建一个名为 function（nt，nr，meant，meanr，st，sr，delta_u）的自定义函数，并将其赋值给变量superiority.mean.test，其中的7个参数分别代表试验组与对照组的样本含量（nt与nr）、算术平均值（meant与meanr）、标准差（st与sr）和优效性界值（delta_u）；

第2句调用自定义函数superiority.mean.test，其中的7个数据分别是相应参数的具体取值（注意：顺序一定要与前面定义时所写的顺序一致）。

【R输出结果与解读】

```
$t
[1] 1.731234
$p
[1] 0.04363252
```

经优效性检验，得$t=1.731234$，$p=0.04363252$，按照$\alpha=0.05$，拒绝H_0（优效性不成立），接受H_1（优效性成立）。

【结论】可以认为X胶囊治疗高脂血症的疗效优效于安慰剂。

18.7 单因素多水平设计一元定量资料方差分析及秩和检验

【例18-7】从津丰小麦4个品系中分别随机抽取10株，测量其株高（cm），数据如下所示，问不同品系津丰小麦的平均株高之间的差别是否具有统计学意义？

品系0-3-1：63、65、64、65、61、68、65、65、63、64

品系0-3-2：56、54、58、57、57、57、60、59、63、62

品系0-3-3：61、61、67、62、62、60、67、66、63、65

品系0-3-4：53、58、60、56、55、60、59、61、60、59

【解答】分析此资料的程序名为 7_multisample_anova_w_test1.txt。

```
x1<- c(63,65,64,65,61,68,65,65,63,64)
x2<- c(56,54,58,57,57,57,60,59,63,62)
x3<- c(61,61,67,62,62,60,67,66,63,65)
x4<- c(53,58,60,56,55,60,59,61,60,59)
```

说明：这4句创建4个向量，代表4组株高数据。

```
shapiro.test(x1)
shapiro.test(x2)
shapiro.test(x3)
shapiro.test(x4)
```

说明：这4句调用shapiro.test函数，对每组数据进行正态性检验。

```
bartlett.test(list(x1,x2,x3,x4))
```

说明：这句调用bartlett.test函数，采用Bartlett法进行方差齐性检验。

```
kruskal.test(list(x1,x2,x3,x4))
```

说明：这句调用kruskal.test函数，采用Kruskal-Wallis秩和检验，比较4组平均秩是否相等。

```
c1<- append(x1,x2)
c2<- append(x3,x4)
x<- append(c1,c2)
```

说明：这三句调用append函数，将向量前后连接（每次只能连接两个向量）。

```
group<- rep(c(1:4),each=10)
```

说明：这句调用rep函数，创建一个长度为总样本含量的向量，代表每个数据所在的"组别"，即创建分组因素。本例，每组10个数据，故需要10个"1"、10个"2"、10个"3"和10个"4"。若各组例数不等，就需要这样写：group <- c（1，1，1，2，2，2，3，3，3，3，4，4，4，4，4）（第1组和第2组都是3例；第3组4例；第4组5例）。

```
bartlett.test(x~group)
kruskal.test(x~group)
```

说明：这两句是分别实现方差齐性检验与秩和检验，是前面相应语句（第9句和第10句）的另一种写法。

```
oneway.test(x~group,var.equal=TRUE)
```

这句是假定资料满足方差齐性时，调用oneway.test函数进行单因素多水平设计一元定量资料方差分析。

```
oneway.test(x~group,var.equal=FALSE)
```

这句是假定资料不满足方差齐性时，调用oneway.test函数进行单因素多水平设计一元定量资料近似方差分析或称为Welch方差分析。

【R计算结果与解读】

```
> shapiro.test(x1)
    Shapiro-Wilk normality test
data:  x1
W = 0.92112, p-value = 0.3664
> shapiro.test(x2)
    Shapiro-Wilk normality test
data:  x2
W = 0.95536, p-value = 0.7319
> shapiro.test(x3)
    Shapiro-Wilk normality test
data:  x3
W = 0.89425, p-value = 0.1892
> shapiro.test(x4)
```

```
    Shapiro-Wilk normality test
data: x4
W = 0.88407, p-value = 0.1452
```

以上是4组定量资料正态性检验结果，p值均大于0.05，说明都满足正态性要求。

```
> bartlett.test(list(x1,x2,x3,x4))
    Bartlett test of homogeneity of variances
data:  list(x1, x2, x3, x4)
Bartlett's K-squared = 1.619, df = 3, p-value = 0.6551
```

以上是4组定量资料方差齐性检验结果，$p=0.6551 > 0.05$，说明满足方差齐性要求。

```
> kruskal.test(list(x1,x2,x3,x4))
    Kruskal-Wallis rank sum test
data:  list(x1, x2, x3, x4)
Kruskal-Wallis chi-squared = 25.071, df = 3, p-value = 1.492e-05
```

以上是Kruskal-Wallis秩和检验结果，$p < 0.0001$，说明4组定量资料的平均秩之间的差别具有统计学意义。

```
> bartlett.test(x~group)
    Bartlett test of homogeneity of variances
data:  x by group
Bartlett's K-squared = 1.619, df = 3, p-value = 0.6551
> kruskal.test(x~group)
    Kruskal-Wallis rank sum test
data:  x by group
Kruskal-Wallis chi-squared = 25.071, df = 3, p-value = 1.492e-05
```

以上是方差齐性检验与秩和检验结果（语句写法不同），与前面的结果相同，不再赘述。

```
> oneway.test(x~group,var.equal=TRUE)
    One-way analysis of means
data:  x and group
F = 17.525, num df = 3, denom df = 36, p-value = 3.51e-07
```

以上是假定满足方差齐性条件下，单因素多水平设计一元定量资料方差分析结果，

F=17.525，df1=3，df2=36，$p < 0.0001$，说明4组定量资料平均值不等。

```
> oneway.test(x~group,var.equal=FALSE)
    One-way analysis of means (not assuming equal variances)
data:  x and group
F = 18.353, num df = 3.000, denom df = 19.686, p-value = 6.344e-06
```

以上是假定不满足方差齐性条件下，单因素多水平设计一元定量资料Welch方差分析结果，F=18.353，df1=3.000，df2=19.686，$p < 0.0001$，说明4组定量资料平均秩不等。

【结论】本例定量资料满足正态性和方差齐性要求，经标准方差分析，得出4组定量资料平均值不等，即津丰小麦4个品系的平均株高不等，可用下面的语句，了解各组定量资料的平均值。

```
> a1<- mean(x1);a1
[1] 64.3
> a2<- mean(x2);a2
[1] 58.3
> a3<- mean(x3);a3
[1] 63.4
> a4<- mean(x4);a4
[1] 58.1
```

以上4句及其计算结果表明，品系0-3-1与品系0-3-3的平均株高接近，而品系0-3-2与品系0-3-4的平均株高接近，前者高于后者。

18.8 多个均值之间的两两比较

18.8.1 多个均值两两比较的概念

经单因素多水平设计一元定量资料方差分析，若得出全部水平下的平均值之间的差别具有统计学意义，这只是一个概括性的结论。至于每两个水平下的平均值之间的差别究竟是否具有统计学意义，不可一概而论，必须进行假设检验后才有肯定的结论。然而，进行两两比较的假设检验方法很多，不同方法之间可能是计算的原理不同，也可能是控制的误差类型不同，还可能是对比的次数不同。其中，Bonferroni法是控制犯假阳性错误概率增大的一个常用方法。具体地说，若用CER代表比较误差率（即每做一次两组均值之间的比较所犯假阳性错误的概率），则Bonferroni法令CER=α/C，这里C为原本需要比较的总次数。例如，当某因素有k个水平时，则$C=k(k-1)/2$。也就是说，每两组之间进行比较时，判断结果是否具有统计学意义的显著性水平不是α，而是CER=α/C。显然，每次的显著性水平变成了通常情况下的$1/C$了，其目的是保证做完全部C次两两比较后所犯假阳性错误的总概率仍不超过α。

18.8.2 采用Bonferroni法实现多个均值两两比较

【例18-8】沿用例18-7的资料，试对4个均值进行两两比较。

【解答】分析此资料的程序名为8_pairwise_test1.txt。

```
> x1<- c(63,65,64,65,61,68,65,65,63,64)
> x2<- c(56,54,58,57,57,57,60,59,63,62)
> x3<- c(61,61,67,62,62,60,67,66,63,65)
> x4<- c(53,58,60,56,55,60,59,61,60,59)
> c1<- append(x1,x2)
> c2<- append(x3,x4)
> x<- append(c1,c2)
> group<- rep(c(1:4),each=10)
> a1<- mean(x1);a1
> a2<- mean(x2);a2
> a3<- mean(x3);a3
> a4<- mean(x4);a4
> pairwise.t.test(x,group,p.adjust.method="bonferroni")
```

【R程序说明】以上程序除最后一句外，在前例中都解读过，此处不再赘述。

最后一句的含义是：调用pairwise.t.test函数进行多个均值之间的两两比较，其中，第1个参数为代表定量观测值的向量x，第2个参数为代表试验因素的变量group，第3个参数为指定进行两两比较的具体方法，"p.adjust.method="是规定的前置词，写在等号后面双引号内的为具体的两两比较的方法名称，这里为"bonferroni"。其他方法还有holm、hochberg、hommel、BH、BY，它们都是由不同作者在不同时间提出来的，详情参阅有关文献。

【R输出结果与解读】

```
> a1<- mean(x1);a1
[1] 64.3
> a2<- mean(x2);a2
[1] 58.3
> a3<- mean(x3);a3
[1] 63.4
> a4<- mean(x4);a4
[1] 58.1
```

这是4组定量资料的平均值。

```
    Pairwise comparisons using t tests with pooled SD
data:  x and group
  1       2       3
2 2.6e-05 -       -
3 1.00000 0.00031 -
4 1.5e-05 1.00000 0.00018
P value adjustment method: bonferroni
```

以上是采用Bonferroni法校正得到的p值，第一组与第二组、第四组均值之间差别有统计学意义；第二组与第三组均值之间差别有统计学意义；第三组与第四组均值之间差别有统计学意义。

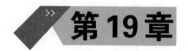

无法考察交互作用的多因素设计一元
定量资料方差分析

19.1 无重复试验随机区组设计一元定量资料方差分析

【例19-1】某研究者欲比较3种抗癌药物对小白鼠肉瘤的抑瘤疗效，先将15只长出肉瘤的小白鼠按体重配成5个区组，使每个区组内的3只小白鼠体重最接近，然后随机决定每个区组中的3只小白鼠接受3种药物的治疗，以肉瘤的重量为指标，试验结果见表19-1。试比较不同抗癌药物对小白鼠肉瘤的抑瘤效果之间的差别是否有统计学意义？

表19-1 不同药物作用后小白鼠肉瘤重量

区组	肉瘤重量（g）		
	A药	B药	C药
1	0.82	0.65	0.51
2	0.73	0.54	0.23
3	0.43	0.34	0.28
4	0.41	0.21	0.31
5	0.68	0.43	0.24

【解答】第1种做法，直接进行方差分析。

用R软件直接对此一元定量资料进行方差分析的程序名：直接进行无重复试验随机区组设计一元定量资料方差分析.txt。

```
drug<- rep(c(1:3),each=5)
block<- rep(c(1:5),3)
weight<- c(0.82,0.73,0.43,0.41,0.68,0.65,0.54,0.34,0.21,0.45,0.51,0.23,
0.28,0.31,0.24)
drug<- factor(drug)
block<- factor(block)
(wt.aov<- aov(weight~drug+block))
summary(wt.aov)
```

312

【R程序说明】第1句产生代表药物种类（drug）的向量，它有15个具体取值，有3个不同水平，分别为1（即A药）、2（即B药）、3（即C药）。每个水平重复出现了5次，故drug这个向量的15个分量为drug=（1，1，1，1，1，2，2，2，2，2，3，3，3，3，3），与表19-1中按"列"对应起来。

第2句产生代表区组（block）的向量，它有15个具体取值，有5个水平，分别为1、2、3、4、5。每个水平重复出现3次，故block这个向量的15个分量如下：block=（1，2，3，4，5，1，2，3，4，5，1，2，3，4，5），与表19-1中按"列"对应起来。

第3句产生代表定量试验结果（weight）的向量，它的15个具体取值就是15个原始数据，也必须按"列"输入。

第4句和第5句通过factor函数将drug和block转换成"因素"。

第6句调用stats程序包中的aov函数进行方差分析。

第7句调用summary函数输出已创建的方差分析模型wt.aov对应的详细信息。

【R计算结果1及解读】由第6句输出的结果：

```
Call:
    aov(formula = weight ~ drug + block)

Terms:
                        drug            block           Residuals
Sum of Squares    0.22725333      0.22830667          0.07661333
Deg. of Freedom            2               4                   8
Residual standard error: 0.09786044
Estimated effects may be unbalanced
```

这部分给出了drug、block和残差三项对应的离均差平方和，它们分别为0.22725333、0.22830667、0.07661333，这三项的自由度分别为2、4、8；还给出了残差标准误为0.09786044。

【R计算结果2及解读】由第7句输出的结果：

```
              Df      Sum Sq      Mean Sq     F value       Pr(>F)
drug           2     0.22725      0.11363       11.87      0.00404**
block          4     0.22831      0.05708        5.96      0.01592*
Residuals      8     0.07661      0.00958
---
Signif. codes:  0 '***' 0.001 '**' 0.01 '*' 0.05 '.' 0.1 ' ' 1
```

这部分呈现了6列的"方差分析表"，第1列为变异来源；第2列为各项的自由度；第3列为各项的离均差平方和；第4列为各项的均方（即方差）；第5列为各项的F检验统计量的数值；第6列为各项的p值。

【结论】药物种类与区组因素对肉瘤重量的影响都具有统计学意义，说明在试验设计时，考虑小鼠的"体重"对评价结果的影响是非常正确的。换言之，本例采用无重复试验随机区组设计比单因素3水平设计更合理。

【解答】第2种做法，进行统计表达、前提条件检查，再进行方差分析。

用R软件对此一元定量资料进行比较全面分析的程序名：全面分析无重复试验随机区组设计一元定量资料.txt。

```
#产生试验因素及其水平
drug<- rep(c(1:3),each=5)

#产生区组因素及其水平
block<- rep(c(1:5),3)

#按列输入肉瘤重量数据
weight<- c(0.82,0.73,0.43,0.41,0.68,0.65,0.54,0.34,0.21,0.45,0.51,0.23,
0.28,0.31,0.24)

#将两个变量转换成因素
drug<- factor(drug)
block<- factor(block)

#分别按药物种类与体重分组对肉瘤重量绘制复式箱图
par(mfrow=c(1,2),cex=0.7)
boxplot(weight~drug,cold="gold",main="药物种类")
boxplot(weight~block,cold="blue",main="体重分组")

#分别对三个药物组的定量资料进行正态性检验
w1<- weight[1:5];w2<- weight[6:10];w3<- weight[11:15]
shapiro.test(w1);shapiro.test(w2);shapiro.test(w3)

#求三个药物组各组的均值
aggregate(weight,by=list(drug),FUN=mean)

#分别对五个体重组的定量资料进行正态性检验
B1<- c(weight[1],weight[6],weight[11]);
B2<- c(weight[2],weight[7],weight[12]);
B3<- c(weight[3],weight[8],weight[13]);
B4<- c(weight[4],weight[9],weight[14]);
B5<- c(weight[5],weight[10],weight[15]);
shapiro.test(B1);shapiro.test(B2);shapiro.test(B3)
```

```
shapiro.test(B4);shapiro.test(B5)

#求五个体重组各组的均值
aggregate(weight,by=list(block),FUN=mean)

#求三个药物组各组的方差
aggregate(weight,by=list(drug),FUN=sd)

#求五个体重组各组的方差
aggregate(weight,by=list(block),FUN=sd)

#分别对两个因素对应的定量资料进行方差齐性检验
bartlett.test(weight~drug)
bartlett.test(weight~block)

#对无重复试验随机区组设计一元定量资料进行方差分析
(wt.aov<- aov(weight~drug+block))
summary(wt.aov)

#对三个药物组均值进行两两比较
pairwise.t.test(weight,drug)
```

【R程序说明】以上程序很长，但每一段都有注释（以"#"开头的文字）。

【R计算结果及解读】

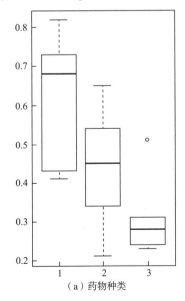
（a）药物种类

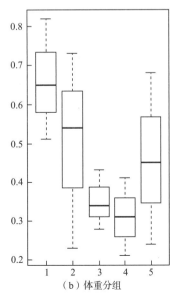
（b）体重分组

图19-1　按药物种类与体重分组分别呈现的复式箱图

由图19-1（a）可见，三种药物对应的中位数相差比较明显；同理，可看出五个体重组对应的中位数相差也很大。

```
    Shapiro-Wilk normality test
data:  w1
W = 0.87653, p-value = 0.2939
    Shapiro-Wilk normality test
data:  w2
W = 0.99151, p-value = 0.9847
    Shapiro-Wilk normality test
data:  w3
W = 0.79061, p-value = 0.06779
```

以上结果表明：可认为三个药物组的数据均近似服从正态分布。

```
  Group.1     x
1       1   0.614
2       2   0.438
3       3   0.314
```

注意：结果变量实际为weight，但R中输出的结果变量一律改为"x"。

以上结果为三个药物组肉瘤重量的算术平均值。

```
    Shapiro-Wilk normality test
data:  B1
W = 0.99689, p-value = 0.8934
    Shapiro-Wilk normality test
data:  B2
W = 0.98116, p-value = 0.737
    Shapiro-Wilk normality test
data:  B3
W = 0.98684, p-value = 0.7804
    Shapiro-Wilk normality test
data:  B4
W = 1, p-value = 1
    Shapiro-Wilk normality test
data:  B5
W = 0.99931, p-value = 0.9499
```

以上结果表明：可认为五个体重组的数据均近似服从正态分布。

```
  Group.1        x
1      1   0.6600000
2      2   0.5000000
3      3   0.3500000
4      4   0.3100000
5      5   0.4566667
```

以上结果为五个体重组肉瘤重量的算术平均值。

```
  Group.1        x
1      1   0.1842010
2      2   0.1710848
3      3   0.1141490
```

以上结果为三个药物组肉瘤重量的标准差。

```
  Group.1         x
1      1   0.15524175
2      2   0.25238859
3      3   0.07549834
4      4   0.10000000
5      5   0.22007574
```

以上结果为五个体重组肉瘤重量的标准差。

```
Bartlett test of homogeneity of variances
data:  weight by drug
Bartlett's K-squared = 0.85432, df = 2, p-value = 0.6524
```

以上结果为三个药物组肉瘤重量对应的三个总体方差是否满足方差齐性的检验结果，满足方差齐性要求。

```
Bartlett test of homogeneity of variances
data:  weight by block
Bartlett's K-squared = 3.0173, df = 4, p-value = 0.5549
```

以上结果为五个体重组肉瘤重量对应的五个总体方差是否满足方差齐性的检验结

果，满足方差齐性要求。

```
Call:
   aov(formula = weight ~ drug + block)
Terms:
                          drug          block        Residuals
Sum of Squares       0.22725333    0.22830667      0.07661333
Deg. of Freedom              2             4               8
Residual standard error: 0.09786044
Estimated effects may be unbalanced
```

以上是关于无重复试验随机区组设计一元定量资料方差分析模型的有关信息，仅反映了误差和自由度。

```
            Df      Sum Sq      Mean Sq      F value       Pr(>F)
drug         2     0.22725      0.11363        11.87      0.00404 **
block        4     0.22831      0.05708         5.96      0.01592 *
Residuals    8     0.07661      0.00958
---
Signif. codes:  0 '***' 0.001 '**' 0.01 '*' 0.05 '.' 0.1 ' ' 1
```

以上是关于无重复试验随机区组设计一元定量资料方差分析模型的详细信息，即方差分析表。

方差分析的这两部分输出结果，在前面"第1种做法"中已给出了解释，此处从略。

```
Pairwise comparisons using t tests with pooled SD
data:   weight and drug
            1             2
2       0.213         -
3       0.035         0.242
P value adjustment method: holm
```

以上是对三个药物组的算术平均值进行两两比较的结果，第1组与第2组之间比较，$p=0.213$；第1组与第3组之间比较，$p=0.035$；第2组与第3组之间比较，$p=0.242$。

【结论】此资料满足正态性和方差齐性要求；在考虑体重的前提下，仍得出不同药物对肉瘤重量影响不同，具体地说，第1种药物与第3种药物对肉瘤重量影响差异明显，由三组的算术平均值可知：第3种药物能够比第1种药物具有明显的抑瘤作用。

19.2　交叉设计一元定量资料方差分析

【例19-2】某公司原生产药物B，现对其剂型进行改造，生产出药物A，欲评价A药与B药是否具有相同的生物利用度，以AUC（血药浓度-时间曲线下面积）作为评价指标，选取24名受试者并将他们随机均分成两组，用药顺序为：第1组受试者在第一与第二试验周期分别接受A药与B药，以AB表示；第2组受试者在第一与第二试验周期分别接受B药与A药，以BA表示。在两个试验周期中设立了"洗脱期"，试验结果见表19-2。请判断资料的类型并进行合适的统计分析。

表19-2　A、B两种剂型药物影响下的血药浓度-时间曲线下面积

用药顺序	受试者号	AUC [(μg/ml)·h]		用药顺序	受试者号	AUC [(μg/ml)·h]	
		周期1	周期2			周期1	周期2
AB	1	84.4	70.9	BA	3	66.6	63.6
	2	101.0	92.7		5	117.0	107.3
	⋮	⋮	⋮		⋮	⋮	⋮
	23	61.9	51.9		24	74.7	76.0

【解答】首先，应将表19-2中的数据整理成下面的数据库格式，并取名为二阶段交叉设计AUC资料.txt，将其存储在"G:/studyr"中。

```
obs sub order drug y
1 1 1 A 84.4
2 1 2 B 70.9
3 2 1 A 101.0
4 2 2 B 92.7
5 3 1 A 72.7

..........................
45 23 1 B 56.8
46 23 2 A 61.5
47 24 1 B 74.7
48 24 2 A 76.0
```

对此定量资料进行交叉设计一元定量资料方差分析所需要的R程序名为二阶段交叉设计AUC方差分析.txt。具体程序语句如下：

```
setwd("G:/studyr/")
dataset<- read.table("二阶段交叉设计AUC资料.txt",header=TRUE)
x<- dataset[,-1]
```

```
sub<- factor(x[,1])
order<- factor(x[,2])
drug<- factor(x[,3])
y<- x[,4]
(anovamodel<- aov(y~sub+order+drug))
summary(anovamodel)
```

【R程序说明】

第1句指定路径为"G:/studyr";

第2句用read.table函数读取数据，赋值给数据集dataset;

第3句从数据集dataset中删除第1列编号，再赋值给数据集 x;

第4～6句从数据集 x 中取出相应"列"并将其转换成"因素";

第7句从数据集 x 中取出第4列赋值给结果变量 y;

第8句调用aov函数进行交叉设计一元定量资料方差分析;

第9句调用summary函数输出方差分析表。

【R计算结果】第1部分结果:

```
Call:
   aov(formula = y ~ sub + order + drug)

Terms:
                       sub      order      drug    Residuals
Sum of Squares   14190.920     82.687     0.241    1831.302
Deg. of Freedom         23          1         1          22

Residual standard error: 9.12365
Estimated effects may be unbalanced
```

第2部分结果:

	Df	Sum Sq	Mean Sq	F value	Pr(>F)
sub	23	14191	617.0	7.412	6.86e-06 ***
order	1	83	82.7	0.993	0.330
drug	1	0	0.2	0.003	0.958
Residuals	22	1831	83.2		

Signif. codes: 0 '***' 0.001 '**' 0.01 '*' 0.05 '.' 0.1 ' ' 1

【R结果解读】第1部分仅输出了各项的误差和自由度;

第2部分输出了方差分析的主要结果: 仅受试对象对结果指标AUC的影响具有统计学意义, $F=7.412$, $p < 0.0001$。

【结论】说明A药与B药平均生物利用度接近相等。

说明：对AUC数据进行方差分析前，最好对其进行对数变换，这样可能更容易满足统计学要求。

19.3 拉丁方设计一元定量资料方差分析

【例19-3】某研究者欲比较不同浓度的NaCl溶液（1%、2%、4%、8%、16%，分别以数字1、2、3、4、5代替）静脉注射对家兔血压的影响，选取5只体重为2～3kg的家兔进行试验，每只家兔分别注射不同浓度的NaCl溶液各1次，注射量以2ml/kg计算，每次注射10s，观察并记录每次注射前后血压的最大变化值。两次注射之间间隔一段时间，使家兔血压恢复至初始水平，试验结果见表19-3。已知因素间交互作用可以忽略不计，请判定资料设计类型，并进行合适的统计分析。

表19-3　家兔静脉注射5种不同浓度NaCl溶液后血压升高值

兔号	NaCl溶液浓度及血压升高值（kPa）				
	1	2	3	4	5
1	3（1.26）	1（0.58）	5（4.23）	4（2.30）	2（0.76）
2	2（0.73）	5（4.15）	4（2.19）	3（1.56）	1（0.18）
3	1（0.31）	4（2.53）	3（1.32）	2（0.81）	5（4.53）
4	4（2.01）	2（0.47）	1（0.51）	5（4.33）	3（1.40）
5	5（4.13）	3（1.26）	2（0.70）	1（0.60）	4（2.30）

【解答】首先，应将表19-3中的数据整理成下面的数据库格式，并取名为五乘五拉丁方设计血压值资料.txt，将其存储在"G:/studyr"中。

```
sub seq dose y
1 1 3 1.26
1 2 1 0.58
1 3 5 4.23
1 4 4 2.30
1 5 2 0.76
.........................
5 1 5 4.13
5 2 3 1.26
5 3 2 0.70
5 4 1 0.60
5 5 4 2.30
```

对此定量资料进行拉丁方设计一元定量资料方差分析所需要的R程序名为五乘五拉

丁方设计血压值方差分析.txt。具体程序语句如下:

```
setwd("G:/studyr/")
x<- read.table("五乘五拉丁方设计血压值资料.txt",header=TRUE)
sub<- factor(x[,1])
seq<- factor(x[,2])
dose<- factor(x[,3])
y<- x[,4]
(anovamodel<- aov(y~sub+seq+dose))
summary(anovamodel)
```

【R程序说明】第1句指定路径为"G:/studyr";

第2句用read.table函数读取数据,赋值给数据集 x;

第3~5句从数据集 x 中取出相应"列"并将其转换成"因素";

第6句从数据集 x 中取出第4列赋值给结果变量 y;

第7句调用aov函数进行拉丁方设计一元定量资料方差分析;

第8句调用summary函数输出方差分析表。

【R计算结果】第1部分结果:

```
Call:
    aov(formula = y ~ sub + seq + dose)

Terms:
                    sub          seq          dose       Residuals
Sum of Squares    0.07540      0.14012      48.07492      0.30156
Deg. of Freedom       4            4             4            12
Residual standard error: 0.1585244
Estimated effects may be unbalanced
```

第2部分结果:

	Df	Sum Sq	Mean Sq	F value	Pr(>F)
sub	4	0.08	0.019	0.750	0.577
seq	4	0.14	0.035	1.394	0.294
dose	4	48.07	12.019	478.262	4.09e-13 ***
Residuals	12	0.30	0.025		

```
---
Signif. codes:  0 '***' 0.001 '**' 0.01 '*' 0.05 '.' 0.1 ' ' 1
```

【R结果解读】第1部分仅输出了各项的误差和自由度;

第2部分输出了方差分析的主要结果：仅药物剂量对结果指标"血压值"的影响具有统计学意义，$F=478.262$，$p < 0.0001$。

【结论】说明不同浓度的NaCl溶液对血压升高值影响之间的差异具有统计学意义，若使用下面的语句，可获得5种剂量对应的血压值的算术平均值。

```
aggregate(y,by=list(dose),FUN=mean)
  Group.1    x
1      1   0.436
2      2   0.694
3      3   1.360
4      4   2.266
5      5   4.274
```

注意：结果变量实际为y，但R中输出的结果变量一律改为x。

组别编号由小到大，对应的NaCl溶液的浓度或剂量依次为1%、2%、4%、8%、16%，由计算得到的各组的算术平均值可知：NaCl溶液的剂量越大，血压升高值越大。

若再使用下面的语句，还可对五种剂量下的算术平均值进行两两比较。

```
pairwise.t.test(y,dose)
```

R输出的两两比较结果如下：

```
Pairwise comparisons using t tests with pooled SD
data:  y and dose

          1          2          3          4
2      0.02        -          -          -
3      6.2e-08    4.4e-06     -          -
4      4.8e-13    6.9e-12    6.4e-08     -
5      < 2e-16    < 2e-16    < 2e-16    9.7e-14
P value adjustment method: holm
```

以上结果表明：任何两种剂量对应的算术平均值之间的差别均有统计学意义。

19.4 嵌套设计一元定量资料方差分析

【例19-4】某研究者进行绵马贯众及单芽狗脊贯众饮片的凝血时间对比试验，取昆明种小鼠48只，随机分成8组，分别为绵马贯众生品高低剂量组、炭品高低剂量组，单芽狗脊贯众生品高低剂量组、炭品高低剂量组。各组小鼠连续灌胃给药3d，第3d给药1h后以毛细管法测定小鼠凝血时间（s），数据见表19-4。假设专业上认为对观测指标的影响，生品或炭品选择影响最大，然后是剂量的选择（高剂量或低剂量），最后是药材的选择（绵马贯众或单芽狗脊贯众）。试验结果如下，请进行合适的统计分析。

表19-4 药材对凝血时间的影响

炮制类型	剂量（g生药/kg体重）	药材种类			
		绵马贯众		单芽狗脊贯众	
生品	2.25	155.59	182.04	185.11	132.82
		129.76	174.66	158.70	167.54
		167.10	139.73	159.24	151.84
	0.75	154.71	185.22	137.97	175.61
		167.94	137.83	173.18	191.44
		172.75	173.65	164.19	189.69
炭品	2.25	144.07	128.19	98.94	142.69
		150.35	91.98	108.09	102.25
		91.56	135.76	133.52	136.31
	0.75	145.45	143.09	140.96	113.51
		152.37	122.15	122.08	145.97
		118.37	114.77	143.65	150.12

【解答】第一步，应将表19-4中的数据整理成下面的数据库格式，并取名为嵌套设计炮制类型剂量药材凝血时间资料.txt，将其存储在"G:/studyr"中。

```
type dose drug y
1 1 1 155.59
1 1 1 182.04
1 1 1 129.76
1 1 1 174.66
1 1 1 167.10
..............................
2 2 2 113.51
2 2 2 122.08
2 2 2 145.97
2 2 2 143.65
2 2 2 150.12
```

对此定量资料进行嵌套方设计一元定量资料方差分析所需要的R程序名为嵌套设计凝血时间资料方差分析A.txt。该程序分成两部分并分两次运行，第一部分程序的具体程序语句如下：

```
#第一步：拟合一个全模型，获得最次要因素的方差分析结果
setwd("G:/studyr/")
```

```
x<- read.table("嵌套设计炮制类型剂量药材凝血时间资料.txt",header=TRUE)
type<- factor(x[,1])
dose<- factor(x[,2])
drug<- factor(x[,3])
y<- x[,4]
summary(anovamodel00<- aov(y~type+dose%in%type+drug%in%dose%in%type))
```

【R程序说明】第1句设置路径为"G:/studyr/"；第2句用read.table函数读取指定路径中名为"嵌套设计炮制类型剂量药材凝血时间资料.txt"文本格式的数据文件，并要求保留各列上的变量名；第3～5句采用factor函数分别从数据框x中取出第1、2、3列并使其成为"因素形式"，分别赋值给变量名（即因素名）type、dose和drug；第6句从数据框x中取出第4列赋值给变量y（即定量的结果变量）；最后一句创建并输出方差分析模型及其结果：其中，"dose%in%type"代表dose嵌套在type之下，"drug%in%dose%in%type"代表drug嵌套在dose之下且dose又嵌套在type之下。

【程序输出结果】

```
                Df    Sum Sq    Mean Sq    F value      Pr(>F)
type             1     15127      15127     41.854     1.03e-07 ***
type:dose        2      1523        761      2.107      0.135
type:dose:drug   4       204         51      0.141      0.966
Residuals       40     14457        361
---
Signif. codes:  0 '***' 0.001 '**' 0.01 '*' 0.05 '.' 0.1 ' ' 1
```

【输出结果解释】在上面的输出结果中，仅"type：dose：drug"行的计算结果是有效的，它就是最次要因素drug的方差分析结果：$F\_drug=0.141$、$p\_drug=0.966$，表明两种药物对凝血时间的影响之间的差别无统计学意义。上面计算结果中的第1行和第2行的自由度与离均差平方和对正确评价最主要因素type和次主要因素dose是有用的。参见下面的计算程序。

第二部分程序的具体程序语句如下。

```
#第二步：基于第一步的计算结果，再按嵌套设计原理计算其他主要因素的方差分析结果
#即从上面的计算结果中摘录有关数据分别计算第一和第二级因素对应的F值和P值
F_type<- 15127/(1523/2)
F_dose<- (1523/2)/(204/4)
p_type<- 1-pf(F_type,1,2)
p_dose<- 1-pf(F_dose,2,4)
F_type<- round(F_type,3)
F_dose<- round(F_dose,3)
```

```
p_type<- round(p_type,6)
p_dose<- round(p_dose,6)
F_type
p_type
F_dose
p_dose
```

【R程序说明】第1句计算最主要因素type对应的F统计量的数值F_type，它以dose的均方为分母；第2句计算次主要因素dose对应的F统计量的数值F_dose，它以drug的均方为分母；第3句与第4句都是调用F分布的概率分布函数pf，基于F值和分子分母自由度计算F分布曲线下左侧概率，进而求得右侧尾端概率；然后，调用round函数将4项计算结果分别保留3位与6位小数；最后4行输出4项计算结果。

运行语句F_type，输出的结果如下：

```
[1] 19.865
```

运行语句p_type，输出的结果如下：

```
[1] 0.046832
```

运行语句F_dose，输出的结果如下：

```
[1] 14.931
```

运行语句p_dose，输出的结果如下：

```
[1] 0.013953
```

【输出结果解释】F_type=19.865，p_type=0.046832，表明炮制类型对凝血时间的影响具有统计学意义；F_dose=14.931，p_dose=0.013953，表明剂量对凝血时间的影响具有统计学意义。要想得出具体的专业结论，需要给出各因素、各水平下的平均值，依据其数值大小并结合专业知识，方可做出明确的专业结论。

```
#计算各因素各水平下定量结果变量的算术平均值和标准差
aggregate(y,by=list(type),FUN=mean)
```

【R程序说明】运行上面的语句，可获得type因素各水平下的算术平均值如下：

```
 Group.1        x
```

```
1        1       163.6796
2        2       128.1750
 aggregate(y,by=list(type),FUN=sd)
```

【R程序说明】运行上面的语句，可获得type因素各水平下的标准差如下：

```
   Group.1          x
1        1       18.20606
2        2       19.29190
   aggregate(y,by=list(dose),FUN=mean)
```

【R程序说明】运行上面的语句，可获得dose因素各水平下的算术平均值如下：

```
   Group.1          x
1        1       140.3267
2        2       151.5279
 aggregate(y,by=list(dose),FUN=sd)
```

【R程序说明】运行上面的语句，可获得dose因素各水平下的标准差如下：

```
   Group.1          x
1        1       27.09006
2        2       23.70646
```

【专业结论】由上面的平均值可知：炭品相对于生品的凝血时间短、大剂量相对于小剂量的凝血时间短。

【特别提示】若在前面程序语句（指第一步中的前6句）运行之后，运行下面的语句（其中，第一句为注释语句），可以由R直接算出第一级因素type的F值和p值：

```
#由R直接算出第一级因素type的F值和p值
 summary(anovamodel01<- aov(y~type+Error(dose%in%type)))
```

【R程序说明】此语句指定：用嵌套在type之下的dose对应的均方作为计算type的F统计量的分母，并计算出相应的F值和p值如下：

```
Error: dose:type
             Df      Sum Sq      Mean Sq      F value      Pr(>F)
type          1       15127        15127        19.87       0.0468 *
Residuals     2        1523          761
```

```
---
Signif. codes:  0 '***' 0.001 '**' 0.01 '*' 0.05 '.' 0.1 ' ' 1
Error: Within
      Df Sum Sq Mean Sq F value Pr(>F)
Residuals 44  14661    333.2
Warning message:
In aov(y ~ type + Error(dose %in% type)) : Error( ) model is singular
```

【输出结果解释】尽管最后一行提示：对于指定的误差项而言，模型是奇异的，但第一级因素type的方差分析结果（$F\_type=19.87$，$p\_type=0.0468$）是正确的。

【特别提示】若在前面程序语句（指第一步中的前6句）运行之后，运行下面的语句（其中，第一句为注释语句），可以由R直接算出第二级因素dose的F值和p值：

```
#由R直接算出第二级因素dose的F值和p值
summary(anovamodel02<- aov(y~type+dose%in%type+Error(drug%in%dose%in%
       type)))
```

【R程序说明】此语句指定：用嵌套在dose之下的drug对应的均方作为计算dose的F统计量的分母，并计算出相应的F值和p值如下：

```
Error: drug:dose:type
           Df      Sum Sq    Mean Sq    F value     Pr(>F)
type        1       15127     15127     296.73      6.66e-05 ***
type:dose   2        1523       761      14.94      0.0139 *
Residuals   4         204        51
---
Signif. codes:  0 '***' 0.001 '**' 0.01 '*' 0.05 '.' 0.1 ' ' 1
Error: Within
           Df      Sum Sq    Mean Sq    F value     Pr(>F)
Residuals  40       14457     361.4
Warning message:
In aov(y ~ type + dose %in% type + Error(drug %in% dose %in% type)) :
Error( ) model is singular
```

【输出结果解释】尽管最后一行提示：对于指定的误差项而言，模型是奇异的，但第二级因素dose的方差分析结果（$F\_dose=14.94$，$p\_dose=0.0139$）是正确的。

【简化后的R程序】将上面的程序中，涉及"手工提取数据"部分删除，可简化嵌套设计一元定量资料方差分析的R程序如下，设程序名为嵌套设计凝血时间资料方差分析B.txt。

```
#第一步：分别拟合三个模型，分别获得各级因素的方差分析结果
setwd("G:/studyr/")
x<- read.table ("嵌套设计炮制类型剂量药材凝血时间资料.txt", header=TRUE ）
type<- factor(x[,1])
dose<- factor(x[,2])
drug<- factor(x[,3])
y<- x[,4]
#由R直接算出第一级因素type的F值和P值
summary(anovamodel01<- aov(y~type+Error(dose%in%type)))
#由R直接算出第二级因素dose的F值和P值
summary(anovamodel02<- aov(y~type+dose%in%type+Error(drug%in%dose%in%
        type)))
#由R直接算出第三级因素drug的F值和P值
summary(anovamodel00<- aov(y~type+dose%in%type+drug%in%dose%in%type))
#第二步：计算各因素各水平下定量结果变量的算术平均值和标准差，便于下专业结论
aggregate(y,by=list(type),FUN=mean)
aggregate(y,by=list(type),FUN=sd)
aggregate(y,by=list(dose),FUN=mean)
aggregate(y,by=list(dose),FUN=sd)
```

【说明】输出结果和结论同上，从略。

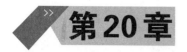

## 第20章

考察全部交互作用的多因素设计
一元定量资料方差分析

20.1 两因素析因设计一元定量资料方差分析

【例20-1】某研究者欲研究IL-11药对5.5Gy照射小鼠骨髓造血细胞周期（G_0/G_1期）的影响，选取45只小鼠并将其完全随机地均分成3组，每组15只，分别在5.5Gy剂量照射前给IL-11药、照射后给IL-11药和照射对照（即不给IL-11药）。每一组中的15只小鼠随机等分成3组，分别在照后6h、12h、24h三个时间点上处死，测量其骨髓造血细胞周期（G_0/G_1期）。试验结果见表20-1，请进行相应的统计分析。

表20-1 IL-11药物对5.5Gy照射小鼠骨髓造血细胞周期（G_0/G_1期）的影响

给药时机	处死时间（h）		
	6	12	24
照射前给药	65.80	86.83	95.88
	⋮	⋮	⋮
	63.69	86.10	90.84
照射后给药	59.30	80.69	95.53
	⋮	⋮	⋮
	60.46	83.30	93.67
照射对照	65.58	86.56	95.23
	⋮	⋮	⋮
	64.89	85.47	95.65

【解答】第1步，把表20-1中的数据整理成数据库格式，并按文本格式存储在"G:/studyr"路径下。文件名为给药时机与处死时间两因素析因设计骨髓造血细胞周期资料.txt。

```
treat time y
1 1 65.80
1 2 86.83
1 3 95.88
…
```

第2步，编写下列R程序实现两因素析因设计一元定量资料方差分析。设程序名为1_给药时机与处死时间两因素析因设计骨髓造血细胞周期资料析因设计方差分析-精简.txt。

方法一：下面给出精简计算结果（未进行两两比较）所需要的R程序。

```
setwd("G:/studyr/")
x<- read.table("给药时机与处死时间两因素析因设计骨髓造血细胞周期资料.txt",
            header=TRUE)
treat<- factor(x[,1])
time<- factor(x[,2])
y<- x[,3]
(anovamodel<- aov(y~treat+time+treat:time))
summary(anovamodel)
#求各处理组的算术平均值
aggregate(y,by=list(treat),FUN=mean)
#求各时间点组的算术平均值
aggregate(y,by=list(time),FUN=mean)
```

【R程序说明】第1句，设置路径为"G:/studyr"；

第2句，调用read.table函数读取文本格式的数据文件，赋值给变量x；

第3句和第4句，将数据集x中的第1列和第2列分别取出并转换成因素赋值给treat和time；

第5句，将数据集x中的第3列取出赋值给结果变量y；

第6句，调用aov函数创建两因素析因设计一元定量资料方差分析模型、赋值给变量anovamodel并显示模型的有关信息；

第7句，调用summary函数显示模型的详细信息；

第8句和第9句，显示两个试验因素各水平下定量结果变量的算术平均值。

【R计算结果及解读】计算结果第1部分：

```
Call:
   aov(formula = y ~ treat + time + treat:time)
Terms:
                treat        time      treat:time      Residuals
Sum of Squares  109.569     7828.732       41.599       138.973
Deg. of Freedom   2            2             4            36
Residual standard error: 1.964781
Estimated effects may be unbalanced
```

这部分显示出总模型中各项的离均差平方和及自由度等信息。

计算结果第2部分：

```
             Df     Sum Sq     Mean Sq      F value       Pr(>F)
treat         2      110         55         14.192        2.85e-05 ***
time          2     7829       3914       1013.989        < 2e-16  ***
treat:time    4       42         10          2.694        0.0462   *
Residuals    36      139          4
---
Signif. codes:  0 '***' 0.001 '**' 0.01 '*' 0.05 '.' 0.1 ' ' 1
```

这部分显示出方差分析表，可知：给药时机（treat）、处死时间（time）和它们之间的交互作用项对应的F值和p值，三项的p值均小于0.05，均具有统计学意义。

计算结果第3部分：

```
  Group.1            x
1       1      81.85600
2       2      78.62200
3       3      82.00333
```

以上这部分是给药时机（treat）三个水平下的定量结果变量的算术平均值。

计算结果第4部分：

```
  Group.1            x
1       1  63.04267
2       2  84.84667
3       3  94.59200
```

以上这部分是处死时间（time）三个水平下的定量结果变量的算术平均值。

方法二：下面给出精细计算结果（进行两两比较）所需要的R程序，设程序名为2_给药时机与处死时间两因素析因设计骨髓造血细胞周期资料析因设计方差分析-精细.txt。

```
#第1部分：导入数据，并指定因素与结果变量
setwd("G:/studyr/")
x<- read.table("给药时机与处死时间两因素析因设计骨髓造血细胞周期资料.txt",
header=TRUE)
treat<- factor(x[,1])
```

```
time<- factor(x[,2])
y<- x[,3]
```

#第2部分：导入数据，创建两因素析因设计—元定量资料方差分析模型
```
summary(anovamodel<- aov(y~treat+time+treat:time))
```

#第3部分：采用Tukey诚实显著性差异性检验
#仅对treat因素各水平进行两两比较：which="treat"
```
TukeyHSD(anovamodel,which="treat")
```
#仅对time因素各水平进行两两比较：which="time"
```
TukeyHSD(anovamodel,which="time")
```
#对treat与time交互作用各水平进行两两比较：无which或which="treat:time"
```
TukeyHSD(anovamodel)
```

#第4部分：求主效应及交互效应下的算术平均值
#求各处理组的算术平均值
```
aggregate(y,by=list(treat),FUN=mean)
```
#求各时间点组的算术平均值
```
aggregate(y,by=list(time),FUN=mean)
```
#求treat与time交互作用各组合条件下的算术平均值
```
aggregate(y,by=list(treat:time),FUN=mean)
```

【R程序说明】此处仅解释前面的程序中未出现过的"第3部分"：调用TukeyHSD函数按Tukey诚实显著性差异性检验进行均值之间的两两比较；此函数中的第1个参数为已创建的方差分析模型，第2个参数为which，指定treat就是对该因素全部水平下的均值进行两两比较；若不出现第2个参数，或指定which="treat: time"，效果是一样的，即都是对交互作用所对应的全部小组进行均值之间的两两比较，其中，只有将一个因素分别控制在特定水平上，才对另一个因素全部水平下均值的两两比较结果有实用价值。

下面给出上面"精简程序"中缺少的输出结果：

```
Tukey multiple comparisons of means
95% family-wise confidence level
Fit: aov(formula = y ~ treat + time + treat:time)
$treat
             diff           lwr           upr           p adj
2-1     -3.2340000     -4.987628     -1.480372     0.0001937
3-1      0.1473333     -1.606295      1.900961     0.9770338
3-2      3.3813333      1.627705      5.134961     0.0001047
```

以上呈现的是treat因素三个水平下均值的两两比较结果，发现2水平与1水平、3水平与2水平之间的差别具有统计学意义，而3水平与1水平之间的差别无统计学意义。其中，diff代表均值之间的差量，lwr与upr分别为差量的95%置信区间的下限与上限，p adj为校正的p值。

```
$time
              diff            lwr           upr         p adj
2-1      21.804000      20.050372      23.55763           0
3-1      31.549333      29.795705      33.30296           0
3-2       9.745333       7.991705      11.49896           0
```

以上呈现的是time因素三个水平下均值的两两比较结果，发现任何两个水平之间的差别都具有统计学意义。

```
$'treat:time'
              diff            lwr           upr         p adj
2:1-1:1     -6.010     -10.107084     -1.912916     0.0007516
3:1-1:1     -0.234      -4.331084      3.863084     0.9999999
1:2-1:1     20.922      16.824916     25.019084     0.0000000
```

以上呈现的是3×3=9个小组的均值之间的两两比较结果，共有9×8/2=36次两两比较。其中，只有将treat分别控制在1、2、3水平下，对time的三个水平进行两两比较的结果有实用价值（共9次或9行）；还有将time分别控制在1、2、3水平下，对treat的三个水平进行两两比较的结果有实用价值（共9次或9行）。

treat：time代表treat的水平代码写在前面，而time的水平代码写在后面，第1行开头的符号为"2：1-1：1"，代表treat的2水平与time的1水平决定的小组与treat的1水平与time的1水平决定的小组对应的均值之间的比较，即控制time=1的前提条件下，treat=2与treat=1两组均值之间的比较；因此，下面的这三行就是控制time=1的前提条件下，treat的1、2、3水平对应的均值之间的三次两两比较结果。

```
2:1-1:1     -6.010     -10.107084     -1.912916     0.0007516
3:1-1:1     -0.234      -4.331084      3.863084     0.9999999
3:1-2:1      5.776       1.678916      9.873084     0.0013048
```

同理，可以找出：控制time=2的前提条件下，treat的1、2、3水平对应的均值之间的三次两两比较结果。

2:2-1:2	-3.024	-7.121084	1.073084	0.2975621
3:2-1:2	-0.574	-4.671084	3.523084	0.9999292
3:2-2:2	2.450	-1.647084	6.547084	0.5716385

同理，可以找出：控制 time=3 的前提条件下，treat 的 1、2、3 水平对应的均值之间的三次两两比较结果。

2:3-1:3	-0.668	-4.765084	3.429084	0.9997785
3:3-1:3	1.250	-2.847084	5.347084	0.9828590
3:3-2:3	1.918	-2.179084	6.015084	0.8274431

读者可以从上面的输出结果中，找出控制 treat=1 的前提条件下，time 的 1、2、3 水平对应的均值之间的三次两两比较结果；控制 treat=2 的前提条件下，time 的 1、2、3 水平对应的均值之间的三次两两比较结果；控制 treat=3 的前提条件下，time 的 1、2、3 水平对应的均值之间的三次两两比较结果。

【结论】三个不同的给药时机对应的"骨髓造血细胞周期"的平均值是不同的，相对来说，照射后给药，其数值会有较多的降低，而照射前给药，其数值稍高一些，似乎具有一定的"预防"作用；三个不同的处死时间对应的"骨髓造血细胞周期"的平均值是不同的，比较明显，随着处死时间延长，数值逐渐增大，动物体内对照射造成的损伤具有一定的自修复功能。由于两因素之间的交互作用具有统计学意义，更明确的专业结论应基于控制一个因素在特定的水平上，对另一个因素三个水平下的算术平均值进行两两比较。读者可根据上面的两两比较的结果，给出结论。因篇幅所限，此处从略。

20.2　三因素析因设计一元定量资料方差分析

【例20-2】为了考察试验药物与预防药物的疗效，同时考虑样品来源和作用时间对观测指标的影响，假定三因素全部水平的各种组合条件下测定的样品是彼此独立的，且三因素对观测结果的影响地位平等，资料见表20-2。试分析此资料。

表20-2　可乐定对某毒物对抗作用的测定结果

试验分组	样品来源	时间（min）					
		0	5	10	15	20	30
中毒组	脑匀浆	0.403	0.177	0.172	0.093	0.085	0.314
		0.458	0.302	0.187	0.187	0.171	0.080
		0.455	0.281	0.101	0.143	0.106	0.169
	全血	0.552	0.206	0.180	0.056	0.091	0.000
		0.637	0.305	0.180	0.227	0.266	0.000
		0.618	0.224	0.062	0.069	0.051	0.000

续表

试验分组	样品来源	时间（min）					
		0	5	10	15	20	30
预防组	脑匀浆	0.403	0.294	0.183	0.175	0.181	0.273
		0.458	0.399	0.231	0.194	0.295	0.201
		0.455	0.308	0.023	0.139	0.187	0.294
	全血	0.552	0.372	0.151	0.071	0.099	0.000
		0.637	0.329	0.255	0.072	0.112	0.000
		0.618	0.327	0.033	0.041	0.093	0.000

【解答】第1步，把表20-2中的数据整理成数据库格式，并按文本格式存储在"G:/studyr"路径下。文件名为可乐定样品时间三因素作用下AchE活性资料.txt。

```
kld sample time ache
0 1 0 0.403
0 1 5 0.177
0 1 10 0.172
0 1 15 0.093
0 1 20 0.085
0 1 30 0.314
...
```

第2步，编写下列R程序实现三因素析因设计一元定量资料方差分析。设程序名为3_可乐定样品时间三因素作用下AchE活性资料析因设计方差分析.txt。

```
setwd("G:/studyr/")
x<- read.table("可乐定样品时间三因素作用下AchE活性资料.txt",header=TRUE)
kld<- factor(x[,1])
sample<- factor(x[,2])
time<- factor(x[,3])
ache<- x[,4]
(anovamodel<- aov(ache~kld+sample+time+kld*sample+kld*time+sample*time+
kld*sample*time))
summary(anovamodel)
#求用可乐定与否对应的两组的算术平均值
aggregate(ache,by=list(kld),FUN=mean)
#求各样品组的算术平均值
aggregate(ache,by=list(sample),FUN=mean)
#求各时间组的算术平均值
```

```
aggregate(ache,by=list(time),FUN=mean)
```

【R程序说明】此程序说明与例20-1中的"R程序说明"基本相同，略有不同的是调用aov函数的那一句：包含三个一级交互作用项（即kld*sample、kld*time、sample*time）和一个二级交互作用项（即kld*sample*time）。也可参考例20-1中的精细程序，对交互作用项进行两两比较，此处从略。

【R计算结果及解读】计算结果第1部分：

```
Call:
   aov(formula = ache ~ kld + sample + time + kld * sample + kld *
       time + sample * time + kld * sample * time)

Terms:
                   kld      sample        time   kld:sample    kld:time
Sum of Squares 0.0099640  0.0165317  1.5382622    0.0082561   0.0211122
Deg. of Freedom        1          1          5            1           5
               sample:time kld:sample:time Residuals
Sum of Squares   0.2327332       0.0146075 0.1919833
Deg. of Freedom          5               5        48
Residual standard error: 0.06324281
Estimated effects may be unbalanced
```

以上输出的内容为方差分析总模型及其离均差平方和及自由度的信息。

计算结果第2部分：

```
                 Df  Sum Sq  Mean Sq  F value   Pr(>F)
kld               1  0.0100  0.00996    2.491   0.1211
sample            1  0.0165  0.01653    4.133   0.0476 *
time              5  1.5383  0.30765   76.920   < 2e-16 ***
kld:sample        1  0.0083  0.00826    2.064   0.1573
kld:time          5  0.0211  0.00422    1.056   0.3965
sample:time       5   0.232  0.04655   11.638   2.15e-07 ***
kld:sample:time   5  0.0146  0.00292    0.730   0.6041
Residuals        48  0.1920  0.00400
---
Signif. codes:  0 '***' 0.001 '**' 0.01 '*' 0.05 '.' 0.1 ' ' 1
```

以上输出的内容是三因素析因设计一元定量资料方差分析表，其中，有三项具有统计学意义，即样品间、时间点间和样品与时间之间的交互作用项。

说明：根据以上结果，可以修改方差分析模型，即将模型中无统计学意义的三项交互作用项删除（目的是精简方差分析模型），重新运行程序即可。

计算结果第3部分：

	Group.1	x
1	0	0.2113333
2	1	0.2348611

以上是否采用可乐定预防中毒所对应的两组结果变量的算术平均值。未用可乐定的平均值为0.2113333，用了可乐定的平均值为0.2348611。

计算结果第4部分：

	Group.1	x
1	1	0.2382500
2	2	0.2079444

以上是两种样品所对应的两组结果变量的算术平均值。脑匀浆的平均值为0.2382500，全血的平均值为0.2079444。脑匀浆中 AchE 活性稍高于全血中的 AchE 活性。

计算结果第5部分：

	Group.1	x
1	0	0.5205000
2	5	0.2936667
3	10	0.1465000
4	15	0.1222500
5	20	0.1447500
6	30	0.1109167

以上是6个不同时间点所对应的6组结果变量的算术平均值。对应的时间点从上到下依次为0min、5min、10min、15min、20min、30min。

【结论】本试验表明：可乐定对某药物的预防作用不大。随着时间的推移，AchE 活性逐渐降低。

> **第21章**

考察部分交互作用的多因素设计
一元定量资料方差分析

21.1 正交设计一元定量资料方差分析

21.1.1 两水平正交设计及其一元定量资料方差分析

【例21-1】在乙酰苯胺磺化工艺的研究中，有4个因素：反应温度（℃）A、反应时间（h）B、硫酸浓度（%）C、操作方法D，各取两水平，试验的结果为产物的收率（%）。试验目的：希望弄清各因素在怎样的搭配条件下收率最高。已知反应温度与反应时间之间的交互作用不可忽视，各试验条件下不必进行重复试验，希望总试验次数尽可能少一些，请给出合适的试验设计方案。4个试验因素及水平数如表21-1所示，试验结果如表21-2所示。假设资料满足参数检验的前提条件，试对资料进行统计分析。

表21-1 因素水平

因素水平	反应温度（℃）	反应时间（h）	磺酸浓度（%）	操作法
1	50	1	17	搅拌
2	70	2	27	不搅拌

表21-2 用$L_8(2^7)$正交表安排4个试验因素

试验号	反应温度（℃）	反应时间（h）	磺酸浓度（%）	操作法	Y（收率）（%）
1	50	1	17	搅拌	65
2	50	1	27	不搅拌	74
3	50	2	17	不搅拌	71
4	50	2	27	搅拌	73
5	70	1	17	不搅拌	70
6	70	1	27	搅拌	73
7	70	2	17	搅拌	62
8	70	2	27	不搅拌	67

【解答】第1步，利用表21-2中的后5列建立数据文件，取名为四个两水平因素正交设计收率资料.txt。

wd	sj	hs	jb	y
50	1	17	搅拌	65
50	1	27	不搅拌	74
50	2	17	不搅拌	71
50	2	27	搅拌	73
70	1	17	不搅拌	70
70	1	27	搅拌	73
70	2	17	搅拌	62
70	2	27	不搅拌	67

第2步，编写下列R程序实现四个两水平因素正交设计一元定量资料方差分析。设程序名为1_四个两水平因素正交设计收率资料正交设计方差分析.txt。

```
setwd("G:/studyr/")
x<- read.table("四个两水平因素正交设计收率资料.txt",header=TRUE)
wd<- factor(x[,1])
sj<- factor(x[,2])
hs<- factor(x[,3])
jb<- factor(x[,4])
y<- x[,5]
(anovamodel<- aov(y~wd+sj+hs+jb+wd*sj))
summary(anovamodel)
#求两种温度组的算术平均值
aggregate(y,by=list(wd),FUN=mean)
#求两个时间组的算术平均值
aggregate(y,by=list(sj),FUN=mean)
#求两种磺酸浓度组的算术平均值
aggregate(y,by=list(hs),FUN=mean)
#求是否搅拌两组的算术平均值
aggregate(y,by=list(jb),FUN=mean)
```

【R程序说明】第1句，设置路径为"G:/studyr"；

第2句，调用read.table函数读取文本格式的数据文件，赋值给变量 x；

第3～6句，将数据集 x 中的第1～4列分别取出并转换成因素赋值给wd（即温度）、sj（作用时间）、hs（磺酸浓度）和jb（是否搅拌）；

第7句，将数据集 x 中的第5列取出赋值给结果变量 y；

第8句，调用aov函数创建四因素正交设计一元定量资料方差分析模型、赋值给变量anovamodel并显示模型的有关信息；

第9句，调用summary函数显示模型的详细信息；

第10～13句，显示四个试验因素各水平下定量结果变量的算术平均值。

【R计算结果及解读】计算结果第1部分：

```
Call:
   aov(formula = y ~ wd + sj + hs + jb + wd * sj)
Terms:
                     wd       sj       hs       jb    wd:sj   Residuals
Sum of Squares   15.125   10.125   45.125   10.125   45.125       4.250
Deg. of Freedom      1        1        1        1        1           2
Residual standard error: 1.457738
Estimated effects may be unbalanced
```

以上内容是关于模型中四个因素及一个交互作用项的离均差平方和及自由度的计算结果。

计算结果第2部分：

```
             Df       Sum Sq       Mean Sq       F value       Pr(>F)
wd            1        15.13         15.13         7.118         0.116
sj            1        10.13         10.13         4.765         0.161
hs            1        45.12         45.12        21.235         0.044 *
jb            1        10.12         10.12         4.765         0.161
wd:sj         1        45.12         45.12        21.235         0.044 *
Residuals     2         4.25          2.12
---
Signif. codes:  0 '***' 0.001 '**' 0.01 '*' 0.05 '.' 0.1 ' ' 1
```

以上内容是关于该正交设计—元定量资料方差分析表，由最后一列可知：只有hs（磺酸浓度）和温度与时间之间的交互作用项有统计学意义。

说明：可以将方差分析模型中无统计学意义的"项"删除，重新运行程序，以获得更可靠的假设检验结果（提高了误差项的自由度）。

计算结果第3部分：

```
  Group.1       x
1      50    70.75
2      70    68.00
```

以上显示的是两种温度下结果的算术平均值。

计算结果第4部分：

```
     Group.1      x
1       1       70.50
2       2       68.25
```

以上显示的是两种时间下结果的算术平均值。

计算结果第5部分：

```
     Group.1      x
1       17      67.00
2       27      71.75
```

以上显示的是两种磺酸浓度下结果的算术平均值，磺酸浓度为27%时，收率比较高。

计算结果第6部分：

```
     Group.1      x
1      不搅拌    70.50
2      搅拌      68.25
```

以上显示的是搅拌与不搅拌两种条件下结果的算术平均值。

【结论】影响收率y的因素主要有磺酸浓度、温度与作用时间之间的交互作用项。

21.1.2　三水平正交设计及其一元定量资料方差分析

【例21-2】微生物培养基成分优化试验。因素及水平数如表21-3所示。研究观测指标为产量（相当于对照的百分比）。试验的目的是对各因素与某些重要的交互作用的重要性进行分析，并找出优化的培养基成分。试验的因素及水平数如下。

表21-3　因素及水平数

水平	黄豆饼粉＋蛋白胨（%）（A）	葡萄糖（%）（B）	KH_2PO_4（%）（C）	碳源Ⅰ号（%）（D）	容量（ml）（E）
1	0.5＋0.5	4.5	0	0.5	30
2	1＋1	6.5	0.01	1.5	60
3	1.5＋1.5	8.5	0.03	2.5	90

试验者根据以往经验，交互作用AC存在的可能性很大，希望通过试验加以考察。初步估计另两个交互作用AB、AE存在的可能性不大，但仍希望在不多增加试验次数的前提下，通过试验结果观察它们是否存在。试验采用正交设计，用表头$L_{27}(3^{13})$来安排试验，见表21-4。试验结果如表21-5所示。试对该资料进行统计分析。

表21-4 $L_{27}(3^{13})$ 正交表表头设计

列号	1	2	3 4	5	6 7	8	9 10	11	12	13
因子	A	B	（AB）	C	（AC）	E	（AE）	D		

表21-5 $L_{27}(3^{13})$ 正交试验及结果

试验号	1（A）	2（B）	5（C）	8（E）	11（D）	Y（产量）
1	1	1	1	1	1	0.69
2	1	1	2	2	2	0.54
3	1	1	3	3	3	0.37
4	1	2	1	2	3	0.66
5	1	2	2	3	1	0.75
6	1	2	3	1	2	0.48
7	1	3	1	3	2	0.81
8	1	3	2	1	3	0.68
9	1	3	3	2	1	0.39
10	2	1	1	1	1	0.93
11	2	1	2	2	2	1.15
12	2	1	3	3	3	0.90
13	2	2	1	2	3	0.86
14	2	2	2	3	1	0.97
15	2	2	3	1	2	1.17
16	2	3	1	3	2	0.99
17	2	3	2	1	3	1.13
18	2	3	3	2	1	0.80
19	3	1	1	1	1	0.69
20	3	1	2	2	2	1.10
21	3	1	3	3	3	0.91
22	3	2	1	2	3	0.86
23	3	2	2	3	1	1.16
24	3	2	3	1	2	1.30
25	3	3	1	3	2	0.66
26	3	3	2	1	3	1.38
27	3	3	3	2	1	0.73

资料来源：王万中.试验的设计与分析.北京：高等教育出版社，2004：142-145.

【解答】第1步，利用表21-5中的后6列建立数据文件，取名为五个三水平因素正交设计产量资料.txt。

A	B	C	E	D	y
1	1	1	1	1	0.69

1	1	2	2	2	0.54
1	1	3	3	3	0.37
1	2	1	2	3	0.66
1	2	2	3	1	0.75
...					

第2步，编写下列R程序实现五个三水平因素正交设计一元定量资料方差分析。设程序名为2_五个三水平因素正交设计产量资料正交设计方差分析.txt。

```
setwd("G:/studyr/")
x<- read.table("五个三水平因素正交设计产量资料.txt",header=TRUE)
A<- factor(x[,1])
B<- factor(x[,2])
C<- factor(x[,3])
E<- factor(x[,4])
D<- factor(x[,5])
y<- x[,6]
(anovamodel<- aov(y~A+B+C+E+D+A:B+A:C+A:E))
summary(anovamodel)
#求三种"黄豆饼粉＋蛋白胨"配方各自的算术平均值
aggregate(y,by=list(A),FUN=mean)
#求三种"葡萄糖"浓度各自的算术平均值
aggregate(y,by=list(B),FUN=mean)
#求三种"KH₂PO₄"浓度各自的算术平均值
aggregate(y,by=list(C),FUN=mean)
#求三种"碳源I号"各自的算术平均值
aggregate(y,by=list(D),FUN=mean)
#求三种容量各自的算术平均值
aggregate(y,by=list(E),FUN=mean)
```

【R程序说明】需要说明的内容与例21-1基本相同，从略。

【R计算结果及解读】计算结果第1部分：

```
Call:
   aov(formula = y ~ A + B + C + E + D + A:B + A:C + A:E)

Terms:
                       A         B         C         E         D       A:B
Sum of Squares 0.8951630 0.0503185 0.2300074 0.1073852 0.0666741 0.0457704
Deg. of Freedom         2         2         2         2         2         4
```

```
                         A:C            A:E          Residuals
Sum of Squares       0.3096148      0.0458370       0.0640815
Deg. of Freedom          4              4               4
Residual standard error: 0.1265716
Estimated effects may be unbalanced
```

以上内容是关于模型中五个因素及三个一级交互作用项的离均差平方和及自由度的计算结果。

计算结果第2部分：

	Df	Sum Sq	Mean Sq	F value	Pr(>F)
A	2	0.8952	0.4476	27.938	0.00446 **
B	2	0.0503	0.0252	1.570	0.31377
C	2	0.2300	0.1150	7.179	0.04748 *
E	2	0.1074	0.0537	3.352	0.13967
D	2	0.0667	0.0333	2.081	0.24018
A:B	4	0.0458	0.0114	0.714	0.62386
A:C	4	0.3096	0.0774	4.832	0.07813.
A:E	4	0.0458	0.0115	0.715	0.62334
Residuals	4	0.0641	0.0160		

```
---
Signif. codes:  0 '***'  0.001 '**'  0.01 '*'  0.05 '.'  0.1 ' ' 1
```

以上内容是关于该正交设计一元定量资料方差分析表，由最后一列可知：只有A与C两个因素有统计学意义。

说明：可以将方差分析模型中无统计学意义的"交互作用项"先删除，重新运行程序。

计算结果其他部分（依次为A、B、C、D、E对应的各水平下结果的算术平均值）：

```
  Group.1          x
1        1 0.5966667
2        2 0.9888889
3        3 0.9766667
  Group.1          x
1        1 0.8088889
2        2 0.9122222
3        3 0.8411111

  Group.1          x
```

```
1          1 0.7944444
2          2 0.9844444
3          3 0.7833333


  Group.1          x
1          1 0.7900000
2          2 0.9111111
3          3 0.8611111


  Group.1          x
1          1 0.9388889
2          2 0.7877778
3          3 0.8355556
```

以上是五个三水平因素各水平下结果变量的算术平均值，自上而下依次为A、B、C、D和E。

下面，将上面程序中的模型语句修改（删除具有较大p值的两个交互作用项）如下：

```
(anovamodel<- aov(y~A+B+C+E+D+A:C))
summary(anovamodel)
```

得到如下的输出结果：

```
            Df      Sum Sq      Mean Sq       F value      Pr(>F)
A           2       0.8952      0.4476        34.498       1.06e-05 ***
B           2       0.0503      0.0252        1.939        0.18632
C           2       0.2300      0.1150        8.864        0.00433 **
E           2       0.1074      0.0537        4.138        0.04296 *
D           2       0.0667      0.0333        2.570        0.11781
A:C         4       0.3096      0.0774        5.966        0.00701 **
Residuals   12      0.1557      0.0130
---
Signif. codes:  0 '***' 0.001 '**' 0.01 '*' 0.05 '.' 0.1 ' ' 1
```

还可从模型中删除B和D两项，程序修改如下：

```
(anovamodel<- aov(y~A+C+E+A:C))
summary(anovamodel)
```

得到如下的输出结果：

```
            Df      Sum Sq      Mean Sq      F value      Pr(>F)
A            2      0.8952      0.4476       26.263       8.83e-06 ***
C            2      0.2300      0.1150        6.748       0.0075 **
E            2      0.1074      0.0537        3.150       0.0702 .
A:C          4      0.3096      0.0774        4.542       0.0121 *
Residuals   16      0.2727      0.0170
---
Signif. codes:  0 '***' 0.001 '**' 0.01 '*' 0.05 '.' 0.1 ' ' 1
```

还可以在模型中删除"E"，读者可以自己去做，此处从略。

21.2 裂区设计一元定量资料方差分析

【例21-3】某研究者欲研究蛇毒的抑瘤作用，选用48只小白鼠，根据重要非试验因素先将其分为三个区组，每个区组16只小白鼠，然后将每个区组中的16只小白鼠随机等分为4组，分别接种4种不同的瘤株。接种成功后，再随机决定每个区组中接种每种瘤株的4只小白鼠分别经腹腔注射四种浓度的蛇毒，观测相应的瘤重，试验结果见表21-6。请判断此资料所取自的试验设计类型，并对资料进行相应的统计分析。

表21-6　不同瘤株和不同浓度的蛇毒对小鼠抑瘤效果的影响

瘤株	蛇毒浓度/（mg/kg）	瘤重（g）		
		1组	2组	3组
S180	0	0.80	0.76	0.36
	0.030	0.36	0.26	0.31
	0.050	0.17	0.28	0.16
	0.075	0.28	0.13	0.11
HS	0	0.74	0.43	0.57
	0.030	0.50	0.46	0.32
	0.050	0.42	0.20	0.20
	0.075	0.36	0.26	0.32
EC	0	0.31	0.55	0.32
	0.030	0.20	0.15	0.20
	0.050	0.38	0.18	0.26
	0.075	0.25	0.21	0.14
ARS	0	0.48	0.57	0.33
	0.030	0.18	0.30	0.29
	0.050	0.44	0.27	0.27
	0.075	0.22	0.30	0.37

【解答】第1步，利用表21-6中的资料建立数据文件，取名为瘤株与蛇毒两因素裂区设计瘤重资料.txt。

```
type  dose  block  y
1     1     1      0.80
1     1     2      0.76
1     1     3      0.36
1     2     1      0.36
1     2     2      0.26
...
```

第2步，编写下列R程序实现三因素嵌套设计一元定量资料方差分析。设程序名为3_三因素嵌套设计瘤重资料方差分析.txt。

```
setwd("G:/studyr/")
x<- read.table("瘤株与蛇毒两因素裂区设计瘤重资料.txt",header=TRUE)
treat<- factor(x[,1])
dose<- factor(x[,2])
block<- factor(x[,3])
y<- x[,4]
summary(anovamodel<- aov(y~treat*dose+Error(block/(treat*block))))
#求各处理组的算术平均值
aggregate(y,by=list(treat),FUN=mean)
#求各神经节类型组的算术平均值
aggregate(y,by=list(dose),FUN=mean)
```

【R程序说明】关键的语句为倒数第3句，即创建裂区设计方差分析模型语句。其中，treat为第1批施加的试验因素；block是与treat同时出现在试验过程之中的区组因素；dose是第2批施加的试验因素；Error（block/（treat*block））指明计算时应作为的误差项［误差项这样呈现，是笔者偶然发现的，从其对应的方差分析公式上看，应该是用"treat*block"作为分析treat的误差项，即Error（treat/（treat*block）），但这样做，dose的F值和p值都显示不出来］。

【R计算结果及解说】

```
Error: block
            Df     Sum Sq    Mean Sq    F value    Pr(>F)
Residuals   2      0.07605   0.03802
Error: block:treat
            Df     Sum Sq    Mean Sq    F value    Pr(>F)
```

```
treat           3        0.11087        0.03696        3.485        0.0903 .
Residuals       6        0.06363        0.01061
---
Signif. codes:  0 '***' 0.001 '**' 0.01 '*' 0.05 '.' 0.1 ' ' 1


Error: Within
                Df       Sum Sq         Mean Sq        F value      Pr(>F)
dose            3        0.5703         0.19010        18.47        1.99e-06 ***
treat:dose      9        0.1630         0.01812        1.76         0.13
Residuals       24       0.2470         0.01029
---
Signif. codes:  0 '***' 0.001 '**' 0.01 '*' 0.05 '.' 0.1 ' ' 1
```

以上各项的计算结果与用 SAS 计算的结果完全相同，即 treat（处理）的 $F=3.485$，$p=0.0903$，即四种瘤株对应的瘤重平均值之间差别无统计学意义；dose（蛇毒浓度）的 $F=18.47$，$p < 0.0001$，即不同蛇毒浓度对应的瘤重平均值之间的差别有统计学意义；这两个因素之间的交互作用项无统计学意义（$F=1.76$，$p=0.13$）。

```
   Group.1          x
1        1      0.3316667
2        2      0.3983333
3        3      0.2625000
4        4      0.3350000
```

以上是 treat（处理）各水平下瘤重的算术平均值。

```
   Group.1          x
1        1      0.5183333
2        2      0.2941667
3        3      0.2691667
4        4      0.2458333
```

以上是 dose（蛇毒浓度）各水平下瘤重的算术平均值。

【结论】四种浓度的蛇毒抑制瘤的能力是不同的，第一种浓度为"0"，故其瘤重平均值很大，后三种浓度对应的瘤重比较接近，但随着浓度增大，瘤重平均值有下降的趋势。它们之间的差别是否具有统计学意义，需要采用 pairwise.t.test（y，dose）语句进行两两比较，此处从略。

21.3　重复测量设计一元定量资料方差分析

21.3.1　具有一个重复测量因素的单因素设计一元定量资料方差分析

【例21-4】某课题组研究益髓生血颗粒治疗某种特定基因型患者血红蛋白H（hemoglobin H，HbH）病的临床疗效，选取13名某种特定基因型HbH病患者，给予益髓生血颗粒治疗，疗程为3个月。分别记录患者治疗前、服药1个月、服药2个月及服药3个月时血红蛋白的含量，结果见表21-7。请进行合适的统计分析。

表21-7　益髓生血颗粒治疗前后某种特定基因型HbH患者血红蛋白含量

患者编号	血红蛋白含量（g/L）			
	治疗前	服药1个月	服药2个月	服药3个月
1	94.98	102.33	98.86	102.31
2	91.41	98.79	95.46	98.66
⋮	⋮	⋮	⋮	⋮
13	79.16	86.63	83.77	86.12

【解答】第1步，利用表21-7中的资料建立数据文件，取名为具有一个重复测量因素单因素设计血红蛋白含量资料.txt。

```
person      month        y
1           0            94.98
1           1            102.33
1           2            98.86
1           3            102.31
2           0            91.41
...
```

第2步，编写下列R程序实现具有一个重复测量因素的单因素设计一元定量资料方差分析。设程序名为4_具有一个重复测量因素单因素设计血红蛋白含量资料方差分析.txt。

```
setwd("G:/studyr/")
x<- read.table("具有一个重复测量因素单因素设计血红蛋白含量资料.txt",header=TRUE)
person<- factor(x[,1])
month<- factor(x[,2])
y<- x[,3]
summary(anovamodel<- aov(y~month+Error(person/month)))
#求各剂量组的算术平均值
```

```
aggregate(y,by=list(month),FUN=mean)
#对各剂量组之间进行两两比较
pairwise.t.test(y,month)
```

【R程序说明】关键的语句为倒数第3句，即创建重复测量方差分析模型语句。其中，month为重复测量因素（即时间）；person为受试对象编号，即对各受试对象进行重复测量；Error（person/month）指明计算时应作为的误差项。

【R计算结果及解说】第1部分结果：

```
Error: person
                Df      Sum Sq      Mean Sq       F value       Pr(>F)
Residuals      12        6778        564.8
Error: person:month
                Df      Sum Sq      Mean Sq       F value       Pr(>F)
month           3        454.2       151.40          1268        <2e-16 ***
Residuals      36          4.3         0.12
---
Signif. codes:  0 '***' 0.001 '**' 0.01 '*' 0.05 '.' 0.1 ' ' 1
```

上述结果表明：重复测量的各时间点上血红蛋白含量的算术平均值之间的差别具有统计学意义，其$F=1268$，$p < 0.0001$。

说明：与SAS中采用MIXED过程计算的结果相比，上述结果与"TYPE=CS"的协方差结构模型的输出结果是一致的，即采用的是复合对称性协方差结构模型。

第2部分结果：

```
  Group.1          x
1       0    79.93846
2       1    87.40231
3       2    84.51385
4       3    86.92000
```

以上为4个时间点上血红蛋白含量的算术平均值。

第3部分结果：

```
    Pairwise comparisons using t tests with pooled SD
data:  y and month
      0       1       2
1   0.7       -       -
2   1.0     1.0       -
```

```
3   0.7   1.0   1.0
P value adjustment method: holm
```

以上结果表明：四个时间点上的算术平均值之间的简单两两比较，未见任何有统计学意义的结果（注意：这里，可能采用的误差项不够合理。在实践中，一定要慎用）。

【结论】采用复合对称性协方差结构模型计算，得出各时间点上血红蛋白含量的算术平均值是彼此不等的。从均值来看，治疗后1个月相对于治疗前，血红蛋白含量的算术平均值有较大幅度上升，后来有点波动，但相对来说，还是比较平稳的。

21.3.2 具有一个重复测量因素的两因素设计一元定量资料方差分析

【例21-5】随机选取6只犬进行试验，雌雄各3只，服用某种中药复方制剂后在3个不同时间点测定血药浓度，数据见表21-8。请进行合适的统计分析。

表21-8 每只犬服药后3个不同时间点上血药浓度的测定结果

性别	犬号	血药浓度（μg/ml）		
		6h	8h	24h
公	1	169.8	137.2	31.9
	2	158.4	133.2	18.7
	3	142.8	126.6	18.1
母	4	131.8	130.3	17.5
	5	118.0	124.5	18.7
	6	120.8	123.5	24.8

【解答】第1步，利用表21-8中的资料建立数据文件，取名为具有一个重复测量因素两因素设计血药浓度资料.txt。

```
sex   dog   time   y
1     1     1      169.8
1     1     2      137.2
1     1     3      31.9
1     2     1      158.4
1     2     2      133.2
...
```

第2步，编写下列R程序实现具有一个重复测量因素两因素的设计一元定量资料方差分析。设程序名为5_具有一个重复测量因素两因素设计血药浓度资料方差分析.txt。

```
setwd("G:/studyr/")
x<- read.table("具有一个重复测量因素两因素设计血药浓度资料.txt",header=TRUE)
```

```
sex<- factor(x[,1])
dog<- factor(x[,2])
time<- factor(x[,3])
y<- x[,4]
summary(anovamodel<- aov(y~sex*time+Error(dog/sex)))
#求各性别组的算术平均值
aggregate(y,by=list(sex),FUN=mean)
#求各时间点组的算术平均值
aggregate(y,by=list(time),FUN=mean)
```

【R程序说明】关键的语句为倒数第3句，即创建重复测量方差分析模型语句。其中，sex（性别）为试验分组因素，time为重复测量因素（即时间）；dog为受试对象编号，即对各受试对象进行重复测量；Error（dog/sex）指明计算时的误差项，即声明dog是嵌套在sex之下的。

【R计算结果及解说】第1部分结果：

```
Error: dog
            Df      Sum Sq      Mean Sq       F value       Pr(>F)
Residuals    2      347.9       174
Error: dog:sex
            Df      Sum Sq      Mean Sq       F value       Pr(>F)
sex          1      893.2       893.2         11.82         0.0752 .
Residuals    2      151.1       75.5
---
Signif. codes:  0 '***' 0.001 '**' 0.01 '*' 0.05 '.' 0.1 ' ' 1
```

以上结果表明：sex（性别）对应的 F=11.82，p=0.0752。

值得一提的是：若采用SAS中的MIXED过程并假定为"TYPE=CS"（即复合对称模型）计算，sex（性别）对应的 F=7.16，p=0.0555。

第2部分结果：

```
Error: Within
            Df      Sum Sq      Mean Sq       F value      Pr(>F)
time         2      51555       25778         975.22       2.78e-10 ***
sex:time     2      855         427           16.17        0.00155 **
Residuals    8      211         26
---
Signif. codes:  0 '***' 0.001 '**' 0.01 '*' 0.05 '.' 0.1 ' ' 1
```

现代医学统计学

以上结果表明：time（时间）对应的$F=975.22$，$p<0.0001$；sex：time（即两因素交互作用项）对应的$F=16.17$，$p=0.00155$。

说明：若采用SAS中的MIXED过程并假定为"TYPE=CS"（即复合对称模型）计算，与上述两项的计算结果是完全相同的。

第3部分结果：

```
   Group.1          x
1       1      104.07778
2       2       89.98889
```

以上分别是两种性别对应的血药浓度的算术平均值。

第4部分结果：

```
   Group.1          x
1       1      140.26667
2       2      129.21667
3       3       21.61667
```

以上分别是三个时间点对应的血药浓度的算术平均值。

【结论】三个时间点及性别与时间之间的交互作用都具有统计学意义。由于交互作用项具有统计学意义，最好将性别分别控制在不同水平上，对时间点之间进行两两比较。

21.3.3 具有一个重复测量因素的三因素设计一元定量资料方差分析

【例21-6】某研究者欲观察隔日禁食结合耐饥食饵对小鼠生理指标的影响，将20只成年小鼠随机等分为对照组（自由摄食标准饲料）、食饵组（自由摄食耐饥食饵）、隔日禁食组（隔日禁食标准饲料）、辟谷食饵组（隔日禁食耐饥食饵），试验8周，自由饮水，观察小鼠体重的变化，见表21-9。请进行适当的统计分析。

表21-9　4组小鼠体重变化

摄食方式	饲料种类	编号	体重（g）			
			1周	2周	4周	8周
自由摄食	标准饲料	1	30.82	41.18	41.83	40.46
		⋮	⋮	⋮	⋮	⋮
		5	31.09	41.14	44.33	41.12
	耐饥食饵	1	32.38	40.32	41.45	39.61
		⋮	⋮	⋮	⋮	⋮
		5	32.04	40.89	43.52	40.04

354

续表

摄食方式	饲料种类	编号	体重（g）			
			1周	2周	4周	8周
隔日禁食	标准饲料	1	29.52	34.15	34.69	37.43
		⋮	⋮	⋮	⋮	⋮
		5	32.89	35.96	36.65	41.08
	耐饥食饵	1	33.55	35.04	35.89	38.88
		⋮	⋮	⋮	⋮	⋮
		5	31.59	32.21	33.40	36.70

【解答】第1步，利用表21-9中的资料建立数据文件，取名为具有一个重复测量因素三因素设计体重资料.txt。

```
style      forage    subject     time      y
1          1         1           1         30.82
1          1         1           2         41.18
1          1         1           4         41.83
1          1         1           8         40.46
1          1         2           1         29.03
...
```

第2步，编写下列R程序实现具有一个重复测量因素的三因素设计一元定量资料方差分析。设程序名为6_具有一个重复测量因素三因素设计体重资料方差分析.txt。

```
setwd("G:/studyr/")
x<- read.table("具有一个重复测量因素三因素设计体重资料.txt",header=TRUE)
style<- factor(x[,1])
forage<- factor(x[,2])
subject<- factor(x[,3])
time<- factor(x[,4])
y<- x[,5]
summary(anovamodel<- aov(y~style*forage*time+Error(subject/
      (style*forage))))
#求各摄食方式组的算术平均值
aggregate(y,by=list(style),FUN=mean)
#求各摄食种类组的算术平均值
aggregate(y,by=list(forage),FUN=mean)
#求各时间点组的算术平均值
aggregate(y,by=list(time),FUN=mean)
```

【R程序说明】倒数第4句为创建具有一个重复测量因素的三因素设计一元定量资料方差分析模型语句，"+"之前的三个因素相乘，相当于由三个因素构成一个析因结构框架；"+"之后的误差项指明subject（受试对象）是嵌套在style与forage两因素水平组合之下的。

【R计算结果及解读】

```
Error: subject
              Df        Sum Sq      Mean Sq      F value      Pr(>F)
Residuals     4         140.4       35.09


Error: subject:style
              Df        Sum Sq      Mean Sq      F value      Pr(>F)
style         1         213.99      213.99       37.96        0.00352 **
Residuals     4         22.55       5.64
---
Signif. codes:  0 '***' 0.001 '**' 0.01 '*' 0.05 '.' 0.1 ' ' 1


Error: subject:forage
              Df        Sum Sq      Mean Sq      F value      Pr(>F)
forage        1         11.01       11.01        2.168        0.215
Residuals     4         20.32       5.08


Error: subject:style:forage
              Df        Sum Sq      Mean Sq      F value      Pr(>F)
style:forage  1         2.18        2.178        0.146        0.722
Residuals     4         59.75       14.936


Error: Within
                   Df        Sum Sq      Mean Sq      F value      Pr(>F)
time               3         722.6       240.86       320.761      < 2e-16 ***
style:time         3         156.4       52.14        69.432       < 2e-16 ***
forage:time        3         15.3        5.09         6.779        0.000666 ***
style:forage:time  3         3.2         1.07         1.429        0.245968
Residuals          48        36.0        0.75
---
Signif. codes:  0 '***' 0.001 '**' 0.01 '*' 0.05 '.' 0.1 ' ' 1
```

以上方差分析表中各项的含义，参见下面用SAS计算输出的结果，更容易看明白，此处不再赘述。两种软件的计算结果存在一些出入：表现在style、forage和style*forage

三项上。

```
  Group.1       x
1       1 37.672
2       2 34.401
```

以上是两种摄食方式下体重的算术平均值。

```
  Group.1        x
1       1 36.4075
2       2 35.6655
```

以上是两种饲料种类下体重的算术平均值。

```
  Group.1        x
1       1 30.9705
2       2 36.6235
3       4 38.0650
4       8 38.4870
```

以上是四个时间点下体重的算术平均值。

下面是采用SAS中MIXED过程并选择"TYPE=CS"（复合对称性协方差结构）计算的结果。

协方差参数估计

协方差参数	对象	估计值
CS	subjec(style*forage)	3.6089
Residual		0.7509

固定效应的 3 型检验

效应	分子自由度	分母自由度	F 值	Pr>F
style	1	16	14.09	0.0017
forage	1	16	0.73	0.4071
style*forage	1	16	0.14	0.7099
time	3	48	320.76	<.0001
style*time	3	48	69.43	<.0001
forage*time	3	48	6.78	0.0007
style*forage*time	3	48	1.43	0.2460

【结论】不同时间点之间的差别如何，取决于摄食方式、饲料种类。没有进行详细的两两比较，很难给出非常精细的结论。

21.3.4 具有两个重复测量因素的两因素设计一元定量资料方差分析

【例21-7】某研究者用贲门癌患者的标本制成液体，在三种不同处理条件下观察鸡胚背根神经节与鸡胚交感神经节中长出突起的神经节比例。现有贲门癌患者10例，将每人的标本均分成三份，分别给予三种不同的处理（因素A），即A_1（加入100ng/ml神经生长因子）、A_2（加入200ng/ml神经生长因子）和A_3（单用贲门癌培养液）；并对每种处理后的标本中的两种类型的神经节（因素B），即B_1（背根神经节）与B_2（交感神经节），观测长出突起的神经节的比例（Y）。试验结果见表21-10。请进行适当的统计分析。

表21-10　贲门癌患者的标本经三种处理后两种神经节中长出突起的神经节的比例

病例号	A_1（B_1	B_2）	A_2（B_1	B_2）	A_3（B_1	B_2）
1	0.50	0.43	0.50	0.43	0.80	0.50
2	0.63	0.38	0.55	0.50	0.71	0.63
⋮	⋮	⋮	⋮	⋮	⋮	⋮
10	0.44	0.43	0.45	0.40	0.60	0.75

表头总标题：Y（长出突起的神经节的比例）

【解答】第1步，利用表21-10中的资料建立数据文件，取名为具有两个重复测量因素两因素设计神经节资料.txt。

```
patient     treat       type        y
1           1           1           0.50
1           1           2           0.43
1           2           1           0.50
1           2           2           0.43
1           3           1           0.80
...
```

第2步，编写下列R程序实现具有两个重复测量因素的两因素设计一元定量资料方差分析。设程序名为7_具有两个重复测量因素两因素设计神经节资料方差分析.txt。

```
setwd("G:/studyr/")
x<- read.table("具有两个重复测量因素两因素设计神经节资料.txt",header=TRUE)
patient<- factor(x[,1])
treat<- factor(x[,2])
type<- factor(x[,3])
```

```
y<- x[,4]
summary(anovamodel<- aov(y~treat*type+Error(patient/(treat*type))))
#求各处理组的算术平均值
aggregate(y,by=list(treat),FUN=mean)
#求各神经节类型组的算术平均值
aggregate(y,by=list(type),FUN=mean)
```

【R程序说明】倒数第3句为创建具有两个重复测量因素的两因素设计一元定量资料方差分析模型语句，"＋"之前的两因素相乘，相当于由两个因素构成一个析因结构框架；"＋"之后的误差项指明 patient（受试对象）是嵌套在 treat 与 type 两因素水平组合之下的。

【R计算结果及解读】

```
Error: patient
            Df      Sum Sq      Mean Sq      F value      Pr(>F)
Residuals   9       0.05835     0.006483


Error: patient:treat
            Df      Sum Sq      Mean Sq      F value      Pr(>F)
treat       2       0.4551      0.22754      53.2         2.78e-08 ***
Residuals   18      0.0770      0.00428
---
Signif. codes:      0 '***' 0.001 '**' 0.01 '*' 0.05 '.' 0.1 ' ' 1
Error: patient:type
            Df      Sum Sq      Mean Sq      F value      Pr(>F)
type        1       0.09204     0.09204      19.1         0.0018 **
Residuals   9       0.04338     0.00482
---
Signif. codes:      0 '***' 0.001 '**' 0.01 '*' 0.05 '.' 0.1 ' ' 1


Error: patient:treat:type
            Df      Sum Sq      Mean Sq      F value      Pr(>F)
treat:type  2       0.01369     0.006847     1.372        0.279
Residuals   18      0.08984     0.004991
```

以上方差分析表中各项的含义，参见下面用SAS计算输出的结果，更容易看明白，此处不再赘述。两种软件的计算结果存在一些偏差，主要表现在treat和treat*type两项上。

```
   Group.1         x
1       1       0.4665
2       2       0.4775
3       3       0.6565
```

以上是三种处理下长出神经节比例的算术平均值。

```
   Group.1         x
1       1       0.5726667
2       2       0.4943333
```

以上是两种神经节类型下长出神经节比例的算术平均值。

下面是采用SAS中MIXED过程并选择"TYPE=CS"（复合对称性协方差结构）计算的结果。

协方差参数估计		
协方差参数	对象	估计值
CS	patient	0.000302
Residual		0.004671

固定效应的 3 型检验				
效应	分子自由度	分母自由度	F 值	Pr>F
treat	2	18	48.71	<.0001
type	1	9	19.70	0.0016
treat*type	2	18	1.47	0.2572

【结论】由于treat与type之间的交互作用项无统计学意义，故可以分别直接看两个因素各水平平均值之间的两两比较结果来下结论。读者可以自己加上相应的语句，重新运行即可。例如，pairwise.t.test（y，treat）；pairwise.t.test（y，type）。此处从略。

## 第5篇

变量间相关与
回归分析的软件实现

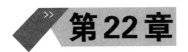

两变量间简单线性相关分析

22.1 问题、数据及统计分析方法的选择

22.1.1 问题与数据

【例22-1】某医学临床研究为探讨正常人血液中钾元素含量与心肌中钾元素含量是否存在相关关系，测定了20例意外死亡的正常人血液中钾元素含量与心肌中钾元素含量，测定结果见表22-1，试进行相关分析。

表22-1　正常人血液中钾元素含量与心肌中钾元素含量

编号	血液中钾元素含量 x（mmol/L）	心肌中钾元素含量 y（mg/g）
1	9.88	66.37
2	10.72	73.34
⋮	⋮	⋮
20	8.74	67.99

【例22-2】某研究测量不同病理分级前列腺癌患者的血清T-PSA，30例前列腺癌患者中低分化癌（Ⅰ）10例，中分化癌（Ⅱ）10例，高分化癌（Ⅲ）10例，各分化组的平均血清T-PSA值如表22-2所示，试分析病理分级与血清T-PSA值间有无相关性。

表22-2　不同分化程度前列腺癌的血清T-PSA水平

患者编号	分化水平	T-PSA（ng/ml）
1	Ⅰ	127.9
2	Ⅰ	69.0
⋮	⋮	⋮
30	Ⅲ	61.1

【例22-3】某研究组测定了20名儿童体内血红蛋白与血铁含量，数据见表22-3，试采用常规的R进行直线回归分析，以得到由血红蛋白含量预测血铁含量的回归方程。

表22-3　20名儿童体内的血红蛋白与血铁含量

受试对象编号	血红蛋白含量（mg/dl）	血铁含量（μg/dl）
1	13.50	518.70
2	13.00	467.30
3	11.00	469.80
4	14.30	456.60
5	12.50	448.70
6	12.50	424.10
7	11.80	405.60
8	11.50	446.00
9	11.00	416.70
10	10.70	430.80
11	10.20	409.80
12	10.00	384.10
13	9.50	356.30
14	9.40	388.60
15	8.80	325.90
16	6.30	292.80
17	7.30	332.80
18	7.80	283.00
19	7.30	312.50
20	7.00	294.70

【例22-4】土壤内NaCl含量对植物的生长有很大影响，NaCl含量过高，将增加组织内无机盐的累积，抑制植物生长。如表22-4所示，分别为每千克土壤中NaCl的含量（x）、植物单位叶面积干物重量（y），试进行简单线性回归分析。

表22-4　不同土壤NaCl含量对植物单位叶面积干物重量的影响

土壤NaCl含量x（g/kg）	0	0.8	1.6	2.4	3.2	4.0	4.8
干重y（mg/dm^2）	80	90	95	115	130	115	135

【例22-5】在突变实验中，用不同剂量的射线，照射植物的种子，发现苗期高度与成活株之间有一定的关系。用X射线照射大麦的种子，记处理株第一叶平均高度占对照株高度的百分数为x，存活百分数为y，得到以下结果，见表22-5。试分析苗期高度是否影响成活株数量。

表22-5　大麦处理株第一叶平均高度占对照株高度的百分数与存活百分数　（单位：%）

x	40	41	41	43	47	51	52	55	61	62
y	60	61	67	68	70	85	88	89	90	100

注：数据为分析需要虚构，非真实数据。

22.1.2　对数据结构的分析

在例22-1中，整个资料只涉及一个组，即测定了20例意外死亡的正常人血液中钾元素含量与心肌中钾元素含量，故应该属于"单组设计"。指标（血液中钾元素含量和心肌中钾元素含量）为测量得到且可以带小数，两个变量都是随机取值的结果变量，故该资料属于单组设计二元定量资料。

在例22-2中，资料只有一个组，即测定了30例不同病理分级前列腺癌患者的血清T-PSA水平，故应该属于"单组设计"。不同病理分级为有序的原因变量，而指标（T-PSA水平）为测量得到且可以带小数的随机取值的结果变量，故该资料属于单组设计且具有一个有序原因变量、一个定量变量的混合型资料。

在例22-3中，20名儿童体内血红蛋白与血铁含量都是随机的定量变量，故该资料属于单组设计二元定量资料。

在例22-4中，该资料只涉及一个组，即测定了7种不同土壤NaCl含量下植物单位叶面积干物的重量，故应该属于"单组设计"。土壤NaCl含量为随机定量原因变量，而指标"干重"为随机定量结果变量，它们都可以带小数，故该资料属于单组设计一个原因、一个结果且都为定量变量的实际资料。

在例22-5中，该资料只涉及一个组，即不同剂量的射线照射植物的种子，测量处理株第一叶平均高度占对照株高度的百分数和存活百分数，该资料属于单组设计一个原因、一个结果且都为定量变量的实际资料。

22.1.3　分析目的与统计分析方法的选择

对例22-1而言，该研究的目的是考察正常人血液中钾元素含量与心肌中钾元素含量是否存在相关关系，本例中x、y都是随机变量，且各指标数据的分布基本服从正态分布，故对该资料进行相关分析是可行的。首先绘制散布图，看两变量间是否呈线性变化趋势，如果有线性趋势则进行下一步相关分析，并对相关系数进行假设检验。

对例22-2而言，该研究分析的目的是分析病理分级与血清T-PSA值间有无相关性，当两变量不符合双变量正态分布时，需要用Spearman秩相关分析来考察变量间的关系，该资料的病理分级属于有序变量，血清T-PSA水平属于定量的随机变量，因此分析该资料应该使用Spearman秩相关分析（注：严格地说，相关分析适合分析两个变量都是随机变量，本例中，病理分级被视为一般变量更贴切一些）。

对例22-3而言，既可以研究20名儿童体内血红蛋白与血铁含量之间的相关关系，也可以研究20名儿童体内血红蛋白与血铁含量之间的依赖关系，取决于分析者的研究目的。

对例22-4而言，该研究分析的目的是考察不同土壤NaCl含量对植物单位叶面积干物重量的影响，该资料中土壤NaCl含量（x）和植物单位叶面积干物重量（y）都是随机变量，且各指标具体数据基本服从正态分布，故对该资料进行简单相关与回归分析都是可行的。

对例22-5而言，该研究资料的分析目的是考察苗期高度是否影响成活株数量，本例中处理株第一叶平均高度占对照株高度的百分数（x）和存活百分数（y）都是随机变量，且各指标具体数据的分布基本服从正态分布，故对该资料进行相关与回归分析都是可行的。

以上的五个资料中，除了例22-2外，其他资料在具体分析之前，首先应考察同质性（对两个观测变量而言，受试对象应具有相同的性质）是否存在专业上的联系；其次应对资料绘制散布图，看两变量间是否呈线性变化趋势，如果有线性趋势再进行下一步的直线相关和回归分析。

22.2 Pearson 线性相关分析

对例22-1资料进行Pearson线性相关分析的步骤如下。

第一步，将资料按文本格式存储在指定位置上，例如，存储在"G:/study"路径下，文件名为xuejiaxinjijia.txt，其第一行可以为变量名，形式如下：

```
x                y
9.88            66.37
10.72           73.34
⋮               ⋮
10.04           82.20
10.36           70.79
```

第二步，编写R语句（程序名为1_Pearson线性相关分析.txt），读入数据。

```
dataset<- read.table("G:/studyr/xuejiaxinjijia.txt",header=T)
```

第三步，编写R语句，调用plot函数，考察两变量之间的散布图是否呈现线性变化趋势。

```
plot(y~x,data=dataset)
```

绘出的散布图见图22-1。

由图22-1中各散点的分布趋势可知，全部散点在一个不太宽的带内随机地分布着，此带既不平行也不垂直于x轴，说明此资料可以进行直线相关分析。

第四步，编写R语句，调用cor.test函数，对两定量变量进行Pearson直线相关分析（包括求出相关系数及其置信区间和假设检验）。

```
cor.test(~y+x,data=dataset)
```
此语句产生的输出结果如下：

```
    Pearson's product-moment correlation
```

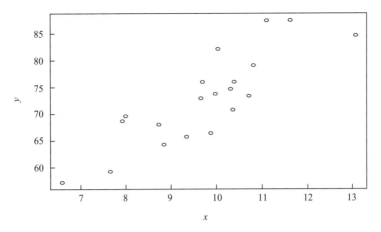

图22-1　正常人血液中钾元素含量与心肌中钾元素含量散布图

```
data:  y and x
t = 6.742, df = 18, p-value = 2.557e-06
alternative hypothesis: true correlation is not equal to 0
95 percent confidence interval:
 0.6456651 0.9376883
sample estimates:
  cor
0.8463629
```

此结果表明：$r=0.8463629$，总体相关系数ρ的95%置信区间为[0.6456651，0.9376883]；采用t检验考察总体相关系数为零的零假设是否成立，得$t=6.742$，$df=18$，$p<0.0001$，说明总体相关系数不为零。

【结论】正常人血液中钾元素含量（mmol/L）与心肌中钾元素含量（mg/g）之间呈正向线性变化关系。

22.3　Spearman秩相关分析

对例22-2的资料进行Spearman直线相关分析的步骤如下。

第一步，将资料按文本格式存储在指定位置上，例如，存储在"G:/study"路径下，文件名为fenhua_tpsa.txt，其第一行可以为变量名，形式如下：

```
x      y
1      127.9
1      69.0
⋮      ⋮
3      60.2
```

```
3     61.1
```

第二步，编写R语句（程序名为2_Spearman秩相关分析.txt），读入数据。

```
dataset<- read.table("G:/studyr/fenhua_tpsa.txt",header=T)
```

第三步，编写R语句，调用plot函数，考察两变量之间的散布图是否呈现线性变化趋势。

```
plot(y~x,data=dataset)
```

绘出的散布图见图22-2。

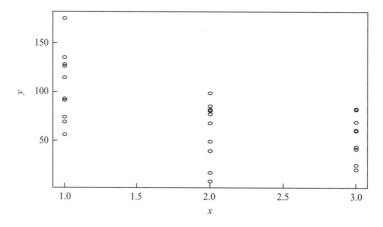

图22-2　前列腺癌标本不同分化程度与血清T-PSA水平(ng/ml)的散布图

从图22-2看，x与y之间的线性关系并不太明显，其根本原因在于x只有3个有序的取值。

第四步，编写R语句，调用cor.test函数，对两定量变量进行Spearman直线相关分析（包括求出相关系数并进行假设检验）。

```
cor.test(~y+x,data=dataset,method="spearm")
```

此语句产生的输出结果如下：

```
    Spearman's rank correlation rho
data:  y and x
S = 7102.8, p-value = 0.0007779
alternative hypothesis: true rho is not equal to 0
sample estimates:
```

```
rho
-0.58015
```

此结果表明:求得的 Spearman 秩相关系数 r_S=-0.58015,采用某种检验(R 中未明确交代,可能是一种非参数检验法)考察总体相关系数为零的零假设是否成立,得 S=7102.8,p=0.0007779,说明总体相关系数不为零。

【结论】前列腺癌标本不同分化程度与血清 T-PSA 水平(ng/ml)之间存在一定程度的相关关系。

第23章

两变量间简单线性回归分析

23.1 问题、数据及统计分析方法的选择

23.1.1 问题与数据

本节分别沿用了例22-1～例22-5中的问题与数据，此处从略。

23.1.2 对数据结构的分析

参见22.1.2节，此处从略。

23.1.3 分析目的与统计分析方法的选择

参见22.1.3节，此处从略。

23.2 简单线性回归分析

对例22-3的资料进行直线回归分析的步骤如下。

第一步，将资料按文本格式存储在指定位置上，例如，存储在"G:/study"路径下，文件名为xuehongdanbai_tiexue.txt，其中，x代表血红蛋白含量（mg/dl），y代表血铁含量（μg/dl）。其第一行可以为变量名，形式如下：

```
x          y
13.50      518.70
13.00      467.30
⋮          ⋮
7.30       312.50
7.00       294.70
```

第二步，编写R语句（程序名为1_血红蛋白与血铁简单线性回归分析.txt），读入数据。

```
dataset<- read.table("G:/studyr/xuehongdanbai_tiexue.txt",header=T)
```

第三步，编写R语句，调用plot函数，考察两变量之间的散布图是否呈现线性变化趋势。

```
plot(y~x,data=dataset)
```

绘出的散布图见图23-1。

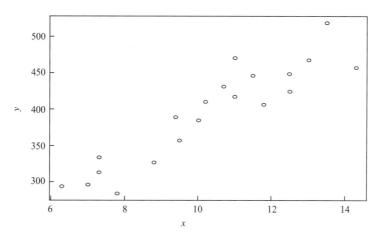

图23-1　20名儿童体内血红蛋白与血铁含量的散布图

由图23-1可看出，血红蛋白与血铁含量呈线性递增的变化趋势。

第四步，编写R语句，调用lm函数，创建y依赖x的直线回归方程，并将其赋值给变量equation。

```
equation<- lm(y~x,data=dataset)
```

第五步，编写R语句，调用summary函数，显示所创建的直线回归方程、假设检验结果和残差分析结果。

```
summary(equation)
```

此语句输出的结果如下：

```
Call:
lm(formula = y ~ x, data = dataset)
Residuals:
Min        1Q      Median      3Q       Max
-45.199   -19.084   -0.107     18.988    56.895
```

这是第一部分输出结果，给出了残差（因变量y的观测值－预测值）的最小值、第一四分位数、中位数、第三四分位数、最大值。

```
Coefficients:
              Estimate   Std Error   t value     Pr(>|t|)
(Intercept)   116.59     28.61       4.075       0.000711 ***
x             26.94      2.72        9.903       1.04e-08 ***
---
Signif. codes:  0 '***' 0.001 '**' 0.01 '*' 0.05 '.' 0.1 ' ' 1
```

这是第二部分输出结果，给出了直线回归方程中的截距、斜率的估计值及其标准误、假设检验的结果（p 值均小于 0.05，具有统计学意义）。直线回归方程为

$$\hat{y} = 116.58837 + 26.93784x$$

```
Residual standard error: 27.6 on 18 degrees of freedom
Multiple R-squared: 0.8449,    Adjusted R-squared: 0.8363
F-statistic: 98.06 on 1 and 18 DF,  p-value: 1.038e-08
```

这是第三部分输出结果，给出了残差的标准误为 27.6，相关系数和校正相关系数的平方分别为 0.8449 和 0.8363；对整个直线回归方程检验的结果为 $F=98.06$，分子与分母自由度分别为 1 与 18，$p < 0.0001$，说明整个直线回归方程具有统计学意义，即此直线回归方程成立。

第六步，编写 R 语句，调用 predict 函数，显示各观测点上因变量 y 的预测值。

```
predict(equation)
```

20 个观测点上因变量 y 的预测值如下：

1	2	3	4	5	6	7
480.2492	466.7803	412.9046	501.7995	453.3114	453.3114	434.4549
8	9	10	11	12	13	14
426.3735	412.9046	404.8233	391.3544	385.9668	372.4979	369.8041
15	16	17	18	19	20	
353.6414	286.2968	313.2346	326.7035	313.2346	305.1533	

第24章

两变量间简单曲线回归分析

24.1 问题与数据

【例24-1】某实验室以已知浓度的免疫球蛋白A（IgA，μg）作火箭电泳，测得火箭的高度（mm），结果如表24-1所示，试拟合其曲线回归方程。

表24-1 IgA浓度与火箭高度

受试对象编号	IgA浓度x/μg	火箭高度y/mm
1	0.2	7.6
2	0.4	12.3
3	0.6	15.7
4	0.8	18.2
5	1.0	18.7
6	1.2	21.4
7	1.4	22.6
8	1.6	23.8

【例24-2】基于例24-1的资料，试直接进行曲线回归分析。

【例24-3】某研究者收集了一只红铃虫在不同区域上的产卵数y和温度x之间的7组观测数据，结果如表24-2所示。试拟合其曲线回归方程。

表24-2 不同温度下红铃虫的产卵数

受试对象编号	温度x/℃	产卵数y/个
1	21	7
2	23	11
3	25	21
4	27	24
5	29	66
6	32	115
7	35	325

【例24-4】某研究组调查某县1980～1996年月累计麻疹的发病情况，观察指标为发病率（1/10万），结果如表24-3所示，试拟合其曲线回归方程。

表24-3　某县1980～1996年月累计麻疹的发病情况

月份	发病率（1/10万）
1	0.279
2	0.920
3	2.078
4	4.393
5	8.144
6	12.174
7	17.306
8	18.435
9	18.728
10	18.965
11	19.230
12	19.328

24.2　分析与解答

24.2.1　对例24-1的资料的分析

对于例24-1的资料，绘制其散布图（图24-1）可发现，散点的变化趋势近似于对数曲线、双曲线或幂函数曲线，故可采用对数变换或倒数变换使其直线化。R程序如下，设程序名为1拟合对数-双曲线-幂函数曲线回归方程.txt。

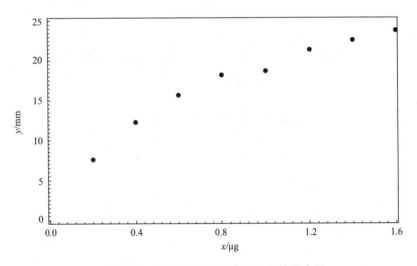

图24-1　IgA浓度与火箭高度之间的散布图

```
> x<- c(0.2,0.4,0.6,0.8,1.0,1.2,1.4,1.6)
> y<- c(7.6,12.3,15.7,18.2,18.7,21.4,22.6,23.8)
> plot(y~x)
> x1<- log10(x)
> y1<- 1/y
> x2<- 1/x
> y2<- log(y)
> x3<- log(x)
> model1<- lm(y~x1)
> model2<- lm(y1~x2)
> model3<- lm(y2~x3)
> summary(model1)
```

【R程序说明】前两句输入数据，分别赋值给变量x与y；第3句绘制(x, y)的散布图；第4句对变量x取以10为底的对数，取名为$x1$；第5句和第6句分别取变量y与x的倒数，分别取名为$y1$与$x2$；第7句取变量y的常用对数，取名为$y2$；第8句是取变量x的常用对数，取名为$x3$；第9～11句拟合三个直线回归方程，分别为y与$x1$、$y1$与$x2$和$y2$与$x3$之间的直线回归方程，分别取名为model1、model2和model3；最后一句输出model1的参数估计和假设检验结果。

图24-1是根据原始资料绘制的IgA浓度和火箭高度之间数据对的散布图，可发现其趋势与对数曲线、双曲线或幂函数曲线很相似，故对两变量进行相应变换。

下面是model1的拟合结果：

```
Call:
lm(formula = y ~ x1)
Residuals:
Min        1Q          Median       3Q           Max
-1.0451    -0.1341     0.2136       0.2715       0.3996
Coefficients:
        Estimate Std. Error t value Pr(>|t|)
(Intercept)   19.7451      0.2017     97.90     7.65e-11 ***
x1            17.9073      0.6481     27.63     1.49e-07 ***
---
Signif. codes:  0 '***' 0.001 '**' 0.01 '*' 0.05 '.' 0.1 ' ' 1
Residual standard error: 0.5238 on 6 degrees of freedom
Multiple R-squared:  0.9922,   Adjusted R-squared:  0.9909
F-statistic: 763.5 on 1 and 6 DF,  p-value: 1.486e-07
```

以上是结果变量火箭高度（y）和IgA浓度（x）经对数变换后产生的新变量（x_1）

之间进行直线回归分析的结果，给出了拟合的直线回归方程中的截距项和斜率的估计值，以及对它们与0的差别是否具有统计学意义进行假设检验的结果。可以看出，截距和斜率与0的差别均有统计学意义。因此，直线回归方程为$\hat{y}=19.7451+17.9073x_1$。因$x_1=\log_{10}x$，故$\hat{y}=19.7451+17.9073\log_{10}x$。

```
> summary(model2)
```

再提交上面的语句，输出第2个直线回归方程的拟合结果如下：

```
Call:
lm(formula = y1 ~ x2)
Residuals:
Min             1Q              Median          3Q              Max
-0.0009499      -0.0005730      -0.0004348      -0.0000354      0.0029014
Coefficients:
                Estimate        Std.Error       t value         Pr(>|t|)
(Intercept)     0.0302870       0.0007466       40.57           1.50e-08 ***
x2              0.0202875       0.0003417       59.37           1.53e-09 ***
---
Signif. codes:  0 '***' 0.001 '**' 0.01 '*' 0.05 '.' 0.1 ' ' 1
Residual standard error: 0.001328 on 6 degrees of freedom
Multiple R-squared:  0.9983,    Adjusted R-squared:  0.998
F-statistic:  3524 on 1 and 6 DF,  p-value: 1.535e-09
```

以上是结果变量火箭高度（y）经倒数变换后产生的新变量（y_1）和IgA浓度（x）经倒数变换后产生的新变量（x_2）之间进行直线回归分析的结果。可以看出，截距和斜率与0的差别均有统计学意义。因此，直线回归方程为$\hat{y}=0.03029+0.02029x_2$。因$x_2=1/x$，$y_1=1/y$，故$\hat{y}=x/(0.03029x+0.02029)$。

```
> summary(model3)
```

再提交上面的语句，输出第3个直线回归方程的拟合结果如下：

```
Call:
lm(formula = y2 ~ x3)
Residuals:
Min             1Q              Median          3Q              Max
-0.069501       -0.035634       -0.009929       0.044916        0.066418
Coefficients:
```

```
         Estimate Std. Error t value Pr(>|t|)
(Intercept)  2.96139    0.02110   140.35   8.83e-12 ***
x3           0.53667    0.02945    18.23   1.76e-06 ***
---
Signif. codes:  0 '***' 0.001 '**' 0.01 '*' 0.05 '.' 0.1 ' ' 1
Residual standard error: 0.0548 on 6 degrees of freedom
Multiple R-squared:  0.9823,    Adjusted R-squared:  0.9793
F-statistic: 332.2 on 1 and 6 DF,  p-value: 1.757e-06
```

以上是结果变量火箭高度（y）经自然对数变换后产生的新变量（y_2）和IgA浓度（x）经自然对数变换后产生的新变量（x_3）之间进行直线回归分析的结果。可以看出，截距和斜率与0的差别均有统计学意义。因此，直线回归方程为$\hat{y}_2 = 2.96139 + 0.53667x_3$。因$x_3 = \ln x$，$y_2 = \ln y$，故$\hat{y} = \exp(2.96139 + 0.53667\ln x) = 19.32481x^{0.53667}$。

24.2.2 对例24-2的资料的分析

在R软件的stats程序包中有一个函数nls可直接进行曲线回归分析，设程序名为2直接采用nls函数拟合对数-双曲线-幂函数曲线.txt。

第一部分：拟合对数曲线回归方程所需要的程序和输出结果。

```
> x<- c(0.2,0.4,0.6,0.8,1.0,1.2,1.4,1.6)
> y<- c(7.6,12.3,15.7,18.2,18.7,21.4,22.6,23.8)
> plot(y~x)
> # 构建对数函数曲线回归方程
> model1<- nls(y~a+b*log10(x),start=list(a=1,b=1),trace=T)
```

【R程序说明】上面的"model1"语句是直接调用nls函数进行非线性回归分析，创建的回归方程为model1。其中，各参数的含义如下：$y \sim a + b*\log_{10}x$是希望建立对数曲线回归方程$y = a + b \times \log_{10} x$；start=list（$a$=1，$b$=1）是给定对数回归方程中两个待定系数（$a$，$b$）的初估值都为1；trace=$T$是希望呈现参数迭代过程。

```
2409.03 :  1 1
1.646152 :   19.74512 17.90734
> summary(model1)
```

上面前两行是model1的迭代计算的结果；最后一句是显示所创建的model1的内容（包含公式、参数迭代计算的过程、参数的估计值及假设检验结果）：

```
Formula: y ~ a + b * log10(x)
Parameters:
```

```
        Estimate      Std. Error     t value       Pr(>|t|)
a    19.7451       0.2017         97.90         7.65e-11  ***
b    17.9073       0.6481         27.63         1.49e-07  ***
---
Signif. codes:  0 '***' 0.001 '**' 0.01 '*' 0.05 '.' 0.1 ' ' 1
Residual standard error: 0.5238 on 6 degrees of freedom
Number of iterations to convergence: 1
Achieved convergence tolerance: 5.688e-08
```

由上面的输出结果可知：所创建的对数曲线回归方程为

$$\hat{y} = 19.7451 + 17.9073\log_{10}x$$

与上面采取曲线直线化法求出的结果完全相同。

第二部分：拟合双曲线回归方程所需要的程序和输出结果。

```
> #构建双曲线函数回归方程
> model2<- nls(y~x/(b*x+a),start=list(a=1,b=1),trace=T)
2538.125 :  1 1
2342.084 :  0.2880803    0.5029539
2079.282 :  0.1742274    0.2538194
1619.949 :  0.09434127   0.13352084
978.6224 :  0.05291254   0.07481724
347.3608 :  0.03265767   0.04617653
33.56513 :  0.02347668   0.03319501
2.135831 :  0.02058759   0.02910996
1.504602 :  0.02089938   0.02955081
1.504462 :  0.02090417   0.02955759
> summary(model2)
```

上面的"model2"语句的含义参见"model1"语句的说明，其后的10行是model2的迭代计算的结果；最后一句显示所创建的model2的内容（包含公式、参数迭代计算的过程、参数的估计值及假设检验结果）：

```
Formula: y ~ x/(b * x + a)
Parameters:
      Estimate     Std. Error    t value     Pr(>|t|)
a   0.020904     0.001148       18.21       1.77e-06  ***
b   0.029558     0.001138       25.97       2.15e-07  ***
---
Signif. codes:  0 '***' 0.001 '**' 0.01 '*' 0.05 '.' 0.1 ' ' 1
```

```
Residual standard error: 0.5007 on 6 degrees of freedom
Number of iterations to convergence: 9
Achieved convergence tolerance: 2.215e-06
```

由上面的输出结果可知，所创建的双曲线回归方程为
$$\hat{y}=x/(0.029558x+0.020904)$$
此结果与前面采取曲线直线化法拟合的结果十分接近。

第三部分：拟合幂函数曲线回归方程所需要的程序和输出结果。

```
> #构建幂函数曲线回归方程
> model3<- nls(y~a*(x^b),start=list(a=1,b=1),trace=T)
2390.75   :  1            1
1800.256  :  3.3594848   -0.3910764
992.7021  :  7.5513406    0.4065072
248.1804  :  13.4120423   0.5187269
3.42931   :  19.2572604   0.4816291
3.33283   :  19.2550930   0.4944834
3.332718  :  19.2550174   0.4940423
3.332718  :  19.2550055   0.4940595
> summary(model3)
```

上面的"model3"语句的含义参见"model1"语句的说明，其后的8行是model3的迭代计算的结果；最后一句显示所创建的model3的内容（包含公式、参数迭代计算的过程、参数的估计值及假设检验结果）：

```
Formula: y ~ a * (x^b)
Parameters:
     Estimate   Std. Error   t value    Pr(>|t|)
a    19.25501   0.27856      69.12      6.17e-10 ***
b    0.49406    0.03055      16.17      3.55e-06 ***
---
Signif. codes:  0 '***' 0.001 '**' 0.01 '*' 0.05 '.' 0.1 ' ' 1
Residual standard error: 0.7453 on 6 degrees of freedom
Number of iterations to convergence: 7
Achieved convergence tolerance: 8.886e-06
```

由上面的输出结果可知，所创建的幂函数曲线回归方程为
$$\hat{y}=19.25501x^{0.49406}$$
此结果与前面采取曲线直线化法拟合的结果十分接近。

【结论】用三个不同的曲线回归方程分别拟合例24-1的资料，若依据残差标准误（对数曲线回归方程为0.5238；双曲线回归方程为0.5007；幂函数曲线回归方程为0.7453）最小为最优，则该资料以拟合双曲线回归方程为宜。

24.2.3 对例24-3的资料的分析

对于例24-3的资料，首先，需要绘制散布图。所需要的R程序如下：

```
> x<- c(21,23,25,27,29,32,35)
> y<- c(7,11,21,24,66,115,325)
> plot(y~x)
```

【R程序说明】前两句输入变量 x 与 y 的数值，第3句绘制（x，y）的散布图。由绘制的散布图（图24-2）可发现，散点的变化趋势近似于指数曲线，故可直接拟合指数函数曲线回归方程。

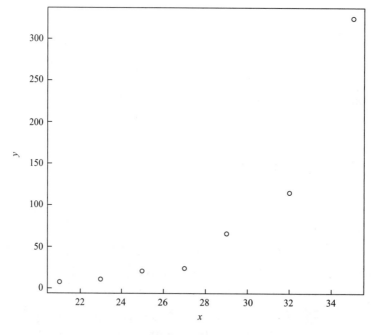

图24-2 例24-3资料的散布图

设直接利用nls函数拟合指数函数曲线回归方程的R程序名为"3直接利用nls函数拟合指数函数曲线回归方程.txt"。

```
> x<- c(21,23,25,27,29,32,35)
> y<- c(7,11,21,24,66,115,325)
> model<- nls(y~a*10^(b*x),start=list(a=0.01,b=0.2))
> summary(model)
```

【R程序说明】第3句创建model，该指数函数曲线回归方程是以10为底的指数函数。设 a 与 b 的初估值分别为0.01与0.2。在本例中，这两个参数的初估值很重要，若偏离其真值较远，就提示出现了"奇异矩阵"，无法继续迭代计算。

```
Formula: y ~ a * 10^(b * x)
Parameters:
    Estimate    Std. Error    t value      Pr(>|t|)
a   0.006959    0.004386      1.587        0.173
b   0.133300    0.007948      16.771       1.38e-05 ***
---
Signif. codes:  0 '***' 0.001 '**' 0.01 '*' 0.05 '.' 0.1 ' ' 1
Residual standard error: 9.716 on 5 degrees of freedom
Number of iterations to convergence: 22
Achieved convergence tolerance: 8.922e-07
```

由以上的输出结果可知，拟合的指数函数曲线回归方程为

$$\hat{y}=0.006959\times 10^{0.133300x}$$

残差的标准误为9.716。

24.2.4　对例24-4的资料的分析

第1步，准备数据。

对于例24-4的资料，先将两列数据以下面的格式且以文本文件格式存储在用户指定的文件夹（如G:/studyr）内，取名为"各月累计麻疹发病率.txt"。

```
month    incidence
1        0.279
2        0.920
3        2.078
4        4.393
5        8.144
6        12.174
7        17.306
8        18.435
9        18.728
10       18.965
11       19.230
12       19.328
```

【说明】当样本含量较大时，若采用前面的 c 函数方式创建向量后赋值给每个变量，

比较麻烦；若采用现在这种方式输入数据，显得烦琐一些，但实际上是简化了输入数据时的工作量。

第2步，在R环境中读入数据。

编写R程序（程序名为4利用nls函数直接进行各月累计麻疹发病率的logistic曲线回归分析.txt）导入已创建的文本格式的数据文件，使其成为能被R系统调用的数据集。所需要的R程序如下：

```
rawdata<- read.table("G:/studyr/各月累计麻疹发病率.txt",header=TRUE);rawdata
```

【说明】第1个语句表明：采用read.table函数从"G:/studyr"文件夹中导入文本格式的数据文件"各月累计麻疹发病率.txt"，保留数据表的表头变量，并将导入的数据赋值给变量rawdata（本质上是以"数据框"形式呈现的数据）；第2个语句就是显示已经导入的数据rawdata，显示的结果同上，从略。

第3步，基于已导入的数据，绘制散布图。所需要的R程序如下：

```
plot(incidence~month,data=rawdata)
```

【说明】此语句表明：以incidence为因变量、以month为自变量，绘制散布图，数据取自rawdata。

绘制出来的散布图，见图24-3。

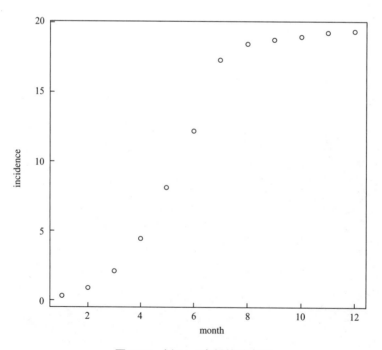

图24-3　例24-4资料的散布图

【解说】由散布图（图24-3）中全部散点的变化趋势可知：散点的变化趋势近似于一条S形曲线，故需要拟合logistic曲线回归方程。

第4步，直接拟合logistic曲线回归方程。所需要的R程序如下：

```
model<- nls(incidence~c/(1+a*exp(b*month)),start=list(a=150,b=-1,
c=15),data=rawdata)
```

【说明】此语句要求创建一个logistic曲线回归模型model，其表达式的形式如下：
$$\hat{y}=c/\left[1+a\exp(bx)\right]$$
其中，三个待定系数（常简称"参数"）的初估值分别为$a=150$，$b=-1$，$c=15$，数据取自rawdata；y代表发病率；x代表月份。

【解说】待定系数初估值给定得越接近真实数值，拟合效果越好；若其估计值偏离真实值过远，有时可能会出现计算问题，无法算出最终的结果。在可以进行曲线直线化的场合下，先借助曲线直线化法得到参数的近似估计值，将其作为"初估值"，可以极大地减少盲目性。

利用下面的语句输出模型拟合的结果：

```
summary(model)
```

拟合的logistic曲线回归方程中有关参数及其假设检验结果如下：

```
Formula: incidence ~ c/(1 + a * exp(b * month))
Parameters:
     Estimate    Std. Error    t value     Pr(>|t|)
a    189.78083   55.29774      3.432       0.00748 **
b    -0.98969    0.05703       -17.353     3.16e-08 ***
c    19.40189    0.24037       80.717      3.48e-14 ***
---
Signif. codes:  0 '***' 0.001 '**' 0.01 '*' 0.05 '.' 0.1 ' ' 1
Residual standard error: 0.4517 on 9 degrees of freedom
Number of iterations to convergence: 6
Achieved convergence tolerance: 6.997e-06
```

【结果解说】拟合的logistic曲线回归方程如下：
$$\hat{y}=19.40189/\left[1+189.78083\exp(-0.98969x)\right]$$
残差的标准误为0.4517。

## 第25章

多重线性回归分析核心内容与关键技术概述

25.1 与多重线性回归分析有关的基本概念

25.1.1 多重线性回归分析

在生物医药学和临床研究中，很多场合下，需要考察因变量依赖多因素变化而变化的规律，很多医学文献都涉及这种需求。此时，所需要的统计分析方法泛称多重回归分析，当因变量为计量变量时，常称为多重线性回归分析。

多重线性回归分析就是要求出相应模型中参数的估计值，对回归方程和参数进行假设检验；在这个过程中，还需要对自变量进行筛选和共线性诊断、对观测点进行异常点诊断，基于构建的多重线性回归模型并在给定的自变量取值条件下对因变量的取值进行预测。多重线性回归模型（对总体而言）与回归方程（对样本而言）的表达式分别见式（25-1）和式（25-2）。

设用 Y 代表因变量，X_1，X_2，$\cdots$，X_m 分别代表 m 个自变量，则多重线性回归模型可以表示为

$$Y = \beta_0 + \beta_1 X_1 + \beta_2 X_2 + \cdots + \beta_m X_m + \varepsilon \tag{25-1}$$

式中，β_0 为总体截距；β_1，β_2，$\cdots$，β_m 分别为各个自变量所对应的总体偏回归系数；ε 为随机误差，常假定其服从正态分布。偏回归系数 β_i（$i=1$，2，$\cdots$，m）表示在其他自变量固定不变的情况下，X_i 每改变一个测量单位时所引起的因变量 Y 的平均改变量。多重线性回归模型的样本回归方程可以表示为

$$\hat{Y} = b_0 + b_1 X_1 + b_2 X_2 + \cdots + b_m X_m \tag{25-2}$$

式中，$\hat{Y}$ 表示 Y 的估计值；b_0，b_1，b_2，$\cdots$，b_m 为截距和偏回归系数的样本值，它们是相应总体参数的估计值。

在建立了回归方程以后，就可以对因变量与自变量之间的线性依存关系进行定量的分析，进而还可以利用回归方程对因变量进行预测。

25.1.2 在进行多重线性回归分析前估计样本含量

在进行试验研究或调查研究之前，一般都需要估计所需要的最低样本含量。在进行多重线性回归分析前，同样需要估计样本含量。具体的方法可分为以下两步。

第一步，估计简单直线回归或相关分析时所需要的样本含量。

设因变量为 Y，自变量为 X_1；再设它们之间的简单相关系数为 ρ（$\approx r$），其中，ρ 为两变量之间的总体相关系数，而 r 为两变量之间的样本相关系数。此时，所需要的样本含量 n_1 为

$$n_1 = 4\left[\frac{Z_{\alpha/2} + Z_\beta}{\ln\left(\dfrac{1+\rho}{1-\rho}\right)}\right]^2 + 3 \tag{25-3}$$

在式（25-3）中，α、β 都表示标准正态分布曲线下两尾端面积之和；$Z_{\alpha/2} = Z_{0.05/2} = 1.96$ 为标准正态分布曲线下两尾端面积之和为 0.05 时对应的横坐标（也称为临界值），同理，可理解 $Z_\beta = Z_{0.1} = 1.28$ 的含义；当总体相关系数 ρ 未知时，一般用样本相关系数 r 取代。

第二步，估计多重线性回归分析时所需要的样本含量。

若在简单直线回归模型中新增加 $m-1$ 个自变量，则为了检验 X_1 的回归系数是否为 0，此时，样本含量 n_m 的计算公式为

$$n_m = \frac{n_1}{1 - \rho_{1|2,3,\cdots,m}^2} = n_1\text{VIP}_m \tag{25-4}$$

在式（25-4）中，$\rho_{1|2,3,\cdots,m}^2$ 为复相关系数的平方，也称为决定系数，它是以 X_1 为因变量、以其他 $m-1$ 个自变量为自变量构建 $m-1$ 重线性回归模型时所算得的决定系数；VIP_m 为方差膨胀因子，其计算公式为

$$\text{VIP}_m = \frac{1}{1 - \rho_{1|2,3,\cdots,m}^2} \tag{25-5}$$

值得一提的是：试验或调查之前，如何才能获得式（25-3）和式（25-4）中的 ρ 和 $\rho_{1|2,3,\cdots,m}^2$ 呢？需要依据研究者预试验的结果或文献资料中提供同类研究的结果进行估算。

25.1.3 适合进行多重线性回归分析的数据结构

问题与数据结构见例 25-1 和表 25-1。

【例 25-1】26 例糖尿病患者的血清总胆固醇（X_1）、甘油三酯（X_2）、空腹胰岛素（X_3）、糖化血红蛋白（X_4）、空腹血糖（Y）的测量值列于表 25-1，建立血糖依赖其他几项指标变化的多重线性回归模型（说明：本例的研究者并没有事先估计所需要的样本含量）。

表 25-1 26 例糖尿病患者血样中有关指标的测定结果

id	X_1	X_2	X_3	X_4	Y
1	5.68	1.9	4.53	8.2	11.2
2	3.97	1.64	7.32	6.9	8.8
3	6.02	3.56	6.95	10.8	12.3
4	4.58	1.07	5.88	8.3	11.6
5	4.6	2.32	4.05	7.5	13.4
6	6.05	0.64	1.42	13.6	18.3
7	4.9	8.5	12.6	8.5	11.1
8	7.08	3	6.75	11.5	12.1

续表

id	X_1	X_2	X_3	X_4	Y
9	3.85	2.11	16.28	7.9	9.6
10	4.65	0.63	6.59	7.1	8.4
11	4.59	1.97	3.61	8.7	9.3
12	4.29	1.97	6.61	7.8	10.6
13	7.97	1.93	7.57	9.9	8.4
14	6.19	1.18	1.42	6.9	9.6
15	6.13	2.06	10.35	10.5	10.9
16	5.71	1.78	8.53	8	10.1
17	6.4	2.4	4.53	10.3	14.8
18	6.06	3.67	12.79	7.1	9.1
19	5.09	1.03	2.53	8.9	10.8
20	6.13	1.71	5.28	9.9	10.2
21	5.78	3.36	2.96	8	13.6
22	5.43	1.13	4.31	11.3	14.9
23	6.5	6.21	3.47	12.3	16
24	7.98	7.92	3.37	9.8	13.2
25	11.54	10.89	1.2	10.5	20
26	3.84	1.2	6.54	9.6	10.4

【对数据结构的解说】 在表25-1中，研究者从26例糖尿病患者体内抽血，对每份血样进行检查，测定了血清总胆固醇（X_1）、甘油三酯（X_2）、空腹胰岛素（X_3）、糖化血红蛋白（X_4）、空腹血糖（Y）5个定量变量的取值。它们之间的数量关系是客观存在的，而且是并存关系，不存在谁是自变量、谁是因变量。对资料进行统计分析时，可以有多种不同的统计分析目的，仅当分析空腹血糖（Y）是否随着X_1、X_2、X_3、X_4变化而变化时，才人为地将前者视为因变量，将后者视为自变量。

25.1.4　多重线性回归分析要求资料应满足的前提条件

结合表25-1，呈现多重线性回归分析要求资料应满足的前提条件如下。

第一，受试对象具有同质性。受试对象为26例糖尿病患者，而不是患其他疾病的患者，也不是健康的人。这里，还有一些隐含的前提条件未明确地交代：所患糖尿病的类型、严重程度、病程、是否有糖尿病家族史等情况基本相同，年龄、性别、职业、身体素质、生活和饮食习惯、锻炼方式和程度等情况基本相同。

第二，全部变量特别是因变量是计量变量。经典统计学中，要求进行多重线性回归分析的全部变量都是定量的；在具体使用时，条件有所放松，即自变量中允许有二值定性变量或多值有序变量，若有多值名义变量，需要将其变换为二值的"哑变量"（其个数为原多值名义变量的水平数减一）。

第三，各自变量组合条件下的计量因变量应服从正态分布且方差相等。这一条仅局限于统计理论上的规定或假定，在实际使用时无法考证。因为每个定量自变量的取值都有无穷多个，全部自变量的不同水平组合自然也就有无穷多种，而在实际研究中，样本含量十分有限，几乎没有两个受试对象在全部自变量上的取值是完全相同的，那么，怎样考察第三个前提条件是否成立呢？故在实际使用中，只能大大降低要求：只要因变量的全部取值近似服从正态分布即可。

第四，因变量与全部自变量间呈线性关系，而非曲线关系。这一点可以通过绘制因变量与每一个自变量之间的散布图来初步了解。

第五，全部自变量间互相独立，不存在共线性关系。当所拟合的多重线性回归模型中确实存在多重共线性问题时，则此多重线性回归模型的质量就不高。所以，应先进行共线性诊断，当发现存在多重共线性时，要设法消除，再构建多重线性回归模型。

25.1.5 考察自变量对因变量的重要性

1. 概述

基于基本常识和专业知识确定的自变量不一定都对因变量有重要的影响，考察每个自变量对因变量的重要性需要通过假设检验。这种假设检验不应该总是一对一的，也就是说，通常不仅需要考察每一个自变量，还需要考察含有不同数目的自变量子集对因变量的影响。因为单个自变量的作用有时随着自变量子集的改变而改变。正因如此，在统计学上，统计学家就想出了多种不同的思路来构造不同的自变量子集，并将其称为筛选自变量的方法或策略。

2. 筛选自变量的意义及方法

筛选自变量的意义在于：淘汰对因变量影响无统计学意义的自变量，使拟合的多重线性回归模型精简且具有更高的实用价值。

筛选自变量的方法有假设检验法和最优回归子集法两大类。依据自变量子集的形成过程，假设检验法又可分为向前筛选法（简称前进法）、向后剔除法（简称后退法）和双向选择法（简称逐步法）；最优回归子集法包括最大 R^2 增量法、最小 R^2 增量法、复相关系数 R^2 法、校正的复相关系数 R^2 法、C_p 统计量法、残差平方和法、AIC（Akaike's information criterion）统计量法、BIC（Bayesin information criterion）统计量法等。

3. 最优回归子集

假定有 m 个自变量，则只含有 1 个自变量的模型就一定有 m 个，其中，每一个自变量就是可以称为仅包含一个自变量的一种子集；同理，从 m 个自变量中任意拿出两个自变量，就可以形成仅包含两个自变量的一种子集，这样的子集个数有 $m(m-1)/2$ 个；根据组合数的计算方法，不难算出仅包含三个自变量的子集数目、仅包含四个自变量的子集数目等。

最优自变量的子集，就是在包含每种特定数目的自变量子集中，确定一种特定的组合，用这样组合中的自变量构建回归模型，其效果是最好的。假定 $m=10$，仅含两个自变量的子集就有 45 个，若采用某种统计量或判定准则认为：X_3 与 X_8 所形成的子集最好，就将（X_3，X_8）称为该资料中仅含两个自变量的最优回归子集。

值得一提的是：所选用的统计量或判定准则不同，所确定的最优回归子集是不同的。

4. 用 R 软件筛选自变量

在 R 软件的 stats 程序包中，可以利用 step 函数并通过 AIC 统计量来实现自变量的筛选，具体方法如下：

```
model1=lm(Y~X1+X2+X3+X4)                      #创建 Y=X1＋X2＋X3＋X4 的线性模型
fm.forward=step(model1,direction="forward")   #用前进法筛选自变量
summary(fm.forward)                           #输出前进法筛选结果
fm.backward=step(model1,direction="backward") #用后退法筛选自变量
summary(fm.backward)                          #输出后退法筛选结果
fm.step=step(model1,direction="both")         #用逐步法筛选自变量
summary(fm.step)                              #输出逐步法筛选结果
```

在 R 软件的 leaps 程序包中，可以利用 regsubsets 函数并通过 5 种统计量（即 RSS、R^2、校正的 R^2、C_p、BIC 来实现自变量的筛选，具体方法如下：

```
#基于 Y=X1＋X2＋X3＋X4 产生不同自变量子集
model2=regsubsets(Y~X1+X2+X3+X4,data=data)
result=summary(model2)                        #输出所创建的回归模型 model2
data.frame(result$outmat,RSS=result$rss,R2=result$rsq,adjR2=result$adjr2,
Cp=result$cp,BIC=result$bic)                  #输出基于 5 种统计量给出的最优子集
```

5. 用 SAS 软件筛选自变量

在 SAS 软件包中，对自变量进行筛选的 model 语句有以下 8 个：

（1）selection=forward（采用前进法筛选自变量，变量经假设检验只进不出）；

（2）selection=backward（采用后退法筛选自变量，变量经假设检验只出不进）；

（3）selection=stepwise（采用逐步法筛选自变量，变量经假设检验有进有出）；

（4）selection=maxr（基于最大复相关系数的平方筛选自变量）；

（5）selection=minr（基于最小复相关系数的平方筛选自变量）；

（6）selection=rsquare（基于复相关系数的平方由大到小且所含自变量个数由少到多给自变量组合排序）；

（7）selection=adjrsq（基于校正的复相关系数的平方由大到小且所含自变量个数由少到多给自变量组合排序）；

（8）selection=Cp（基于 Mallow's C_p 统计量的计算结果筛选自变量，此值越接近当前回归方程中自变量的个数，表明此时的回归方程质量越好）。

其中，前三种方法是基于假设检验（具体方法为 F 检验）来实现自变量的筛选；而后五种方法是基于统计量或判定准则来实现自变量的筛选。值得一提的是：第四种和第五种方法还直接给出了最优回归子集对应的回归模型，而最后三种方法仅给出包含不同自变量个数且由好到差的列表，未给出各种情况下的回归模型。

25.1.6　用统计软件进行共线性诊断

1. 自变量间的多重共线性

多重共线性就是至少有一组的两个或多个自变量之间存在线性关系，例如，$X_1 = 0.35 X_2 + 1.28 X_3 - 21.45 X_4$；当自变量很多时，可能还有第2组甚至第3组具有线性关系的自变量。

2. 用R和SAS软件诊断自变量之间是否存在多重共线性

诊断是否存在多重共线性的方法有多种，如方差分量法、方差膨胀因子法（等价于容许度法）等。

若借助R软件来进行共线性诊断，可以调用stats程序包中的kappa函数并基于条件数来实现自变量之间是否存在共线性诊断，也可以调用DAAG或bstats子程序包中的方差膨胀因子vif函数来实现自变量之间是否存在共线性诊断。

若借助SAS软件中的REG过程来拟合多重线性回归模型，只需要在model语句中增加选择项COLLIN和COLLINOINT或VIF和TOL即可实现共线性诊断。

3. 消除自变量之间存在的多重共线性的方法

若采用多种筛选自变量后，保留在回归模型中的自变量之间还存在较严重的多重共线性，就需要想办法消除其影响，否则，构建的多重线性回归模型就不是最理想的。常规的消除自变量之间多重共线性的方法有两种：其一为采用主成分回归分析来实现多重线性回归分析（参见26.3节）；其二为采用岭回归分析来实现多重线性回归分析（参见26.3节）。

25.1.7　用统计软件进行异常点诊断

1. 异常点

若在回归分析的资料中，所有的观测点（表25-1中就有26个观测点）都是同质的，则不存在异常点；若有少数个体（即观测点）与其他绝大多数个体不同质，则它们就有可能成为异常点。为了便于直观理解异常点，参见图25-1。

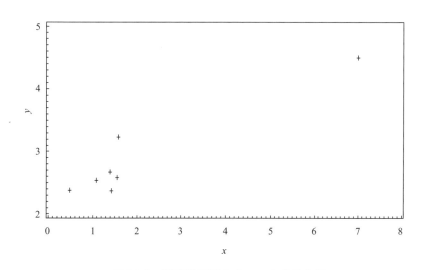

图25-1　某实际问题中（x, y）的散布图

在图25-1中，最右边的观测点（用符号"＋"表示）在大多数点的延长线上且偏离得很远，这样的异常点可以通过Cook's D统计量（其取值远远大于0.5就属于异常点）来进行诊断；还有一个观测点在垂直于x轴的方向上偏离多数点较远，此类异常点（在图25-1中偏离较小，暂时可将其视为可疑异常点）可以通过学生化残差统计量（其取值的绝对值大于2时就可定为异常点）来进行诊断，这两种统计量的计算公式此处从略。

2. 剔除异常点的意义

若资料中确实存在严重的异常点，可能会导致所拟合的多重线性回归模型严重偏离实际情况，很可能会得出误差很大的预测结果。

3. 用R软件诊断异常点

使用R软件的stats程序包中的influence.measures函数可以实现异常点诊断。

4. 用SAS软件诊断异常点

若用SAS软件计算，只需要在model语句中加一个选项"r"就可实现。

25.2 构建多重线性回归分析模型的方法

25.2.1 基于经典统计思想构建多重线性回归分析模型

多重线性回归分析是用回归方程定量地刻画一个因变量与多个自变量之间的线性依存关系。其中，因变量是连续型变量，自变量是相互独立的连续型变量（也常包括少量分类变量）。

经典多重线性回归分析的内容包括对自变量的筛选和回归诊断（含多重共线性诊断和异常点诊断）、求取回归模型中参数的估计值、对回归模型和模型中全部参数的假设检验、对模型拟合效果的评价及利用求得的回归模型对因变量进行预测。

构建多重线性回归分析模型的经典统计思想是：假定模型（25-1）中的误差项服从正态分布且各自变量组合条件下因变量Y的方差相等，在此假定成立的条件下，基于回归方程（25-2）和最小二乘原理构造一个偏差函数Q，见式（25-6）：

$$Q = \sum (Y - \hat{Y})^2 = \sum [Y - (b_0 + b_1 X_1 + b_2 X_2 + \cdots + b_m X_m)]^2 \qquad （25\text{-}6）$$

式中，Q就是各观测点上的因变量Y与其预测值$\hat{y}$之间的偏差（也称为残差）平方和，最小二乘原理实际上就是希望在偏差函数Q达到最小值时，求出式（25-6）中全部回归系数的估计值（包括截距项）。

为了使Q达到最小，由高等数学知识可知，将Q对b_0，b_1，b_2，$\cdots$，b_m求一阶偏导数并且使之为0，就可以得到包含$m+1$个方程的正规方程组，然后利用求解线性方程组的方法就可由该正规方程组解得各个参数的估计值。为简便起见，下面以导出简单直线回归模型中参数的估计值为例，呈现其推导过程：设简单直线回归方程为$\hat{y}_i = a + bx_i$，令$Q = \sum_{i=1}^{n} (y_i - \hat{y}_i)^2 = \sum_{i=1}^{n} (y_i - a - bx_i)^2$，求$Q$关于$a$、$b$的偏导数，并令其为0，从偏微分方程组中解出$a$和$b$，即

$$\frac{\partial Q}{\partial a}=2\sum_{i=1}^{n}\left(y_i-a-bx_i\right)(-1)\ ,\quad \frac{\partial Q}{\partial b}=2\sum_{i=1}^{n}\left(y_i-a-bx_i\right)\left(-x_i\right)$$

令

$$\begin{cases}-2\sum_{i=1}^{n}\left(y_i-a-bx_i\right)=0\\ -2\sum_{i=1}^{n}\left(y_i-a-bx_i\right)x_i=0\end{cases}\Rightarrow\begin{cases}\sum_{i=1}^{n}y_i-an-b\sum_{i=1}^{n}x_i=0\\ \sum_{i=1}^{n}x_iy_i-a\sum_{i=1}^{n}x_i-b\sum_{i=1}^{n}x_i^2=0\end{cases}\Rightarrow\begin{cases}a=\frac{1}{n}\left(\sum_{i=1}^{n}y_i-b\sum_{i=1}^{n}x_i\right)\\ \sum xy-a\sum_{i=1}^{n}x_i=b\sum_{i=1}^{n}x_i^2\end{cases}$$

$$\Rightarrow\begin{cases}a=\frac{1}{n}\sum_{i=1}^{n}y_i-b\frac{1}{n}\sum_{i=1}^{n}x_i\\ \sum_{i=1}^{n}x_iy_i=\left(\frac{1}{n}\sum_{i=1}^{n}y_i-b\frac{1}{n}\sum_{i=1}^{n}x_i\right)\sum_{i=1}^{n}x_i+b\sum_{i=1}^{n}x_i^2\end{cases}$$

$$\Rightarrow\begin{cases}a=\overline{y}-b\overline{x}\\ \sum xy-\frac{\sum_{i=1}^{n}x_i\sum_{i=1}^{n}y_i}{n}=b\left(\sum_{i=1}^{n}x_i^2-\frac{1}{n}\left(\sum_{i=1}^{n}x_i\right)^2\right)\end{cases}\Rightarrow\begin{cases}a=\overline{y}-b\overline{x}\\ l_{xy}=bl_{xx}\end{cases}$$

得

$$a=\overline{y}-b\overline{x},\ b=\frac{l_{xy}}{l_{xx}}\qquad(25\text{-}7)$$

按以上程序确定直线回归方程中两个参数的估计值，就称为按最小二乘法或最小平方法进行参数估计。

同理，采用最小二乘法，可以由式（25-6）推导出回归系数的估计值为

$$\hat{\beta}=\left(X'X\right)^{-1}X'Y'\qquad(25\text{-}8)$$

式中，X 为 $n\times p$ 矩阵；X' 为 X 的转置；$X'X$ 为对称的 $p\times p$ 方阵，通常 $X'X$ 称为设计矩阵；$\left(X'X\right)^{-1}$ 为 $X'X$ 的逆矩阵；Y 为因变量的 $n\times1$ 向量；$\hat{\beta}$ 为待估参数，即回归系数的 $p\times1$ 向量，这里的 n 为观察值组数，m 为待估计的回归系数的个数。各自变量的单位不同，因而不能直接根据原始数据计算的结果来评价各自变量对因变量的贡献大小，最好先对原数据进行标准化后再计算偏回归系数，称为标准化偏回归系数。其值越大，说明该自变量对因变量的作用越大。

25.2.2　基于贝叶斯统计思想构建多重线性回归分析模型

$$Y_i=\mu_i+\varepsilon_i,\ \varepsilon_i\sim N(0,\ \sigma^2),\quad i=1,\ 2,\ \cdots,\ n$$
$$\mu_i=\beta_0+\beta_iX_i\qquad(25\text{-}9)$$

这里要为各个参数指定一个先验分布，例如：

$$\pi(\beta_0)=\phi\ (0,\ \text{var=le }6)$$
$$\pi(\beta_1)=\phi\ (0,\ \text{var=le }6)$$
$$\pi(\sigma^2)=f_{ir}\ (\text{shape=3/10},\ \text{scale=10/3})$$

经典多重线性回归分析假定自变量前的回归系数是固定的，而贝叶斯回归分析认为参数是随机的。基于贝叶斯统计思想建立回归模型时，要为各个自变量前的参数（即回

归系数）和残差指定一个先验分布。可以依靠经验或预试验的结果指定一个合适的先验分布；如果没有办法给定先验分布，可以使用无信息先验（相当于均匀分布）代替。贝叶斯回归分析中没有自变量筛选功能，因此要借助经典多重线性回归分析中的筛选方法筛选出来的自变量建立回归模型。

贝叶斯统计建模可以参考 SAS 软件的 STAT 模块中马尔可夫链蒙特卡罗（Markov chain Monte Carlo，MCMC）过程来实现。MCMC 默认算法是使用正态分布随机游动 Metropolis 算法。MCMC 的抽样方法有 Gibbs 抽样、Metropolis 抽样、独立性抽样、随机游动 Metropolis 抽样等。

贝叶斯统计思想是充分利用并有效整合样本信息、总体信息和先验信息，再基于经典统计中的概率分布知识和蒙特卡罗统计思想中的随机抽样与统计模拟技术，构建所需要的多重线性回归模型，进而进行共轭先验下的贝叶斯推断和/或广义先验下的贝叶斯推断求出多重线性回归模型中的估计回归系数矩阵和估计误差协方差矩阵。这些内容偏向数学，感兴趣的读者可参阅相关文献，详细内容此处从略。

25.2.3 基于机器学习统计思想构建多重线性回归分析模型

有别于经典统计思想和贝叶斯统计思想，机器学习统计思想则另辟蹊径，它不依赖于概率分布知识，也不依赖于先验分布知识，而是通过基于训练样本的学习获取知识和经验，再用测试样本来验证。属于机器学习的具体方法很多，通常包括决策树法、支持向量机法、神经网络法、随机森林法和集成学习法等。

机器学习的含义是希望通过对计算机编程，使它能够根据已有的输入数据进行学习。这里所说的"学习"与人类为了了解未知事物或不会的知识时的"学习"是有区别的。在解决不同的问题时，这种学习需要具体化。例如，在进行简单直线回归分析时，若基于经典统计思想，前面介绍了依据最小二乘原理可以直接推导出直线回归方程中两个参数的估计值的计算公式（25-7），而利用机器学习方法却不便给出公式（25-7）。若基于机器学习统计思想，其解决问题的思路如下。

将拟分析的资料随机划分成两部分，分别称为训练集与测试集，设其样本含量分别为 n 与 k。让计算机在训练集上进行学习，在测试集上设法使均方误差［式（25-10）］达到最小值，此时，所得的结果就是机器学习的结果（相当于得到了回归模型）。然后，将机器学习的结果用于测试集，即把测试集中自变量的数值代入已创建的回归模型求出因变量的估计值，再求出测试集上因变量的残差平方法和，进而求出均方误差，见式（25-11）。

$$\mathrm{MSE}_{\mathrm{train}} = \frac{1}{n} \sum_{i=1}^{n} \left(y_i^{\mathrm{train}} - \hat{y}_i^{\mathrm{train}} \right)^2 \qquad (25\text{-}10)$$

$$\mathrm{MSE}_{\mathrm{test}} = \frac{1}{k} \sum_{i=1}^{k} \left(y_i^{\mathrm{test}} - \hat{y}_i^{\mathrm{test}} \right)^2 \qquad (25\text{-}11)$$

在上述的计算过程中，用机器学习法实现回归分析时希望达到的最终目的是使式（25-11）取得最小值，但在具体实施时，却是基于使式（25-10）达到最小值这个目标来不断优化或改进回归模型［式（25-12）］中的权重 w 来实现的。

$$\hat{y} = w^{\mathrm{T}} x \tag{25-12}$$

式中，$w \in R^n$是参数向量。

值得一提的是：在经典统计思想中，求一个函数的最小值或最大值通常都是基于高等数学中求极值的方法来实现的；而在机器学习统计思想中，是通过事先给定的最小值的阈值来实现的。例如，要求式（25-7）或式（25-8）小于阈值10^{-4}。显然，阈值越小，迭代计算的次数就会越多。有时，阈值定得过小，无论迭代计算多少次都难以满足要求，此时，可能就会出现不能收敛的情形了。

25.2.4　三类回归分析方法建模效果的评价

1.具体的评价方法

情形一，样本量较少时：分别使用三种方法建立回归模型，用相对误差绝对值的均值（abserror）、残差平方和（ssress）与决定系数（R^2）作为评价指标。

情形二，样本量较多时：①全部数据用来建立模型并比较，评价指标同样本量较少时。②K-Fold交叉验证，即全部数据拆分为K份，其中K-1份用作建立模型的训练集，剩下一份作为测试集。训练集拟合效果使用相对误差绝对值的均值（abserror）、残差均方（mean square error，MSE）与决定系数（R^2）作为评价指标；测试集使用相对误差绝对值的均值（abserror），残差均方与标准化均方误差（standardized mean square erro，SMSE）作为评价指标。③K-Fold交叉验证中，K取值分别为10、7、4和2（当然，也可取其他数值）。当K取定一个数值后，分别重复抽取10次，即进行10次重复建模。

2.评价指标的具体公式

标准化均方误差：

$$SMSE = \frac{\sum (y - \hat{y})^2}{\sum (y - \overline{y})^2} \tag{25-13}$$

在数值上，SMSE等于$1-R^2$，这里的R^2是回归的决定系数，但是，对于测试集来说，其SMSE与测试集回归的R^2没有什么关系。交叉验证主要关心测试集的SMSE。

残差均方：

$$MSE = \frac{\sum (y - \hat{y})^2}{N - n - 1} \tag{25-14}$$

式中，N为样本量；n为自变量个数。从上述的公式中可以看出，残差均方是残差平方和与自由度的比值。交叉验证中K取值不同，建立模型的训练集和预测使用的测试集样本量是不同的，直接基于残差平方和比较不够合理，因此，需要除以自由度。

25.3　多重线性回归分析模型的假设检验

25.3.1　对多重线性回归模型进行整体检验

在估计出回归模型的参数以后，需要对回归方程进行显著性检验，检验的原假设为

$$H_0: \beta_1 = \beta_2 = \cdots = \beta_m = 0 \tag{25-15}$$

该假设表示所有的偏回归系数都为0，也就是全部自变量对因变量的作用都没有统

计学意义，相应的备择假设为偏回归系数不全为0。检验的方法是方差分析，其基本思想与简单线性回归相同，将总的离均差平方和分解为回归平方和与残差平方和，然后构造 F 统计量，F 统计量分子与分母的自由度分别为 $v_R=m$，$v_E=n-m-1$。其计算公式为

$$F = \frac{SS_R/v_R}{SS_E/v_E} = \frac{MS_R}{MS_E}$$ （25-16）

式中，MS_R 与 MS_E 分别称为回归均方和残差均方。求出 F 值后查 F 界值表，如果得到的 p 值小于事先确定的显著性水平，就说明回归方程有统计学意义。

25.3.2 对多重线性回归模型中各参数进行逐一检验

对整个回归方程进行显著性检验之后，还有必要对每一个偏回归系数进行检验，检验的原假设和备择假设分别为 $H_0: \beta_i=0$；$H_1: \beta_i \neq 0$。具体检验时，可以根据偏回归平方和构造 F 统计量，也可以采用 t 检验，这两种方法是等价的。

多重线性回归中自变量 X_i 的偏回归平方和用 P_i 表示，它代表从回归方程中剔除 X_i 后回归平方和的减少量，或者在 $m-1$ 个自变量的基础上新增加 X_i 后回归平方和的增加量。偏回归平方和可用来衡量自变量 X_i 在回归中所起作用，它的取值越大，说明 X_i 越重要。对自变量 X_i 进行检验的统计量 F_i 为

$$F_i = \frac{P_i/1}{SS_E/(n-m-1)}$$ （25-17）

该统计量分子和分母的自由度分别为 1 与 $n-m-1$。

使用 t 检验对偏回归系数进行检验时，检验统计量 t_i 的计算公式为

$$t_i = \frac{b_i}{S_{b_i}}$$ （25-18）

式中，b_i 是偏回归系数的估计值；S_{b_i} 是 b_i 的标准误；t_i 服从自由度为 $v=n-m-1$ 的 t 分布。

求出上述检验统计量后，可以查相应的界值表得出 p 值，从而判定 X_i 与 Y 之间是否存在线性关系。

25.4 实施多重线性回归分析的重要步骤与关键技术

25.4.1 判定给定的资料是否值得分析

在拟对给定的资料进行多重线性回归分析之前，应仔细核查与其对应的科研设计方案的科学性与严谨性，尤其应核查：①受试对象是否符合要求，具体要看受试对象的种类和来源、受试对象质量标准与执行严格程度、样本大小确定的原则与依据；②影响因素是否考虑周到，具体要看对计量结果变量可能有影响的因素（即自变量）是否全部纳入考查的范围并准确地测定了其取值；③评价指标是否与研究目的相符，具体要看主要的计量评价指标是一个还是多个，它们是否确实与研究目的严格对应或相符，测定的方法是否精准、测定的时间点选择得是否合适、测定的次数是否符合专业要求；④受试对象的总体是否为研究课题所定义的总体，由受试对象所决定的样本对总体的代表性是否足够好，具体要看抽取受试对象的方法是否科学严谨，例如，分层随机抽取、基于整群随机抽样后再分层随机抽取。

25.4.2　产生派生自变量

基于科学完善科研设计方案而获得的全部自变量是获得有价值的多重线性回归模型的一个重要环节。然而，并非所有的自变量都以"一次方"形式对因变量产生影响，即因变量与自变量之间并非全是或总是线性关系。某些自变量的"二次方"或"交叉乘积项"（即交互作用项）可能对因变量具有不可忽视的影响，应当加以考虑。这些项称为派生变量，建议将它们纳入并使它们参与多重线性回归分析的全过程。这是从统计学角度把影响因变量的自变量考虑周全的一个重要举措。

25.4.3　利用多种统计方法筛选自变量

1.概述

参与回归分析的全部自变量由科研设计方案中考虑到的自变量与回归分析前基于统计思想产生的派生自变量两部分组成，称为组合自变量。显然，组合自变量并非是全部自变量，因为派生自变量是无止境的，通常只考虑了自变量的二次项，如有需要，某些高次项也是可以考虑的。

并非组合自变量中的每一项对因变量的影响都具有统计学意义，故需要对其进行筛选。由于筛选的方法所依赖的准则或原理不尽相同，采用不同方法筛选自变量，可能得到的最终结果就会不同，故必须同时多采用几种方法来筛选自变量，依据下面将要提及的最优回归模型的评价标准，从众多的好模型中遴选出相对较好的回归模型（注意：回归模型是"无中生有"的产物，即人造的，没有绝对最优的回归模型）。

2.基于假设检验的筛选自变量的方法

（1）前进法。模型中自变量从无到有依次选一个变量进入模型。引入变量时，选择偏回归平方和最大的自变量，根据偏回归平方和计算 F 统计量及 p 值，当 p 小于事先确定的显著性水平，也就是纳入标准时，该变量入选，否则不能入选。每一个自变量按照这个方法逐一引入回归方程，直到没有自变量可入选。该方法可以自动去掉高度相关的自变量。它的局限在于纳入标准取值小时，可能没有一个自变量能入选；纳入标准较大时，开始选入的自变量后来在新条件下不再进行检验，因而不能剔除后来变得无统计学意义的自变量。

（2）后退法。回归模型中最初包含所有的自变量，然后逐步剔除无统计学意义的自变量。每次进行剔除时，选择模型中偏回归平方和最小的自变量，计算 F 统计量和 p 值，若 p 值小于事先确定的剔除标准，则将此变量保留在方程中，否则，将其从模型中剔除。从 p 值最大的自变量开始逐一剔除，直到模型中没有变量可以被剔除。后退法的局限在于剔除标准较大时，任何一个自变量都不能被剔除；剔除标准较小时，开始被剔除的自变量后来在新条件下，即使变得对因变量有较大的贡献了，也不能再被选入回归模型并参与检验。

（3）逐步筛选法。逐步筛选法可以看作前进法和后退法的结合。模型中的自变量从无到有像前进法那样，根据 F 统计量和 p 值按纳入标准决定该自变量是否入选；当模型选入自变量后，又像后退法那样，根据 F 统计量和 p 值按剔除标准剔除无统计学意义的自变量。对每一个自变量逐一进行这个过程，直到没有自变量可入选，也没有自变量可被剔除，则停止逐步筛选过程。逐步筛选法能比前进法和后退法更好地选出自变量构造模型，但也有它的局限性：其一，在有 p 个自变量入选后，选第 $p+1$ 个自变量时，对它来说，前 p 个自变量不一定是最佳组合；其二，选入或剔除自变量仅以 F 值作为标准，完全没考虑其他标准。

3.基于统计量或判定准则的筛选自变量的方法

（1）最大 R^2 增量法。首先找到具有最大决定系数 R^2 的单变量回归模型，其次引入产生最大 R^2 增量的另一个自变量，最后对于该两变量的回归模型，用其他自变量逐次替换，每次计算回归方程的 R^2，如果替换后的模型能产生最大 R^2 增量，即两变量最优回归模型，如此继续，直到入选自变量数太多，使设计矩阵不再满秩时为止。该方法也是一种逐步筛选法，只是筛选变量所用的准则不同，不是用 F 值，而是用决定系数 R^2 判定自变量是否入选。因它不受纳入和剔除标准的限制，总能从变量中找到相对最优者，这就克服了前述三种方法的局限性，即找不到任何自变量可进入模型的情况。本方法的局限与逐步筛选法相似，当有 p 个变量入选后，选第 $p+1$ 个变量时，对它来说，前 p 个变量不一定是最佳组合。

（2）最小 R^2 增量法。首先找到具有最小决定系数 R^2 的单变量回归模型，然后从其余自变量中选出一个自变量，使它构成的模型比其他自变量所产生的 R^2 增量都小，不断用新变量来替换老变量，依次类推，这样就会顺次列出全部单变量回归方程，依次为 R^2 最小者、R^2 增量最小者、R^2 增量次小者、R^2 增量最大者⋯，在这些含一个自变量的回归方程中，最后一个为单变量最佳模型；两变量最小 R^2 增量的筛选类似最大 R^2 增量法，但引入的是产生最小 R^2 增量的另一个自变量。对该两变量的回归方程，用其他自变量替换，换成产生最小 R^2 增量者，直至 R^2 不能再增加，即两变量最优回归方程。依次类推，继续找含三个或更多自变量的最优回归模型，变量有进有出。它与最大 R^2 增量法得到的最优模型常常相同，但它在寻找最优方程过程中所考虑的中间模型要比最大 R^2 增量法多。本方法的局限与本节第（3）、（4）种方法相似，当有 p 个自变量入选后，选第 $p+1$ 个变量时，每次只有一个自变量进或出，各自变量间有复杂关系时，就有可能找不到最佳组合。

（3）R^2 选择法。从各自变量所有可能的子集中选出某个子集，使该子集所构成的模型的决定系数 R^2 最大。本方法和后面的校正 R^2 选择法及 Mallow's C_p 选择法分别是按不同标准选出回归模型自变量的最优子集。R^2 选择法的局限在于计算量比较大，特别是在自变量个数较多时。另外，R^2 总是随着自变量个数的增加而增大，即使某个新增加的自变量经检验可能没有统计学意义。

（4）校正 R^2 选择法。根据校正 R^2 选择法的取最大值的原则，从模型的所有自变量子集中选出规定数目的子集。程序能运行的条件是设计矩阵要满秩。

（5）Mallow's C_p 选择法。Mallow's C_p 选择法也可以用来评价回归模型，其计算公式为

$$C_p = \frac{(SS_E)_p}{(MS_E)_m} - (n-2p) \tag{25-19}$$

式中，p 为方程中包含的自变量个数；$(SS_E)_p$ 为包含 p 个自变量的回归方程所对应的残差平方和；$(MS_E)_m$ 为包含所有 m 个自变量的回归方程对应的残差均方。

该方法就是选择 C_p 最接近于 p 的回归方程为最优方程。R^2 选择法、校正 R^2 选择法和

Mallow's C_p 选择法都属于最优回归子集法。

值得一提的是：在R中，还采用AIC、BIC和残差平方和等统计量进行自变量的筛选，具体公式此处从略。

25.4.4 利用多种统计方法诊断自变量之间是否存在共线性关系

1.概述

经过自变量筛选这一关之后，回归模型中可能还包含很多自变量。然而，在这些自变量中，若存在相关性很高的多个自变量子集（每个子集中的自变量被称为具有多重共线性关系），则所建立的多重回归模型的质量就不高。在统计学上，可用采用方差比例法或方差膨胀因子法（或容许度法）对自变量之间是否存在多重共线性进行诊断。

2.多重共线性诊断方法

（1）用条件数和方差分量进行共线性诊断。先求出信息矩阵 $X'X$ 的各特征根，条件指数定义为最大特征根与每个特征根比值的平方根，其中最大条件指数 k 称为矩阵 $X'X$ 的条件数。条件数大，说明设计矩阵有较强的共线性，结果可能会不稳定，甚至使离开试验点的各估计值或预测值毫无意义。直观上，条件数度量了信息矩阵 $X'X$ 的特征根散布程度，可用来判断多重共线性是否存在及多重共线性的程度。在应用经验中，若 $0 \leqslant k < 10$，则认为没有多重共线性；若 $10 \leqslant k \leqslant 30$，则认为存在中等或较强程度的多重共线性；若 $k > 30$，则认为存在严重的多重共线性。

强的多重共线性同时会表现在变量的方差分量上，对条件数同时有两个以上自变量的方差分量超过50%，就意味这些自变量间有一定程度的相关性。

（2）用方差膨胀因子进行共线性诊断。首先对容许度进行说明，对一个入选自变量而言，该统计量等于 $1-R^2$，这里 R^2 是把该自变量当作因变量对模型中所有其余自变量作回归时的决定系数，R^2 越大，则容许度越小，表明该自变量与其他自变量之间的关系越密切。

方差膨胀因子VIF定义为容许度的倒数，对于不好的试验设计，VIF的取值可能趋于无限大。VIF达到什么数值就可认为自变量间存在共线性，目前尚无标准的临界值。有人根据经验得出：VIF > 5或10时，就有严重的多重共线性存在。

25.4.5 利用多种统计方法诊断观测点是否属于异常点

1.概述

在回归分析的资料中，每一个个体在组合自变量上的取值称为一个观测点。若所有观测点都在一条直线（简单直线回归分析）或一个超平面上或附近随机地分布着，就称不存在异常点；反之，若有少数观测点偏离大多数观测点较远，就称此类观测点为可疑异常点。当这些点偏离得过远（基于某些统计量的取值大小来判定）时，就判定它们为异常点。在具体操作时，应多采取几种统计方法来诊断不同方向上的异常点。通常有两个方向：其一，沿直线或超平面的两端延长线或面方向上的异常点；其二，沿垂直于横坐标轴方向上的异常点。

2.异常点诊断方法

对因变量的预测值影响特别大，甚至容易导致相反结论的观测点称为强影响点或异常点。可以用于异常点诊断的统计量很多，包括残差、学生化残差、杠杆率和Cook's D 统计量等，其中比较便于判断的是学生化残差统计量。当该统计量的绝对值大于2时，所对应的观测点可能是异常点，此时，需认真核对原始数据。若属于抄写或输入数据时人为造成的错误，应当予以纠正；若属非过失误差所致，可将异常点剔除前后各做出一个最好的回归方程，并对所得到的结果进行分析和讨论。如果有可能，最好在此点上补做试验，以便进一步确认可疑的"异常点"是否确属异常点。

此外，还可以通过绘制残差图来对模型假设的合理性进行考察，残差图的纵坐标可以是残差、标准化残差或学生化残差，横坐标可以是因变量的估计值$\hat{Y}$或者某一自变量的值等。在残差图中，如果各个散点随机均匀地散布在直线$y=0$的上下两侧，说明资料符合模型的假设。如果呈现出某种特别的趋势，就要考虑因变量与自变量之间的关系可能是非线性、方差不齐或者残差不独立这几种情况之一。

25.4.6　计算标准化回归系数用于评价自变量对因变量的贡献大小

1. 概述

通过前述的各种方法最终得到了最优回归模型，如何评价模型中自变量对因变量的贡献大小呢？需要求出与每个自变量对应的标准化回归系数，因为模型中的回归系数受其后自变量的单位的影响。标准化回归系数是消除了自变量单位影响后推导出来的回归系数，其绝对值越大，表明其后的自变量对因变量的贡献就越大，可据此对模型中全部自变量依据对因变量的贡献由大到小排列。

2. 求取标准化回归系数的方法

当求出了回归模型中每个自变量前面的回归系数的估计值后，可利用式（25-20）求出与其对应的标准化回归系数：

$$b_i' = b_i \frac{S_{X_i}}{S_Y} \tag{25-20}$$

式中，等号左边为回归模型中自左至右第i个自变量前的标准化回归系数；等号右边第1项为回归模型中自左至右第i个自变量前的未标准化的回归系数；等号右边的分子与分母分别为回归模型中自左至右第i个自变量的标准差与因变量Y的标准差。

25.5　多重线性回归分析模型拟合效果的评价

25.5.1　基于基本常识和专业知识形成的评价标准

一个多重线性回归分析模型拟合效果如何，可从以下几点来考量。

（1）拟合的多重线性回归方程在整体上有统计学意义；

（2）多重线性回归方程中各回归参数估计值的假设检验结果都有统计学意义；

（3）多重线性回归方程中各回归参数估计值的正负号与专业上的含义相吻合；

（4）根据多重线性回归方程计算出因变量的所有预测值在专业上都有意义；

（5）若有多个较好的多重线性回归方程时，残差平方和较小且多重线性回归方程中所含的自变量的个数又较少者为最佳。

25.5.2 基于数学和统计学原理形成的评价标准

在两个回归模型中，若它们所包含的参数个数（包含截距项和回归系数）相等，那么，基于哪一个模型计算出来的AIC或BIC统计量的数值越小，哪一个回归模型就越好。它们的计算公式如下：

$$AIC = n\ln\frac{RSS_P}{n} + 2P \qquad (25\text{-}21)$$

$$BIC = n\ln\frac{RSS_P}{n} + P\ln n \qquad (25\text{-}22)$$

式中，RSS_P 为因变量的离均差平方和；P 为回归模型中待估计参数（包含截距项）的个数；n 为回归模型中所涉及的全部自变量与因变量的样本含量（不包含缺失值）。

## 第26章

基于经典统计思想实现多重线性回归分析

26.1　未引入派生变量并采用经典统计思想实现多重线性回归分析

26.1.1　基于R且未引入派生变量并采用三种筛选自变量的方法建模

基于R软件实现计算：在R软件的stats程序包中，可通过step函数采用前进法、后退法和逐步法筛选自变量。一般来说，前进法可能会包含全部自变量（相当于未筛选自变量）；而后退法和逐步法筛选的最终结果中仍有可能包含部分无统计学意义的自变量。原因是R软件中依据AIC统计量进行筛选，而不是依据假设检验的显著性水平。通常需要在筛选的基础上，采取手工做法，将少数无统计学意义的自变量从p值最大者逐一删除，重新创建不筛选自变量的多重线性回归模型，直到模型中全部自变量（包括截距项）都具有统计学意义时，再停止建模过程。若截距项无统计学意义，需要在建模公式中加一项"0"，就表示创建不包含截距项的多重线性回归模型，例如，lm（$Y \sim X_1 + X_2 + X_3 + X_4 + 0$）。

下面是对例25-1中的数据进行多重线性回归分析的第1步方法一，所需要的R程序如下，设程序名为"空腹血糖依赖四项血脂指标且未引入派生变量的多重线性回归分析1_1A基于3种假设检验筛选自变量"。

```
setwd("G:/studyr/")                              #设置路径为"G:/studyr/"
#data中的数据为26行5列，不含编号列
data<- read.table("空腹血糖与血脂.txt",header=TRUE)
attach(data)
model=lm(Y~X2+X3+X4)                             #创建Y=X2＋X3＋X4的线性模型
summary(model)                                   #基于前进法－后退法和逐步法筛选自变量
#install.packages("stats")                       #通常已安装子程序包stats
library(stats)                                   #加载子程序包stats
model1=lm(Y~X1+X2+X3+X4)                         #创建Y=X1＋X2＋X3＋X4的线性模型
fm.forward=step(model1,direction="forward")      #用前进法筛选自变量
summary(fm.forward)
fm.backward=step(model1,direction="backward")    #用后退法筛选自变量
```

```
summary(fm.backward)
fm.step=step(model1,direction="both")          #用逐步法筛选自变量
summary(fm.step)
```

【R程序输出的主要结果】

```
Start:  AIC=33.36
Y ~ X1 + X2 + X3 + X4
Call:
lm(formula = Y ~ X1 + X2 + X3 + X4)
Residuals:
Min        1Q        Median      3Q          Max
-2.7633    -1.0544   -0.2871     1.4511      2.4628
Coefficients:
            Estimate   Std. Erro   t value    Pr(>|t|)
(Intercept) 5.4158     2.4668      2.195      0.03951 *
X1          -0.1466    0.3325      -0.441     0.66369
X2           0.4923    0.1840      2.675      0.01418 *
X3          -0.3170    0.1065      -2.977     0.00719 **
X4           0.8450    0.2226      3.797      0.00105 **
---
Signif. codes:  0 '***' 0.001 '**' 0.01 '*' 0.05 '.' 0.1 ' ' 1
Residual standard error: 1.744 on 21 degrees of freedom
Multiple R-squared: 0.7106,    Adjusted R-squared:  0.6554
F-statistic: 12.89 on 4 and 21 DF,  p-value: 1.879e-05
```

以上为前进法筛选的结果，包含了无统计学意义的自变量X_1。

```
Step:  AIC=31.6
Y ~ X2 + X3 + X4
        Df Sum of Sq    RSS        AIC
<none>                  64.441     31.599
- X3     1    27.927    92.368     38.960
- X2     1    31.172    95.613     39.857
- X4     1    45.479    109.920    43.483
Call:
lm(formula = Y ~ X2 + X3 + X4)
Residuals:
```

```
Min        1Q          Median      3Q          Max
-3.1384    -0.9811     -0.2993     1.5066      2.5870
Coefficients:
            Estimate    Std. Error   t value    Pr(>|t|)
(Intercept) 4.91480     2.14919      2.287      0.032193 *
X2          0.43796     0.13425      3.262      0.003568 **
X3          -0.29949    0.09699      -3.088     0.005377 **
X4          0.81267     0.20624      3.940      0.000697 ***
---
Signif. codes:  0 '***' 0.001 '**' 0.01 '*' 0.05 '.' 0.1 ' ' 1
Residual standard error: 1.711 on 22 degrees of freedom
Multiple R-squared: 0.7079,    Adjusted R-squared: 0.668
F-statistic: 17.77 on 3 and 22 DF,  p-value: 4.376e-06
```

以上为后退法筛选的最终结果，模型中未包含无统计学意义的自变量。

```
Step:  AIC=31.6
Y ~ X2 + X3 + X4
        Df Sum of Sq   RSS        AIC
<none>                 64.441     31.599
+ X1    1    0.591     63.850     33.359
- X3    1    27.927    92.368     38.960
- X2    1    31.172    95.613     39.857
- X4    1    45.479    109.920    43.483
Call:
lm(formula = Y ~ X2 + X3 + X4)
Residuals:
Min        1Q          Median      3Q          Max
-3.1384    -0.9811     -0.2993     1.5066      2.5870
Coefficients:
            Estimate    Std. Error   t value    Pr(>|t|)
(Intercept) 4.91480     2.14919      2.287      0.032193 *
X2          0.43796     0.13425      3.262      0.003568 **
X3          -0.29949    0.09699      -3.088     0.005377 **
X4          0.81267     0.20624      3.940      0.000697 ***
---
Signif. codes:  0 '***' 0.001 '**' 0.01 '*' 0.05 '.' 0.1 ' ' 1
Residual standard error: 1.711 on 22 degrees of freedom
```

```
Multiple R-squared:  0.7079,    Adjusted R-squared:  0.668
F-statistic: 17.77 on 3 and 22 DF,  p-value: 4.376e-06
```

以上为逐步法筛选的最终结果，模型中未包含无统计学意义的自变量。

在R软件的leaps子程序包中，可通过regsubsets函数采用5种统计量产生包含不同数目的变量子集，相当于最优回归子集筛选自变量方法。最终选择什么样的自变量子集创建多重线性回归模型，需要由用户来决定。

26.1.2　基于R且未引入派生变量并采用五种统计量筛选自变量的方法建模

下面是对例25-1中的数据进行多重线性回归分析的第1步方法二，所需要的R程序如下，设程序名为"空腹血糖依赖四项血脂指标且未引入派生变量的多重线性回归分析1_1B基于5种统计量筛选自变量"。

```
setwd("G:/studyr/")                        #设置路径为"G:/studyr/"
#data中的数据为26行5列
data<- read.table("空腹血糖与血脂.txt",header=TRUE)
attach(data)
model=lm(Y~X2+X3+X4)                        #创建Y=X2＋X3＋X4的线性模型
summary(model)                              #基于5种统计量或判定准则筛选自变量
install.packages("leaps")                   #安装子程序包leaps（必须小写）
library(leaps)                              #加载子程序包leaps
#基于Y=X1＋X2＋X3＋X4产生不同自变量子集
model2=regsubsets(Y~X1+X2+X3+X4,data=data)
result=summary(model2)
data.frame(result$outmat,RSS=result$rss,R2=result$rsq,adjR2=result$adjr2,
Cp=result$cp,BIC=result$bic)
```

【R程序输出结果】

```
    X1 X2 X3 X4    RSS       R2       adjR2        Cp         BIC
1 ( 1 )       *  121.29783  0.4501238  0.4272123  17.894528  -9.033421
2 ( 1 )    *     * 92.36824  0.5812695  0.5448582  10.379664  -12.859433
3 ( 1 )    *  *  * 64.44113  0.7078707  0.6680349  3.194514   -18.962145
4 ( 1 ) *  *  *  * 63.84972  0.7105518  0.6554188  5.000000   -15.943767
```

【输出结果解释】第1～4行分别代表含1～4个自变量的最优自变量的子集；从RSS到BIC这5列分别代表5种用于判断回归模型是否"优"的一般统计量或判别准则，具体要求如下。

（1）RSS为残差平方和，含相同个数自变量时，回归模型的RSS越小越好。

（2）R2为复相关系数的平方，含相同个数自变量时，回归模型的R2越大越好。

adjR2为校正的复相关系数的平方，含相同个数自变量时，回归模型的adjR2越大越好。

Cp为Mallows于1964年提出的C_p统计量，其取值越接近模型中自变量个数加1（指截距项）越好。

BIC为Schwarz提出的BIC统计量，含相同个数自变量时，回归模型的BIC越小越好；

AIC为Akaike提出的AIC统计量，含相同个数自变量时，回归模型的AIC越小越好。在前面采用前进法、后退法和逐步法筛选自变量时，都是依据AIC准则进行的。

值得一提的是：用上面的所有准则筛选自变量，其最终的结果都可能包含无统计学意义的自变量，还需要人工做进一步的选取并代入回归模型重新计算，才有可能获得满意的最终结果。

26.1.3　基于SAS软件且未引入派生变量并一次性采用8种筛选自变量的方法实现计算

设所需要的SAS程序名为"未引入派生变量空腹血糖数据的多重线性回归分析_8种筛选自变量的方法"。

```
data cra1;
input id x1-x4 y @@;
cards;
…（此处输入表25-1中26行6列数据，包括id号列）
;
run;
proc reg data=cra1;
  model y=x1-x4/selection=stepwise sle=0.5 sls=0.05;
run;
proc reg data=cra1;
  model y=x1-x4/selection=forward sle=0.05;
run;
proc reg data=cra1;
  model y=x1-x4/selection=backward sls=0.05;
run;
proc reg data=cra1;
  model y=x1-x4/selection=maxr;
run;
proc reg data=cra1;
model y=x1-x4/selection=minr;
run;
proc reg data=cra1;
```

```
model y=x1-x4/selection=rsquare;
run;
proc reg data=cra1;
model y=x1-x4/selection=adjrsq;
run;
proc reg data=cra1;
model y=x1-x4/selection=cp;
run;
```

【SAS程序说明】上面共有8个过程步，其中，前三个过程步分别采用逐步法、前进法和后退法筛选自变量。cards语句后的省略号代表表25-1中26行6列数据，其中，第1列为"id"；REG过程被调用了3次，分别采用逐步法、前进法和后退法筛选自变量；sle=0.5代表选变量进入回归模型的显著性水平，其概率值选用0.5是非常大的，以便有较多的变量有机会进入回归模型与其他变量组合，可以较好地保证单个作用不大但与某些自变量同时存在时作用明显增大的自变量不会被排斥在回归模型之外，这称为"宽进"；sls=0.05代表已进入回归模型的自变量仍能保留在回归模型之中的显著性水平，其概率值选用0.05是统计学上公认的显著性水平，这称为"严出"。

第4和第5个两个过程步，分别为最大R^2增量法和最小R^2增量法，能给出包含不同自变量个数的最优自变量子集及其对应的回归模型；最后3个过程步输出的结果中，详细列出了包含相同个数自变量的所有情况下对应的统计量的计算结果，但未给出相应的回归模型的计算结果。最后的5个过程步都属于最优回归子集法筛选自变量。

【主要输出结果1】本例资料采用前三种筛选自变量方法所得结果完全相同，现呈现前三种筛选方法的最终结果如下：

方差分析

来源	自由度	平方和	均方	F 值	Pr>F
模型	3	156.15002	52.05001	17.77	<.0001
误差	22	64.44113	2.9291		
校正合计	25	220.59115			

变量	参数估计值	标准误差	II型SS	F 值	Pr>F
Intercept	4.91480	2.14919	15.31800	5.23	0.0322
x2	0.43796	0.13425	31.17168	10.64	0.0036
x3	-0.29949	0.09699	27.92711	9.53	0.0054
x4	0.81267	0.20624	45.47918	15.53	0.0007

【输出结果解释】第1部分表明：总的回归模型具有统计学意义（$F=17.77$，$p<0.0001$）；第2部分表明：自变量X_1被淘汰掉了，其他3个自变量及截距项均具有统计学意义，得到的多重线性回归方程为

$$\hat{Y} = 4.9148 + 0.43796X_2 - 0.29949X_3 + 0.81267X_4$$

【主要输出结果2】本例资料采用最大R^2增量法和最小R^2增量法筛选自变量的结果完全相同，具体情况如下。

（1）含1个自变量的最佳模型。

变量	参数估计值	标准误差	II型SS	F值	Pr>F
Intercept	1.51770	2.37753	2.05949	0.41	0.5293
X4	1.12277	0.25331	99.29332	19.65	0.0002

（2）含2个自变量的最佳模型。

变量	参数估计值	标准误差	II型SS	F值	Pr>F
Intercept	1.34073	2.12037	1.60565	0.40	0.5334
X2	0.42158	0.15708	28.92959	7.20	0.0133
X4	1.00873	0.22976	77.40665	19.27	0.0002

（3）含3个自变量的最佳模型。

变量	参数估计值	标准误差	II型SS	F值	Pr>F
Intercept	4.91480	2.14919	15.31800	5.23	0.0322
X2	0.43796	0.13425	31.17168	10.64	0.0036
X3	-0.29949	0.09699	27.92711	9.53	0.0054
X4	0.81267	0.20624	45.47918	15.53	0.0007

（4）含4个自变量的最佳模型。

变量	参数估计值	标准误差	II型SS	F值	Pr>F
Intercept	5.41583	2.46681	14.65546	4.82	0.0395
X1	-0.14664	0.33248	0.59141	0.19	0.6637
X2	0.49227	0.18404	21.75188	7.15	0.0142
X3	-0.31699	0.10648	26.94328	8.86	0.0072
X4	0.84501	0.22255	43.83262	14.42	0.0011

【结论】有些最佳回归模型中可能包含无统计学意义的自变量。

【主要输出结果3】本例资料采用R^2法筛选自变量的结果如下：

Number in Model	R-Square	模型中的变量
1	0.4501	X4

1	0.3104	X1
1	0.2811	X3
1	0.2304	X2
2	0.5813	X2 X4
2	0.5666	X3 X4
2	0.5372	X1 X4
2	0.5017	X2 X3
2	0.4359	X1 X3
2	0.3358	X1 X2
3	0.7079	X2 X3 X4
3	0.6119	X1 X3 X4
3	0.5884	X1 X2 X4
3	0.5118	X1 X2 X3
4	0.7106	X1 X2 X3 X4

以上结果表明：含1个、2个、3个和4个自变量的最优自变量子集分别为X_4、（X_2、X_4）、（X_2、X_3、X_4）和（X_1、X_2、X_3、X_4）。

【主要输出结果4】本例资料采用校正R^2法筛选自变量的结果如下：

Number in Model	Adjusted R-Square	R-Square	模型中的变量
3	0.6680	0.7079	X2 X3 X4
4	0.6554	0.7106	X1 X2 X3 X4
3	0.5590	0.6119	X1 X3 X4
2	0.5449	0.5813	X2 X4
3	0.5323	0.5884	X1 X2 X4
2	0.5289	0.5666	X3 X4
2	0.4970	0.5372	X1 X4
2	0.4584	0.5017	X2 X3
3	0.4453	0.5118	X1 X2 X3
1	0.4272	0.4501	X4
2	0.3868	0.4359	X1 X3
1	0.2817	0.3104	X1
2	0.2781	0.3358	X1 X2
1	0.2512	0.2811	X3
1	0.1983	0.2304	X2

以上结果表明：最优的结果为含3个自变量的子集，即（X_2、X_3、X_4）；而含1个、2个和4个自变量的最优子集分别为（X_4）、（X_2、X_4）和（X_1、X_2、X_3、X_4）。

【主要输出结果5】本例资料采用C_p统计量法筛选自变量的结果如下。

Number in Model	C(p)	R-Square	模型中的变量
3	3.1945	0.7079	X2 X3 X4
4	5.0000	0.7106	X1 X2 X3 X4
3	10.1541	0.6119	X1 X3 X4
2	10.3797	0.5813	X2 X4
2	11.4468	0.5666	X3 X4
3	11.8616	0.5884	X1 X2 X4
2	13.5739	0.5372	X1 X4
2	16.1525	0.5017	X2 X3
3	17.4164	0.5118	X1 X2 X3
1	17.8945	0.4501	X4
2	20.9280	0.4359	X1 X3
1	28.0310	0.3104	X1
2	28.1884	0.3358	X1 X2
1	30.1540	0.2811	X3
1	33.8385	0.2304	X2

以上输出结果与校正 R^2 法筛选的结果几乎一致,解释从略。

26.1.4 基于 R 且未引入派生变量并直接基于筛选的结果进行共线性诊断并建模

在 R 软件中,可以调用 stats 程序包中的 kappa 函数并基于"条件数"来实现自变量之间是否存在共线性诊断,也可以调用 DAAG 或 bstats 子程序包中的方差膨胀因子 vif 函数来实现自变量之间是否存在共线性诊断。

```
#install.packages("stats")        #通常已安装子程序包 stats
library(stats)                    #加载子程序包 stats
setwd("G:/studyr/")               #设置路径为 "G:/studyr/"
#data 中的数据为 26 行 5 列
data<- read.table("空腹血糖与血脂.txt",header=TRUE)
attach(data)
model=lm(Y~X2+X3+X4)              #创建 Y=X2＋X3＋X4 的线性模型
xx<- cor(data[2:4])              #计算 X2-X4 的相关矩阵 xx
(numcon<- kappa(xx))            #依据条件数进行多重共线性诊断
                                  #kappa（＜100 无，100-1000 轻，＞=1000 重）
install.packages("DAAG")          #安装子程序包 DAAG
library(DAAG)                     #加载子程序包 DAAG 调用 VIF 函数
(VIF<- vif(model,digits=3))      #方差膨胀因子＞10 有多重共线性
```

【基于条件数的共线性诊断结果】

```
[1] 2.887905
```

这个数值为3个自变量相关矩阵的最大特征值与最小特征值之比，此值未超过100，表明3个自变量之间不存在共线性关系。

【基于方差膨胀因子的共线性诊断结果】

```
X2          X3          X4
1.04        1.11        1.14
```

一般来说，当方差膨胀因子小于10时，可认为不存在共线性关系。

26.1.5 基于SAS且未引入派生变量并依据最优模型进行共线性诊断和求标准化回归系数

基于SAS软件只需要加上4个选项就可实现共线性诊断，加上stb选项可呈现标准化回归系数。上面的SAS程序中的数据步程序不变，将其中一个过程步程序修改如下：

```
proc reg data=cra1;
    model y=x2-x4/collin collinoint vif tol stb;
run;
```

【SAS程序说明】"collin"选项是要求系统给出采用方差比例算法且未校正回归模型中截距项影响的多重共线性诊断的结果，"collinoint"与前面选项的区别在于校正了回归模型中截距项的影响；"vif"选项是要求系统给出采用方差膨胀因子算法的多重共线性诊断的结果，"tol"等于1/vif，即要求系统给出采用容许度算法的多重共线性诊断的结果；"stb"为求标准化回归系数的选项。

【主要输出结果及其解释】基于4种方法进行共线性诊断的结果如下：

变量	自由度	参数估计值	标准误差	t值	Pr>|t|	标准化估计值	容差	方差膨胀
Intercept	1	4.91480	2.14919	2.29	0.0322	0	.	0
x2	1	0.43796	0.13425	3.26	0.0036	0.38281	0.96430	1.03703
x3	1	-0.29949	0.09699	-3.09	0.0054	-0.37405	0.90487	1.10513
x4	1	0.81267	0.20624	3.94	0.0007	0.48561	0.87426	1.14382

参数估计值

以上为第1部分输出结果：倒数第3列为标准化回归系数，其绝对值越大，表明所对应的自变量对因变量的贡献就越大，由大到小依次为$X_4 > X_2 > X_3$；倒数第2列和第1列分别为容许度与方差膨胀因子方法诊断共线性的结果，只需要看vif的数值是否大于10，大于10

的行上的自变量间存在较严重的共线性。结果表明：3个自变量间不存在共线性关系。

共线性诊断						
个数	特征值	条件指数		偏差比例		
			Intercept	x2	x3	x4
1	3.41419	1.00000	0.00200	0.02574	0.01657	0.00241
2	0.37722	3.00849	0.00185	0.77291	0.16913	0.00055863
3	0.19485	4.18592	0.01758	0.19412	0.59862	0.04365
4	0.01375	15.75998	0.97858	0.00723	0.21568	0.95338

以上为第2部分输出结果：这是未对截距项进行校正且依据方差比例算法进行共线性诊断的结果。适用于回归分析模型中截距项无统计学意义的场合，而本例截距项有统计学意义，故不需要看这部分输出结果。

共线性诊断（截距已调整）					
个数	特征值	条件指数		偏差比例	
			x2	x3	x4
1	1.36657	1.00000	0.10439	0.24136	0.31191
2	0.98261	1.17930	0.71961	0.24501	0.00058713
3	0.65082	1.44906	0.17600	0.51362	0.68750

值得一提的是：上面的"1.44906"是由X_2、X_3、X_4组成的相关矩阵最大特征值与最小特征值之比的算术平方根；而由R软件输出的结果"2.887905"属于未开方的结果（其平方根为1.69938）。SAS计算的结果1.44906与R计算的结果1.69938之间存在较大的偏差，哪个更可信，有兴趣的读者可以深入考证。

以上为第3部分输出结果：这是对截距项进行校正后且依据方差比例算法进行共线性诊断的结果。适用于回归分析模型中截距项有统计学意义的场合，而本例中截距项有统计学意义，故应该看这部分输出结果。评判是否存在共线性的方法：看3个自变量列输出结果的最后一行，当这些数值中有两个或多个数值都很大且接近于1时，它们对应的自变量间存在共线性。本例，3个自变量间不存在共线性关系。

26.1.6 基于R且未引入派生变量并直接基于筛选的结果进行异常点诊断并建模

全部观测点是否具有"同质性"，用目测法是很难考证的。基于统计学原理，可以计算几种统计量的数值，例如，学生化残差、Cook's D等。用下面的R程序（主要靠stats程序包中的influence.measures函数）可以实现计算，设程序名为"空腹血糖依赖四项血脂指标且未引入派生变量的多重线性回归分析1_3用4种方法诊断异常点"。

```
#install.packages("stats")          #通常已安装了程序包stats
library(stats)                      #加载程序包stats
```

```
setwd("G:/studyr/")                                    #设置路径为 "G:/studyr/"
data<- read.table("空腹血糖与血脂.txt",header=TRUE)    #data中的数据为26行5列
attach(data)                                            #绑定数据在分析空间
model=lm(Y~X2+X3+X4)                                    #创建Y=X2＋X3＋X4的线性模型
(influence.measures(model))                             #基于4种方法诊断异常点
```

【R输出异常点诊断结果】

```
Influence measures of
    lm(formula = Y ~ X2 + X3 + X4) :
```

	dfb.1_	dfb.X2	dfb.X3	dfb.X4	dffit	cov.r	cook.d	hat	inf
1	0.0173	−0.00475	−0.01086	−0.0121	0.0237	1.293	0.000146	0.0698	
2	−0.0405	0.00799	0.00168	0.0381	−0.0527	1.347	0.000727	0.1097	
3	0.0950	−0.00702	−0.05832	−0.1067	−0.1556	1.246	0.006260	0.0818	
4	0.1074	−0.09418	−0.02936	−0.0665	0.1967	1.165	0.009873	0.0664	
5	0.5036	−0.00550	−0.30921	−0.4115	0.5759	0.823	0.076769	0.1071	
6	−0.7721	−0.64433	−0.22492	1.1578	1.4547	0.989	0.471191	0.3639	*
7	0.0539	−0.26377	−0.19595	0.0332	−0.3584	1.794	0.033274	0.3572	*
8	0.2377	0.04466	−0.11887	−0.2744	−0.3350	1.178	0.028296	0.1213	
9	−0.2718	−0.11533	1.09671	0.0634	1.2104	1.122	0.338973	0.3459	*
10	−0.0967	0.05028	0.01573	0.0809	−0.1291	1.329	0.004336	0.1154	
11	−0.2629	0.09069	0.24768	0.1466	−0.4224	0.844	0.041990	0.0699	
12	0.0495	−0.01223	−0.00523	−0.0420	0.0731	1.272	0.001396	0.0664	
13	0.1918	0.20119	−0.23901	−0.2569	−0.5372	0.631	0.063218	0.0657	
14	−0.3311	0.05568	0.26174	0.2554	−0.3674	1.443	0.034619	0.2325	
15	0.0577	0.02499	−0.06944	−0.0571	−0.0929	1.411	0.002256	0.1541	
16	0.0264	−0.01888	0.02780	−0.0247	0.0753	1.279	0.001481	0.0711	
17	−0.0499	−0.06969	−0.05100	0.1258	0.2764	1.023	0.018912	0.0592	
18	0.0292	0.04204	0.13693	−0.0681	0.2022	1.453	0.010619	0.1969	
19	−0.1171	0.08860	0.13758	0.0485	−0.2134	1.244	0.011704	0.1020	
20	0.0259	0.13010	0.01817	−0.1033	−0.2857	0.992	0.020068	0.0563	
21	0.2758	0.07303	−0.23323	−0.2183	0.3490	1.128	0.030475	0.1105	
22	−0.1599	−0.19592	−0.01747	0.2633	0.3817	1.146	0.036432	0.1273	
23	0.1006	−0.08213	0.01797	−0.1170	−0.1877	1.461	0.009164	0.1977	
24	−0.0738	−0.62329	0.23648	0.0827	−0.7382	1.045	0.129941	0.2086	
25	0.0808	1.53982	−0.63996	−0.1227	1.7570	1.286	0.697658	0.4806	*
26	0.0141	0.07804	−0.02532	−0.0429	−0.1356	1.220	0.004755	0.0627	

　　【R异常点输出结果的说明】异常点或强影响点是指某个个体在全部变量上的取值对因变量预测结果的影响很大，当模型中包含这样的"点"与不包含这样的"点"时，回归模型相差较大。换句话说，异常点或强影响点会严重影响所创建的回归模型，它们的存在直接导致所创建的回归模型不稳定。

　　体察可能异常点的统计量有leverage（帽子矩阵H的对角元素）、DFFITS、Cook'D

和COVRATIO，这些统计量的具体计算公式参见有关文献，此处从略。

上面输出结果中最后一列标注出"*"的四个观测点为"异常点"，即第6、7、9、25个观测点。这4个观测点上的hat（即帽子矩阵对角元素h_{ij}）的取值均大于0.3077，此数值是按如下公式计算出来的：

$$h_{ij} > 2(P+1)/n = 2 \times (3+1)/26 = 8/26 = 0.3077$$

当某个观测点上的h_{ij}大于对应的临界值0.3077时，可判定其为异常点或强影响点。此公式和判定准则由 Hoaglin 和 Welsch 给出。

若用SAS软件计算，只需要在model语句中加一个选项"r"就可实现。其过程步语句如下：

```
proc reg data=cra1;
     model y=x2-x4/r;
run;
```

【SAS 输出结果】

				输出统计量				
观测	因变量	预测值	预测均值标准误差	残差	残差标准误差	学生残差	-2 -1 0 1 2	Cook'D
1	11.2000	11.0541	0.4522	0.1459	1.651	0.0884	| | |	0.000
2	8.8000	9.0482	0.5667	-0.2482	1.615	-0.154	| | |	0.001
3	12.3000	13.1693	0.4895	-0.8693	1.640	-0.530	| *| |	0.006
4	11.6000	10.3676	0.4410	1.2324	1.654	0.745	| |* |	0.010
5	13.4000	10.8130	0.5602	2.5870	1.617	1.600	| |*** |	0.077
6	18.3000	15.8222	1.0324	2.4778	1.365	1.815	| |*** |	0.471
7	11.1000	11.7716	1.0229	-0.6716	1.372	-0.489	| | |	0.033
8	12.1000	13.5528	0.5960	-1.4528	1.604	-0.906	| *| |	0.028
9	9.6000	7.3833	1.0065	2.2167	1.384	1.601	| |*** |	0.339
10	8.4000	8.9870	0.5813	-0.5870	1.610	-0.365	| | |	0.004
11	9.3000	11.7667	0.4526	-2.4667	1.651	-1.494	| **| |	0.042
12	10.6000	10.1368	0.4411	0.4632	1.654	0.280	| | |	0.001
13	8.4000	11.5384	0.4385	-3.1384	1.654	-1.897	| ***| |	0.063
14	9.6000	10.6137	0.8252	-1.0137	1.499	-0.676	| *| |	0.035
15	10.9000	11.2503	0.6718	-0.3503	1.574	-0.223	| | |	0.002
16	10.1000	9.6411	0.4564	0.4589	1.650	0.278	| | |	0.001
17	14.8000	12.9797	0.4164	1.8203	1.660	1.097	| |** |	0.019
18	9.1000	8.4616	0.7594	0.6384	1.534	0.416	| | |	0.011
19	10.8000	11.8410	0.5467	-1.0410	1.622	-0.642	| *| |	0.012
20	10.2000	12.1278	0.4062	-1.9278	1.663	-1.160	| **| |	0.020
21	13.6000	12.0012	0.5690	1.5988	1.614	0.990	| |* |	0.030
22	14.9000	13.3021	0.6107	1.5979	1.599	0.999	| |* |	0.036
23	16.0000	16.5911	0.7611	-0.5911	1.533	-0.386	| | |	0.009
24	13.2000	15.3383	0.7816	-2.1383	1.523	-1.404	| **| |	0.130
25	20.0000	17.8578	1.1865	2.1422	1.233	1.737	| |*** |	0.698
26	10.4000	11.2833	0.4286	-0.8833	1.657	-0.533	| *| |	0.005

【SAS输出结果说明】若基于学生化残差（绝对值大于2为异常点）判断，没有异常点；若基于Cook's D（大于0.5）判断，第25个观测点为异常点。

26.1.7 基于R且未引入派生变量直接基于筛选的结果建模并呈现标准化回归系数

在R软件中，至今尚未找到可以给出标准化回归系数的函数或选项。为此，笔者借助R语言编写了一段R程序，以便输出标准化回归系数，方便对回归模型中的全部自变量对因变量的贡献大小做出合理的评价。设R程序名为"空腹血糖依赖四项血脂指标且未引入派生变量的多重线性回归分析1_4基于给定回归方程求标准化回归系数"。

```
#设置路径为 "G:/studyr/"
setwd("G:/studyr/")
#data中的数据为26行5列
data<- read.table("空腹血糖与血脂.txt",header=TRUE)
attach(data)
#基于有统计学意义的全部自变量建立多重线性回归模型
#install.packages("stats")              #通常已安装程序包stats
library(stats)                          #加载程序包stats
model=lm(Y~X2+X3+X4)                     #创建Y=X2＋X3＋X4的线性模型
#求X2、X3、X4和Y的标准差
SD.X2=sd(data$X2)
SD.X3=sd(data$X3)
SD.X4=sd(data$X4)
SD.Y=sd(data$Y)
#从拟合的多重线性模型中提取回归系数
qbxs=coef(data.frame(model[1]))
b.X2=qbxs[2]
b.X3=qbxs[3]
b.X4=qbxs[4]
#计算标准化回归系数
stb.X2=b.X2*SD.X2/SD.Y
stb.X3=b.X3*SD.X3/SD.Y
stb.X4=b.X4*SD.X4/SD.Y
#将未标准化与标准化回归系数合并在一起输出
ori.b<- c(b.X2,b.X3,b.X4)
stb.b<- c(stb.X2,stb.X3,stb.X4)
hebing<- cbind(ori.b,stb.b)
hebing
  (summary(model))                       #输出模型计算结果
```

```
(influence.measures(model))                    #输出异常点诊断结果
#输出因变量观测值、预测值及学生化残差
Y<- data[5]
rstudent<- rstudent(model)
predict<- predict(model)
(ypr<- data.frame(Y,predict,rstudent))
```

【R程序输出结果】

```
            ori.b          stb.b
[1,]     0.4379570      0.3828078
[2,]    -0.2994919     -0.3740470
[3,]     0.8126724      0.4856141
```

以上是未标准化与已标准化的回归系数，分别呈现在第2列与第3列上。

其他结果在前面已出现过，此处从略。

26.2　引入派生变量并采用经典统计思想实现多重线性回归分析

26.2.1　基于R且引入派生变量并采用三种假设检验筛选自变量

产生派生变量就是除资料中已有的4个自变量外，再通过变量变换的方法，引入新变量。通常，可以引入自变量的二次项，包括各自变量的平方项和任何两个自变量的交叉乘积项。

设R程序名为"空腹血糖依赖四项血脂指标且引入派生变量后的多重线性回归分析2_1A基于3种假设检验筛选自变量"。

```
#install.packages("stats")                     #通常已安装程序包stats
library(stats)                                 #加载程序包stats
setwd("G:/studyr/")                            #设置路径为"G:/studyr/"
data1<- read.table("空腹血糖与血脂.txt",header=TRUE)   #data中的数据为26行5列
#提取全部自变量
a1<- data1$X1; a2<- data1$X2; a3<- data1$X3; a4<- data1$X4
#产生派生变量
X5<- a1^2; X6<- a1*a2; X7<- a1*a3; X8<- a1*a4; X9<- a2^2
X10<- a2*a3; X11<- a2*a4; X12<- a3^2; X13<- a3*a4; X14<- a4^2
#将原始变量与派生变量合并形成新数据集
data2<- data.frame(data1,X5,X6,X7,X8,X9,X10,X11,X12,X13,X14)
#基于前进法-后退法和逐步法筛选自变量
model1=lm(Y~(X1+X2+X3+X4+X5+X6+X7+X8+X9+X10+X11+X12+X13+X14),data2)
fm.forward=step(model1,direction="forward")    #用前进法筛选自变量
```

```
summary(fm.forward)
fm.backward=step(model1,direction="backward")          #用后退法筛选自变量
summary(fm.backward)
fm.step=step(model1,direction="both")                  #用逐步法筛选自变量
summary(fm.step)
```

【R程序输出结果】 第1部分为采用前进法筛选自变量的结果（未呈现），因为模型中包含全部14项，而且其中有很多项无统计学意义，故此法没有任何实际意义。

```
Call:
lm(formula = Y ~ X2 + X3 + X6 + X7 + X9 + X11 + X14, data = data2)
Residuals:
Min         1Q          Median      3Q          Max
-2.5636     -0.7834     0.1855      0.7639      2.1520
Coefficients:
              Estimate    Std. Error    t value     Pr(>|t|)
(Intercept)   5.06850     1.75562       2.887       0.00982 **
X2            2.54501     1.16577       2.183       0.04251 *
X3            0.40043     0.23380       1.713       0.10395
X6            0.14254     0.05607       2.542       0.02043 *
X7            -0.13715    0.04480       -3.061      0.00672 **
X9            -0.10592    0.06993       -1.515      0.14723
X11           -0.22064    0.10124       -2.179      0.04283 *
X14           0.07283     0.01389       5.242       5.51e-05 ***
---
Signif. codes:  0 '***' 0.001 '**' 0.01 '*' 0.05 '.' 0.1 ' ' 1
Residual standard error: 1.392 on 18 degrees of freedom
Multiple R-squared:  0.8419,     Adjusted R-squared:  0.7805
F-statistic: 13.7 on 7 and 18 DF,  p-value: 4.766e-06
```

以上是采用后退法和逐步法筛选自变量的结果，仍包含两项无统计学意义的项。

事实表明：基于R软件筛选自变量，尚需要结合手工操作，才能获得最终符合要求的多重线性回归模型。

26.2.2　基于R且引入派生变量并采用五种统计量筛选自变量

设所需要的R程序名为"空腹血糖依赖四项血脂指标且引入派生变量后的多重线性回归分析2_1B基于5种统计量筛选自变量"。

```
setwd("G:/studyr/")                                    #设置路径为"G:/studyr/"
```

```
#data中的数据为26行5列
data1<- read.table("空腹血糖与血脂.txt",header=TRUE)
#提取全部自变量
a1<- data1$X1; a2<- data1$X2; a3<- data1$X3; a4<- data1$X4
#产生派生变量
X5<- a1^2; X6<- a1*a2; X7<- a1*a3; X8<- a1*a4; X9<- a2^2
X10<- a2*a3; X11<- a2*a4; X12<- a3^2; X13<- a3*a4; X14<- a4^2
#将原始变量与派生变量合并形成新数据集
data2<- data.frame(data1,X5,X6,X7,X8,X9,X10,X11,X12,X13,X14)
#基于5种统计量或判定准则筛选自变量
#install.packages("leaps")              #已经安装子程序包leaps（必须小写）
library(leaps)                          #加载子程序包leaps
#基于Y=X1+X2+X3+X4+X5+X6+X7+X8+X9+X10+X11+X12+X13+X14产生不同自变量子集
model=regsubsets(Y~X1+X2+X3+X4+X5+X6+X7+X8+X9+X10+X11+X12+X13+X14,data=data2)
result=summary(model)
result
data.frame(result$outmat,RSS=result$rss,R2=result$rsq,adjR2=result
$adjr2,Cp=result$cp,BIC=result$bic)
```

【R程序输出结果】

	X1	X2	X3	X4	X5	X6	X7	X8	X9	X10	X11	X12	X13	X14	RSS	R2
1(1)							*								107.69763	0.5117772
2(1)				*										*	74.08788	0.6641394
3(1)				*	*									*	47.62132	0.7841195
4(1)				*	*					*				*	43.39209	0.8032918
5(1)		*			*	*							*	*	40.80106	0.8150377
6(1)	*				*				*	*	*				37.31702	0.8308318
7(1)	*	*			*	*		*						*	34.86880	0.8419302
8(1)	*	*	*		*	*		*		*				*	33.23932	0.8493171

	adjR2	Cp	BIC
1 (1)	0.4914346	14.970985286	-12.12538
2 (1)	0.6349341	5.433260586	-18.59325
3 (1)	0.7546813	-1.652313042	-26.82641
4 (1)	0.7658235	-1.104143402	-25.98640
5 (1)	0.7687971	0.006392327	-24.32910
6 (1)	0.7774102	0.810374278	-23.39172
7 (1)	0.7804586	1.969938229	-21.89791
8 (1)	0.7784075	3.410561958	-19.88414

【R输出结果说明】以上是基于5种统计量给出含不同"项数"子集的计算结果，即得到了分别含1、2、3、…、14项的最优子集，但没有给出对应的回归模型。由用户决定拟建立含多少项的多重回归模型，就将已计算出的项代入重新创建回归模型，例如，选三项，就是X_6、X_7和X_{14}。

26.2.3 基于SAS且引入派生变量并采用三种筛选自变量的方法建模

设所需要的SAS程序名为"引入派生变量后空腹血糖数据的多重线性回归分析_各种所需要的计算"。

```
data cra2;
input X1-X4 Y;
   X5=X1**2; X6=X1*X2; X7=X1*X3;X8=X1*X4;
   X9=X2**2;X10=X2*X3;X11=X2*X4;
   X12=X3**2;X13=X3*X4;
   X14=X4**2;
cards;
（此处输入表25-1中26行5列数据，不包含编号列）
;
run;
/*  前进法和逐步法筛选的结果：X3、X7和X8,F=20.85,较差 */
proc reg data=cra2;
     model Y=X1-X14/selection=forward sle=0.05;
run;
proc reg data=cra2;
     model Y=X1-X14/selection=stepwise sle=0.5 sls=0.05;
run;
/*  后退法筛选的结果：X6、X7和X14,F=26.64,较好 */
proc reg data=cra2;
     model Y=X1-X14/selection=backward sls=0.05;
run;
```

【SAS输出结果】

方差分析					
源	自由度	平方和	均方	F值	Pr＞F
模型	3	163.18701	54.39567	20.85	＜.0001
误差	22	57.40414	2.60928		
校正合计	25	220.59115			

变量	参数估计值	标准误差	II型SS	F值	Pr＞F
Intercept	6.63383	1.40149	58.46176	22.41	0.0001
X3	0.72844	0.28459	17.09486	6.55	0.0179
X7	−0.18508	0.05142	33.79889	12.95	0.0016
X8	0.12696	0.02044	100.66247	38.58	＜.0001

以上是采用前进法和逐步法筛选自变量的结果。

方差分析					
源	自由度	平方和	均方	F值	Pr＞F
模型	3	172.96983	57.65661	26.64	＜.0001
误差	22	47.62132	2.16461		
校正合计	25	220.59115			
变量	参数估计值	标准误差	II型SS	F 值	Pr＞F
Intercept	8.66929	1.02421	155.08554	71.65	＜.0001
X6	0.05179	0.01170	42.38276	19.58	0.0002
X7	−0.05480	0.01567	26.46656	12.23	0.0020
X14	0.04547	0.00874	58.55106	27.05	＜.0001

以上是采用后退法筛选自变量的结果。

【SAS输出结果说明】显然，后退法的建模结果稍好一些，因为其总模型的假设检验结果的 $F=26.64$ 较大（较小者为 $F=20.85$）且模型中所含的项数相同（均为4项），总模型和各项假设检验结果均具有统计学意义。

结合前面未引入派生变量时得到的多重线性回归模型，其总模型的 $F=17.77$，小于现在获得的最好的模型对应的 $F=26.64$，故拟合本例资料最好的多重线性回归方程如下：

$$\hat{Y} = 8.66929 + 0.05179X_1X_2 - 0.05480X_1X_3 + 0.4547X_4^2$$

26.2.4　基于SAS且引入派生变量并采用其他筛选自变量的方法建模

为了节省篇幅，基于SAS软件并采用其他五种方法（即最大 R^2 增量法、最小 R^2 增量法、R^2 法、校正的 R^2 法和 C_p 统计量法）筛选自变量的做法仅给出SAS程序，读者运行这段SAS程序后，就能获得全部输出结果。

在前面已经创建数据集cra2的基础上，所需要的SAS程序的过程步如下：

```
proc reg data=cra2;
model y=x1-x14/selection=maxr;
run;
proc reg data=cra2;
model y=x1-x14/selection=minr;
run;
```

```
proc reg data=cra2;
model y=x1-x14/selection=rsquare;
run;
proc reg data=cra2;
model y=x1-x14/selection=adjrsq;
run;
proc reg data=cra2;
model y=x1-x14/selection=cp;
run;
```

26.2.5　基于R且引入派生变量并依据最优模型进行共线性诊断

设所需要的R程序名为"空腹血糖依赖四项血脂指标且引入派生变量后的多重线性回归分析2_2基于条件数或方差膨胀因子诊断共线性"。

```
#install.packages("stats")              #通常已安装程序包stats
library(stats)                          #加载程序包stats
setwd("G:/studyr/")                     #设置路径为"G:/studyr/"
#data中的数据为26行5列
data1<- read.table("空腹血糖与血脂.txt",header=TRUE)
#提取全部自变量
a1<- data1$X1; a2<- data1$X2; a3<- data1$X3; a4<- data1$X4
#产生派生变量
X5<- a1^2; X6<- a1*a2; X7<- a1*a3; X8<- a1*a4; X9<- a2^2
X10<- a2*a3; X11<- a2*a4; X12<- a3^2; X13<- a3*a4; X14<- a4^2
#将原始变量与筛选出来的派生变量合并形成新数据集
data2<- data.frame(data1,X6,X7,X14)
model=lm(Y~X6+X7+X14,data2)
xx<- cor(data2[6:8])                    #计算X6、X7和X14的相关矩阵xx
#kappa(<100无,100-1000轻,>=1000重)
(numcon<- kappa(xx))                    #依据条件数进行多重共线性诊断
install.packages("DAAG")                #安装子程序包DAAG
library(DAAG)                           #加载子程序包DAAG调用vif函数
(VIF<- vif(model,digits=3))             #方差膨胀因子>10有多重共线性
```

【说明】上述R程序的输出结果较多，因篇幅所限，此处从略。

26.2.6　基于R且引入派生变量并依据最优模型进行异常点诊断

设所需要的R程序名为"空腹血糖依赖四项血脂指标且引入派生变量后的多重线性回归分析2_3用4种方法诊断异常点"。

```
#install.packages("stats")                    #通常已安装程序包stats
library(stats)                                 #加载程序包stats
setwd("G:/studyr/")                            #设置路径为"G:/studyr/"
#data中的数据为26行5列
data1<- read.table("空腹血糖与血脂.txt",header=TRUE)
#提取全部自变量
a1<- data1$X1; a2<- data1$X2; a3<- data1$X3; a4<- data1$X4
#产生派生变量
X5<- a1^2; X6<- a1*a2; X7<- a1*a3; X8<- a1*a4; X9<- a2^2
X10<- a2*a3; X11<- a2*a4; X12<- a3^2; X13<- a3*a4; X14<- a4^2
#将原始变量与筛选出来的派生变量合并形成新数据集
data2<- data.frame(data1,X6,X7,X14)
model=lm(Y~X6+X7+X14,data2)
(influence.measures(model))                    #基于4种方法诊断异常点
```

【说明】上述R程序的输出结果较多，因篇幅所限，此处从略。

26.2.7 基于R且引入派生变量并依据最优模型求取标准化回归系数

设所需要的R程序名为"空腹血糖依赖四项血脂指标且引入派生变量后的多重线性回归分析2_4基于给定回归方程求标准化回归系数"。

```
#install.packages("stats")                    #通常已安装程序包stats
library(stats)                                 #加载程序包stats
setwd("G:/studyr/")                            #设置路径为"G:/studyr/"
#data1中的数据为26行5列
data1<- read.table("空腹血糖与血脂.txt",header=TRUE)
#提取全部自变量
a1<- data1$X1; a2<- data1$X2; a3<- data1$X3; a4<- data1$X4
#产生派生变量
X5<- a1^2; X6<- a1*a2; X7<- a1*a3; X8<- a1*a4; X9<- a2^2
X10<- a2*a3; X11<- a2*a4; X12<- a3^2; X13<- a3*a4; X14<- a4^2
#将原始变量与筛选出来的派生变量合并形成新数据集
data2<- data.frame(data1,X6,X7,X14)
model=lm(Y~X6+X7+X14,data2)
#求X6、X7、X14和Y的标准差
SD.X6=sd(data2$X6); SD.X7=sd(data2$X7); SD.X14=sd(data2$X14);
SD.Y=sd(data2$Y)
#从拟合的多重线性模型中提取回归系数
```

```
qbxs=coef(data.frame(model[1])); b.X6=qbxs[2]; b.X7=qbxs[3];
b.X14=qbxs[4]
#计算标准化回归系数
stb.X6=b.X6*SD.X6/SD.Y; stb.X7=b.X7*SD.X7/SD.Y; stb.X14=b.X14*SD.X14/
SD.Y
#将未标准化与标准化系数合并在一起，输出
ori.b<- c(b.X6,b.X7,b.X14); stb.b<- c(stb.X6,stb.X7,stb.X14)
hebing<- cbind(ori.b,stb.b); hebing
 (summary(model))                      #输出模型计算结果
(influence.measures(model))            #输出异常点诊断结果
#输出因变量观测值、预测值及学生化残差
Y<- data2[5]; rstudent<- rstudent(model)
predict<- predict(model); (ypr<- data.frame(Y,predict,rstudent))
```

【说明】上述R程序的输出结果较多，因篇幅所限，此处从略。

26.2.8 基于SAS且引入派生变量并依据最优模型进行多种必要处理

对于特定的多重线性回归模型，必要的处理包括多重共线性诊断、异常点诊断、假设检验和求取标准化回归系数，这些任务在使用SAS软件时只需要在model语句中加上所对应的选项即可。所需要的SAS程序如下：

```
proc reg data=cra2;
    model Y=X6 X7 X14/ collin collinoint vif tol stb r;
run;
```

【SAS程序说明】collin、collinoint是采用方差比例法（包含条件指数法）进行自变量之间的多重共线性诊断的两个选项，当截距项无统计学意义时，使用前者，当截距项无统计学意义时，使用后者；vif tol是分别采用方差膨胀因子与容许度方法进行自变量之间的多重共线性诊断的两个选项，其中，tol=1/vif；stb要求输出标准化回归系数；r要求进行残差分析，包括异常点诊断和用图形展示残差分析的结果。

【SAS输出结果及解释】

			方差分析		
来源	自由度	平方和	均方	F 值	Pr＞F
模型	3	172.96983	57.65661	26.64	＜.0001
误差	22	47.62132	2.16461		
校正合计	25	220.59115			

这是对回归模型整体的假设检验结果，$F=26.64$，$p < 0.0001$，表明所创建的三重线

性回归模型具有统计学意义。

均方根误差	1.47126	R方	0.7841
因变量均值	11.87308	校正R方	0.7547
变异系数	12.39156		

此结果表明：模型的 R^2 为 0.7841，校正 R^2 为 0.7547。

			参数估计值					
变量	自由度	参数 估计值	标准误差	t值	Pr > |t|	标准化 估计值	容差	方差 膨胀
Intercept	1	8.66929	1.02421	8.46	<.0001	0	.	0
X6	1	0.05179	0.01170	4.42	0.0002	0.44847	0.95529	1.04681
X7	1	-0.05480	0.01567	-3.50	0.0020	-0.35073	0.97534	1.02528
X14	1	0.04547	0.00874	5.20	<.0001	0.53270	0.93538	1.06908

此结果内容较多：第3列为参数估计值（即样本回归系数），第4列为回归系数的标准误差，第5列为关于回归系数检验得到的 t 值，第6列为对应的 p 值，第7列为标准化估计值（即样本标准化回归系数）的值，第8列为采用容许度方法进行共线性诊断的容差（即容许度数值）（越接近于1，表明越没有共线性），最后一列为采用方差膨胀因子进行共线性诊断的方差膨胀（即方差膨胀因子数值）（此值小于10表明不存在共线性）。

			共线性诊断			
个数	特征值	条件指数		偏差比例		
			Intercept	X6	X7	X14
1	3.19605	1.00000	0.00726	0.03289	0.01848	0.01070
2	0.54590	2.41965	0.00681	0.86126	0.06608	0.00276
3	0.20744	3.92515	0.01628	0.10545	0.59601	0.23212
4	0.05061	7.94695	0.96966	0.00040546	0.31943	0.75442

以上是未对截距项进行校正且采取方差比例方法进行共线性诊断的结果，本例的截距项具有统计学意义，故不适合以此输出结果来做出是否存在共线性的判断结论。

			共线性诊断（截距已调整）		
个数	特征值	条件指数		偏差比例	
			X6	X7	X14
1	1.29016	1.00000	0.24586	0.16729	0.32384
2	0.94569	1.16801	0.34048	0.67862	0.00490
3	0.76415	1.29937	0.41366	0.15409	0.67126

　　以上是对截距项进行校正且采取方差比例方法进行共线性诊断的结果，本例的截距项具有统计学意义，故应当以此输出结果来做出是否存在共线性的判断结论：看最后三列的最后一行上的数值，若其中有两个或三个的方差比例同时都很大（例如，接近或大于0.9），则表明这些自变量之间存在较强的共线性关系。现在的结果表明：三项（因为每一项都是一个二次项）之间不存在共线性关系。

							输出统计量	
观测	因变量	预测值	预测均值标准误差	残差	残差标准误差	学生残差	-2 -1 0 1 2	Cook'D
1	11.2000	10.8758	0.3734	0.3242	1.423	0.228	|　　|　　|	0.001
2	8.8000	9.5790	0.4699	-0.7790	1.394	-0.559	|　*|　　|	0.009
3	12.3000	12.7904	0.4156	-0.4904	1.411	-0.347	|　　|　　|	0.003
4	11.6000	10.5799	0.3794	1.0201	1.421	0.718	|　　|*　|	0.009
5	13.4000	10.7589	0.4804	2.6411	1.391	1.899	|　　|*** |	0.108
6	18.3000	16.8094	0.9763	1.4906	1.101	1.354	|　　|** |	0.361
7	11.1000	10.7286	0.6110	0.3714	1.338	0.278	|　　|　　|	0.004
8	12.1000	13.1642	0.5557	-1.0642	1.362	-0.781	|　*|　　|	0.025
9	9.6000	8.4933	0.5662	1.1067	1.358	0.815	|　　|*　|	0.029
10	8.4000	9.4341	0.4572	-1.0341	1.398	-0.739	|　*|　　|	0.015
11	9.3000	11.6713	0.4261	-2.3713	1.408	-1.684	|***|　　|	0.065
12	10.6000	10.3196	0.3943	0.2804	1.417	0.198	|　　|　　|	0.001
13	8.4000	10.6165	0.5356	-2.2165	1.370	-1.618	|***|　　|	0.100
14	9.6000	10.7308	0.6291	-1.1308	1.330	-0.850	|　*|　　|	0.040
15	10.9000	10.8599	0.6204	0.0401	1.334	0.0301	|　　|　　|	0.000
16	10.1000	9.4369	0.4167	0.6631	1.411	0.470	|　　|　　|	0.005
17	14.8000	12.7002	0.3389	2.0998	1.432	1.467	|　　|** |	0.030
18	9.1000	7.8662	0.7845	1.2338	1.245	0.991	|　　|*　|	0.098
19	10.8000	11.8369	0.4714	-1.0369	1.394	-0.744	|　*|　　|	0.016
20	10.2000	11.8952	0.3250	-1.6952	1.435	-1.181	|　**|　　|	0.018
21	13.6000	11.6478	0.4536	1.9522	1.400	1.395	|　　|** |	0.051
22	14.9000	13.5109	0.5086	1.3891	1.381	1.006	|　　|** |	0.034
23	16.0000	16.4033	0.6257	-0.4033	1.332	-0.303	|　　|　　|	0.005
24	13.2000	14.8361	0.5829	-1.6361	1.351	-1.211	|　**|　　|	0.068
25	20.0000	19.4324	1.2731	0.5676	0.737	0.770	|　　|*　|	0.441
26	10.4000	11.7224	0.3647	-1.3224	1.425	-0.928	|　*|　　|	0.014

　　以上是异常点诊断的结果，从最后两列可看出：没有明显的异常点（说明：学生化残差的绝对值大于2的点为一种方向上的异常点；而Cook's D的取值大于0.5的点为另一种方向上的异常点）。

　　为节省篇幅，残差分析的图形部分就不在这里显示了。

26.3 基于主成分回归分析与岭回归分析实现多重线性回归分析

26.3.1 主成分回归分析与岭回归分析的应用场合

建立多重线性回归模型的过程：第一步，产生派生变量；第二步，采取多种策略进行自变量筛选；第三步，剔除严重的异常点；第四步，进行自变量之间是否存在严重共线性的诊断。当发现拟作为最终的回归模型中的自变量仍存在较严重或严重的共线性关系时，可采取主成分回归分析或岭回归分析消除自变量之间存在的多重共线性对多重线性回归模型质量造成的不利影响。

26.3.2 主成分回归分析与岭回归分析的基本思想

1.主成分回归分析的基本思想

对全部自变量或仅具有共线性关系的自变量进行主成分回归分析，其主要目的就是使原先有共线性关系的自变量变成互相独立的自变量。因为主成分回归分析方法就是对参与主成分回归分析的全部定量变量计算出相关矩阵，对其进行分解的前提条件就是设定新变量（即主成分变量）必须互相独立。而且，主成分变量的贡献率可以由大到小排序，其贡献率之和等于原先全部定量变量标准化后的和（即标准化变换后的变量个数之和）。再将主成分变量（有时，还需加上未参与主成分回归分析的其他独立自变量）作为新自变量，与原先的因变量 y 建立多重线性回归模型。

2.岭回归分析的基本思想

岭回归分析的基本思想就是设法改变多重线性回归模型中回归系数的估计方法，改变的出发点就是使具有共线性的自变量对回归系数估计值造成的"振动"降到最低程度。具体做法如下。

多重线性回归方程的回归系数可以表示为

$$\hat{\beta} = (X'X)^{-1}X'Y \tag{26-1}$$

式中，X 为自变量的 $n \times m$ 矩阵；X' 为 X 的转置；$X'X$ 为对称的 $m \times m$ 方阵；$(X'X)^{-1}$ 为 $X'X$ 的逆矩阵；Y 为因变量的 $n \times 1$ 向量；$\hat{\beta}$ 为待估参数，即回归系数的 $m \times 1$ 向量。这里的 n 为观测数，m 为待估计的回归系数（含截距项）的个数。当 $X'X$ 矩阵不满秩或至少有一个特征根很小（即接近于零）时，矩阵 X 为病态矩阵，此时用最小二乘法进行回归系数的估计就会产生较大的偏差，使 $\hat{\beta}$ 很不稳定，在具体取值上与真值有较大的偏差，甚至有时会出现系数的正负号与实际不符的情况。为此，Hoerl 和 Kennard 于 1970 年提出了岭估计（ridge estimate）方法，即对多重线性回归模型的回归系数估计的方法如下：

$$\hat{\beta}(k) = (X'X + kI_m)^{-1}X'Y \tag{26-2}$$

即在矩阵 $X'X$ 的主对角线元素上加上一个非负因子 k，其中 I_m 为 m 阶单位矩阵，$k > 0$ 称为岭参数或偏参数。如果 k 取与试验数据 Y 无关的常数，则 $\hat{\beta}(k)$ 为线性估计，否则 $\hat{\beta}(k)$ 为非线性估计。取不同的 k，得到不同的岭估计。所以式（26-2）实际上定义了一个很大的估计类。特别当 $k=0$ 时，$\hat{\beta}(k) = (X'X)^{-1}X'Y$ 就是 β 的最小二乘估计。当 $k \in [0, +\infty)$ 时，对于每个 i，$\hat{\beta}(k)$ 的第 i 个分量 $\hat{\beta}_i(k)$ 的值均为 k 的函数，在直角坐标系中，点（k, $\hat{\beta}_i(k)$）所构成的变化轨迹，称为岭迹。随着k的增大，$\hat{\beta}_i(k)$的绝对值不断减小（由于自变量之间可能存在相关性，个别$\hat{\beta}_i(k)$可能有小范围的向上波动或改变正、负号），若$k\to+\infty$，则$\hat{\beta}(k)\to 0$。

与最小二乘估计相比，岭估计是把$X'X$换成了$X'X+kI$得到的。从直观上讲，当X为病态时，$X'X$的特征根至少有一个非常接近于0，而$X'X+kI$的特征根则变成λ_1+k，…，λ_m+k，它们中的某些接近于0的特征根就会得到改善，从而打破原来设计阵的复共线性，使得岭估计比最小二乘估计有较小的均方误差［MSE（$\hat{\beta}(k)$）＜MSE（$\hat{\beta}$）］。

26.3.3 基于主成分回归分析实现多重线性回归分析

在前面创建cra2的SAS数据集基础上，采用不保留截距项并基于后退法筛选自变量，可以得到比前面包含截距项时更好的多重线性回归模型。所需SAS程序的过程步如下。

```
/* 假定不保留截距项且用后退法筛选的结果: */
/* 无截距项、X1、X5、X6、X7、X11、X14*/
/* F=313.38,P<0.0001; R方=0.9895, Cp=1.2514 */
proc reg data=cra2;
    model Y=X1-X14/noint selection=backward sls=0.05;
run;
```

【SAS程序输出结果】

变量 X3 已删除：R方 = 0.9895 和 C(p) = 1.2514

Note: No intercept in model. R-Square is redefined.

方差分析

源	自由度	平方和	均方	F 值	Pr>F
模型	6	3844.91215	640.81869	313.38	<.0001
误差	20	40.89785	2.04489		
未校正合计	26	3885.81000			

变量	参数估计值	标准误差	II型SS	F值	Pr>F
X1	3.18117	0.36440	155.84035	76.21	<.0001
X5	-0.35993	0.05869	76.90734	37.61	<.0001
X6	0.35152	0.08295	36.72456	17.96	0.0004
X7	-0.04237	0.01642	13.61048	6.66	0.0179
X11	-0.18044	0.05503	21.98827	10.75	0.0038
X14	0.06779	0.01196	65.68716	32.12	<.0001

下面对X_1、X_5、X_6、X_7、X_{11}、X_{14}进行主成分分析，以获得六个独立的主成分变量，将计算结果存入数据集aaa；然后，再基于aaa进行主成分回归分析。所需要的SAS程序

的过程步如下：

```
/* 对X1、X5、X6、X7、X11、X14进行主成分分析 */
proc princomp data=cra2 out=aaa prefix=z;
    var X1 X5 X6 X7 X11 X14;
run;
/* 基于主成分变量z1-z6进行主成分回归分析 */
/* 假定保留截距项且用后退法筛选的结果: */
/* F=29.25,P<0.0001; R方=0.7178, Cp=9.9448 */
proc reg data=aaa;
    model Y=z1-z6/selection=backward sls=0.05;
run;
```

【主成分回归分析的结果】

变量 z4 已删除：R方 = 0.7178 和 C(p) = 9.9448

方差分析

源	自由度	平方和	均方	F 值	Pr>F
模型	2	158.33919	79.16959	29.25	<.0001
误差	23	62.25197	2.70661		
校正合计	25	220.59115			

变量	参数估计值	标准误差	II型SS	F值	Pr>F
Intercept	11.87308	0.32265	3665.21885	1354.17	<.0001
z1	1.03547	0.17156	98.59753	36.43	<.0001
z2	-1.48221	0.31549	59.74166	22.07	<.0001

此结果似乎比前面的结果还要稍差一些。

26.3.4 基于岭回归分析实现多重线性回归分析

在前面创建cra2的SAS数据集基础上，先对数据进行标准化变换，然后，基于标准化数据进行岭回归分析。让岭迹值K取一系列数值，以便绘制出岭迹图（帮助直观判断K取什么值时，各回归系数趋向于稳定值）。所需SAS程序如下：

```
data cra3;
    set cra2;
symbol1 v=x c=blue;
symbol2 v=circle c=black;
symbol3 v=square c=red;
symbol4 v=triangle c=green;
```

```
symbol5 v=dot c=yellow;
symbol6 v=# c=orange;
legend1 mode=protect position=(bottom right inside)
across=3 cborder=black offset=(0,0) label=(color=blue position=(top
center) 'independent variables') cframe=white;
proc standard data=cra3 m=0 s=1 out=bbb;
run;
proc reg data=bbb outest=b1 ridge=0 to 0.1 by 0.01;
model Y=X1 X5 X6 X7 X11 X14 /noint;
plot /ridgeplot vref=0 lvref=1 nomodel legend=legend1 nostat ;
quit;
proc print data=b1;
run;
/*以上程序基于标准化数据求出当岭迹K取各数值时对应的岭回归系数并绘制岭迹图*/
proc reg data=cra2 outest=b2 ridge=0 to 0.1 by 0.01;
model Y=X1 X5 X6 X7 X11 X14/noint;
quit;
proc print data=b2;
run;
/*以上程序基于原始数据求出当岭迹K取各数值时对应的岭回归系数*/
```

【SAS主要输出结果】

因篇幅所限，岭迹图从略。当 $K=0.04$ 时，各个岭回归系数趋向于稳定。

K	_RMSE_	X1	X5	X6	X7	X11	X14
0.04	1.57287	−0.14444	0.00220	0.05315	−0.053039	0.00228	0.045318
0.00	1.43000	3.18117	−0.35993	0.35152	−0.04237	−0.18044	0.06779

【说明】以上是 $K=0.04$ 时，多重线性回归模型的均方根误差为1.57287，比前面的 2.04489的算术平方根1.43000（即 $K=0.00$ 时）要稍大一些，但六个自变量前的回归系数 趋向于稳定的数值，特别是 X_1、X_5、X_6 和 X_{11} 的回归系数调整得比较多。

## 第27章

基于贝叶斯统计思想实现多重线性回归分析

27.1 MCMC方法概述

27.1.1 基于贝叶斯统计思想建立回归模型的基本思路

若单纯采取贝叶斯统计思想来建立多重线性回归模型，需要进行共轭先验下的贝叶斯推断和（或）广义先验下的贝叶斯推断求出多重线性回归模型中的估计回归系数矩阵和估计误差协方差矩阵；然而，随着统计学的发展，统计学家又提出了新的思路：基于随机抽样进行统计模拟并结合贝叶斯统计思想进行计算，能够得到基于数万次甚至数十万次抽样样本条件下更加稳定的回归系数估计结果，其误差很小，也就是说，结果的精确度很高。这个方法称为MCMC方法。

27.1.2 马尔可夫链

马尔可夫链是一种具有马尔可夫性的特别随机过程。随机过程用通俗的语言来表述，就是以"时间"为自变量的一个变量（即时间的函数）。例如，我国自2000年以来各年某种疾病的发病率资料，每个发病率数据都与特定的年份有关。这样的一串数据称为时间序列，也称为一个随机过程。

那么，什么样的随机过程可以称为马尔可夫链呢？用通俗的语言来表述，在随机过程或时间序列中，任何一个时间点上的取值仅受其前一个时间点上取值的影响，而不受其他时间点上的数值影响，这一特性称为马尔可夫性，并且，人们称具有马尔可夫性的随机过程或时间序列为马尔可夫链。

27.1.3 蒙特卡罗方法的基本思路与实质

蒙特卡罗是世界闻名的赌城，其实，蒙特卡罗方法与赌城蒙特卡罗之间没有什么关联。事实上，美国在研究原子弹的过程中，遇到了复杂的有关核反应的计算问题，波兰裔美国数学家Stanislaw Ulam创造性地提出了随机模拟方法，用来计算当时遇到的复杂计算问题，并由科学家冯·诺伊曼（von Neumann）在计算机上实现。为了保密，他们就将该方法称为蒙特卡罗方法。

蒙特卡罗方法的基本思想是模拟从总体中反复抽取一批又一批样本，然后利用所抽取的多批模拟样本进行估计、假设检验等统计推断。所以，蒙特卡罗方法的实质就是基于有限的样本资料，通过反复抽取随机样本使原先的样本接近其所对应的总体情况。换句话说，蒙特卡罗方法的实质是基于有限样本所提供的信息洞察总体的真实情况。

27.1.4 MCMC方法

前面介绍蒙特卡罗方法时提到了一个关键词，即随机抽样。随机抽样不等于"胡乱"或"随便"操作，而是要依据一定的规则实施抽样，这里所说的规则在数学上就称为抽样算法。

非常著名的抽样算法有Metropolis算法、由Hastings对Metropolis算法改进的算法（即MH算法）、Geman兄弟在研究数字图像恢复问题时提出的吉布斯抽样（Gibbs sampling）法及其他一些模拟退火（simulated annealing）方法，现在人们将所有这些方法和各种各样的推广统称为MCMC方法。

27.2　未引入派生变量且基于贝叶斯统计思想实现多重线性回归分析

27.2.1　准备工作

1.问题与数据

【例27-1】沿用例24-1的问题与资料。

2.回归分析任务

设因变量为Y，自变量为X_1、X_2、X_3、X_4，试基于贝叶斯统计思想建立因变量依赖自变量的多重线性回归模型，并做相应的假设检验。

3.采用经典统计思想筛选自变量

实际资料中往往包含了很多自变量，而其中有些自变量对因变量的影响作用不具有统计学意义，故需要对自变量进行筛选；在R软件和SAS软件中，并非所有用于回归分析的函数或SAS过程都具有筛选自变量的功能。在处理多重线性回归问题时，一般都用SAS软件中的REG过程来实现自变量的筛选（值得注意的是：在R软件中，通常是基于AIC准则来实现自变量的筛选，一般情况下，筛选的最终结果中仍包含部分无统计学意义的自变量）。这部分内容参见本书有关章节，此处从略。

若不引入派生变量，对本例资料筛选的结果为保留X_2、X_3、X_4三个自变量；若引入派生变量，对本例资料筛选的结果为保留X_6（即$X_1 \times X_2$）、X_7（即$X_1 \times X_3$）、X_{14}（即$X_4 \times X_4$）。下面采用贝叶斯回归分析方法分别按这两种情形建模。

27.2.2　未引入派生变量并采用贝叶斯回归分析方法建模——指定先验分布为 $N(0, 10^6)$

1.借助SAS中MCMC过程创建回归模型

设所需要的SAS程序名为"未引入派生变量空腹血糖数据的多重线性回归分析_MCMC计算_1指定先验分布"。

```
data cra1;
```

```
      input X1-X4 Y;
cards;
5.68          1.90          4.53          8.2          11.2
3.97          1.64          7.32          6.9          8.8
6.02          3.56          6.95          10.8         12.3
4.58          1.07          5.88          8.3          11.6
4.60          2.32          4.05          7.5          13.4
6.05          0.64          1.42          13.6         18.3
4.90          8.50          12.6          8.5          11.1
7.08          3.00          6.75          11.5         12.1
3.85          2.11          16.28         7.9          9.6
4.65          0.63          6.59          7.1          8.4
4.59          1.97          3.61          8.7          9.3
4.29          1.97          6.61          7.8          10.6
7.97          1.93          7.57          9.9          8.4
6.19          1.18          1.42          6.9          9.6
6.13          2.06          10.35         10.5         10.9
5.71          1.78          8.53          8.0          10.1
6.40          2.40          4.53          10.3         14.8
6.06          3.67          12.79         7.1          9.1
5.09          1.03          2.53          8.9          10.8
6.13          1.71          5.28          9.9          10.2
5.78          3.36          2.96          8.0          13.6
5.43          1.13          4.31          11.3         14.9
6.50          6.21          3.47          12.3         16.0
7.98          7.92          3.37          9.8          13.2
11.54         10.89         1.20          10.5         20.0
3.84          1.20          6.54          9.6          10.4
;
run;
proc mcmc data=cra1 seed =12345 nbi=10000 nmc=100000 thin=10
diag=all OUTPOST=POST STATS=ALL MCHISTORY=DETAILED dic;
parms beta0 0 beta1 100 beta2 0 beta3 10 ;
parms sigma2 20;
prior beta0 beta1 beta2 beta3~ normal(mean=0, var=1e6);
prior sigma2 ~ igamma(shape=0.001, scale=0.001);
mu = beta0+beta1*x2+beta2*x3+beta3*x4;
model y ~ normal(mu,var=sigma2);
run;
```

【**说明**】MCMC过程中的语句和选项的含义比较复杂，因篇幅所限，此处从略。

2. 多重线性回归分析的主要输出结果

```
                    Posterior Summaries
Parameter    N        Mean      Standard Deviation    Percentiles
                                                   25%       50%       75%
beta0       10000    4.9274      2.2398            3.4456    4.9053    6.3989
beta1       10000    0.4389      0.1417            0.3454    0.4388    0.5333
beta2       10000   -0.3007      0.1009           -0.3666   -0.3000   -0.2346
beta3       10000    0.8120      0.2143            0.6744    0.8103    0.9547
sigma2      10000    3.2286      1.0766            2.4805    3.0266    3.7333
```

多重线性回归方程为

$$\hat{Y} = 4.9274 + 0.4389X_2 - 0.3007X_3 + 0.8120X_4$$

相对误差绝对值的平均值为0.1149813505，残差平方和为64.4418，决定系数R^2=0.70787。

```
              Deviance Information Criterion
Dbar (posterior mean of deviance)              102.913
Dmean (deviance evaluated at posterior mean)    98.218
pD (effective number of parameters)              4.696
DIC (smaller is better)                        107.609
```

以上结果表明后验离差均值Dbar=102.913，在后验均值处的离差估计值Dmean=98.218，有效参数的个数 pD=4.696，DIC（取值越小越好）=107.609。

27.2.3 未引入派生变量并采用贝叶斯回归分析方法建模——指定无信息先验分布

1. 借助SAS中MCMC过程创建回归模型

基于前面已创建的数据集，所需要的SAS过程步程序（设程序名为"未引入派生变量空腹血糖数据的多重线性回归分析_MCMC计算_2无先验分布"）如下：

```
proc mcmc data =cra1 seed =12345 nbi=10000 nmc=100000 thin=10 diag=all
OUTPOST =POST STATS = ALL MCHISTORY=DETAILED dic;
parms beta0 0 beta1 100 beta2 0 beta3 10;
parms sigma2 20;
prior beta0 beta1 beta2 beta3~ general(0);
priorsigma2=-log(sigma2);
prior sigma2 ~ general(priorsigma2);
mu = beta0+ beta1 * x2 + beta2 * x3+beta3*x4;
```

```
model   y ~ normal(mu,var = sigma2);
run;
```

2. 多重线性回归分析的主要输出结果

```
                     Posterior Summaries
Parameter N         Mean       Standard Deviation   Percentiles
                                               25%        50%        75%
beta0     10000     4.9222     2.2498            3.4316     4.9064     6.3549
beta1     10000     0.4361     0.1406            0.3443     0.4359     0.5278
beta2     10000     -0.3015    0.1012            -0.3688    -0.3009    -0.2349
beta3     10000     0.8135     0.2150            0.6749     0.8165     0.9525
sigma2    10000     3.1965     1.0689            2.4537     2.9872     3.7111
```

多重线性回归方程为

$$\hat{Y} = 4.9222 + 0.4361X_2 - 0.3015X_3 + 0.8135X_4$$

相对误差绝对值的平均值为0.11495609，残差平方和为64.4434，决定系数R^2=0.707860，标准化均方误差NMSE=$1-R^2$=0.292140。

```
          Deviance Information Criterion
Dbar (posterior mean of deviance)              102.875
Dmean (deviance evaluated at posterior mean)   98.159
pD (effective number of parameters)            4.716
DIC (smaller is better)                        107.591
```

后验离差均值Dbar=102.875，在后验均值处的离差估计值Dmean=98.159，有效参数的个数 pD=4.716，DIC（取值越小越好）=107.591。

基于经典统计思想（参见第25章）和贝叶斯统计思想（给定两种先验分布）建立多重线性回归分析模型，对模型拟合效果进行评价的结果见表27-1。

表27-1 基于经典统计与贝叶斯统计建模模型评价结果的比较

模型评价指标	模型评价指标具体值		
	传统统计	指定先验分布	无信息先验
相对误差绝对值均值	0.1149238927	0.1149813505	0.11495609
残差平方和	64.4411	64.4418	64.4434
决定系数	0.70787	0.70787	0.70786
SMSE	0.29213	0.29213	0.29214

注：先验分布指正态分布，无信息先验实际上是取均匀分布作为先验分布；SMSE为标准化均方误差。

27.3 引入派生变量且基于贝叶斯统计思想实现多重线性回归分析

27.3.1 引入派生变量筛选的结果总结

对例22-1及其资料而言,在第21章中,引入派生变量并采用多种方法筛选自变量后,得到的最优回归模型中包含X_6(即$X_1 \times X_2$)、X_7(即$X_1 \times X_3$)、X_{14}(即$X_4 \times X_4$)。下面针对此结果,再采用贝叶斯回归分析方法建模。

27.3.2 引入派生变量并采用贝叶斯回归分析方法建模——指定先验分布为 $N(0, 10^6)$

1. 借助SAS中MCMC过程创建回归模型

设所需要的SAS程序名为"引入派生变量后空腹血糖数据的多重线性回归分析_MCMC计算_1指定先验分布"。

```
data cra2;
    input X1-X4 Y;
    X5=X1**2; X6=X1*X2; X7=X1*X3;X8=X1*X4;
    X9=X2**2;X10=X2*X3;X11=X2*X4;
    X12=X3**2;X13=X3*X4;
    X14=X4**2;
cards;
(数据27.2.2节,此处从略)
;
run;
proc mcmc data=cra2 seed =12345 nbi=10000 nmc=100000 thin=10
diag=all OUTPOST=POST STATS=ALL MCHISTORY=DETAILED dic;
parms beta0 0 beta1 100 beta2 0 beta3 10 ;
parms sigma2 20;
prior beta0 beta1 beta2 beta3~ normal(mean=0, var=1e6);
prior sigma2 ~ igamma(shape=0.001, scale=0.001);
mu = beta0+beta1*x6+beta2*x7+beta3*x14;
model y ~ normal(mu,var=sigma2);
run;
```

2. 多重线性回归分析的主要输出结果

			Posterior Summaries			
Parameter	N	Mean	Standard Deviation	Percentiles		
				25%	50%	75%

beta0	10000	8.6592	1.0905	7.9528	8.6649	9.3872
beta1	10000	0.0516	0.0123	0.0438	0.0516	0.0596
beta2	10000	-0.0546	0.0164	-0.0652	-0.0544	-0.0438
beta3	10000	0.0456	0.00926	0.0394	0.0455	0.0516
sigma2	10000	2.3743	0.7756	1.8294	2.2300	2.7493

多重线性回归方程为

$$\hat{Y} = 8.6592 + 0.0516X_6 - 0.0546X_7 + 0.0456X_{14}$$

还原为原始变量后，回归方程如下：

$$\hat{Y} = 8.6592 + 0.0516X_1X_2 - 0.0546X_1X_3 + 0.0456X_4^2$$

多重线性回归模型的方差为2.3743。

```
              Deviance Information Criterion
Dbar (posterior mean of deviance)          95.075
Dmean (deviance evaluated at posterior mean)  90.325
pD (effective number of parameters)        4.751
DIC (smaller is better)                    99.826
```

后验离差均值Dbar=95.075，在后验均值处的离差估计值Dmean=90.325，有效参数的个数pD=4.751，DIC（取值越小越好）=99.826。

27.3.3 引入派生变量并采用贝叶斯回归分析方法建模——指定无信息先验分布

1. 借助SAS中MCMC过程创建回归模型

基于前面已创建的数据集，所需要的SAS过程步程序（设程序名为"引入派生变量后空腹血糖数据的多重线性回归分析_MCMC计算_2无先验分布"）如下：

```
/* 无先验信息 */
proc mcmc data =cra1 seed =12345 nbi=10000 nmc=100000 thin=10 diag=all
OUTPOST =POST STATS = ALL MCHISTORY=DETAILED dic;
parms beta0 0 beta1 100 beta2 0 beta3 10;
parms sigma2 20;
prior beta0 beta1 beta2 beta3~ general(0);
priorsigma2=-log(sigma2);
prior sigma2 ~ general(priorsigma2);
mu = beta0+ beta1 * x6 + beta2 * x7+beta3*x14;
model  y ~ normal(mu,var = sigma2);
run;
```

2. 多重线性回归分析的主要输出结果

```
                    Posterior Summaries
Parameter  N         Mean       Standard Deviation    Percentiles
                                        25%         50%        75%
beta0      10000     8.6935     0.8916     8.0110    8.7064     9.3266
beta1      10000     0.0527     0.0127     0.0441    0.0525     0.0616
beta2      10000    -0.0548     0.0150    -0.0653   -0.0545    -0.0452
beta3      10000     0.0450     0.00807    0.0395    0.0453     0.0506
sigma2     10000     2.3628     0.7969     1.7881    2.1807     2.8128
```

多重线性回归方程为

$$\hat{Y} = 8.6935 + 0.0527X_6 - 0.0548X_7 + 0.0450X_{14}$$

还原为原始变量后，回归方程如下：

$$\hat{Y} = 8.6935 + 0.0527X_1X_2 - 0.0548X_1X_3 + 0.0450X_4^2$$

多重线性回归模型的方差为 2.3628。

```
                 Deviance Information Criterion
Dbar (posterior mean of deviance)                94.774
Dmean (deviance evaluated at posterior mean)     90.303
pD (effective number of parameters)              4.471
DIC (smaller is better)                          99.244
```

后验离差均值 Dbar=94.774，在后验均值处的离差估计值 Dmean=90.303，有效参数的个数 pD=4.471，DIC（取值越小越好）=99.244。

结合前面的计算结果，引入派生变量后，贝叶斯回归模型以无信息先验时的效果略优于指定先验分布为 N（0，10^6）时的效果。

第28章

基于机器学习统计思想实现多重线性回归分析

28.1 机器学习回归分析方法概述

28.1.1 机器学习的概念

机器学习脱胎于人工智能，后者使那些对人类智力来说非常困难，但对计算机来说相对简单的问题迅速得到解决。人工智能的真正挑战在于解决那些对人类来说很容易执行，但很难形式化描述的任务。很难让计算机从经验获取知识机器学习或深度学习来解决这个难题。它致力于研究如何通过计算的手段，根据已有的输入数据进行学习，利用经验来改善系统自身的性能。具体地说，它是关于在计算机上从数据中产生"模型"的算法，即学习算法（learning algorithm）的一门学问。

28.1.2 机器学习方法能解决的统计学问题

对于统计表达与描述、基于检验统计量进行假设检验和相关性分析等统计学问题，一般只需要采用经典统计方法，采用贝叶斯统计方法就可解决。而对于回归分析、判别分析和样品聚类分析等统计学问题，虽然经典统计和贝叶斯统计常常也可以处理得比较令人满意，但若采取适当的机器学习方法（注意：具体的方法有很多种，如决策树、支持向量机、神经网络、集成学习、随机森林等）常能产生意想不到的结果，尤其是在对资料前提条件的"零要求"和结果具有极高精准度等方面，更显示出极大的优越性。

前已述及，能够进行回归分析的机器学习方法有很多种，因篇幅所限，本章仅介绍基于误差逆传播（error back propagation，BP）神经网络方法实现多重线性回归分析的方法。

28.1.3 BP神经网络回归分析方法简介

BP神经网络是一种有监督的学习，使用非线性的可导函数作为传递函数的前馈神经网络，在1986年由以Rumlhart和McClelland为首的科学家小组提出，是一种按误差逆传播算法训练的多层前馈网络，是目前应用最广泛的神经网络模型之一。BP神经网络能学习和存储大量的输入-输出模式映射关系，而无须事前揭示描述这种映射关系的数学方程。它的学习规则是使用最速下降法，通过反向传播来不断调整网络的权值和阈值，使网络的误差平方和最小。BP神经网络模型拓扑结构包括输入层（input）、隐藏层（hide layer）和输出层（output layer）。

基本BP算法包括信号的前向传播和误差的反向传播两个过程。即计算误差输出时，按从输入到输出的方向进行，而调整权值和阈值则从输出到输入的方向进行。正向传播时，输入信号通过隐含层作用于输出节点，经过非线性变换，产生输出信号，若实际输出与期望输出不相符，则转入误差的反向传播过程。误差反向传播是将输出误差通过隐含层向输入层逐层反传，并将误差分摊给各层所有单元，以从各层获得的误差信号作为调整各单元权值的依据。通过调整输入节点与隐层节点的连接强度和隐层节点与输出节点的连接强度及阈值，使误差沿梯度方向下降，经过反复学习训练，确定与最小误差相对应的网络参数（权值和阈值），训练即告停止。一般情况下，隐层越多，误差越小，但是相应的模型越复杂。

BP神经网络在网络理论和性能方面已经比较成熟。其突出优点是具有很强的非线性映射能力和柔性的网络结构，可根据具体情况设定网络的中间层及层数，并且随着结构的差异其性能也有所不同。但是BP神经网络也存在一些缺陷：①学习速度慢，即使一个简单的问题，一般也需要几百次甚至上千次的学习才能收敛；②容易陷入局部极小值；③网络层数、神经元个数的选择没有相应的理论指导；④网络推广能力有限。

28.2 未引入派生变量且基于BP神经网络回归分析建模

28.2.1 准备工作

1.问题与数据

【例28-1】沿用例24-1的问题与资料。

2.回归分析任务

设因变量为Y，自变量为X_1、X_2、X_3、X_4；依据第21章中经自变量筛选得到的X_2、X_3、X_4并基于BP神经网络回归分析方法建模。

28.2.2 采用BP神经网络回归分析方法建模

将表25-1中的26行5列数据（不包括第1列编号，保留各列的变量名）输入计算机，用文本格式存储，取名为"空腹血糖与血脂.txt"。将其存储在G盘名为"studyr"的文件夹内。采用R的nnet子程序包中的nnet函数来实现，所需要的R程序〔设程序名为"BP神经网络方法实现空腹血糖依赖三项血脂指标的多重线性回归分析.txt"（注：X_1无统计学意义，不参与建模）〕如下：

```
install.packages("nnet")          #安装实现BP神经网络计算的子程序包nnet
library(nnet)                      #加载子程序包nnet
setwd("G:/studyr/")               #设置路径为"G:/studyr/"
data<- read.table("空腹血糖与血脂.txt",header=TRUE)
#data中的数据为26行5列
data1<- data[,-1]                 #删除data中的第1列（即X1）后为data1
```

```
y<- data1[,4]/max(data1[,4])
                                    #data1 中第 4 列除以该列最大值赋值给 y，y 为标准化结果
x<- data1[,-4]                      #data1 中的前 3 列（即 X2、X3、X4）赋值给向量 x
set.seed(1101)                      #设置随机数种子为 1101
                #每次修改 size（隐节点个数）的值，退出 R 运行环境；再进入，结果具有重现性
#下面是基于 3-5-1BP 神经网络模型创建回归模型
(model1=nnet(x,y,size=5,entropy=TRUE,decay=0.1))
                #每次修改 size（隐节点个数）的值，退出 R 运行环境；再进入，结果具有重现性
                                    #设置 5 个隐节点，权重衰减速度的最小值为 0.1
summary(model1)                     #输出所创建的 BP 神经网络回归模型
pred1=predict(model1,data1)         #计算标准化 y 的预测值
pred2=pred1*max(data1[,4])          #计算原始数据 y 的预测值
M<- sum((data1[,4]-mean(data1[,4]))^2)
                                    #计算原始数据 y 的离均差平方和
NMSE<- sum((data1[,4]-pred2)^2)/M
NMSE                                #输出标准化均方误差的数值
## data1[,4];pred2                  #删除语句前两个 # 可输出观测 y 与预测 y 的数值
```

28.2.3 BP 神经网络回归分析的结果

通常，采用一个隐藏层的 BP 神经网络，即 I-J-1 BP 神经网络模型，其中，I 为输入节点个数（具有统计学意义的自变量的个数）；J 为隐藏层中隐节点的个数；1 为输出节点个数（即定量结果变量的个数，回归分析时通常为 1；若是判别分析，通常为类别的个数）。

在上面的程序中，I=3（3 个具有统计学意义的自变量，即 X_2、X_3 和 X_4），J=5（设置了 5 个隐节点），1（代表只有 1 个输出节点，即定量的结果变量只有一个），故称为 3-5-1 BP 神经网络模型。此模型的主要输出结果如下：

```
a 3-5-1 network with 26 weights
options were - entropy fitting  decay=0.1
a 3-5-1 network with 26 weights
options were - entropy fitting  decay=0.1
 b->h1 i1->h1 i2->h1 i3->h1
 -0.07  0.17  -0.05 0.08
 b->h2 i1->h2 i2->h2 i3->h2
 -0.10   0.16  -0.34   0.11
 b->h3 i1->h3 i2->h3 i3->h3
 -0.07   0.17  -0.05   0.08
```

```
 b->h4 i1->h4 i2->h4 i3->h4
  0.12  -0.15   0.42  -0.12
 b->h5 i1->h5 i2->h5 i3->h5
 -0.10   0.16  -0.34   0.11
 b->o   h1->o  h2->o   h3->o   h4->o   h5->o
-0.05   0.36   0.48    0.36   -0.59    0.48
[1] 0.4166974
```

【说明】具有26个权重系数的3-5-1 BP神经网络模型，其含义如下。三个自变量（被称为3个输入节点）分别用i_1、i_2和i_3表示；"b"代表模型中的常数项；5个隐节点（其本质就相当于因子分析中的"隐变量"，也可以将其视为"中间变量"，即它们是输入变量的结果变量，是输出变量的原因变量）分别用$h_1 \sim h_5$表示；输出节点（即定量的结果变量y）用o表示，即Output之义。

在3-5-1 BP神经网络模型中，有（3＋1）×5＋（5＋1）×1=26个权重系数。其中，3＋1代表三个自变量加一个常数项共4项，每一项都要与5个隐节点相连接，故需要乘以5；5＋1代表5个隐节点加一个常数项共6项，每一项都要与一个输出节点相连接，故需要乘以1。

任何一个隐节点与输入节点（包括一个常数项）之间都是通过一条logistic曲线连接起来的。

隐节点h_1就是按下面的公式与四个输入节点连接起来的：

$$h_1=\exp(-0.07＋0.17i_1-0.05i_2＋0.08i_3)/[1＋\exp(-0.07＋0.17i_1-0.05i_2＋0.08i_3)]$$

同理，可以写出其他四个隐节点的表达式：

$$h_2=\exp(-0.10＋0.16i_1-0.34i_2＋0.11i_3)/[1＋\exp(-0.10＋0.16i_1-0.34i_2＋0.11i_3)]$$

$$h_3=\exp(-0.07＋0.17i_1-0.05i_2＋0.08i_3)/[1＋\exp(-0.07＋0.17i_1-0.05i_2＋0.08i_3)]$$

$$h_4=\exp(0.12-0.15i_1＋0.42i_2-0.12i_3)/[1＋\exp(0.12-0.15i_1＋0.42i_2-0.12i_3)]$$

$$h_5=\exp(-0.10＋0.16i_1-0.34i_2＋0.11i_3)/[1＋\exp(-0.10＋0.16i_1-0.34i_2＋0.11i_3)]$$

最后，可以写出一个输出节点的表达式：

$$o=A/(1＋A) \tag{28-1}$$

式中，$A=\exp(-0.05＋0.36h_1＋0.48h_2＋0.36h_3-0.59h_4＋0.48h_5)$。

将上面的$h_1 \sim h_5$五个表达式代入式（28-1），就可呈现用三个自变量表达结果变量的计算公式，其计算结果o为标准化后的预测值y，即上面程序中的"pred1"；将其乘以结果变量y的最大值，就将其还原为原始的结果变量的预测值，即上面程序中的"pred2"。

3-5-1 BP神经网络模型得到的标准化均方误差SMSE=0.416697。

在给定随机数和I数目的前提下，BP神经网络拟合回归模型的计算结果的精确度可采用SMSE的大小来度量。通常，随着隐节点数目的增大，SMSE会逐渐变小。在本例中，分别取隐节点数目为1、2、…、10、20、30、40、50、100、110、120、130、140、150共20种情况，对应的SMSE见表28-1。

表28-1　取20种不同数目的隐节点，BP神经网络回归分析所产生的SMSE数值

隐节点数目	SMSE的取值	隐节点数目	SMSE的取值
1	0.477747	20	0.341086
2	0.454795	30	0.325781
3	0.433157	40	0.312347
4	0.417180	50	0.307483
5	0.416697	100	0.300271
6	0.401736	110	0.300449
7	0.388820	120	0.299277
8	0.388365	130	0.298621
9	0.375884	140	0.298564
10	0.376925	150	0.298454

　　结合本章中前面各节的计算结果可知：从模型的简练程度上看，BP神经网络回归分析的模型很复杂，而传统统计和贝叶斯统计回归分析模型相对简练得多；从SMSE大小上看，BP神经网络回归分析的SMSE可以很小，而很难使传统统计和贝叶斯统计回归分析模型的SMSE的数值降低很多。因此，基于BP神经网络回归分析与传统统计和贝叶斯统计回归分析之间的拟合效果不具有可比性。

## 第29章

基于经典统计思想实现二值因变量的
多重logistic回归分析

29.1　二值因变量的多重logistic回归模型的建模与求解

29.1.1　概述

logistic回归分析属于概率型非线性回归分析，是研究结果变量为二项分类或多项分类观察指标与一些影响因素之间关系的多因素分析方法。在流行病学病因探索、疾病的危险因素及预后影响因素的研究中广泛使用，在临床疗效评价及其他领域也有应用。

设结果变量Y是一个二值变量，取值为：$Y=1$（出现阳性结果，如发病），$Y=0$（出现阴性结果，如未发病），另有m个自变量X_1，X_2，$\cdots$，X_m，$P=P(Y=1 \mid X_1, X_2, \cdots, X_m)$表示在$m$个自变量的作用下阳性结果发生的概率，$1-P$是阴性结果发生的概率，$\dfrac{P}{1-P}$为比值（odds），$\mathrm{logit}P$是odds的对数：

$$\mathrm{logit}P = \ln \frac{P}{1-P} = \beta_0 + \beta_1 X_1 + \cdots + \beta_m X_m \qquad (29\text{-}1)$$

式（29-1）即logistic回归模型的表达式，可以看出虽然P的取值是$0 \sim 1$，但$\mathrm{logit}P$的取值没有数值的界限。也可以写成如下形式：

$$P = \frac{\exp(\beta_0 + \beta_1 X_1 + \cdots + \beta_m X_m)}{1 + \exp(\beta_0 + \beta_1 X_1 + \cdots + \beta_m X_m)} \qquad (29\text{-}2)$$

回归系数β_i（$i=1$，2，$\cdots$，m）表示在其他自变量保持不变的前提下，自变量X_i改变一个单位时$\mathrm{logit}P$的改变量，它与比值比（odds ratio，OR）有一个对应关系，$\ln \mathrm{OR} = \ln \dfrac{P_1 / (1-P_1)}{P_0 / (1-P_0)}$，$\mathrm{OR}=\exp\beta_i$，用OR解释自变量与结果变量之间的关系更有实际意义。当$\beta_i=0$时，$\mathrm{OR}=1$，表示因素X_i对阳性结果的发生不起作用；当$\beta_i > 0$时，$\mathrm{OR} > 1$，表示因素X_i是阳性结果发生的危险因素；当$\beta_i < 0$时，$\mathrm{OR} < 1$，表示因素X_i对于阳性结果的发生是保护因素。

29.1.2　logistic回归方程的参数估计和假设检验

在logistic回归分析中，参数估计通常采用最大似然法。实际上就是要确定式（29-2）

中回归系数的计算方法。由于它是一个非线性回归方程，不便采取最小二乘法原理构造正规方程组并求解，而需要采用最大似然法原理构造正规方程组并求解。

首先建立样本的似然函数，取似然函数的自然对数，得到对数似然函数，将其作为目标函数。用对数似然函数代替似然函数的目的在于，求似然函数极大值的过程是比较困难的，使用对数似然函数可以简化计算。然后求对数似然函数关于各个参数的一阶偏导数并使之为0，便得到了似然方程组。最后再解似然方程组，就可以得到参数的估计值，由于似然方程组是非线性的，需要使用迭代方法对其求解，通常使用的是Newton-Raphson方法。

在估计出回归系数以后，要对其进行假设检验，包括对全部回归系数是否均为0做出检验和对单个回归系数的检验，常用的检验方法有似然比检验、计分检验和Wald检验。

29.1.3 多重logistic回归中自变量的筛选方法

与多重线性回归一样，多重logistic回归中也须对自变量进行筛选，只保留对回归方程具有统计学意义的自变量。筛选自变量的方法主要有前进法、后退法、逐步法和最优子集法。与多重线性回归不同的是，筛选自变量时所用的检验统计量不再是F统计量，而是似然比统计量、计分统计量和Wald统计量之一。

29.1.4 回归模型的拟合优度检验

在建立回归方程以后，往往需要对模型做出评价，考察模型与实际数据的符合情况，称为拟合优度检验。在logistic回归中，用于拟合优度评价的统计量主要包括Pearson χ^2、偏差、Hosmer-Lemeshow统计量（记为HL）和一些信息测量指标。

1.Pearson χ^2

Pearson χ^2检验预测值与观测值之间的吻合情况。当该统计量的值很小时，对应的p值大于规定的显著性水平，显示预测值与观测值之间差异无统计学意义，说明模型较好地拟合了数据；如果该统计量的值很大，p值小于显著性水平，显示预测值与观测值之间差异有统计学意义，则说明拟合效果不佳。

2.偏差

偏差统计量在样本含量较大时服从χ^2分布。与Pearson χ^2相似，当偏差统计量较小，检验没有显著性差异时，说明拟合效果较好；反之则提示拟合效果较差。

3.Hosmer-Lemeshow统计量

当自变量数量增加时，尤其是连续自变量纳入模型之后，自变量组合方式的数量便会很大，于是许多组合方式下只有很少的观测例数，在这种情况下Pearson χ^2和偏差不再适用于评价拟合优度。此时可以采用Hosmer-Lemeshow统计量来度量模型的拟合优度。

Hosmer-Lemeshow统计量是一种类似于Pearson χ^2统计量的指标。该统计量对应的p值大于规定的显著性水平，说明拟合较好；反之，若检验有显著性差异，则拟合不好。

4.信息测量指标

信息测量指标包括AIC和BIC，这两个指标在其他众多模型的评价中都可以看到，其取值越小，说明模型拟合越好。

29.2 问题与数据结构

29.2.1 问题与数据

【例29-1】某医生收集到一些血液病患者的资料，资料中共包含11个变量，各变量的具体含义如下。

X_1：SEX（性别，1-男，0-女）；

X_2：AGE（年龄，岁）；

X_3：DIAG（诊断，1-CML，0-非CML）；

X_4：PILOT（预处理，1-TBI，0-非TBI）；

X_5：GVHD（1-GNHD Ⅲ~Ⅵ，0-GNHD 0~Ⅱ）；

X_6：IGM（1-IgM阳性，0-IgM阴性）；

X_7：TRANS（移植类型，1-P型，0-B型）；

X_8：YUFANG（是否采取预防，1-预防，0-未预防）；

X_9：XZ（血症，1-有血症，0-无血症）；

X_{10}：JB（疾病，1-患病，0-未患病）；

Y：SW（死亡与否，1-死，0-活）。

【说明】CML代表慢性粒细胞白血病；TBI代表照射；GVHD代表移植物抗宿主病；JB代表巨细胞病毒疾病。

变量的具体观测值见表29-1，试分析自变量对因变量Y（即死亡与否）的影响情况。

表29-1　70例血液病患者的资料

X_1	X_2	X_3	X_4	X_5	X_6	X_7	X_8	X_9	X_{10}	Y
1	43	1	1	0	0	1	0	0	0	0
0	16	1	1	0	0	1	0	1	0	0
1	30	1	1	1	1	0	1	1	1	1
1	30	1	1	1	0	1	0	1	1	1
1	40	1	1	1	1	1	1	1	1	0
0	23	0	1	1	1	1	0	1	1	1
1	33	0	0	1	0	1	1	1	1	1
1	42	0	1	1	1	1	0	1	1	1
1	11	0	1	0	0	1	0	0	0	0
1	28	1	1	1	1	1	1	1	1	0
1	29	1	1	1	1	1	1	1	1	0
1	20	0	1	1	0	1	0	1	0	0
1	38	0	0	1	0	1	0	1	1	1
0	37	1	1	1	1	1	1	1	1	0
1	45	0	1	0	0	1	1	1	0	0
0	20	0	1	0	0	1	1	1	1	0
1	34	1	1	0	0	1	0	0	0	0
1	37	1	1	0	0	0	1	1	1	0
0	29	0	1	0	0	1	1	1	1	0
1	47	1	1	1	1	1	1	1	1	1
0	41	1	1	0	0	1	1	1	0	0
1	35	0	1	0	0	1	0	1	1	1

续表

X_1	X_2	X_3	X_4	X_5	X_6	X_7	X_8	X_9	X_{10}	Y
1	29	1	1	1	0	1	0	1	1	1
1	39	0	0	0	1	1	0	1	1	1
1	35	0	0	1	0	1	0	1	1	1
1	15	0	0	0	0	1	0	1	1	1
0	35	0	0	0	0	1	1	1	1	0
1	21	0	0	1	1	1	0	1	1	1
1	28	1	1	1	1	1	0	1	1	1
1	30	1	1	1	1	1	0	1	1	0
1	36	1	1	0	0	1	1	1	0	0
1	19	0	1	1	0	1	0	1	1	1
1	41	0	1	1	1	1	1	1	1	0
0	16	1	1	0	0	1	0	1	1	0
1	23	0	0	1	0	0	0	0	0	0
1	12	0	0	0	0	1	1	1	0	0
0	31	0	0	1	1	1	1	1	1	0
1	47	1	1	0	0	1	1	1	0	0
0	47	0	1	1	1	1	0	1	1	1
0	28	0	1	1	1	1	1	1	1	0
1	37	0	0	0	0	1	0	1	1	1
1	20	0	0	0	0	1	1	1	0	0
1	28	1	0	0	0	1	1	1	0	0
0	26	0	0	0	0	1	0	0	0	0
1	26	0	1	1	1	1	0	1	1	1
1	35	0	1	0	0	1	1	1	0	0
1	39	1	1	1	1	0	1	1	1	0
1	40	1	1	1	1	1	0	1	1	1
1	32	0	0	0	0	1	1	1	0	0
1	25	1	1	0	0	1	1	1	0	0
0	34	0	0	1	0	1	1	1	0	0
1	28	1	1	0	0	1	0	1	1	0
1	28	1	0	0	0	1	1	1	0	0
1	14	0	0	0	0	1	0	0	0	0
1	28	0	0	0	0	1	1	1	0	0
1	22	0	0	0	0	0	1	1	0	0
1	40	1	1	1	1	1	1	1	1	0
0	31	0	1	1	0	1	1	1	1	0
0	33	1	1	0	0	1	0	1	1	1
0	57	0	1	0	0	1	1	1	0	0
0	28	1	1	0	0	1	1	1	0	0
1	37	1	1	0	0	1	1	1	0	0
1	38	1	1	1	0	1	0	1	1	1
1	26	0	0	0	0	1	1	1	0	0
1	33	1	1	0	0	1	1	1	0	0
0	31	0	1	0	0	1	1	1	0	0
1	34	1	1	0	0	1	1	1	0	0
1	30	0	1	0	0	1	1	1	0	0
1	42	1	1	1	0	1	1	1	0	0
1	17	0	1	0	0	1	1	1	0	0

29.2.2 数据结构与分析目的

1.数据结构

在表29-1中，$X_1 \sim X_{10}$ 均为自变量，Y 为因变量。在这11个变量中，仅 X_2（年龄，岁）为计量变量，其他变量均为定性变量且为二值型的，简称为二值变量。

2.分析目的与方法选择

针对表29-1的资料，通常的分析目的有以下两个。

第一个分析目的：差异性分析。

先考察计量自变量 X_2 与因变量 Y 之间的差异性分析问题，即分别考察 $Y=0$（存活）与 $Y=1$（死亡）两种结局对应的患者的平均年龄之间的差别是否具有统计学意义，可以划归于单因素两水平设计一元计量资料差异性分析问题。这实际上是把两种结局视为两个原因，而把年龄视为计量结果变量。

与计量自变量有关的差异性分析方法的选择：根据年龄是否符合独立性、正态性和方差齐性的要求，选择标准的 t 检验（三个条件都满足）、近似 t 检验（不满足方差齐性）或秩和检验（不满足正态性）。

除 X_2 以外的其他9个自变量都是二值的，它们中的每一个与因变量 Y 之间的关系，即同时考察每个二值变量不同水平组中 $Y=0$（存活）与 $Y=1$（死亡）发生的例数之间是否存在某种关系，简单地说，即每个二值原因变量与二值结果变量之间是否独立。若按定性资料的常规表达方式，对每个二值自变量而言，可以与二值结果变量形成一个四格表资料。

与定性自变量有关的差异性分析方法的选择：根据四格表资料所具备的前提条件，可考虑选择一般 χ^2 检验、校正 χ^2 检验或 Fisher's 精确检验。

当然，也可以同时考察多个二值自变量与二值因变量 Y 之间的关系，即结果变量为二值变量的高维列联表资料的差异性分析。

【值得注意的问题】以上分析方法皆属于单因素分析，是实际工作者习惯选用的方法，但是当实际问题中的自变量较多时，单因素分析方法得到的结果和结论仅供参考。原因是多因素对结果的影响规律被破坏了，特别是因素之间可能的交互作用项无法呈现出来，因此，得到的结果和结论具有片面性，有时，甚至是错误的。

差异性分析方法的选择：可考虑选择CMH 校正 χ^2 检验，但一般自变量的个数不宜超过三个；若必须同时考虑较多的自变量，可考虑选择对数线性模型（注意：结果解释比较困难）。

第二个分析目的：回归分析。

当自变量的个数大于三个时，一般来说，不太适合选择差异性分析，而更适合选择回归分析。因为只要样本含量足够大，回归分析方法总是适用的。所以，本章只讨论回归分析方法。

回归分析方法的选择：回归分析方法的种类特别多，具体应选择什么样的回归分析方法，主要取决于因变量的性质。表29-1中的因变量为二值变量，故宜选择结果变量为二值变量的多重logistic回归分析方法。

29.3 二值因变量的多重logistic回归分析

29.3.1 基于SAS软件实现计算

1. 准备数据

由于表29-1中的数据行数较多,一般不将其直接放在SAS程序中。常规的做法是将全部数据以文本格式存储在某外部设备(如硬盘或U盘)上,用一个SAS语句(即 infile语句)就可将其打开。

设将表29-1中的70行11列数据以文件名为"是否死亡为二值因变量的血液病患者资料.txt"存储在F盘的CCC文件夹内。

2. SAS程序

设所需要的SAS程序名为"是否死亡为二值因变量的多重logistic回归分析程序.SAS"。

```
data a1;
infile'F:/CCC/是否死亡为二值因变量的血液病患者资料.txt';
input X1-X10 Y;
/* 以下11个语句为标签语句 */
label X1="性别:1-男,0-女";
label X2="年龄:岁";
label X3="诊断:1-CML,0-非CML";
label X4="预处理:1-TBI,0-非TBI";
label X5="GVHD:1:Ⅲ-Ⅳ,0:0-Ⅱ";
label X6="IgM:1:阳性,0:阴性";
label X7="移植类型:1:P型,0:B型";
label X8="是否预防:1:预防,0:未预防";
label X9="是否血症:1:有,0:无";
label X10="是否患巨细胞病毒疾病:1:患,0:未患";
label Y="是否死亡:1:死,0:活";
/* 以下11行语句是为了产生55个派生自变量 */
X11=X1*X1;X12=X1*X2; X13=X1*X3;X14=X1*X4; X15=X1*X5;
X16=X1*X6;X17=X1*X7; X18=X1*X8;X19=X1*X9; X20=X1*X10;
X21=X2*X2;X22=X2*X3; X23=X2*X4;X24=X2*X5; X25=X2*X6;
X26=X2*X7;X27=X2*X8; X28=X2*X9;X29=X2*X10;X30=X3*X3;
X31=X3*X4;X32=X3*X5; X33=X3*X6;X34=X3*X7; X35=X3*X8;
X36=X3*X9;X37=X3*X10;X38=X4*X4;X39=X4*X5; X40=X4*X6;
X41=X4*X7;X42=X4*X8; X43=X4*X9;X44=X4*X10;X45=X5*X5;
X46=X5*X6;X47=X5*X7; X48=X5*X8;X49=X5*X9; X50=X5*X10;
X51=X6*X6;X52=X6*X7; X53=X6*X8;X54=X6*X9; X55=X6*X10;
X56=X7*X7;X57=X7*X8; X58=X7*X9;X59=X7*X10;X60=X8*X8;
```

```
X61=X8*X9;X62=X8*X10;X63=X9*X9;X64=X9*X10;X65=X10*X10;
run;
/* 以下是基于原始的10个自变量且利用逐步法筛选自变量 */
proc logistic data=a1 descending;
      model Y=X1-X10/selection=stepwise sle=0.50 sls=0.05 noint;
run;
/*以下是基于全部65个自变量且利用逐步法筛选自变量 */
proc logistic data=a1 descending;
      model Y=X1-X65/selection=stepwise sle=0.50 sls=0.05 noint;
run;
/*以下是基于全部65个自变量且利用后退法筛选自变量 */
proc logistic data=a1 descending;
      model Y=X1-X65/selection=backward sls=0.05 noint;
run;
/*以下是基于全部65个自变量且利用前进法筛选自变量 */
proc logistic data=a1 descending;
      model Y=X1-X65/selection=forward sle=0.05 noint;
run;
```

【SAS程序说明】产生的派生自变量是由10个原始自变量的全部二次方和两两之间的交叉乘积项组成的，共有55项；第1个过程步利用10个原始自变量并采用逐步法筛选自变量建模；第2个过程步利用全部65项并采用逐步法筛选自变量建模；第3个过程步利用全部65项并采用后退法筛选自变量建模；第4个过程步利用全部65项并采用前进法筛选自变量建模；model语句中的选项"noint"是不要"截距项"之意，因为一开始保留了截距项，但经过假设检验，发现截距项无统计学意义，在重新运行程序前，强制性不要截距项所增加的"选项"；选项"descending"是希望求出的多重logistic回归模型是计算"$Y=1$"出现的概率（即$Y=1$对应的概率，而不是$Y=0$对应的概率；正常顺序为0-1，计算的为$Y=0$发生的概率；现在为1-0，计算的为$Y=1$发生的概率，这属于降序或下降，即descending之意）。

【SAS主要输出结果及解释】

最大似然估计值分析

参数	自由度	估计值	标准误差	Wald卡方	Pr＞卡方
X4	1	-2.7901	1.2407	5.0572	0.0245
X8	1	-4.6503	1.1863	15.3668	＜.0001
X10	1	4.3996	1.3350	10.8611	0.0010

以上为第1个过程步输出的第1部分结果：经逐步法筛选自变量，最终得到含三个自变量的三重logistic回归模型，模型中包含具有统计学意义的三个自变量X_4、X_8和X_{10}。

优比估计值

效应	点估计值	95% Wald置信限	
X4	0.061	0.005	0.699
X8	0.010	<0.001	0.098
X10	81.422	5.948	>999.999

　　以上为第1个过程步输出的第2部分结果：给出了三个有统计学意义的自变量"优势比"点估计值和95%置信区间上下限的估计值。

预测概率和观测响应的关联

一致部分所占百分比	93.0	Somers D	0.913
不一致部分所占百分比	1.7	Gamma	0.964
结值百分比	5.3	Tau-a	0.399
对子数	1056	c	0.956

　　"结值"指因变量观测值与预测值相等。以上为第1个过程步输出的第3部分结果：给出了预测概率和观测响应的关联的计算结果，其中，$c=0.956$代表ROC曲线下的面积，此值越接近于1，表明所获得的多重logistic回归模型越有使用价值。

最大似然估计值分析

参数	自由度	估计值	标准误差	Wald卡方	Pr>卡方
X4	1	-3.4823	1.4717	5.5988	0.0180
X8	1	-6.5669	1.9145	11.7659	0.0006
X29	1	0.1897	0.0631	9.0450	0.0026

　　以上为第2个过程步输出的第1部分结果：经逐步法筛选自变量，最终得到含三个自变量的三重logistic回归模型，模型中包含具有统计学意义的三个自变量X_4、X_8和X_{29}。

优比估计值

效应	点估计值	95% Wald置信限	
X4	0.031	0.002	0.550
X8	0.001	<0.001	0.060
X29	1.209	1.068	1.368

　　以上为第2个过程步输出的第2部分结果：给出了三个有统计学意义的自变量"优势比"点估计值和95%置信区间上下限的估计值。

预测概率和观测响应的关联

一致部分所占百分比	97.4	Somers D	0.952

不一致部分所占百分比	2.3	Gamma	0.954
结值百分比	0.3	Tau-a	0.416
对子数	1056	c	0.976

以上为第2个过程步输出的第3部分结果：给出了预测概率和观测响应的关联的计算结果，其中，$c=0.976$代表ROC曲线下的面积，此值越接近于1，表明所获得的多重logistic回归模型越有使用价值。

最大似然估计值分析					
参数	自由度	估计值	标准误差	Wald卡方	Pr＞卡方
X23	1	-0.0348	0.0134	6.7106	0.0096
X25	1	0.0799	0.0278	8.2436	0.0041
X62	1	-3.2444	1.1562	7.8740	0.0050

以上为第3个过程步输出的第1部分结果：经回退法筛选自变量，最终得到含三个自变量的三重logistic回归模型，模型中包含具有统计学意义的三个自变量X_{23}、X_{25}和X_{62}。

优比估计值			
效应	点估计值	95% Wald置信限	
X23	0.966	0.941	0.992
X25	1.083	1.026	1.144
X62	0.039	0.004	0.376

以上为第3个过程步输出的第2部分结果：给出了三个有统计学意义的自变量"优势比"点估计值和95%置信区间上下限的估计值。

预测概率和观测响应的关联			
一致部分所占百分比	73.5	Somers D	0.520
不一致部分所占百分比	21.5	Gamma	0.547
结值百分比	5.0	Tau-a	0.227
对子数	1056	c	0.760

以上为第3个过程步输出的第3部分结果：给出了预测概率和观测响应的关联的计算结果，其中，$c=0.760$代表ROC曲线下的面积，此值越接近于1，表明所获得的多重logistic回归模型越有使用价值。

最大似然估计值分析					
参数	自由度	估计值	标准误差	Wald卡方	Pr＞卡方
X4	1	-4.4606	1.9056	5.4794	0.0192

X8	1	−7.4302	2.2855	10.5688	0.0012
X29	1	0.1657	0.0703	5.5489	0.0185
X50	1	2.6691	1.4088	3.5893	0.0582

以上为第4个过程步输出的第1部分结果：经前进法筛选自变量，最终得到含四个自变量的四重logistic回归模型，模型中包含具有统计学意义的三个自变量X_4、X_8和X_{29}，还包含一个无统计学意义的自变量X_{50}。

优比估计值			
效应	点估计值	95% Wald置信限	
X4	0.012	<0.001	0.484
X8	<0.001	<0.001	0.052
X29	1.180	1.028	1.355
X50	14.426	0.912	228.215

以上为第4个过程步输出的第2部分结果：给出了三个有统计学意义的自变量"优势比"点估计值和95%置信区间上下限的估计值。

预测概率和观测响应的关联			
一致部分所占百分比	98.3	Somers D	0.968
不一致部分所占百分比	1.5	Gamma	0.970
结值百分比	0.2	Tau-a	0.423
对子数	1056	c	0.984

以上为第4个过程步输出的第3部分结果：给出了预测概率和观测响应的关联的计算结果，其中，$c=0.984$代表ROC曲线下的面积，此值越接近于1，表明所获得的多重logistic回归模型越有使用价值。

【基本结论】基于以上四个模型的分析结果可知：相对来说，第2个过程步输出的结果比较好。

下面，直接采用上面得到的相对最优的三重logistic回归模型，给出ROC曲线的详细分析结果，特别是要绘制出ROC曲线图，见图29-1。需要添加下面的过程步程序：

```
/*以下是基于上面获得的第2个最优模型给出详细的ROC分析结果*/
proc logistic data=a1 descending;
    model Y=X4 X8 X29/noint;
    ROC X4;ROC X8;ROC X29;ROC;
run;
```

【此段SAS程序输出的主要结果及解释】

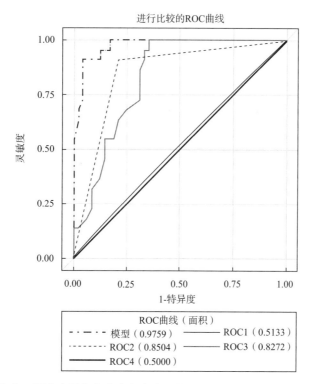

图29-1　包含不同自变量与包含全部自变量的logistic回归模型ROC曲线下的面积

在图29-1中，ROC4=0.5000代表回归模型中仅有截距项时ROC曲线下的面积为0.5000；ROC1=0.5133、ROC2=0.8504、ROC3=0.8272分别代表仅有X_4、仅有X_8、仅有X_{29}时，ROC曲线下的面积；而模型ROC=0.9759代表同时包含X_4、X_8和X_{29}时，ROC曲线下的面积。

ROC 模型	面积	Mann-Whitney 标准误差	95% Wald置信限		Somers'D (Gini)	Gamma	Tau-a
模型	0.9759	0.0142	0.9480	1.0000	0.9517	0.9544	0.4161
ROC1	0.5133	0.0607	0.3943	0.6322	0.0265	0.0625	0.0116
ROC2	0.8504	0.0431	0.7658	0.9349	0.7008	0.9487	0.3064
ROC3	0.8272	0.0476	0.7338	0.9206	0.6544	0.6638	0.2861
ROC4	0.5000	0	0.5000	0.5000	0	.	0

ROC 关联统计量

以上结果给出了5个logistic回归模型对应的ROC曲线下的面积、面积的标准差、面积的95%置信区间的上下限。从ROC曲线下面积的95%置信区间可以看出：ROC1=0.5133的95%置信区间包含了0.5000，说明当模型中仅有X_4时是无统计学意义的。

基于上面得到的最优回归模型的计算结果，可写出与其对应的多重logistic回归方程：

$$P（死亡）= \frac{e^{-3.4823X_4-6.5669X_8+0.1897X_{29}}}{1+e^{-3.4823X_4-6.5669X_8+0.1897X_{29}}}, \quad ROC=0.976$$

式中，X_2="年龄：岁"；X_4="预处理：1-TBI，0-非TBI"；X_8="是否预防：1-预防，0-未预防"；X_{10}="是否患巨细胞病毒疾病：1-患，0-未患"；$X_{29}=X_2X_{10}$。全部采用原始自变量表达的多重logistic回归方程如下：

$$P（死亡）= \frac{e^{-3.4823X_4-6.5669X_8+0.1897X_2X_{10}}}{1+e^{-3.4823X_4-6.5669X_8+0.1897X_2X_{10}}}, \quad ROC=0.976$$

由 X_4 和 X_8 的赋值方法可知：其回归系数是1水平相对于0水平而言，对死亡这个结局产生的影响效应，负值（-3.4823与-6.5669）表明：采取预处理相对于未采取预处理导致死亡的概率的比值为0.031［=exp（-3.4823）］；采取预防相对于未采取预防导致死亡的概率的比值为0.001［=exp（-6.5669）］。

反过来看，就更好理解了：对死亡这个结局而言，不采取预处理相对于采取预处理导致死亡的概率的比值为32.534［=1/exp（-3.4823）］；不采取预防相对于采取预防导致死亡的概率的比值为711.162［=1/exp（-6.5669）］。

29.3.2　基于R软件实现计算

1.准备数据

由于表29-1中的数据行数较多，一般不将其直接放在R程序中。常规的做法是将全部数据以文本格式存储在某外部设备（如硬盘或U盘）上，用一个R语句（即read.table函数）就可将其打开。

设将表29-1中的70行10列数据以文件名为"是否死亡为二值因变量的血液病患者资料-有变量名.txt"存储在F盘的CCC文件夹内。

2.R程序

【说明】基于前面获得的最佳结果，下面仅考虑 X_4、X_8 和 X_2X_{10} 这三项并基于R软件实现多重logistic回归分析。

设所需要的R程序名为"是否死亡为二值因变量的多重logistic回归分析程序.txt"：

```
setwd("F:/CCC/")                                    #设置路径为"F:/CCC/"
#下面data1中的数据为70行11列
data1<- read.table("是否死亡为二值因变量的血液病患者资料-有变量名.txt",
                header=TRUE)
#以下三句生成X2*X10,取名为X11
z1<- data1$X4
z2<- data1$X8
a<- data1$X2
b<- data1$X10
z3<- a*b
Y<- data1$Y
```

```
data<- data.frame(z1,z2,z3,Y)                    #数据集中只有z1，z2，z3，Y
attach(data)
#install.packages("glm2")                        #假定已安装glm2子程序包
library(glm2)                                    #加载glm2子程序包
#下面是创建不含截距项的三重logistic回归分析模型
model<- glm(Y~(z1+z2+z3+0),family=binomial,data)
summary(model)
#绘制整个logistic回归方程对应的ROC曲线
logfit<- predict(object=model,newdata=data,type="response")
data$log.scores<- logfit
library("ROCR")
par(mfrow=c(2,2))
pred<- prediction(logfit,data$Y)
perf <- performance(pred,"tpr","fpr")
plot(perf,colorize=TRUE)
```

3.R输出结果及解释

【R输出结果】

```
Call:
glm(formula = Y ~ (z1 + z2 + z3 + 0), family = binomial, data = data)
Deviance Residuals:
  Min         1Q          Median        3Q            Max
-2.15127    -0.22839    -0.00930      0.08273       1.67990
Coefficients:
      Estimate    Std. Error    z value      Pr(>|z|)
z1    -3.48229    1.47169       -2.366       0.017973 *
z2    -6.56689    1.91446       -3.430       0.000603 ***
z3     0.18974    0.06309        3.007       0.002634 **
---
Signif. codes:  0'***' 0.001'**' 0.01'*' 0.05'.' 0.1' ' 1
(Dispersion parameter for binomial family taken to be 1)
Null deviance: 97.041  on 70  degrees of freedom
Residual deviance: 26.694  on 67  degrees of freedom
AIC: 32.694
Number of Fisher Scoring iterations: 8
```

以上是输出结果的第1部分，即拟合的三重logistic回归方程，与上面用SAS计算的结果是一致的。

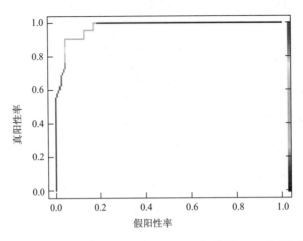

图 29-2　由 R 绘制的包含三项的 logistic 回归模型 ROC 曲线下的面积

图 29-2 中，显示的 ROC 曲线下的面积是基于包含三项（即新变量名为 $z_1 \sim z_3$、原变量名为 X_4、X_8 和 X_2X_{10}）的三重 logistic 回归方程计算而得的，实际上，就是该回归方程的"预测能力"的图示结果。具体的 ROC 曲线下的面积用上面的 R 程序尚未呈现出来，而前面基于 SAS 已经算得面积为 0.976。

值得一提的是，SAS 中加上"descending"选项与 R 中不加此选项计算的结果是一致的，这说明：在 SAS 中，所求的概率对应于事件"$Y=0$"，而加上此选项后，所求的概率对应于事件"$Y=1$"；而 R 中正好与 SAS 中的规定反过来了。

29.4　基于 SAS 实现 ROC 曲线下面积计算与比较

29.4.1　问题与数据

【例 29-2】研究者采用某种金标准，将 45 例某病患者中的 21 例确诊为 RMSF（病例组），其余 24 例确诊为非 RMSF（对照组），分别用两种方法测得血钠水平如表 29-2 所示，问这两种方法诊断性能之间的差异有无统计学意义？

表 29-2　45 例患者的血钠水平

金标准诊断结果	血钠水平 /（mmol/L）											
	方法 1						方法 2					
RMSF 病例	124	125	126	126	127	128	122	124	125	125	126	126
	128	128	128	129	129	131	127	128	128	128	130	130
	132	133	133	135	135	135	133	133	134	134	134	134
	136	138	139				136	138	140			
非 RMSF 病例	129	131	131	134	134	135	124	128	130	133	133	133
	136	136	136	137	137	138	134	134	134	134	136	136
	138	139	139	139	139	140	137	138	138	140	140	141
	140	141	142	142	142	143	141	142	142	142	142	144

29.4.2　对数据结构的分析与确定分析目的

表29-2中的资料属于"诊断性试验资料"，即已经知道一部分受试者患有RMSF疾病，另一部分受试者没有患RMSF疾病，采用两种方法测定受试者血液样品中血钠数值。希望依据这些血钠数值，制定出一个判别准则，以便根据任何一个受试者的血钠数值，就可比较准确地判定出该受试者属于RMSF患者还是非RMSF患者。这样的问题在统计学上属于判别分析问题。

常规的判别分析问题的数据结构如下：

	RMSF组血钠数据						非RMSF组血钠数据				
124	125	126	126	127	128	129	131	131	134	134	135
128	128	128	129	129	131	136	136	136	137	137	138
132	133	133	135	135	135	138	139	139	139	139	140
136	138	139				40	141	142	142	142	143

上面的数据称为具有一个定量原因变量且结果变量为二值变量的判别分析数据结构，在实际问题中，通常不是仅依据一个定量原因变量的取值来对未知组别的个体进行归属的判定，而需要借助多个定量原因变量（原则上是应该找全对区分两类人群可能有能力的全部定量原因变量）来建立判别函数式。

然而，上面仅仅是方法一（method1）测定血钠数值的结果，还有方法二（method2）测定血钠数值的结果没有发挥作用。

如何发挥方法二（method2）测定血钠数值的结果的作用呢？方法有如下两种。

第一，将两种方法测定的血钠数值视为两个不同的定量原因变量的取值，分别用X_1和X_2来表示，其数据结构如下：

RMSF组		非RMSF组	
X_1	X_2	X_1	X_2
124	122	129	124
125	124	131	128
⋮	⋮	⋮	⋮
138	138	142	142
139	140	143	144

上面的数据结构称为具有两个定量原因变量且结果变量为二值变量的判别分析数据结构。

若采用逐步判别分析筛选变量，只能分析两个定量原因变量对区分两类人群是否具有统计学意义，要么都有意义，要么都没有意义，要么两个中有一个有意义。即使两个都有意义，也无法比较这两个定量原因变量在区分两类人群问题时的差别是否具有统计学意义。这样就需要下面这种方法。

第二，采用ROC曲线分析法。将每种测定方法测定的血钠数值由小到大排列起来，依次以每个定量的血钠数据为分割点（即假定诊断点），将全部数据分成两部分，按一个方向判定受试者属于RMSF组还是非RMSF组，数出两组的人数；再看真实情况如何，其中，RMSF组与非RMSF组中都可能有分对或分错的。也就是说，对于每一个具体的测定方法而言，按每个假定的"诊断点"都可以形成一个"四格表资料"，此时，就可计算出特异度和灵敏度。用［（1-特异度），灵敏度］在直角坐标系中绘出某种测定方法基于全部"假定诊断点"所产生的散点，将这些"散点"用折线依次连接起来，就构成了一条曲线，该曲线称为受试者工作特征曲线，简称ROC曲线。ROC曲线左上角最高点称为最佳诊断点，在该点上，灵敏度和特异度同时达到最高点。ROC曲线下的面积越大越好，最大值为1；若ROC曲线下面积接近0.5，表明对应的测定方法无诊断价值。两个测定方法对应的两条ROC曲线下面积的差别是否具有统计学意义，需要进行假设检验。

29.4.3　编写SAS程序实现ROC曲线下面积计算与比较

设所需要的SAS程序名为"ROC曲线下面积计算与比较的简便SAS程序.SAS"。

```
data a1;
     input  Method1 Method2 disease @@;
cards;
124 122 1  125 124 1  126 125 1  126 125 1  127 126 1  128 126 1
128 127 1  128 128 1  128 128 1  129 128 1  129 130 1  131 130 1
132 133 1  133 133 1  133 134 1  135 134 1  135 134 1  135 134 1
136 136 1  138 138 1  139 140 1  129 124 0  131 128 0  131 130 0
134 133 0  134 133 0  135 133 0  136 134 0  136 134 0  136 134 0
137 134 0  137 136 0  138 136 0  138 137 0  139 138 0  139 138 0
139 140 0  139 140 0  140 141 0  140 141 0  141 142 0  142 142 0
142 142 0  142 142 0  143 144 0
;
run;
ods graphics on;
proc logistic data=a1 plots=roc(id=prob);
     model disease(event="1")=Method1 Method2;
     roc'method1' method1;
     roc'method2' method2;
     roccontrast reference('method2') / estimate e;
run;
ods graphics off;
```

29.4.4 SAS主要输出结果及解释

响应概况		
有序值	disease	总频数
1	0	24
2	1	21

建模的概率为 disease=1。

此结果表明将拟合 P（disease=1，即患RMSF疾病）的概率模型。

模型收敛状态		
满足收敛准则（GCONV=1E-8）		

模型拟合统计量		
准则	仅截距	截距和协变量
AIC	64.183	32.076
SC	65.990	37.496
-2 L	62.183	26.076

检验全局零假设：BETA=0			
检验	卡方	自由度	Pr＞卡方
似然比	36.1072	2	<.0001
评分	26.9967	2	<.0001
Wald	9.6408	2	0.0081

以上结果表明：拒绝多重logistic回归模型中全部参数为0的假设，即所创建的多重logistic回归模型在整体上具有统计学意义。

最大似然估计值分析					
参数	自由度	估计值	标准误差	Wald卡方	Pr＞卡方
Intercept	1	93.5846	30.5141	9.4061	0.0022
Method1	1	-2.3025	0.8061	8.1587	0.0043
Method2	1	1.6157	0.6231	6.7232	0.0095

以上结果表明：将方法1与方法2测定的血钠值视为两个变量的取值及截距项对一个受试者是否患RMSF疾病的影响具有统计学意义。

优比估计值		
效应	点估计值	95% Wald置信限
Method1	0.100	0.021　　　　　0.485
Method2	5.031	1.483　　　　　17.063

以上结果表明：方法1对应的OR（优比）为0.1，而方法2对应的OR（优比）为5.031，也就是说，method2取值越大，越易于患RMSF疾病，而method1取值越小越易于患RMSF疾病。

整个logistic回归模型对应的ROC曲线下的面积见图29-3。

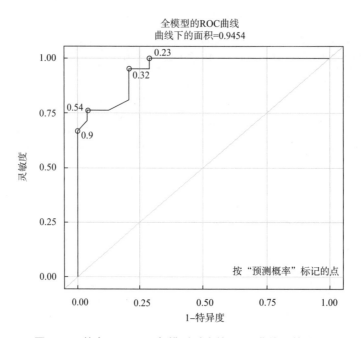

图29-3　整个logistic回归模型对应的ROC曲线下的面积

ROC 模型：method1

模型收敛状态

满足收敛准则（GCONV=1E-8）

模型拟合统计量

准则	仅截距	截距和协变量
AIC	64.183	44.101
SC	65.990	47.714
-2 L	62.183	40.101

检验全局零假设：BETA=0

检验	卡方	自由度	Pr＞卡方
似然比	22.0820	1	＜.0001
评分	18.6921	1	＜.0001
Wald	12.4799	1	0.0004

最大似然估计值分析

参数	自由度	估计值	标准误差	Wald卡方	Pr＞卡方
Intercept	1	48.5423	13.8023	12.3692	0.0004
Method1	1	-0.3625	0.1026	12.4799	0.0004

优比估计值

效应	点估计值	95% Wald置信限	
Method1	0.696	0.569	0.851

在logistic回归模型中仅有method1时对应的ROC曲线下的面积见图29-4。

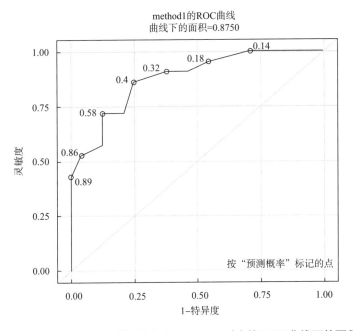

图29-4　logistic回归模型中仅有method1对应的ROC曲线下的面积

ROC 模型:method2

模型收敛状态

满足收敛准则（GCONV=1E-8）

模型拟合统计量

准则	仅截距	截距和协变量
AIC	64.183	51.397
SC	65.990	55.010
-2 L	62.183	47.397

检验全局零假设：BETA=0			
检验	卡方	自由度	Pr＞卡方
似然比	14.7865	1	0.0001
评分	13.1489	1	0.0003
Wald	10.0405	1	0.0015

最大似然估计值分析					
参数	自由度	估计值	标准误差	Wald卡方	Pr＞卡方
Intercept	1	32.1316	10.1853	9.9522	0.0016
Method2	1	-0.2418	0.0763	10.0405	0.0015

优比估计值			
效应	点估计值	95% Wald置信限	
Method2	0.785	0.676	0.912

在logistic回归模型中仅有method2时对应的ROC曲线下的面积见图29-5。

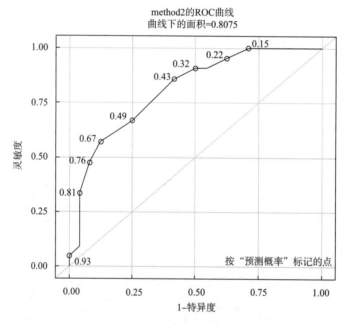

图29-5　logistic回归模型中仅有method2对应的ROC曲线下的面积

三种情形，即仅有method1、仅有method2和全模型条件下ROC曲线下的面积见图29-6。

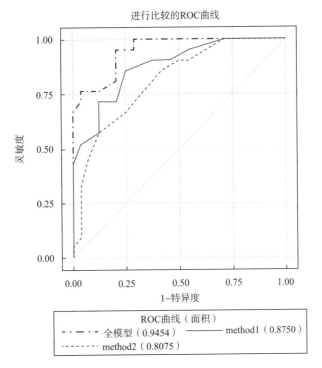

图 29-6 logistic 回归模型中具有三种情形时对应的 ROC 曲线下的面积

ROC 关联统计量						
ROC 模型	Mann-Whitney			Somers' D	Gamma	Tau-a
	面积	标准误差	95% Wald置信限	(Gini)		
全模型	0.9454	0.0293	0.8880 1.0000	0.8909	0.8962	0.4535
method1	0.8750	0.0505	0.7760 0.9740	0.7500	0.7746	0.3818
method2	0.8075	0.0643	0.6815 0.9336	0.6151	0.6596	0.3131

以上结果表明，ROC 曲线下的面积 S 为：全模型的 $S=0.9454$，method1 的 $S=0.8750$，method2 的 $S=0.8075$。

ROC 对比系数		
ROC 模型	Row1	Row2
全模型	1	0
method1	0	1
method2	-1	-1

ROC 对比检验结果			
对比	自由度	卡方	Pr＞卡方
引用=method2	2	10.2293	0.0060

对比	估计值	标准误差	95% Wald置信限		卡方	Pr＞卡方
ROC 对比估计和逐行检验结果						
全模型-method2	0.1379	0.0574	0.0254	0.2504	5.7676	0.0163
method1-method2	0.0675	0.0213	0.0257	0.1092	10.0307	0.0015

以上结果表明：全模型与method2比较，ROC曲线下面积相差0.1379（=0.9454-0.8075），它们之间的差别具有统计学意义（χ^2=5.7676，p=0.0163）；method1与method2比较，ROC曲线下面积相差0.0675（=0.8750-0.8075），它们之间的差别具有统计学意义（χ^2=10.0307，p=0.0015）。此结果进一步表明：按method1检测的结果进行RMSF疾病的诊断，其准确度要高于按method2检测的结果进行RMSF疾病的诊断。

## 第30章

基于经典统计思想实现多值有序因变量的多重 logistic 回归分析

30.1 多值有序因变量的多重 logistic 回归模型的建模与求解

30.1.1 概述

累积 logistic 回归模型可视为二值变量 logistic 回归模型的扩展，其回归模型可定义如下：

$$y^* = \alpha + \sum_{k=1}^{p} \beta_k x_k + \varepsilon \qquad (30\text{-}1)$$

其中，y^* 为观测现象的内在趋势，不能直接测量；ε 为误差项。当结果变量有 J 个可能的结局，相应的取值为 $y=1$，$y=2$，$\cdots$，$y=J$ 时，共有 $J-1$ 个分界点将各相邻类别分开。

若 $y^* \leqslant \mu_1$，则 $y=1$；

若 $\mu_1 < y^* \leqslant \mu_2$，则 $y=2$；

$\cdots$

若 $y^* > \mu_{J-1}$，则 $y=J$。

给定 x 值的累积概率可以按如下形式表示：

$$
\begin{aligned}
P(y \leqslant j \mid x) &= P(y^* \leqslant \mu_j) \\
&= P\left(\alpha + \sum_{k=1}^{p} \beta_k x_k + \varepsilon \leqslant \mu_j\right) \\
&= P\left(\varepsilon \leqslant \mu_j - \left(\alpha + \sum_{k=1}^{p} \beta_k x_k\right)\right) \\
&= F\left(\mu_j - \left(\alpha + \sum_{k=1}^{p} \beta_k x_k\right)\right)
\end{aligned}
\qquad (30\text{-}2)
$$

与二值变量的 logit 变换相似，累积 logit 变换定义如下：

$$\ln \frac{P(y \leqslant j \mid x)}{1 - P(y \leqslant j \mid x)} = \mu_j - \left(\alpha + \sum_{k=1}^{p} \beta_k x_k\right) \qquad (30\text{-}3)$$

其中，$1-P\,(y \leqslant j \mid x)$ 即 $P\,(y \geqslant j+1 \mid x)$，这样就依次将 J 个可能的结局合并成两个，从而进行 logistic 回归分析。

相应地，累积概率可通过式（30-4）进行预测：

$$P(y \le j \mid x) = \frac{e^{\mu_j - \left(\alpha + \sum\limits_{k=1}^{p} \beta_k x_k\right)}}{1 + e^{\mu_j - \left(\alpha + \sum\limits_{k=1}^{p} \beta_k x_k\right)}} \tag{30-4}$$

统计软件在实际运行中，定义 β_{0j} 为各类中截距 α 与分界点 μ_j 的综合，所以式（30-4）就转化为

$$P(y \le j \mid x) = \frac{e^{\beta_{0j} - \sum\limits_{k=1}^{p} \beta_k x_k}}{1 + e^{\beta_{0j} - \sum\limits_{k=1}^{p} \beta_k x_k}} \tag{30-5}$$

值得注意的是，SPSS 和 SAS 在对累积 logistic 回归模型进行参数化时采用的形式是不同的，SPSS 软件中采用的线性形式是 $\beta_{0j} - \sum\limits_{k=1}^{p} \beta_k x_k$，这与式（30-5）相同，而 SAS 中采用的是 $\beta_{0j} + \sum\limits_{k=1}^{p} \beta_k x_k$，所以式（30-5）就转化为

$$P(y \le j \mid x) = \frac{e^{\beta_{0j} + \sum\limits_{k=1}^{p} \beta_k x_k}}{1 + e^{\beta_{0j} + \sum\limits_{k=1}^{p} \beta_k x_k}} \tag{30-6}$$

在使用不同软件时，应该注意回归系数符号的差别。

由上面的讨论可以看出，若结果变量有 J 个可能的结局，则可获得 $J-1$ 个累积 logit 函数（当进行统计分析时，若有 m 个截距项 β_{0j} 无统计学意义，则只能获得 $J-m-1$ 个累积 logit 函数）。累积 logistic 回归模型对每一个累积 logit 函数各有一个不同的 β_{0j} 估计，然而对所有的累积 logit 函数，变量 x_k 却有一个相同的 β_k 估计，因为建模的前提条件为自变量的作用与所有累积 logit 函数的截断点无关。在此假设条件下，不同累积对数发生比的回归线相互平行，只是截距参数有所不同。这称为成比例发生比的假设条件或平行线假设条件。

运用累积 logistic 回归模型首先需要对平行线假设条件进行检验。如果这一假设条件被拒绝，便说明自变量 x_k 对不同的累积 logit 函数有不同的 β_k，因而说明累积 logistic 回归模型不适合，需要采用其他模型进行资料的分析，例如，可在模型中引入二次项或交互项。

30.1.2 多值有序因变量的 logistic 回归模型的参数估计和假设检验

当结果变量为一组有序的值时，为了实现 logistic 回归，每次把结果变量 Y 的取值按某种规定划分成两级，如 $Y=1$ 与 $Y \ge 2$、$Y \le 2$ 与 $y \ge 3$ 等，这样就又回到通常的 logistic 回归分析中了。多值有序因变量的 logistic 回归模型称作累积 logistic 回归模型，它也称作序次 logistic 回归模型或比例发生比模型。累积 logistic 回归模型其实就是二值 logistic 回归模型的扩展，其回归模型通过累积 logit 变换来完成，累积 logit 变换定义如下：

$$\ln \frac{P(Y \le j \mid X)}{1 - P(Y \le j \mid X)} = \alpha_j + \sum_{k=1}^{K} \beta_k X_k \tag{30-7}$$

其中，$P(Y \le j \mid X)$ 为结果变量 Y 取值小于等于 j 的概率；$1 - P(Y \le j \mid X)$ 为结果变

量 Y 取值大于 j 的概率； $\ln\dfrac{P(Y \leqslant j \mid X)}{1 - P(Y \leqslant j \mid X)}$ 为累积 logit 变换； α_j 为截距； β_k 为第 k 个自变量所对应的回归系数。这样就依次将 J 个可能的结局合并成两个，从而进行 logistic 回归分析。

相应地，累积概率可通过式（30-8）进行预测：

$$P(Y \leqslant j \mid X) = \frac{\mathrm{e}^{\alpha_j + \sum\limits_{k=1}^{K} \beta_k X_k}}{1 + \mathrm{e}^{\alpha_j + \sum\limits_{k=1}^{K} \beta_k X_k}} \tag{30-8}$$

在此基础上，归入结果变量中任意一类的概率可以通过不同累积概率相减而得到。

对于多值有序的结果变量，若其有 J 个可能的取值，则可获得 J-1 个累积 logit 函数。累积 logistic 回归模型对每一个累积 logit 函数各有一个不同的截距项 α_j 估计，然而对所有的累积 logit 函数，变量 X_k 却只有一个相同的回归系数 β_k 估计，因为其假设条件为自变量对所有累积 logit 函数的作用相同。在此假设条件下，不同累积对数发生比的回归线相互平行，只是截距参数有所不同。这被称为成比例发生比假设条件或平行线假设条件。

运用累积 logistic 回归模型首先需要对平行线假设条件进行统计检验。如果这一假设条件被拒绝，便说明自变量 X_k 对不同的累积 logit 函数有不同的 β_k，因而说明累积 logistic 回归模型不合适，需要采用其他模型来进行资料分析，如可引入二次项或交互项等。

30.2　问题与数据结构

30.2.1　问题与数据

【例30-1】在一项关于成年人心理健康问题的研究中，调查了某城市一些成年居民的心理健康状况（1=无心理问题，2=存在轻微症状，3=存在中度症状，4=存在精神损害），考察的两个原因变量分别是社会经济地位（0=低，1=高）和生活事件评分，资料见表30-1。试分析心理健康情况与两个原因变量之间的关系。

30.2.2　数据结构与分析目的

1. 数据结构

在表30-1中，Y（心理健康状况）为因变量，X_1（社会经济地位）和 X_2（生活事件评分）为两个自变量。因变量 Y 分4档，属于多值有序变量，而自变量 X_1 是二值变量、X_2 是计量变量。

2. 分析目的与方法选择

针对表30-1的资料，通常的分析目的有以下两个。

1）第一个分析目的：差异性分析

先考察二值自变量 X_1 与因变量 Y 之间的差异性分析问题，即分别考察受试者在社会经济地位低与高两个条件下的心理健康状况之间的差别是否具有统计学意义。

差异性分析方法的选择：由于 Y 是多值有序的因变量，故宜选择单因素两水平设计一元有序资料的秩和检验。

表30-1 心理健康状况调查资料

编号	Y: 心理健康状况	X_1: 社会经济地位	X_2: 生活事件评分	编号	Y: 心理健康状况	X_1: 社会经济地位	X_2: 生活事件评分
1	1	1	1	21	2	1	9
2	1	1	9	22	2	0	3
3	1	1	4	23	2	1	3
4	1	1	3	24	2	1	1
5	1	0	2	25	3	0	0
6	1	1	0	26	3	1	4
7	1	0	1	27	3	0	3
8	1	1	3	28	3	0	9
9	1	1	3	29	3	1	6
10	1	1	7	30	3	0	4
11	1	0	1	31	3	0	3
12	1	0	2	32	4	1	8
13	2	1	5	33	4	1	2
14	2	0	6	34	4	1	7
15	2	1	3	35	4	0	5
16	2	0	1	36	4	0	4
17	2	1	8	37	4	0	4
18	2	1	2	38	4	1	8
19	2	0	5	39	4	0	8
20	2	1	5	40	4	0	9

那么，计量自变量X_2与因变量Y之间的差异性分析问题，即分别考察Y=1，2，3，4，这4种状况时，计量自变量X_2的平均值之间的差别是否具有统计学意义，可以划归于单因素4水平设计一元计量资料差异性分析问题。这实际上是把四种结局视为4个原因，而把生活事件评分视为计量结果变量。

差异性分析方法的选择：根据生活事件评分是否符合独立性、正态性和方差齐性的要求，选择标准的单因素4水平设计一元计量资料方差分析（三个条件都满足）、近似的单因素4水平设计一元计量资料方差分析（不满足方差齐性，称为Welch检验）或秩和检验（不满足正态性）。

2）第二个分析目的：回归分析

前面进行差异性分析时，人们习惯上采用单因素分析方法。然而，实际资料中有两个自变量，若能同时考察这两个自变量对因变量的影响情况甚至还可以将它们之间的二次项一并纳入考察，这样得到的结果才更可信，故更适合选择回归分析。因为只要样本含量足够大，回归分析方法总是适用的，所以本章只讨论回归分析方法。

回归分析方法的选择：回归分析方法的种类特别多，具体应选择什么样的回归分析方法，主要取决于因变量的性质。表30-1中的因变量为多值有序变量，故宜选择结果变量为多值有序变量的多重logistic回归分析方法。

30.3　多值有序因变量的多重logistic回归分析

30.3.1　基于SAS软件实现计算

1.准备数据

由于表30-1中的数据行数较多，一般不将其直接放在SAS程序中。常规的做法是将全部数据以文本格式存储在某外部设备（如硬盘或优盘）上，用一个SAS语句（即infile语句）就可将其打开。

设将表30-1中的第40行第3列数据（注意：表中是采取双栏编辑的）以文件名为"心理健康状况调查资料无变量名.txt"存储在F盘的CCC文件夹内。

2.SAS程序

设所需要的SAS程序名为"心理健康状况调查资料多值有序因变量的多重logistic回归分析程序.SAS"：

```
data a1;
infile 'F:/CCC/心理健康状况调查资料无变量名.txt';
input Y X1 X2;
/* 以下3个语句为标签语句*/
label X1="社会经济地位：1-高，0-低";
label X2="生活事件评分";
label Y="心理健康状况：1=无，2=轻，3=中，4=重";
/* 以下三行语句是为了产生8个派生自变量*/
X3=X1*X1;X4=X1*X2;X5=X2*X2;X6=X3*X1;
X7=X5*X2;X8=X3*X5;X9=X7*X2;X10=X9*X2;
run;
/* 以下是基于原始的2个自变量且利用逐步法筛选自变量*/
proc logistic data=a1;
     model Y=X1-X2/selection=stepwise sle=0.50 sls=0.05;
run;
/*以下是基于全部5个自变量且利用逐步法筛选自变量*/
proc logistic data=a1;
     model Y=X1-X10/selection=stepwise sle=0.50 sls=0.05;
run;
/*以下是基于全部5个自变量且利用前进法筛选自变量*/
proc logistic data=a1;
     model Y=X1-X10/selection=forward sle=0.05;
run;
/*以下是基于全部5个自变量且利用后退法筛选自变量*/
proc logistic data=a1;
```

```
        model Y=X1-X10/selection=backward sls=0.05;
run;
```

【SAS程序说明】产生的8个派生自变量中，$X_3 \sim X_5$都是二次项，X_6和X_7都是三次项，X_8和X_9都是四次项，X_{10}为X_2的五次方项；第1个过程步中仅基于两个原始自变量以逐步回归法筛选自变量，第2~4个过程步中基于全部10项并分别采用逐步法、前进法和后退法筛选自变量。

【SAS主要输出结果及解释】

			最大似然估计值分析		
参数	自由度	估计值	标准误差	Wald卡方	Pr＞卡方
Intercept 1	1	0.2613	0.5588	0.2186	0.6401
Intercept 2	1	1.6562	0.6179	7.1842	0.0074
Intercept 3	1	2.5876	0.6964	13.8080	0.0002
X2	1	-0.2879	0.1148	6.2871	0.0122

设$Y=1$代表"无心理健康问题"，$Y>1$代表"有轻或中或重度心理健康问题"，P（$Y=1$）的计算公式（即logistic回归模型）如下：

$$P_{(Y=1)} = \frac{e^{0.2613-0.2879X_2}}{1+e^{0.2613-0.2879X_2}} \tag{30-9}$$

又设$Z=1$代表"无或有轻度心理问题"，$Z>1$代表"有中或重度心理健康问题"，P（$Z=1$）的计算公式（即logistic回归模型）如下：

$$P_{(Z=1)} = \frac{e^{1.6562-0.2879X_2}}{1+e^{1.6562-0.2879X_2}} \tag{30-10}$$

再设$W=1$代表"无或有轻度或中度心理问题"，$W>1$代表"有重度心理健康问题"，P（$W=1$）的计算公式（即logistic回归模型）如下：

$$P_{(W=1)} = \frac{e^{2.5876-0.2879X_2}}{1+e^{2.5876-0.2879X_2}} \tag{30-11}$$

那么，如何计算"有重度心理问题"发生的概率呢？其计算公式如下：

$$P_{(W=0)} = 1 - P_{(W=1)} = 1 - \frac{e^{2.5876-0.2879X_2}}{1+e^{2.5876-0.2879X_2}} = \frac{1}{1+e^{2.5876-0.2879X_2}} \tag{30-12}$$

	优比估计值		
效应	点估计值	95% Wald置信限	
X2	0.750	0.599	0.939

	预测概率和观测响应的关联		
一致部分所占百分比	63.3	Somers D	0.359
不一致部分所占百分比	27.4	Gamma	0.396

结值百分比	9.3	Tau-a	0.272
对子数	591	c	0.679

以上为第1个过程步的主要输出结果：仅X_2一个自变量被保留在回归方程中，此时，ROC曲线下面积为0.679。

第2和第3个过程步输出的主要结果与第1个过程步的结果完全相同，从略。第4个过程步（即采用后退法筛选自变量）的主要输出结果如下：

最大似然估计值分析

参数	自由度	估计值	标准误差	Wald卡方	Pr＞卡方
Intercept 1	1	0.3079	0.5262	0.3424	0.5585
Intercept 2	1	1.8776	0.6143	9.3413	0.0022
Intercept 3	1	2.9251	0.7149	16.7425	＜.0001
X5	1	-0.1247	0.0420	8.8052	0.0030
X8	1	0.0371	0.0184	4.0739	0.0435
X10	1	0.000110	0.000052	4.5463	0.0330

优比估计值

效应	点估计值	95% Wald置信限	
X5	0.883	0.813	0.959
X8	1.038	1.001	1.076
X10	1.000	1.000	1.000

预测概率和观测响应的关联

一致部分所占百分比	72.3	Somers D	0.482
不一致部分所占百分比	24.0	Gamma	0.501
结值百分比	3.7	Tau-a	0.365
对子数	591	c	0.741

以上是第4个过程步的主要输出结果：X_5（即X_2的平方）、X_8（即X_1的平方与X_2的平方之乘积）和X_{10}（即X_2的5次方）。此时，ROC曲线下的面积为0.741。

"最大似然估计值分析"部分输出参数估计的结果，在累积logit模型中，每个自变量只对应一个回归系数，而截距项则有多个，其个数为因变量的水平数减1，本例包含三个截距项。如果用P_1、P_2、P_3和P_4分别表示无、轻、中和重心理健康状况发生的概率，则多重有序logistic回归方程分别为

$$P_1 = \frac{e^{0.3079-0.1247X_5+0.0371X_8+0.000110X_{10}}}{1+e^{0.3079-0.1247X_5+0.0371X_8+0.000110X_{10}}} \tag{30-13}$$

$$P_1+P_2 = \frac{e^{1.8776-0.1247X_5+0.0371X_8+0.000110X_{10}}}{1+e^{1.8776-0.1247X_5+0.0371X_8+0.000110X_{10}}} \tag{30-14}$$

$$P_1 + P_2 + P_3 = \frac{e^{2.9251-0.1247X_5+0.0371X_8+0.000110X_{10}}}{1+e^{2.9251-0.1247X_5+0.0371X_8+0.000110X_{10}}} \qquad (30\text{-}15)$$

$$P_4 = 1 - P_1 - P_2 - P_3 = \frac{1}{1+e^{2.9251-0.1247X_5+0.0371X_8+0.000110X_{10}}} \qquad (30\text{-}16)$$

【专业结论】由以上结果可知，X_5（即X_2的平方）前的回归系数为负值，表明生活事件评分值越高，无心理问题的概率就越小，这也说明，本例中的生活事件是负面事件。

30.3.2　基于R软件实现计算

1. 准备数据

由于表30-1中的数据行数较多，一般不将其直接放在R程序中。常规的做法是将全部数据以文本格式存储在某外部设备（如硬盘或优盘）上，用一个R语句（即data.frame函数）就可将其打开。

设将表30-1中的第40行第3列数据（注意：表中是采取双栏编辑的）以文件名为"心理健康状况调查资料有变量名.txt"存储在F盘的CCC文件夹内。

2. R程序

基于前面用SAS筛选变量的结果，即产生三个派生变量：z_1为X_2的平方、z_2为(X_1X_2)的平方、z_3为X_2的5次方。然后，再用R软件建立有序因变量的多重logistic回归方程。

在R软件中，MASS子程序包中的polr函数可以进行有序因变量的多重logistic回归分析。设所需要的R程序名为"心理健康状况调查资料多值有序因变量的多重logistic回归分析程序.txt"：

```
setwd("F:/CCC/")                                    #设置路径为"F:/CCC/"
#下面data1中的数据为第40行第3列
data1<- read.table("心理健康状况调查资料有变量名.txt",header=TRUE)
#以下三句生成X2*X10, 取名为X11
a<- data1$X1
b<- sqrt(data1$X2+1)
z1<- b*b
z2<- (a*b)^2
z3<- (z1)^2*b
Y<- data1$Y
X2<- data1$X2
data<- data.frame(z1,z2,z3,Y)                       #数据集中只有z1, z2, z3, Y
attach(data)
#install.packages("MASS")                           #假定已安装MASS子程序包
library(MASS)                                        #加载MASS子程序包
#下面是创建有序因变量的三重logistic回归分析模型
```

```
model1<- polr(factor(Y)~(X2),data=data,method="logistic")
summary(model1)
model2<- polr(factor(Y)~(z1+z2+z3),data=data,method="logistic")
summary(model2)
```

【R程序说明】"b <- sqrt（data1\$X2＋1）"这一句是对X_2做了一个变量变换，即取$X_2＋1$的算术平方根赋值给b，它就X_2的变量变换结果。采取这种变换是尝试得出的，因为不变换时，计算过程中会出错。model1中只含有一个自变量X_2；而model2含有3个派生变量。Factor（Y）声明Y是一个定性变量（在R中，称为"因子变量"，即因素）。

【SAS输出结果及解释】

```
Call:
polr(formula = factor(Y) ~ (X2), data = data, method = "logistic")
Coefficients:
      Value     Std. Error    t value
X2    0.2879    0.1175        2.451
Intercepts:
      Value     Std. Error    t value
1|2   0.2613    0.5639        0.4636
2|3   1.6562    0.6171        2.6838
3|4   2.5876    0.6938        3.7296
Residual Deviance: 102.5271
AIC: 110.5271
```

以上是model1的输出结果，本例包含三个截距项。与前面用SAS的第1个过程步输出的结果基本相同，但X_2前面的回归系数由−0.2879变成了0.2879，说明两个软件在定义logistic回归方程时略有区别。

基于SAS给出的仅含X_2的计算公式（30-9）和由R给出的结果可知，它们之间仅定义的公式形式不同而已，若将R的计算结果自变量前的回归系数取相反符号，再按下面的定义式表达，则R的计算结果与SAS的计算结果就完全一致了。

R是这样定义的：

$$P_{(Y=1)} = \frac{1}{1+e^{-(0.2613-0.2879X_2)}} \qquad (30\text{-}17)$$

将式（30-17）中分母上指数上的"负号"消除，就变成如下的形式：

$$P_{(Y=1)} = \frac{1}{1+1/e^{0.2613-0.2879X_2}} = \frac{e^{0.2613-0.2879X_2}}{1+e^{0.2613-0.2879X_2}} \qquad (30\text{-}18)$$

于是，式（30-18）就与式（30-9）完全一致了。

就Y不同等级对应的回归方程的截距项而言，SAS与R计算的结果是基本一致的，仅小数点后第4位略有差别，是由于不同系统对计算精度的要求不同所致。

若希望写出 logistic 回归方程，基于 R 的输出结果，应将自变量前的回归系数统统取相反的符号。于是，R 与 SAS 的 logistic 回归方程表达式就统一了。

```
Call:
polr(formula = factor(Y) ~ (z1 + z2 + z3), data = data, method =
"logistic")
Coefficients:
      Value        Std. Error      t value
z1    0.85809      0.43112         1.990
z2    -0.21558     0.10721         -2.011
z3    -0.01122     0.01053         -1.065
Intercepts:
      Value        Std. Error      t value
1|2   1.7493       1.2952          1.3506
2|3   3.2964       1.3875          2.3759
3|4   4.3200       1.4445          2.9907
Residual Deviance: 97.35526
AIC: 109.3553
```

以上是基于三个派生变量建模的结果，由于对 X_2 做了加 1 后开平方的变换，故这部分结果与前面用 SAS 计算的结果没有可比性。

对 X_2 采取同样的变量变换，重新修改 SAS 程序如下：

```
data a2;
infile 'F:/CCC/心理健康状况调查资料无变量名.txt';
input Y X1 X2;
X2=sqrt(X2+1);
/* 以下 3 个语句为标签语句 */
label X1="社会经济地位: 1-高, 0-低";
label X2="生活事件评分";
label Y="心理健康状况: 1=无, 2=轻, 3=中, 4=重";
/* 以下一行语句是为了产生 3 个派生自变量 */
X3=X1*X1;X4=X1*X2;X5=X2*X2;X6=X3*X1;
X7=X5*X2;X8=X3*X5;X9=X7*X2;X10=X9*X2;
z1=X5;z2=X8;z3=X10;
run;
proc logistic data=a2;
    model Y=z1-z3;
run;
```

【SAS输出结果】

最大似然估计值分析

参数	自由度	估计值	标准误差	Wald卡方	Pr＞卡方
Intercept 1	1	1.7493	1.2544	1.9446	0.1632
Intercept 2	1	3.2963	1.3391	6.0594	0.0138
Intercept 3	1	4.3200	1.3964	9.5712	0.0020
z1	1	-0.8581	0.4194	4.1857	0.0408
z2	1	0.2156	0.1078	3.9984	0.0455
z3	1	0.0112	0.0105	1.1463	0.2843

优比估计值

效应	点估计值	95% Wald置信限	
z1	0.424	0.186	0.965
z2	1.241	1.004	1.532
z3	1.011	0.991	1.032

预测概率和观测响应的关联

一致部分所占百分比	72.8	Somers D	0.491
不一致部分所占百分比	23.7	Gamma	0.509
结值百分比	3.6	Tau-a	0.372
对子数	591	c	0.745

以上结果与前面由R输出的结果就有可比性了。除回归系数的正负号反过来之外，三个截距都接近相等。进一步说明，SAS与R定义的logistic回归方程式有所区别。

第31章

生存资料非参数统计分析

31.1 概述

31.1.1 生存资料

顾名思义，生存资料就是与"生存"有关的统计资料。狭义的"生存"是指患者自某个时间点开始，存活的时间长度；而广义的"生存"是指患者自某个时间点开始，某种状态（例如，肿瘤患者自切除肿瘤后直到肿瘤再次复发的这段时间，常称为"无瘤生存期"）保持的时间长度；在工业上，特别是在元器件的可靠性研究中，"生存时间"还可以指某种产品或元件保持正常工作状态的时间。

一般来说，生存时间是生存资料中的结果变量的具体取值，而影响每位患者生存时间的影响因素很多，它们在不同患者身上的取值（即表现）不尽相同。所以，生存资料应包括全部可能的影响因素和生存时间。

31.1.2 生存资料的特点

通常，生存资料指以患者生存时间为主要评价指标的医学或临床研究问题中收集到的资料。众所周知，患者个体差异很大，有些患者年龄大、体质弱、病情严重，治疗效果较差；反之亦然。在现实生活中，人们发现：有些同样癌症的患者中，有些患者治疗刚结束就死亡了，也有一些患者治疗出院后存活三五年，甚至有些患者存活二三十年。由此可知，生存资料具有如下三个明显特点。

第一，影响因素非常多，研究者很难完全把握它们的影响规律和相互作用规律；

第二，生存时间长短通常相差很远，一般而言，生存时间偏离正态分布甚远；

第三，由于存在大量不确定因素（例如，患者因意外事故而死亡、因患者搬家或出国或其他原因而失访等），某些患者的生存时间数据不能被准确地观测到，这样的患者的生存时间常常是粗估的，称为截尾数据或删失数据。

31.1.3 生存资料分析方法的种类

1.差异性分析方法

考察某个影响因素分别取不同水平下的中位生存时间（因生存时间常偏离正态分布很远，故不适合选用算术平均值作为对比的基础）之间的差别是否具有统计学意义，通常可采取非参数假设检验方法，如秩和检验、对数秩检验和似然比检验等。

非参数假设检验法通常只适用于单因素分析场合，当影响因素很多时，很难保证在拟考察的某个影响因素不同水平组之间的其他所有的影响因素的作用相同，此时若仍坚持采用单因素分析，得到的分析结果和结论可能就有偏差，有时甚至根本就是错误的。

值得注意的是：在一切多因素的研究资料中，一定要慎用单因素分析方法。

2.回归分析方法

1）半参数回归分析法

Cox 比例风险回归模型与 Cox 非比例风险回归模型皆属于半参数回归分析方法。因为它们都建立在一定假设之下构建回归分析模型。从假设的具体内容来看，并非是关于模型中某些参数应服从某种特定分布，但求解模型中的回归参数及回归模型本身时，所采取的具体统计学手段又带有参数分析法的特征，故称为半参数分析法。比例风险与非比例风险的概念将在本书后面的章节中介绍，此处从略。

2）参数回归分析法

生存资料的参数回归分析法就是假定生存资料中的生存时间服从某个具体的概率分布函数，而任何一个特定的概率分布函数中都有其特定的参数。将参数表达成影响因素或称自变量的函数，并据此构造似然函数和对数似然函数，利用高等数学中求极值的方法求解似然方程组，从而，获得参数的估计值。具体方法参见本书后面的章节，此处从略。

31.1.4　生存概率与生存率的概念与估计

生存概率（survival probability）表示某单位时段开始时存活的个体，到该时段结束时仍存活的可能性。如一年生存概率 p 表示该年年初尚存人口存活满一年的可能性。

$$p = \frac{某年存活满一年人数}{某年年初人口数} \tag{31-1}$$

生存率（survival rate）指观察对象经历 t_k 个单位时段后仍存活的可能性。生存率常随时间逐渐下降，又称生存函数（survival function）。资料中无截尾数据时计算生存率的公式如下：

$$\hat{S}(t_k) = P(T > t_k) = \frac{t_k 个单位时段末仍存活的例数}{观察总例数} \tag{31-2}$$

若含有截尾数据，则须分时段计算。假定观察对象在各个时段的生存事件独立，应用概率乘法定理，采用如下的公式计算：

$$\hat{S}(t_k) = P(T > t_k) = p_1 p_2 \cdots p_k = \hat{S}(t_{k-1}) p_k \tag{31-3}$$

式中，p_i（$i=1$，2，$\cdots$，k）为各分时段的生存概率。

31.1.5　Kaplan-Meier 法简介

【例31-1】某医师收集11例脑瘤患者甲疗法治疗的生存时间（周），试估计治疗后不同时间的生存率、生存曲线及中位生存期。

甲疗法组　　5　7^+　13　13　23　30　30^+　38　42　42　45^+

Kaplan-Meier法（以下简称KM法），由Kaplan和Meier于1958年首先提出，又称乘积极限法（product-limit method）。该法利用概率乘法定理计算生存率。以例31-1为例，其生存率计算见表31-1。

表31-1　甲疗法组生存率计算过程

时间/周 t_i	死亡数 d_i	期初例数 n_i	生存概率 $p_i=(n_i-d_i)/n_i$	生存率 $\hat{S}(t_i)$	生存率标准误 SE$[\hat{S}(t_i)]$
5	1	11	10/11=0.9091	0.9091	0.0867
7^+	0	10	10/10=1.0000	0.9091×1.0000=0.9091	0.0867
13	2	9	7/9=0.7778	0.9091×0.7778=0.7071	0.1429
23	1	7	6/7=0.8571	0.7071×0.8571=0.6061	0.1541
30	1	6	5/6=0.8333	0.6061×0.8333=0.5051	0.1581
30^+	0	5	5/5=1.0000	0.5051×1.0000=0.5051	0.1581
38	1	4	3/4=0.7500	0.5051×0.7500=0.3788	0.1613
42	2	3	1/3=0.3333	0.3788×0.3333=0.1263	0.1163
45^+	0	1	1/1=1.0000	0.1263×1.0000=0.1263	0.1163

Greenwood生存率标准误近似计算公式：

$$\mathrm{SE}[\hat{S}(t_i)] = \hat{S}(t_i)\sqrt{\sum_{j=1}^{i}\frac{d_j}{n_j(n_j-d_j)}} \tag{31-4}$$

式中，j要求为完全数据的顺序号。假定生存率近似服从正态分布，则总体生存率的$1-\alpha$置信区间为

$$\hat{S}(t_i) \pm u_{\alpha/2}\mathrm{SE}[\hat{S}(t_i)] \tag{31-5}$$

31.1.6　生存曲线齐性检验简介

Log-rank检验基本思想是当H_0（各组各时点生存率均相等）成立时，根据t_i时点的死亡率，可计算出各组的理论死亡数，则χ^2统计量计算公式为

$$\chi^2 = \frac{\left[\Sigma w_i(d_{gi}-T_{gi})\right]^2}{V_g}, \quad \nu = g-1 \tag{31-6}$$

式中，d_{gi}和T_{gi}分别表示各组在时间点t_i上的实际死亡数和理论死亡数；V_g为第g组理论死亡数T_g的方差估计值，$V_g = \sum w_i^2 \frac{n_{gi}}{n_i}\left(1-\frac{n_{gi}}{n_i}\right)\left(\frac{n_i-d_i}{n_i-1}\right)d_i$，$n_i$为$t_i$时点的期初例数，$n_{gi}$为第$g$组$t_i$时点的期初例数。$w_i$为权重，对Log-rank检验，$w_i=1$。当比较的两总体生存曲线呈比例时，检验效能最大；$w_i=n_i$则对应Gehan检验（1965）或Wilcoxon检验，该检验给实际死亡数与理论死亡数的早期差别更大的权重。

31.2 问题与数据结构

31.2.1 问题与数据

【例31-2】40名肺癌患者的生存资料见表31-2。包括以下9个变量。X_1 为生活行动能力评分（1~100）；X_2 为患者年龄；X_3 为由诊断到进入研究的时间（月）；X_4、X_5、X_6 是与肿瘤类型（鳞癌、小型细胞癌、腺癌、大型细胞癌）对应的三个二值的哑变量，以鳞癌为对比的基准；$X_4=1$，$X_5=0$，$X_6=0$ 代表患者患的是小型细胞癌；$X_4=0$，$X_5=1$，$X_6=0$ 代表患者患的是腺癌；$X_4=0$，$X_5=0$，$X_6=1$ 代表患者患的是大型细胞癌；$X_4=0$，$X_5=0$，$X_6=0$ 代表患者患的是鳞癌；X_7 为两种化学治疗方法，$X_7=1$（常规方法），$X_7=0$（试验新法）；t 为生存时间（天）；c 为生存时间是否准确的标记性变量（即 $c=1$ 为终检者或称删失数据或截尾数据，$c=0$ 为准确数据）。试对此生存资料进行非参数统计分析。

表31-2　40名肺癌患者的生存资料

id	X_1	X_2	X_3	X_4	X_5	X_6	X_7	t	c	id	X_1	X_2	X_3	X_4	X_5	X_6	X_7	t	c
1	70	64	5	1	0	0	1	411	0	21	60	37	13	0	0	0	1	100	0
2	60	63	9	1	0	0	1	126	0	22	90	54	12	1	0	0	0	999	0
3	70	65	11	1	0	0	1	118	0	23	50	52	8	1	0	0	0	231	1
4	40	69	10	1	0	0	1	82	0	24	70	50	7	1	0	0	0	991	0
5	40	63	58	1	0	0	1	8	0	25	20	65	21	1	0	0	0	1	0
6	70	48	9	1	0	0	1	25	1	26	80	52	28	1	0	0	0	201	0
7	70	48	11	1	0	0	1	11	0	27	60	70	13	1	0	0	0	44	0
8	80	63	4	0	1	0	1	54	0	28	50	40	13	0	0	0	0	15	0
9	60	63	14	0	1	0	1	153	0	29	70	36	22	0	1	0	0	103	1
10	30	53	4	0	1	0	1	16	0	30	40	44	36	0	1	0	0	2	0
11	80	43	12	0	1	0	1	56	0	31	30	54	9	0	1	0	0	20	0
12	40	55	2	0	1	0	1	21	0	32	30	59	87	0	1	0	0	51	0
13	60	66	25	0	1	0	1	287	0	33	40	69	5	0	0	1	0	18	0
14	40	67	23	0	1	0	1	10	0	34	60	50	22	0	0	1	0	90	0
15	20	61	19	0	0	1	1	8	0	35	80	62	4	0	0	1	0	84	0
16	50	63	4	0	0	1	1	12	0	36	70	68	15	0	0	0	0	164	0
17	50	66	16	0	0	1	1	177	0	37	30	39	4	0	0	0	0	19	0
18	40	68	12	0	0	1	1	12	0	38	60	49	11	0	0	0	0	43	0
19	80	41	12	0	0	1	1	200	0	39	80	64	10	0	0	0	0	340	0
20	70	53	23	0	0	1	1	250	0	40	70	67	18	0	0	0	0	231	0

注：$c=1$ 为终检者或称删失数据或截尾数据，$c=0$ 为准确数据。

31.2.2 数据结构与分析目的

1. 数据结构

在表31-1中，有9个变量，其中，$X_1 \sim X_7$ 属于自变量，t 属于因变量，c 属于标示变量（它取值为1时，表明所对应的生存时间 t 是准确数据；否则，为删失或截尾数据），该资料可以称为多因素一元计量（指生存时间）生存资料。它与通常的多因素一元计量资料的最大区别就在于它有标识变量，即资料中含有不准确的数据或称删失数据或截尾数据。

2.分析目的与方法选择

1）差异性分析

以生存时间 t 为计量的结果变量，考察其中生存时间在某定性原因变量不同水平组之间的差别是否具有统计学差异，可以选择生存资料的非参数检验法。一般来说，需要对多个因素一个一个来考察，即需要采用多次单因素统计分析方法来处理一个实际为多因素的生存资料，其结果和结论仅供参考，不适合以此为证据得出概括性的结论。

2）回归分析

若对生存时间有影响的因素全部都考虑周到，而且，样本含量足够大且删失数据相对较少时，应尽可能采用回归分析方法。若生存资料基本满足"比例风险假定"，可以采取Cox比例风险模型进行分析；若生存资料不满足"比例风险假定"，可以采取Cox非比例风险模型进行分析；若有较充足的把握推断给定的生存时间服从某特定的概率分布，采取生存资料参数模型分析法，结果更可信。

本章作为生存资料统计分析的入门，仅介绍单因素一元生存资料非参数统计分析方法。

31.3 单因素一元生存资料非参数统计分析

31.3.1 基于SAS软件实现计算

1.准备数据

由于表31-2中的数据不多，而且可以按双栏排列，故可以直接将全部数据放在SAS程序中，看起来比较方便。

2.SAS程序

设所需要的SAS程序名为"肺癌40例生存资料非参数分析SAS程序.SAS"。

```
data feiai;
    input id X1-X7 t c @@;
cards;
1   70  64   5   1  0  0  1   411   0   21  60  37  13   0  0  0  1   100   0
2   60  63   9   1  0  0  1   126   0   22  90  54  12   1  0  0  0   999   0
3   70  65  11   1  0  0  1   118   0   23  50  52   8   0  0  0  1   231   1
4   40  69  10   1  0  0  1    82   0   24  70  50   7   1  0  0  0   991   0
5   40  63  58   1  0  0  1     8   0   25  20  65  21   1  0  0  0     1   0
6   70  48   9   1  0  0  1    25   1   26  80  52  28   1  0  0  0   201   0
7   70  48  11   1  0  0  1    11   0   27  60  70  13   1  0  0  0    44   0
8   80  63   4   0  1  0  1    54   0   28  50  40  13   1  0  0  0    15   0
9   60  63  14   1  0  0  1   153   0   29  70  36  22   0  0  0  0   103   1
```

```
10   30   53    4    0    1    0    1   16    0   30   40   44   36    0    1    0    0    2    0
11   80   43   12    0    1    0    1   56    0   31   30   54    9    0    1    0    0   20    0
12   40   55    2    0    1    0    1   21    0   32   30   59   87    0    1    0    0   51    0
13   60   66   25    0    1    0    1  287    0   33   40   69    5    0    0    1    0   18    0
14   40   67   23    0    1    0    1   10    0   34   60   50   22    0    0    1    0   90    0
15   20   61   19    0    0    1    1    8    0   35   80   62    4    0    0    1    0   84    0
16   50   63    4    0    0    1    1   12    0   36   70   68   15    0    0    0    0  164    0
17   50   66   16    0    0    0    1  177    0   37   30   39    4    0    0    0    0   19    0
18   40   68   12    0    0    0    1   12    0   38   60   49   11    0    0    0    0   43    0
19   80   41   12    0    0    0    1  200    0   39   80   64   10    0    0    0    0  340    0
20   70   53    8    0    0    0    1  250    0   40   70   67   18    0    0    0    0  231    0
;
run;
proc lifetest method=pl plots=(S,1S,11S);
      time t*c(1);
      strata X7;
run;
```

【SAS程序说明】"method=pl"要求系统采用"乘积极限法（pl）"（也称为KM法）估计生存率曲线；"plots=（S，1S，11S）"要求绘制三幅图，第1幅图为（t，S）折线图（图31-1），即横坐标为生存时间 t、纵坐标为生存率 S 的生存曲线图；第2幅图为（t，$-\log S$）折线图（图31-2），即横坐标为生存时间 t、纵坐标为生存率 S 取对数变换后再取负数变换，若图中的全部散点呈现一条直线或近似直线，则表明生存时间 t 呈现指数分布［此时，两条或多条生存率曲线之间的比较宜选用 $-2\log$（LR）检验，常称为似然比检验］；第3幅图为（$\log t$，$-\log(-\log S)$）折线图（图31-3），即横坐标为生存时间 t 的对数、纵坐标为生存

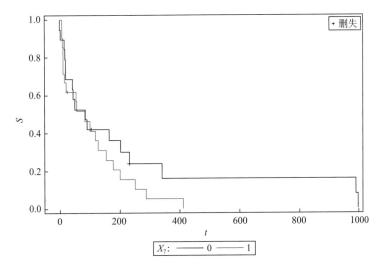

图31-1　常规治疗（$X_7=0$）与新方法治疗（$X_7=1$）患者的生存率曲线

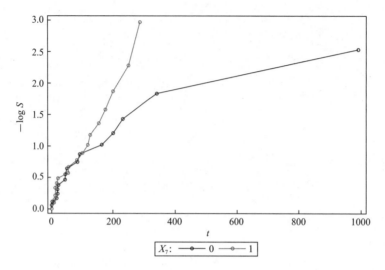

图 31-2　图示法判断常规治疗（$X_7=0$）与新方法治疗（$X_7=1$）生存时间是否服从指数分布

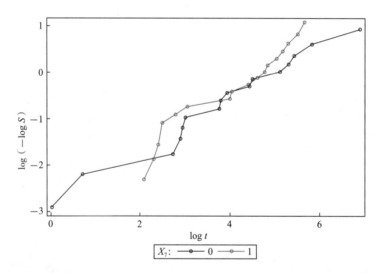

图 31-3　图示法判断常规治疗（$X_7=0$）与新方法治疗（$X_7=1$）生存时间是否服从 Weibull 分布

率 S 取对数变换后取负数变换，再取对数变换，然后取负数变换，若图中的全部散点呈现一条直线或近似直线，则表明生存时间 t 呈现 Weibull 分布（此时，两条或多条生存率曲线之间的比较宜选用对数秩检验）；若生存资料不符合前面两种情形，就可考虑选择 Wilcoxon 秩和检验。

3. SAS 输出结果及解释

【SAS 主要输出结果及解释】

层间等效检验			
检验	卡方	自由度	Pr ＞卡方
对数秩	1.3038	1	0.2535

| Wilcoxon | 0.3848 | 1 | 0.5350 |
| -2Log（LR） | 4.4588 | 1 | 0.0347 |

这部分输出结果就是关于两条生存率曲线之间差别是否具有统计学意义的检验结果，应根据图31-1、图31-3的具体表现，判定该资料中的生存时间究竟属于什么分布类型，然后，才有一定依据决定从三种检验中选择其一来下专业结论。

从图31-2可看出：两条折线都不呈直线变化趋势，说明本例生存时间不太可能服从指数分布。

从图31-3可看出：两条折线分别近似呈直线变化趋势，说明本例生存时间有可能服从Weibull分布。

由此可知，可从前面的三种假设检验中选择第三种检验，即对数秩检验，基于该检验得到：$\chi^2=1.3038$，df=1，$p=0.2535$，说明两条生存率曲线之间的差别无统计学意义。

31.3.2　基于R软件实现计算

1.准备数据

使用R软件时，数据就不便与程序放在一起了。可将表31-2中的数据做成一个文本文件，设文件名为"肺癌40例生存资料有变量名.txt"，将其存储在"F:/CCC"中。

2.R程序

设所需要的R程序名为"肺癌40例生存时间资料非参数统计分析程序.txt"：

```
setwd("F:/CCC/")                              #设置路径为"F:/CCC/"
#下面data1中的数据为第40行第9列（无序号列）
data1<- read.table("肺癌40例生存资料有变量名.txt",header=TRUE)
#定义变量
time<- data1$t
event<- data1$c
group<- data1$X7
data<- data.frame(time,group,event)           #数据集中只有t，X7，c
attach(data)
#install.packages("survival")                 #假定已安装survival子程序包
library(survival)                             #加载survival子程序包
# Kaplan-Meier non-parametric analysis by group
kmsurvival2<- survfit(coxph(Surv(time,event)~group))
summary(kmsurvival2)
plot(kmsurvival2,lty=2:3,col=c("red","blue"),xlab="Time",ylab="survival
probability")
legend (20,0.4,c("group==0","group==1"),lty=2:3,col=c("red","blue"))
#两条生存曲线之间的比较
mysurvtest<- survdiff(Surv(time,event)~group,data=data)
mysurvtest
```

3.R 输出结果及解释

```
Call: survfit(formula = coxph(Surv(time, event) ~ group))
 time n.risk n.event survival std.err lower 95% CI upper 95% CI
   25    26       1    0.964  0.0360        0.896            1
  103    16       1    0.908  0.0657        0.788            1
  231     8       1    0.812  0.1160        0.614            1
```

常规治疗（group=0）每新方法治疗（group=1）生存率曲线见图31-4。

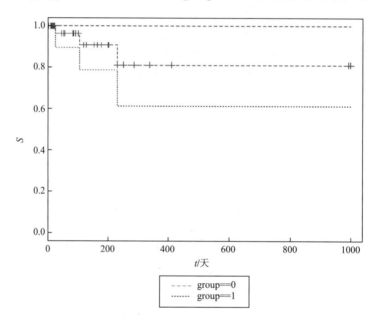

图31-4　常规治疗（group=0）与新方法治疗（group=1）生存率曲线

```
Call:
survdiff(formula = Surv(time, event) ~ group, data = data)
        N  Observed  Expected   (O-E)^2/E   (O-E)^2/V
group=0  19      2      1.62      0.0865       0.191
group=1  21      1      1.38      0.1023       0.191
 Chisq= 0.2  on 1 degrees of freedom, p= 0.662
```

以上输出结果为两条生存率曲线之间差别是否具有统计学意义的假设检验结果：$\chi^2=0.2$，df=1，$p=0.662$，说明两条生存率曲线之间的差别无统计学意义。

将此输出结果与前面基于SAS计算的三种假设检验结果相比，R中的检验接近SAS中的Wilcoxon秩和检验的结果。

【结论】就此生存资料而言，尚不能得出常规治疗与新方法治疗对肺癌患者生存时间长短的影响有差别的结论。

## 第32章

生存资料Cox比例风险模型回归分析

32.1 概述

32.1.1 Cox回归模型的简史

对生存资料的多因素分析最常用的方法是Cox比例风险回归模型（proportional hazards regression model），简称Cox模型。该模型是一种多因素的生存分析方法，它可同时分析众多因素对生存时间的影响，分析带截尾生存时间的资料，且不要求明确知道生存时间的分布类型。由于上述优良性质，该模型自英国统计学家D.R.Cox于1972年提出以来，在医学随访研究中得到非常广泛的应用；此模型在形式上与参数模型相似，但对模型中各参数进行估计时不依赖于特定分布的假设，所以又称半参数模型。

32.1.2 Cox比例风险回归模型

比例风险是指在协变量的不同状条件下，任何两个患者的风险概率之比在不同时间点上是常数。例如，是否饮酒是是否患肝癌的危险因素，假定通过大样本临床研究得出：饮酒者患肝癌概率是不饮酒者患肝癌概率的3.5倍，它是一个常数，是不随研究时间的变化而变化的。这里还有一个很强的"隐含前提条件"，就是饮酒者组中全部受试者与不饮酒者组中全部受试者在一切可能导致患肝癌的影响因素方面的取值是接近相同的（例如，每天深睡眠的时间长度、吃腌制食物的量和频率、心理和精神压力、遗传因素的影响、生活和工作环境等是基本相同的）。

基于比例风险假设而构造出来的回归模型称为Cox比例风险回归模型，通常，其模型的表达式如下：

$$h_i(t) = h_0(t) \exp(\beta_1 X_{i1} + \beta_2 X_{i2} + \cdots + \beta_m X_{im}) \tag{32-1}$$

其中，$h_i(t)$为第i名受试者生存到t_i时刻的危险率函数；$h_0(t)$是当所有危险因素（即$x_{ij}=0$）不存在时的基础危险率函数；$X=(X_{i1}, X_{i2}, \cdots, X_{im})'$是可能与生存时间有关的$m$个危险因素所构成的向量。将式（32-1）变形如下：

$$\ln[h_i(t)/h_0(t)] = \beta_1 X_{i1} + \beta_2 X_{i2} + \cdots + \beta_m X_{im} \tag{32-2}$$

此式表明：各危险因素与回归系数的线性组合就是第i名受试者的相对危险率函数的自然对数值。再设有i、j两个受试者，其危险因素向量分别为X_1与X_2，由式（32-1）不难得出相对危险率的自然对数为

$$\ln \left[h_i \left(t \right) / h_j \left(t \right) \right] = \beta_1 \left(X_{i1} - X_{j1} \right) + \beta_2 \left(X_{i2} - X_{j2} \right) + \cdots + \beta_m \left(X_{im} - X_{jm} \right) \quad (32\text{-}3)$$

即利用"具有某预后因素向量的受试者的死亡风险与不具有该预后因素向量的受试者的死亡风险在所有时间上都保持一个恒定比例"的假设（简称为PH假定），巧妙地获得了各时间点上两个受试者相对危险率函数的估计值。

32.1.3 验证一个生存资料是否满足PH假定

检查某协变量是否满足PH假定，最简单的方法有以下两种。

第一种：观察按该变量分组的Kaplan-Meier生存曲线，若生存曲线交叉，提示不满足PH假定。

第二种：绘制按该变量分组的$\ln[-\ln \hat{S}(t)]$对生存时间t的图，曲线应大致平行或等距。如各协变量均满足或近似满足PH假定，可直接应用基本Cox模型。

32.2 问题与数据结构

32.2.1 问题与数据

【例32-1】某医院肿瘤科提供的一份关于肺癌患者的失效时间资料，应变量为患者治疗后的生存时间t（d），当t为删失数据时，在前面加一个负号表示；考察的协变量（即危险因素或预后因素）如下。

（1）细胞的类型（Cell\$），它有4个水平，即腺癌细胞（ADENO）、鳞癌细胞（SQUAMOUS）、小细胞肺癌细胞（SMALL）和大细胞肺癌细胞（LARGE）；

（2）治疗类型（THERAPY\$），它有2个水平，即标准的方法（STANDARD）和试验的方法（TEST）；

（3）疗前处理（PRIOR\$），它有2个水平，即采取了疗前处理（YES）和未采取疗前处理（NO）；

（4）患者的年龄（AGE）（岁）；

（5）从诊断到治疗的等待时间（DIAGTIME）；

（6）患者的行动状态用Karnofsky率来度量，其取值用KPS表示，$10 \leqslant KPS \leqslant 30$表明患者完全靠医院护理，$40 \leqslant KPS \leqslant 60$表明患者的行动部分地受到限制，$70 \leqslant KPS \leqslant 90$表明患者的行动可以自理。

前3个变量被当作分类变量，后3个变量被当作连续性变量。

资料的形式为：

各组患者的治疗方法　癌细胞类型　同一组中的样本含量

生存时间　KPS　DIAGTIME　年龄　与疗前处理对应的指示变量PR

注：PR=0等价于令PRIOR='YES'，即表示采取了疗前处理；PR=10等价于令PRIOR='NO'，即表示未采取疗前处理。

因为"治疗方法"和"癌细胞类型"两个定性变量的水平标志都是较长的英文单词，所以若按"行为观测、列为变量"的方式录入数据，工作量非常大，此时，改用如下的形式录入资料，创建数据文件，就显得十分简洁了。

请对此生存资料进行统计分析。

STANDARD SQUAMOUS 15

72	60	7	69	0	411	70	5	64	10	228	60	3	38	0	126	60	9	63	10
118	70	11	65	10	10	20	5	49	0	82	40	10	69	10	110	80	29	68	0
314	50	18	43	0	−100	70	6	70	0	42	60	4	81	0	8	40	58	63	10
144	30	4	63	0	−25	80	9	52	10	11	70	11	48	10					

STANDARD SMALL 30

30	60	3	61	0	384	60	9	42	0	4	40	2	35	0	54	80	4	63	10
13	60	4	56	0	−123	40	3	55	0	−97	60	5	67	0	153	60	14	63	10
59	30	2	65	0	117	80	3	46	0	16	30	4	53	10	151	50	12	69	0
22	60	4	68	0	56	80	12	43	10	21	40	2	55	10	18	20	15	42	0
139	80	2	64	0	20	30	5	65	0	31	75	3	65	0	52	70	2	55	0
287	60	25	66	10	18	30	4	60	0	51	60	1	67	0	122	80	28	53	0
27	60	8	62	0	54	70	1	67	0	7	50	7	72	0	63	50	11	48	0
392	40	4	68	0	10	40	23	67	10										

STANDARD ADENO 9

8	20	19	61	10	92	70	10	60	0	35	40	6	62	0	117	80	2	38	0
132	80	5	50	0	12	50	4	63	10	162	80	5	64	0	3	30	3	43	0
95	80	4	34	0															

STANDARD LARGE 15

177	50	16	66	10	162	80	5	62	0	216	50	15	52	0	553	70	2	47	0
278	60	12	63	0	12	40	12	68	10	260	80	5	45	0	200	80	12	41	10
156	70	2	66	0	−182	90	2	62	0	143	90	8	60	0	105	80	11	66	0
103	80	5	38	0	250	70	8	53	10	100	60	13	37	10					

TEST SQUAMOUS 20

999	90	12	54	10	112	80	6	60	0	−87	80	3	48	0	−231	50	8	52	10
242	50	1	70	0	991	70	7	50	10	111	70	3	62	0	1	20	21	65	10
587	60	3	58	0	389	90	2	62	0	33	30	6	64	0	25	20	36	63	0
357	70	13	58	0	467	90	2	64	0	201	80	28	52	10	1	50	7	35	0
30	70	11	63	0	44	60	13	70	10	283	90	2	51	0	15	50	13	40	10

TEST SMALL 18

25	30	2	69	0	−103	70	22	36	10	21	20	4	71	0	13	30	2	62	0
87	60	2	60	0	2	40	36	44	10	20	30	9	54	10	7	20	11	66	0
24	60	8	49	0	99	70	3	72	0	8	80	2	68	0	99	85	4	62	0
61	70	2	71	0	25	70	2	70	0	95	70	1	61	0	80	50	17	71	0
51	30	87	59	10	29	40	8	67	0										

TEST ADENO 18

24	40	2	60	0	18	40	5	69	10	−83	99	3	57	0	31	80	3	39	0
51	60	5	62	0	90	60	22	50	10	52	60	3	43	0	73	60	3	70	0

8	50	5	66	0	36	70	8	61	0	48	10	4	81	0	7	40	4	58	0
140	70	3	63	0	186	90	3	60	0	84	80	4	62	10	19	50	10	42	0
45	40	3	69	0	80	40	4	63	0										

TEST LARGE 12

52	60	4	45	0	164	70	15	68	10	19	30	4	39	10	53	60	12	66	0
15	30	5	63	0	43	60	11	49	10	340	80	10	64	10	133	75	1	65	0
111	60	5	64	0	231	70	18	67	10	378	80	4	65	0	49	30	3	37	0

32.2.2　数据结构与分析目的

1.数据结构

上面呈现生存资料的方式不同于常规的统计表或数据库，人们很难把握该资料的"脉络"。若采取一定的技术处理，可将其转换成如下的形式，见表32-1。

表32-1　137例肺癌患者的生存资料

TY	ADENO	SMALL	LARGE	PRIOR	t	KPS	DIAGTIME	AGE	CENSOR
0	0	0	0	0	72	60	7	69	0
0	0	0	0	1	411	70	5	64	0
0	0	0	0	0	228	60	3	38	0
0	0	0	0	1	126	60	9	63	0
0	0	0	0	1	118	70	11	65	0
⋮	⋮	⋮	⋮	⋮	⋮	⋮	⋮	⋮	⋮
1	0	0	1	0	133	75	1	65	0
1	0	0	1	0	111	60	5	64	0
1	0	0	1	1	231	70	18	67	0
1	0	0	1	0	378	80	4	65	0
1	0	0	1	0	49	30	3	37	0

注：TY代表"治疗类型（TY=0，标准治疗；TY=1，试验治疗）"；ADENO、SMALL 和LARGE分别代表"腺癌细胞、小细胞肺癌细胞和大细胞癌癌细胞"，它们都以鳞癌细胞为基准；PRIOR代表"是否采取预处理（TY=1，是；TY=0，否）"；t代表"生存时间"；KPS代表"患者的行动状态评分"；DIAGTIME代表"从诊断到治疗的等待时间"，简写成DIAG；AGE代表"患者的年龄（岁）"；CENSOR代表"生存时间t是准确的（CENSOR=0）还是不准确的（CENSOR=1）"。

表32-1是以"数据库"格式呈现的多因素影响下的生存时间资料，其数据结构一目了然。涉及6个影响因素（或称自变量）（即"治疗类型"、"癌细胞类型"、"是否接受预处理"、"KPS"、"从诊断到治疗的等待时间"和"年龄"）对生存时间t的影响，CENSOR是"指示变量"，标识生存时间t是准确的，还是不准确的（也称为截尾或删失）。

值得注意的是："癌细胞类型"这个四值名义变量被变换成了"三个二值哑变量"，即是否为腺癌细胞、是否为小细胞肺癌细胞和是否为大细胞肺癌细胞，它们都以鳞癌细胞为参照细胞或基准。也就是说：在ADENO一列中，ADENO=1代表腺癌细胞，ADENO=0代表非腺癌细胞；在SMALL一列中，SMALL=1代表小细胞肺癌细胞，SMALL=0代表非小细胞肺癌细胞（SMALL）；在LARGE一列中，LARGE=1代表大细胞肺癌细胞，LARGE=0代表非大细胞肺癌细胞；仅当ADENO、SMALL和LARGE这三列在同一行上同时为0时，代表该行上的患者患的是"鳞癌"。

2. 分析目的与方法选择

1）差异性分析

考察某个因素取不同水平条件下，生存时间的中位数之间的差别是否具有统计学意义时，可以选择单因素差异性检验，常用对数秩检验、秩和检验和似然比检验等。若这样做，对于前面提及的多因素生存资料来说，就意味着要进行多次单因素差异性分析。其缺点有两个：其一，割裂了多因素之间的相互作用关系，易得出不正确的结果和结论；其二，多次进行差异性检验，会明显增大出现假阳性错误的概率。

2）回归分析

对于多因素生存资料，无论结果变量（通常为"生存时间"或"是否存活"）是计量的还是二值的，应尽可能选用回归分析方法。使用回归分析建模时，不仅可以将已经收集的多因素一并考察，还可以由已记录取值的多因素产生出诸多派生变量，包括对原变量取对数、取开平方根或取倒数变换等，还包括全部自变量的二次项。对生存资料进行回归分析的方法很多，本章主要介绍生存资料Cox比例风险模型回归分析方法。

32.3 基于SAS的生存资料Cox比例风险模型回归分析

32.3.1 准备数据

将表32-1中的数据（第137行第10列，也可加一个"编号"列，在下面的程序中为"id"）以文本文件格式存储在计算机的某个外部设备（在本章为"F:/CCC"目录中）上，这样，便于采用SAS中的"infile语句"进行调用。设数据文件名为"137例肺癌患者生存时间资料无变量名.txt"。

32.3.2 编写SAS程序

设所需要的SAS程序名为"137例肺癌患者生存时间资料Cox比例风险模型回归分析.SAS"。

```
DATA feiai;
infile'F:/ccc/137例肺癌患者生存时间资料无变量名.txt';
input id TY ADENO SMALL LARGE PRIOR t KPS DIAG AGE CENS;
x1=TY*TY;x2=TY*ADENO;x3=TY*SMALL;x4=TY*LARGE;x5=TY*PRIOR;
x6=TY*KPS;x7=TY*DIAG;x8=TY*AGE;x9=TY*CENS;x10=ADENO*ADENO;
x11=ADENO*SMALL;x12=ADENO*LARGE;x13=ADENO*PRIOR;x14=ADENO*KPS;
x15=ADENO*DIAG;x16=ADENO*AGE;x17=ADENO*CENS;x18=SMALL*SMALL;
x19=SMALL*LARGE;x20=SMALL*PRIOR;x21=SMALL*KPS;x22=SMALL*DIAG;
x23=SMALL*AGE;x24=SMALL*CENS;x25=LARGE*LARGE;x26=LARGE*PRIOR;
x27=LARGE*KPS;x28=LARGE*DIAG;x29=LARGE*AGE;x30=LARGE*CENS;
x31=PRIOR*PRIOR;x32=PRIOR*KPS;x33=PRIOR*DIAG;x34=PRIOR*AGE;
x35=PRIOR*CENS;x36=KPS*KPS;x37=KPS*DIAG;x38=KPS*AGE;x39=KPS*CENS;
```

```
x40=DIAG*DIAG;x41=DIAG*AGE;x42=DIAG*CENS;x43=AGE*AGE;x44=AGE*CENS;
x45=CENS*CENS;
run;
/* 未引入派生变量，先进行变量筛选，后退法结果最好
PROC PHREG data=feiai;
     model t*CENS(1)=TY ADENO SMALL LARGE PRIOR KPS DIAG AGE CENS
                     /selection=forward sle=0.05;
run;
PROC PHREG data=feiai;
     model t*CENS(1)=TY ADENO SMALL LARGE PRIOR KPS DIAG AGE CENS
                     /selection=stepwise sle=0.5 sls=0.05;
run;
                              */

ods rtf;
PROC PHREG data=feiai;
     model t*CENS(1)=TY ADENO SMALL LARGE PRIOR KPS DIAG AGE CENS
                     /selection=backward sls=0.05;
run;
/* 引入派生变量，后退法结果最好
PROC PHREG data=feiai;
     model t*CENS(1)=TY ADENO SMALL LARGE PRIOR KPS DIAG AGE CENS x1-
                     x45/selection=forward sle=0.05;
run;
PROC PHREG data=feiai;
     model t*CENS(1)=TY ADENO SMALL LARGE PRIOR KPS DIAG AGE CENS x1-
                     x45/selection=stepwise sle=0.5 sls=0.05;
run;
                              */
PROC PHREG data=feiai;
model t*CENS(1)=TY ADENO SMALL LARGE PRIOR KPS DIAG AGE CENS x1-x45/
                selection=backward sls=0.05;
run;
ods rtf close;
```

【SAS程序说明】在SAS数据步程序中，通过赋值语句产生出45个派生变量；"/* …
*/"所包含的语句为说明语句或暂时不需执行的过程步；第1个可执行的过程步是仅基
于原先的10个自变量（这里将标识变量CENS也放入其中）并运用"后退法"筛选自变
量后再创建Cox比例风险回归模型；而第2个可执行的过程步是基于原先的10个自变量
（这里将标识变量CENS也放入其中）和45个派生变量（全部为自变量的二次项）并运

用"后退法"筛选自变量后再创建Cox比例风险回归模型。

32.3.3　SAS主要输出结果及解释

模型拟合统计量		
准则	没有协变量	具有协变量
-2LOGL	1011.768	954.368
AIC	1011.768	960.368
SBC	1011.768	968.924

以上是第1个过程步拟合的回归模型的最终结果所对应的"模型拟合统计量"。

最大似然估计值分析						
参数	自由度	参数估计值	标准误差	卡方	Pr＞卡方	危险比
ADENO	1	1.00142	0.25821	15.0416	0.0001	2.722
SMALL	1	0.57101	0.21568	7.0092	0.0081	1.770
KPS	1	-0.03032	0.00512	35.0778	＜.0001	0.970

以上为第1个过程步输出的主要结果，表明：腺癌患者相对于鳞癌患者而言，危险率要高一些（回归系数1.00142为大于1的正数且危险比为2.722）；小细胞肺癌患者相对于鳞癌患者而言，危险率要高一些（回归系数0.57101为大于0的正数且危险比为1.770）；而患者行动状态（KPS）对危险率的影响取负值且危险比为0.970，说明KPS取值越大，危险率就越低。将这些回归系数代入式（32-1）就可获得危险率函数的表达式，即所求得的Cox比例风险回归方程。

模型拟合统计量		
准则	没有协变量	具有协变量
-2LOGL	1011.768	923.294
AIC	1011.768	947.294
SBC	1011.768	981.518

以上是第2个过程步拟合的回归模型的最终结果所对应的"模型拟合统计量"。

最大似然估计值分析						
参数	自由度	参数估计值	标准误差	卡方	Pr＞卡方	危险比
TY	1	1.54448	0.61285	6.3511	0.0117	4.686
ADENO	1	4.20870	1.30899	10.3377	0.0013	67.269
PRIOR	1	2.02180	0.71912	7.9046	0.0049	7.552
KPS	1	-0.17524	0.04689	13.9688	0.0002	0.839

AGE	1	−0.07400	0.02782	7.0734	0.0078	0.929
x6	1	−0.02252	0.01001	5.0644	0.0244	0.978
x16	1	−0.05186	0.02182	5.6510	0.0174	0.949
x21	1	0.01795	0.00429	17.5349	<.0001	1.018
x22	1	−0.02286	0.01164	3.8547	0.0496	0.977
x32	1	−0.03041	0.01215	6.2643	0.0123	0.970
x36	1	0.0005732	0.0002427	5.5771	0.0182	1.001
x38	1	0.00145	0.0004977	8.4585	0.0036	1.001

以上为第2个过程步输出的主要结果，表明：对危险率函数有影响的影响因素（即自变量）比较多，共有12项。将这些回归系数代入式（32-1）就可获得危险率函数的表达式，即所求得的Cox比例风险回归方程。

现在的问题是：对本例的生存资料而言，究竟是采用仅含3个自变量的回归方程（本质上就是一个危险率函数的表达式）还是采用含12个自变量的回归方程（本质上就是一个危险率函数的表达式）呢？

可以通过χ^2检验来回答这个问题：若两个回归方程之间的差别无统计学意义，就选择含自变量数目少的；反之，就选择含自变量数目多的。检验统计量如下：

$$\chi_v^2 = -2\log L_q - (-2\log L_{q+v}) \qquad (32\text{-}4)$$

式中，χ_v^2服从自由度为v的χ^2分布；$-2\log L_q$和$-2\log L_{q+v}$分别为含q和$q+v$个回归参数模型的-2倍的对数似然函数值。

在上面的实例中，$q=3$、$v=9$，将上述两个模型的"模型拟合统计量"中的"$-2\log L$"的数值代入式（32-4），得

$$\chi_v^2 = -2\log L_q - (-2\log L_{q+v}) = 954.368 - 923.294 = 31.074$$

查自由度为9的χ^2临界值表，得$\chi_{9\ (0.01)}^2 = 21.666$。

因$\chi_9^2 = 31.074 > 21.666$，得到$p < 0.01$，说明两个回归模型之间的差别具有统计学意义，应选择含自变量多的第2个回归模型。

32.4　基于R的生存资料Cox比例风险模型回归分析

32.4.1　准备数据

将表32-1中的数据（第137行第10列，也可加一个"编号"列，在下面的程序中为"id"）以文本文件格式存储在计算机的某个外部设备（在本章为"F:/CCC"目录中）上，这样，便于采用R中的read.table函数调用该文本文件。设数据文件名为"137例肺癌患者生存时间资料有变量名.txt"。

32.4.2　编写R程序

设所需要的R程序名为"137例肺癌患者生存时间资料Cox比例风险模型回归分析程序"。

```
setwd("F:/CCC/")                         #设置路径为 "F:/CCC/"
#下面data1中的数据为173行11列
data1<- read.table("137例肺癌患者生存时间资料有变量名.txt",header=TRUE)
data2<- data1[,-1]                        #删掉第1列编号
#原始数据中，CENSOR=1代表删失，但R中要求CENSOR=0代表删失
#下面的语句从data2中取出第10列CENSOR,赋值给censor
censor<- data2[,10]
#下面的语句通过赋值语句将1-censor赋值给status
status<- 1-censor
#现在，status=0代表删失了
#下面的语句，将status列放置在data2数据集的第11列上，形成data数据集
data<- data.frame(data2,status)
attach(data)
#install.packages("survival")            #假定已安装survival子程序包
library(survival)                        #加载survival子程序包
#基于全部原始变量拟合Cox比例风险回归模型
model1=coxph(Surv(TIME,as.numeric(status))~.,data=data)
summary(model1)                          #输出回归分析结果
#基于有统计学意义的原始变量拟合Cox比例风险回归模型
model2=coxph(Surv(TIME,as.numeric(status))~ADENO+SMALL+KPS,data=data)
summary(model2)                          #输出回归分析结果
```

【R程序说明】应特别注意：R软件survival子程序包中的coxph函数在进行Cox比例风险模型回归分析时，默认"删失变量=0"代表"删失或截尾"，否则，会给出错误的计算结果。在上面的程序中，"CENSOR=1"代表"删失"，"status=0"代表"删失"，故在使用coxph函数时，必须使用"status"这个标记性变量。

32.4.3　R主要输出结果及解释

```
Call:
coxph(formula = Surv(TIME, as.numeric(status)) ~ ., data = data)
  n= 137, number of events= 128
          coef        exp(coef)    se(coef)     z        Pr(>|z|)
TY        3.621e-01   1.436e+00    2.101e-01    1.724    0.084776  .
ADENO     1.095e+00   2.990e+00    2.995e-01    3.657    0.000255  ***
SMALL     9.159e-01   2.499e+00    2.753e-01    3.327    0.000876  ***
LARGE     2.995e-01   1.349e+00    2.817e-01    1.063    0.287594
PRIOR     1.773e-01   1.194e+00    2.323e-01    0.763    0.445306
```

```
KPS         -3.423e-02    9.664e-01    5.641e-03    -6.068    1.3e-09 ***
DIAG        -4.147e-03    9.959e-01    9.244e-03    -0.449    0.653746
AGE         -1.450e-02    9.856e-01    9.449e-03    -1.534    0.124939
CENSOR      -1.816e+01    1.300e-08    2.739e+03    -0.007    0.994710
---
Signif.codes:  0'***' 0.001'**' 0.01'*' 0.05'.' 0.1' ' 1

            exp(coef)         exp(-coef)         lower .95         upper .95
TY          1.436e+00         6.962e-01         0.9516            2.1682
ADENO       2.990e+00         3.344e-01         1.6625            5.3776
SMALL       2.499e+00         4.002e-01         1.4570            4.2861
LARGE       1.349e+00         7.412e-01         0.7768            2.3433
PRIOR       1.194e+00         8.375e-01         0.7573            1.8824
KPS         9.664e-01         1.035e+00         0.9557            0.9771
DIAG        9.959e-01         1.004e+00         0.9780            1.0141
AGE         9.856e-01         1.015e+00         0.9675            1.0040
CENSOR      1.300e-08         7.691e+07         0.0000            Inf


Concordance= 0.762   (se = 0.03)
Rsquare= 0.444    (max possible= 0.999 )
Likelihood ratio test= 80.43   on 9 df,    p=1.329e-13
Wald test          = 61.71   on 9 df,    p=6.268e-10
Score (logrank) test = 73.83   on 9 df,    p=2.687e-12
```

以上结果表明：仅 ADENO、SMALL 和 KPS 三项具有统计学意义。

```
Call:
coxph(formula = Surv(TIME, as.numeric(status)) ~ ADENO + SMALL +
    KPS, data = data)
  n= 137, number of events= 128
        coef      exp(coef)    se(coef)     z          Pr(>|z|)
ADENO   1.008155  2.740540     0.258304     3.903      9.50e-05 ***
SMALL   0.574005  1.775364     0.215624     2.662      0.00777 **
KPS    -0.030473  0.969987     0.005118    -5.954      2.62e-09 ***
---
Signif.codes:  0'***' 0.001'**' 0.01'*' 0.05'.' 0.1' ' 1
           exp(coef)         exp(-coef)         lower .95         upper .95
ADENO      2.741             0.3649            1.6518            4.5468
SMALL      1.775             0.5633            1.1635            2.7091
```

```
KPS           0.970            1.0309.             0.9603          0.9798
Concordance= 0.738   (se = 0.03 )
Rsquare= 0.345   (max possible= 0.999 )
Wald test           = 60.13  on 3 df,   p=5.507e-13
Score (logrank) test  = 62.99  on 3 df,   p=1.352e-13
```

以上给出了仅含ADENO、SMALL和KPS三项具有统计学意义的变量的回归分析结果。

读者可以尝试产生派生变量,并利用R软件创建包含更多具有统计学意义的变量的Cox比例风险回归模型。因篇幅所限,此处从略。

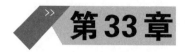

Cox非比例风险模型回归分析

33.1 概述

33.1.1 Cox非比例风险回归模型

在实际的生存资料中，有些影响因素或称自变量不满足本书前面章节中所提及的比例风险假定（简称为PH假定），换句话说，那些自变量对生存时间的影响会随着时间的推移而改变，此类自变量称为时依协变量。此时，在估计回归系数和误差时需要进行必要的调整，其相应的回归模型称为Cox非比例风险回归模型，也称为Cox时依协变量风险回归模型（Cox time-dependent covariate hazard regression model）。

33.1.2 判定一个生存资料中存在时变协变量的方法

如何判定一个实际生存资料中哪些自变量可能属于时变协变量呢？其主要的方法有以下两种：其一，依据基本常识和专业知识来做出判断，例如，大量饮酒者的体内酒精含量会随着时间的推移逐渐减少，其对人身体的伤害也在逐渐减弱；又如，长期在充满粉尘的环境中作业的人们，其体内污染物的含量和浓度会随着时间的推移逐渐增加，其对人身体的伤害也在逐渐增强。其二，依据统计学方法来做出推断，即在生存资料的回归模型中引入"可疑协变量"与"时间变量"之间的交互作用项，并检验其是否具有统计学意义。若这样的交互作用项具有统计学意义，则表明关于某些"可疑协变量"为"时依协变量"的推测是成立的。此时，所创建的回归模型就会比基于比例风险假定而创建的回归模型更加科学合理及实用。

33.2 问题与数据结构

33.2.1 问题与数据

【例33-1】沿用例32-1，为节省篇幅，此处不重复呈现其问题与数据。

33.2.2 数据结构与分析目的

在第32章中，已经对数据结构与分析目的作了陈述，此处不再详述。下面针对时依协变量作一点补充说明。

从基本常识和专业知识角度考量，自变量中的AGE、KPS和DIAG这三个自变量都会随时间推移而发生改变，可以将它们视为可疑的时变协变量并纳入统计建模。一旦其对应的交互作用项具有统计学意义，则可将其保留在回归模型之中。

不仅如此，还需要考虑引入派生变量，基于某些派生变量，再引入与之有关的时依协变量，或许会有一些意想不到的结果出现。

33.3 基于SAS的生存资料Cox比例风险模型回归分析

33.3.1 准备数据

这部分的做法与第32章相应部分的做法完全相同，此处从略。

33.3.2 编写SAS程序

设所需要的SAS程序名为"137例肺癌患者生存时间资料Cox非比例风险模型回归分析.SAS"。

```
DATA feiai;
infile 'F:/ccc/137例肺癌患者生存时间资料无变量名.txt';
input id TY ADENO SMALL LARGE PRIOR t KPS DIAG AGE CENS;
x1=TY*TY;x2=TY*ADENO;x3=TY*SMALL;x4=TY*LARGE;
x5=TY*PRIOR;x6=TY*KPS;x7=TY*DIAG;x8=TY*AGE;
x9=TY*CENS;x10=ADENO*ADENO;x11=ADENO*SMALL;x12=ADENO*LARGE;
x13=ADENO*PRIOR;x14=ADENO*KPS;x15=ADENO*DIAG;x16=ADENO*AGE;
x17=ADENO*CENS;x18=SMALL*SMALL;x19=SMALL*LARGE;x20=SMALL*PRIOR;
x21=SMALL*KPS;x22=SMALL*DIAG;x23=SMALL*AGE;x24=SMALL*CENS;
x25=LARGE*LARGE;x26=LARGE*PRIOR;x27=LARGE*KPS;x28=LARGE*DIAG;
x29=LARGE*AGE;x30=LARGE*CENS;x31=PRIOR*PRIOR;x32=PRIOR*KPS;
x33=PRIOR*DIAG;x34=PRIOR*AGE;x35=PRIOR*CENS;x36=KPS*KPS;
x37=KPS*DIAG;x38=KPS*AGE;x39=KPS*CENS;x40=DIAG*DIAG;
x41=DIAG*AGE;x42=DIAG*CENS;x43=AGE*AGE;x44=AGE*CENS;
x45=CENS*CENS;w1=t*KPS;w2=t*DIAG;w3=t*AGE;w4=t*x6;
w5=t*x7;w6=t*x8;w7=t*x14;w8=t*x15;w9=t*x16;w10=t*x21;
w11=t*x22;w12=t*x23;w13=t*x27;w14=t*x28;w15=t*x29;
w16=t*x32;w17=t*x33;w18=t*x34;w19=t*x36;w20=t*x37;
w21=t*x38;w22=t*x39;w23=t*x40;w24=t*x41;w25=t*x42;
w26=t*x43;w27=t*x44;
run;
/* 未引入派生变量 */
/* 利用全部原自变量进行Cox非比例风险模型回归分析 */
ods rtf;
```

```
PROC PHREG data=feiai;
     ods select PostSummaries PostIntervals;
     MODEL t*CENS(1)=TY ADENO SMALL LARGE PRIOR KPS DIAG AGE CENS z1-z3;
     z1=t*KPS;z2=t*DIAG;z3=t*AGE;
     bayes seed=1 nmc=10000 outpost=phout;
     title1 '(9原+0派+3时依)变量建COX非比例模型1A';
RUN;
ods rtf close;
```

【SAS程序说明】数据步中由input语句产生了11个变量，其中，id为编号，t为生存时间，CENS为指示变量（也可将其视为自变量），其他变量皆为自变量；过程步调用PHREG过程，其中，关键语句为bayes语句，其实质是采用MCMC算法。$z1 \sim z3$三个变量分别是KPS、DIAG和AGE与生存时间的乘积，即交互作用项，也就是假定KPS、DIAG和AGE计量变量属于时依协变量。

【SAS主要输出结果及解释】第1部分输出结果为回归系数，由于模型中包含很多无统计学意义的自变量，此模型不是最终的结果，故省略。

参数	Alpha	后验区间			
		等尾区间		HPD 区间	
TY	0.050	−0.1974	0.6532	−0.2002	0.6496
ADENO	0.050	0.5571	1.7850	0.5441	1.7671
SMALL	0.050	0.4321	1.5580	0.4487	1.5672
LARGE	0.050	−0.2344	0.8846	−0.2300	0.8853
PRIOR	0.050	−0.3599	0.6092	−0.3486	0.6160
KPS	0.050	−0.0580	−0.0302	−0.0587	−0.0310
DIAG	0.050	−0.0269	0.0149	−0.0253	0.0160
AGE	0.050	−0.0475	0.000961	−0.0471	0.00122
CENS	0.050	−2920.2	−0.0103	−2779.1	0.0226
z1	0.050	0.000027	0.000219	0.000025	0.000217
z2	0.050	−0.00033	0.000211	−0.00032	0.000214
z3	0.050	−0.00007	0.000310	−0.00007	0.000305

以上是第2部分输出结果：给出了基于两种计算方法计算的结果，若区间包括0，表明该自变量的回归系数与0之间的差别无统计学意义。由此可知：仅ADENO、SMALL、KPS和$z1$四项具有统计学意义。

结合上面的计算结果，用下面的SAS过程步优化回归模型。

```
ods rtf;
/* 利用原自变量中有统计学意义的项进行Cox非比例风险模型回归分析 */
```

```
PROC PHREG data=feiai;
    ods select PostSummaries PostIntervals;
    MODEL t*CENS(1)=ADENO SMALL KPS z1;
    z1=t*KPS;
    bayes seed=1 nmc=10000 outpost=phout;
    title1'(3原+0派+1时依) 有统计学意义的变量建COX非比例模型1B';
RUN;
ods rtf close;
```

【SAS主要输出结果及解释】

后验汇总

参数	N	均值	标准差	百分位数		
				25%	50%	75%
ADENO	10000	1.0089	0.2584	0.8391	1.0181	1.1812
SMALL	10000	0.6644	0.2224	0.5121	0.6658	0.8173
KPS	10000	-0.0397	0.00631	-0.0440	-0.0397	-0.0354
z1	10000	0.000115	0.000046	0.000085	0.000115	0.000146

第1部分输出结果为回归系数、均值列中的每个回归系数都是10000次重复抽样计算得到的算术平均值；而百分位数下面的三列，分别对应着三个百分位数所对应的回归系数，每一个也都是10000次重复抽样计算得到的平均分位数。以25%列为例，将该列的4个数与其变量组成表达式代入危险率函数计算公式，就可称为第25百分位数的Cox非比例风险回归模型。

后验区间

参数	Alpha	等尾区间		HPD 区间	
ADENO	0.050	0.4910	1.5100	0.5021	1.5168
SMALL	0.050	0.2256	1.0946	0.2442	1.1083
KPS	0.050	-0.0523	-0.0274	-0.0518	-0.0271
z1	0.050	0.000027	0.000208	0.000023	0.000204

第2部分输出结果给出了基于两种计算方法计算的结果，若区间包括0，表明该自变量的回归系数与0之间的差别无统计学意义。由此可知：ADENO、SMALL、KPS和$z1$四项的回归系数与0之间的差别均具有统计学意义，可据此写出危险率函数的回归方程（此处从略）。

事实上，我们还可以基于原始自变量引入派生变量，并基于全部变量引入时依协变量。由于时依协变量很多时，贝叶斯回归分析的计算耗时非常长，故先对众多的自变量进行筛选，然后，基于筛选后保留下少量具有统计学意义的自变量时，再进行贝叶斯回归分析。所需要的SAS过程步如下。

```
ods rtf;
/* 引入派生变量 */
/* 总共有（9＋45=54）个自变量 */
/* 基于后退法筛选的结果再创建Cox非比例风险模型回归分析 */
PROC PHREG data=feiai;
    MODEL t*CENS(1)=TY ADENO SMALL LARGE PRIOR KPS DIAG AGE CENS
                    x1-x45/selection=backward sls=0.05;
title1 '(9原+45派) 变量且用后退法筛选变量建COX非比例模型2A';
RUN;
ods rtf close;
```

【SAS程序说明】模型语句中共有（9＋45）=54个自变量，采用后退法筛选自变量。

【SAS主要输出结果及解释】

最大似然估计值分析

参数	自由度	参数估计值	标准误差	卡方	Pr＞卡方	危险比
TY	1	1.54448	0.61285	6.3511	0.0117	4.686
ADENO	1	4.20870	1.30899	10.3377	0.0013	67.269
PRIOR	1	2.02180	0.71912	7.9046	0.0049	7.552
KPS	1	-0.17524	0.04689	13.9688	0.0002	0.839
AGE	1	-0.07400	0.02782	7.0734	0.0078	0.929
x6	1	-0.02252	0.01001	5.0644	0.0244	0.978
x16	1	-0.05186	0.02182	5.6510	0.0174	0.949
x21	1	0.01795	0.00429	17.5349	＜.0001	1.018
x22	1	-0.02286	0.01164	3.8547	0.0496	0.977
x32	1	-0.03041	0.01215	6.2643	0.0123	0.970
x36	1	0.0005732	0.0002427	5.5771	0.0182	1.001
x38	1	0.00145	0.0004977	8.4585	0.0036	1.001

以上结果表明：有5个原自变量和7个派生自变量对生存时间影响具有统计学意义。

下面基于刚才筛选自变量后的结果并采用贝叶斯回归分析，所需要的SAS过程步程序如下。

```
ods rtf;
/* 引入派生变量 */
/* 基于前面后退法筛选的结果，得最好的模型含12个自变量 */
/* 引入9个时依协变量，再进行Cox非比例风险模型回归分析 */
```

```
PROC PHREG data=feiai;
   ods select PostSummaries PostIntervals;
    MODEL t*CENS(1)=TY ADENO PRIOR KPS AGE x6 x16 x21 x22 x32 x36 x38
w1-w9;
   w1=t*KPS;w2=t*AGE;w3=t*x6;w4=t*x16;w5=t*x21;
   w6=t*x22;w7=t*x32;w8=t*x36;w9=t*x38;
   bayes seed=1 nmc=10000 outpost=phout;
title1 '(5原+7派+9时依)变量且用贝叶斯法建COX非比例模型2B';
RUN;
ods rtf close;
```

【SAS程序说明】模型语句中共有12＋9个自变量，其中，前12个包括5个原始自变量与7个派生自变量；而后面的9个自变量都是时依协变量。后者还必须在模型语句之后再以赋值语句的形式全部重现（虽然在数据步也已经出现过了）。

【SAS主要输出结果及解释】

参数	Alpha	后验区间			
		等尾区间		HPD 区间	
TY	0.050	−0.4218	2.1757	−0.4540	2.1310
ADENO	0.050	0.8928	6.6918	1.1364	6.8583
PRIOR	0.050	0.0749	3.2914	−0.00197	3.1773
KPS	0.050	−0.2586	−0.0176	−0.2484	−0.0109
AGE	0.050	−0.1218	0.0185	−0.1233	0.0168
x6	0.050	−0.0307	0.0181	−0.0299	0.0185
x16	0.050	−0.1018	−0.00694	−0.1031	−0.00864
x21	0.050	0.00985	0.0372	0.00990	0.0372
x22	0.050	−0.0653	0.00177	−0.0631	0.00294
x32	0.050	−0.0524	0.00992	−0.0513	0.0107
x36	0.050	−0.00042	0.000783	−0.00042	0.000786
x38	0.050	−0.00047	0.00226	−0.00046	0.00226
w1	0.050	−0.00029	0.00280	−0.00029	0.00279
w2	0.050	−0.00066	0.00154	−0.00067	0.00153
w3	0.050	−0.00013	0.000011	−0.00013	9.029E-6
w4	0.050	1.25E-7	0.000335	5.113E-6	0.000338
w5	0.050	−0.00017	0.000135	−0.00016	0.000140
w6	0.050	−0.00066	0.000409	−0.00064	0.000432
w7	0.050	−0.00013	8.289E-6	−0.00013	9.359E-6
w8	0.050	−0.00001	3.139E-7	−0.00001	−4.01E-7
w9	0.050	−0.00002	0.000013	−0.00002	0.000011

从上面的置信区间可知：只有6个自变量的回归系数的置信区间不包含0，它们分别是ADENO、KPS、$x16$、$x21$、$w4$和$w8$。

下面针对刚才得到的8个自变量重新进行贝叶斯回归分析，目的是希望获得简练的回归方程。所需要的SAS过程步如下。

```
ods rtf;
/* 引入派生变量 */
/* 基于前面2B模型，保留P＜0.05的自变量 */
/*（2原＋2派＋2时依）变量进行Cox非比例风险模型回归分析*/
PROC PHREG data=feiai;
    ods select PostSummaries PostIntervals;
    MODEL t*CENS(1)=ADENO KPS x16 x21 w4 w8;
    w4=t*x16;w8=t*x36;
    bayes seed=1 nmc=10000 outpost=phout;
title1 '（2原+2派+2时依）变量且用贝叶斯法建COX非比例模型2C';
RUN;
ods rtf close;
```

【SAS主要输出结果及解释】

				后验汇总		
参数	N	均值	标准差		百分位数	
				25%	50%	75%
ADENO	10000	3.1486	1.0215	2.4866	3.1700	3.8344
KPS	10000	-0.0501	0.00691	-0.0547	-0.0501	-0.0455
x16	10000	-0.0485	0.0174	-0.0601	-0.0483	-0.0370
x21	10000	0.0125	0.00393	0.00994	0.0126	0.0152
w4	10000	0.000233	0.000082	0.000178	0.000234	0.000288
w8	10000	8.474E-7	3.379E-7	6.184E-7	8.452E-7	1.074E-6

以上为第1部分输出结果，可据此写出危险率函数的回归方程（从略）。

		后验区间			
参数	Alpha	等尾区间		HPD 区间	
ADENO	0.050	1.0558	5.1110	1.1487	5.1893
KPS	0.050	-0.0637	-0.0366	-0.0640	-0.0370
x16	0.050	-0.0825	-0.0143	-0.0819	-0.0140
x21	0.050	0.00467	0.0202	0.00445	0.0199
w4	0.050	0.000069	0.000391	0.000066	0.000388

| w8 | 0.050 | 1.848E-7 | 1.516E-6 | 1.722E-7 | 1.494E-6 |

以上为第2部分输出结果,这个Cox时依协变量的回归模型中包含两个原始自变量(ADENO和KPS)、两个派生自变量(x16和x21)和两个时依自变量(w4和w8)。

至此,我们的工作似乎已经全部完成了。然而,若提出下面的问题,我们会觉得工作并未彻底结束。

可否结合9个原变量和45个派生变量全面考量,据此引入"时依协变量"?事实上,此时,引入的时依协变量大约有27个。若直接基于27个时依协变量来进行贝叶斯回归分析,计算所需要的时间大约为10h以上。为了简便,下面先对全部(9＋45＋27)=81个自变量进行自变量筛选,再基于筛选后的结果进行贝叶斯回归分析。所需要的SAS过程步如下。

```
ods rtf;
/* 引入派生变量 */
/* 总共有(9＋45=54)个自变量,再引入27个时依协变量 */
/* 基于后退法筛选的结果再创建Cox非比例风险模型回归分析 */
PROC PHREG data=feiai;
    MODEL t*CENS(1)=TY ADENO SMALL LARGE PRIOR KPS DIAG AGE CENS
                    x1-x45 w1-w27/selection=backward sls=0.05;
title1 '(9原+45派+27时依)变量且用后退法筛选变量建COX非比例模型3A';
RUN;
ods rtf close;
```

【SAS主要输出结果及解释】

最大似然估计值分析

参数	自由度	参数估计值	标准误差	卡方	Pr＞卡方	危险比
KPS	1	0.31938	0.08719	13.4177	0.0002	1.376
AGE	1	1.17056	0.28682	16.6563	＜.0001	3.224
x38	1	-0.00474	0.00137	11.9757	0.0005	0.995
x43	1	-0.00814	0.00251	10.5520	0.0012	0.992
w1	1	-0.02011	0.00356	31.9663	＜.0001	0.980
w3	1	-0.05070	0.00780	42.1978	＜.0001	0.951
w10	1	0.00109	0.0002995	13.3083	0.0003	1.001
w12	1	-0.00100	0.0003263	9.4659	0.0021	0.999
w13	1	0.00103	0.0003894	7.0036	0.0081	1.001
w14	1	0.00424	0.00149	8.0423	0.0046	1.004
w15	1	-0.00163	0.0005311	9.4438	0.0021	0.998
w16	1	-0.0005385	0.0001592	11.4381	0.0007	0.999

w19	1	0.0000562	0.0000122	21.1468	<.0001	1.000
w21	1	0.0002094	0.0000385	29.5865	<.0001	1.000
w26	1	0.0003471	0.0000581	35.7041	<.0001	1.000

以上结果表明：有2个原自变量、2个派生变量和11个时依协变量对生存时间的影响具有统计学意义，在此基础上，再进行贝叶斯回归分析。所需要的SAS过程步如下。

```
ods rtf;
/*引入派生变量 */
/*经后退法筛选后，保留（2原＋2派＋11时依）变量 */
/*采用贝叶斯法创建Cox非比例风险模型回归分析 */
PROC PHREG data=feiai;
    ods select PostSummaries PostIntervals;
    MODEL t*CENS(1)=KPS AGE x38 x43 w1 w3 w10 w12-w16 w19 w21 w26;
    w1=t*KPS;w3=t*AGE;w10=t*x21;w12=t*x23;w13=t*x27;w14=t*x28;
    w15=t*x29;w16=t*x32;w19=t*x36;w21=t*x38;w26=t*x43;
    bayes seed=1 nmc=10000 outpost=phout;
    title1 '(2原+2派+11时依)变量贝叶斯法建COX非比例模型3B';
RUN;
ods rtf close;
```

【SAS主要输出结果及解释】

		后验区间			
参数	Alpha	等尾区间		HPD 区间	
KPS	0.050	−0.1810	−0.0477	−0.1811	−0.0478
AGE	0.050	−0.1922	0.3642	−0.1964	0.3580
x38	0.050	−0.00021	0.00197	−0.00026	0.00190
x43	0.050	−0.00367	0.000837	−0.00369	0.000740
w1	0.050	0.000920	0.00490	0.000888	0.00486
w3	0.050	−0.00553	0.000771	−0.00580	0.000295
w10	0.050	−0.00006	0.000384	−0.00007	0.000378
w12	0.050	−0.00033	0.000125	−0.00033	0.000127
w13	0.050	−0.00015	0.000371	−0.00016	0.000337
w14	0.050	0.000047	0.00133	0.000065	0.00134
w15	0.050	−0.00057	0.000149	−0.00053	0.000177
w16	0.050	−0.00013	−0.00003	−0.00013	−0.00003
w19	0.050	−0.00002	−3.4E-6	−0.00002	−3.5E-6
w21	0.050	−0.00004	6.042E-7	−0.00004	−6.84E-7

| w26 | 0.050 | 0.000013 | 0.000060 | 0.000015 | 0.000061 |

以上结果表明：仅KPS、$w1$、$w14$、$w16$、$w19$、$w21$、$w26$这7个变量对生存时间的影响具有统计学意义。可以进一步简练回归方程，所需要的SAS过程步如下。

```
ods rtf;
/* 引入派生变量 */
/* 在前面3B模型基础上，保留P＜0.05（1原＋0派＋6时依）变量 */
/* 采用贝叶斯法创建Cox非比例风险模型回归分析 */
PROC PHREG data=feiai;
    ods select PostSummaries PostIntervals;
    MODEL t*CENS(1)=KPS w1 w14 w16 w19 w21 w26;
    w1=t*KPS; w14=t*x28;w16=t*x32;
    w19=t*x36;w21=t*x38;w26=t*x43;
    bayes seed=1 nmc=10000 outpost=phout;
    title1 '(1原+0派+6时依) 变量贝叶斯法建COX非比例模型4A';
RUN;
ods rtf close;
```

【SAS 主要输出结果及解释】

参数	Alpha	后验区间		HPD 区间	
		等尾区间			
KPS	0.050	−0.0678	−0.0380	−0.0681	−0.0384
w1	0.050	0.000648	0.00310	0.000612	0.00305
w14	0.050	−0.00014	0.000502	−0.00013	0.000512
w16	0.050	−0.00010	−0.00002	−0.00010	−0.00001
w19	0.050	−0.00001	−2.74E-6	−0.00001	−2.48E-6
w21	0.050	−0.00002	3.787E-6	−0.00002	3.422E-6
w26	0.050	−1.42E-6	0.000014	−1E-6	0.000014

以上结果表明：仅KPS、$w1$、$w16$、$w19$这四个变量对生存时间的影响具有统计学意义。据此，再简练回归方程所需要的SAS过程步如下。

```
ods rtf;
/* 引入派生变量 */
/* 在前面4A模型基础上，保留P＜0.05（1原＋0派＋3时依）变量 */
/* 采用贝叶斯法创建Cox非比例风险模型回归分析 */
PROC PHREG data=feiai;
```

```
ods select PostSummaries PostIntervals;
MODEL t*CENS(1)=KPS w1 w19 w26;
w1=t*KPS;w19=t*x36;w26=t*x43;
bayes seed=1 nmc=10000 outpost=phout;
title1 '(1原+0派+3时依)变量贝叶斯法建COX非比例模型4B';
RUN;
ods rtf close;
```

【SAS主要输出结果及解释】

参数	Alpha	后验区间			
		等尾区间		HPD 区间	
KPS	0.050	-0.0654	-0.0355	-0.0654	-0.0355
w1	0.050	0.000265	0.00177	0.000243	0.00173
w19	0.050	-0.00001	-1.13E-6	-0.00001	-1.03E-6
w26	0.050	-3.04E-7	2.527E-6	-3.25E-7	2.495E-6

以上结果表明：$w26$还可以从回归方程中删掉，所需要的SAS过程步如下。

```
ods rtf;
/* 引入派生变量 */
/* 在前面4B模型基础上，保留P＜0.05（1原＋0派＋2时依）变量 */
/* 采用贝叶斯法创建Cox非比例风险模型回归分析 */
PROC PHREG data=feiai;
    ods select PostSummaries PostIntervals;
    MODEL t*CENS(1)=KPS w1 w19;
    w1=t*KPS;w19=t*x36;
    bayes seed=1 nmc=10000 outpost=phout;
    title1 '(1原+0派+2时依)变量贝叶斯法建COX非比例模型4C';
RUN;
ods rtf close;
```

【SAS主要输出结果及解释】

参数	Alpha	后验区间			
		等尾区间		HPD区间	
KPS	0.050	-0.0659	-0.0351	-0.0656	-0.0350
w1	0.050	0.000100	0.00165	0.000046	0.00158
w19	0.050	-0.00001	4.184E-8	-9.93E-6	3.717E-7

以上结果表明: $w19$ 还可以从回归方程中删掉, 所需要的 SAS 过程步如下。

```
ods rtf;
/* 引入派生变量 */
/* 在前面4C模型基础上, 保留P<0.05 (1原+0派+1时依) 变量 */
/* 采用贝叶斯法创建Cox非比例风险模型回归分析 */
PROC PHREG data=feiai;
    ods select PostSummaries PostIntervals;
    MODEL t*CENS(1)=KPS w1;
    w1=t*KPS;
    bayes seed=1 nmc=10000 outpost=phout;
    title1 '(1原+0派+1时依) 变量贝叶斯法建COX非比例模型4D';
RUN;
ods rtf close;
```

【SAS 主要输出结果及解释】

后验汇总

参数	N	均值	标准差	百分位数		
				25%	50%	75%
KPS	10000	−0.0420	0.00644	−0.0463	−0.0420	−0.0376
w1	10000	0.000102	0.000046	0.000071	0.000102	0.000133

以上为第1部分输出结果, 可据此写出危险率函数的回归方程 (从略)。

后验区间

参数	Alpha	等尾区间		HPD区间	
KPS	0.050	−0.0547	−0.0295	−0.0540	−0.0289
w1	0.050	0.000012	0.000195	0.000015	0.000197

以上为第2部分输出结果, 最终的 Cox 非比例风险回归模型仅保留了原自变量 KPS 和时依协变量 $w1=t*KPS$。

【小结】本例资料采取三种统计分析策略, 得到以下三个最终的结果。

第一个最终结果, 即模型 1B 产生的结果, Cox 非比例风险回归模型中包含 ADENO、SMALL、KPS 和 $z1$ 四个自变量, 其中, 前三个为原自变量, 最后一个 $z1=t*KPS$ 为时变协变量。

第二个最终结果, 即模型 2C 产生的结果, Cox 时依协变量的回归模型中包含两个原始自变量 (ADENO 和 KPS), 两个派生自变量 ($x16=$adeno*AGE 和 $x21=$SMALL*KPS)

与两个时依自变量（$w4=t*x6$ 和 $w8=t*x15=t*ADENO*DIAG$）。

第三个最终结果，即模型 4D 产生的结果，Cox 非比例风险回归模型仅保留了原自变量 KPS 和时依协变量 $w1=t*KPS$。

在上面获得的三个最终模型中，究竟哪一个最好呢？目前尚无确切的方法用于判断。依据笔者的经验，可能是上面总结中的第二个模型要相对好一些，因为它包含了 6 个有统计学意义的自变量，其中，两个原自变量、两个派生自变量和两个时依变量。

【说明】本章的参考资料主要为 SAS 9.3 软件 SAS/STAT 模块中"PHREG"过程的样例。

## 第34章

生存资料的参数模型回归分析

34.1 概述

34.1.1 参数回归模型

生存资料的参数回归分析法就是假定生存资料中的生存时间服从某个具体的概率分布，而任何一个特定的概率分布函数中都有其特定的参数，例如，在指数分布函数中，就有一个反映分布离散度的尺度参数 ρ，将其视为影响因素或自变量的函数，并以指数形式呈现它们之间的关系，即 $\rho = \exp(\beta_0 + \beta_1 X_1 + \beta_2 X_2 + \cdots + \beta_m X_m)$。于是，基于各种特定的概率分布函数，就可按生存分析中的概念和定义导出其生存率函数、密度函数和危险率函数。然后，依据最大似然法原理构造似然函数、对数似然函数，并进一步采用高等数学中求极值的方法推导出正规方程组。采取线性或非线性方法求解正规方程组，就可获得危险率函数方程式中参数的估计值。这就是生存资料参数回归分析方法的基本思路和求解过程。

由此可知，参数回归分析法的关键在于如何判断出给定的生存资料中的生存时间究竟是服从什么特定的概率分布，这可能是一件很难完全确定的事。在使用SAS软件的LIFEREG过程实现生存资料的参数回归分析时，采用拉格朗日乘子检验法来比较两个基于不同概率分布的参数回归模型（要求所包含的自变量组合是相同的）中的哪一个用于分析同一生存资料的效果更好些。若检验的结果为 $p > 0.05$，则认为两个回归模型效果接近，取参数相对较少的回归模型；反之，取参数较多的回归模型（其似然函数的对数值的取值相对要大一些）。

34.1.2 常用于生存资料建模的参数回归模型

1.概述

常用于生存资料建模的参数回归模型有指数分布模型、γ 分布模型、对数 logistic 分布模型、对数正态分布模型、logistic 分布、正态分布和 Weibull 分布模型等。

2.定义式

生存资料参数模型回归分析的一个重要内容是模型拟合或分布拟合。描述生存时间分布的模型通常有指数分布、Weibull 分布、对数正态分布、γ 分布等，常见的生存时间分布的概率密度函数 $f(t)$、生存函数 $S(t)$ 和风险函数 $h(t)$ 见表34-1。实际对生存数据作分布拟合时，可用上述模型分别进行拟合，根据拟合优度检验的结果选择适当的模型。但是，对于一批生存数据，事先不知道生存时间的具体分布，也不好判断应该用什么样的模型最合适，这时许多研究者一般直接采用非参数方法或半参数方法。

表34-1　常见生存时间分布的概率密度函数 $f(t)$、生存函数 $S(t)$ 和风险函数 $h(t)$

分布	$f(t)$	$S(t)$	$h(t)$
指数分布	$\lambda\exp(-\lambda t)$	$\exp(-\lambda t)$	λ
Weibull 分布	$\lambda\gamma(t)^{\gamma-1}\exp[-\lambda(t)^{\gamma}]$	$\exp[-\lambda(t)^{\gamma}]$	$\lambda\gamma(t)^{\gamma-1}$
γ 分布	$\dfrac{\lambda^{\gamma}t^{\gamma-1}\exp(-\lambda t)}{\Gamma(\gamma)}$	$1-I(\lambda t,\gamma)$	$\dfrac{f(t)}{S(t)}$
对数正态分布	$\dfrac{\exp\left[-\dfrac{1}{2}\left(\dfrac{\ln t-\mu}{\sigma}\right)^{2}\right]}{t(2\pi)^{1/2}\sigma}$	$1-\Phi\left(\dfrac{\ln t-\mu}{\sigma}\right)$	$\dfrac{f(t)}{S(t)}$
对数 logistic 分布	$\dfrac{\gamma t^{\gamma-1}\lambda}{\left(1+\lambda t^{\gamma}\right)^{2}}$	$\dfrac{1}{1+\lambda t^{\gamma}}$	$\dfrac{\gamma t^{\gamma-1}\lambda}{1+\lambda t^{\gamma}}$
广义 γ 分布	$\dfrac{\gamma\lambda^{k}t^{\gamma k-1}\exp(-\lambda t^{\gamma})}{\Gamma(k)}$	$1-I[\lambda t^{\gamma},k]$	$\dfrac{f(t)}{S(t)}$

但是，如果一批数据确实符合某特定的参数模型，由于非参数方法的精度一般低于参数方法，按照非参数方法进行的分析就不能有效地利用和阐述样本数据所包含的信息，同时它对样本量的要求高于参数方法。

34.2　问题与数据结构

34.2.1　问题与数据

【例34-1】沿用例32-1，为节省篇幅，此处不重复呈现其问题与数据。

34.2.2　数据结构与分析目的

在第32章中，已经对数据结构与分析目的作了陈述，此处不再详述。分析目的就是希望用参数模型分析法来拟合生存资料的参数模型。

34.3　基于SAS的生存资料参数模型回归分析的准备

34.3.1　准备数据

这部分的做法与第32章相应部分的做法完全相同，此处从略。

34.3.2 编写SAS程序

设所需要的SAS程序名为"137例肺癌患者生存时间资料参数模型回归分析.SAS"，开始仅给出如下SAS数据步程序。

```
DATA feiai;
infile 'F:/ccc/137例肺癌患者生存时间资料无变量名.txt';
input id TY ADENO SMALL LARGE PRIOR t KPS DIAG AGE CENS;
x1=TY*TY;x2=TY*ADENO;x3=TY*SMALL;x4=TY*LARGE;x5=TY*PRIOR;
x6=TY*KPS;x7=TY*DIAG;x8=TY*AGE;x9=TY*CENS;x10=ADENO*ADENO;
x11=ADENO*SMALL;x12=ADENO*LARGE;x13=ADENO*PRIOR;x14=ADENO*KPS;
x15=ADENO*DIAG;x16=ADENO*AGE;x17=ADENO*CENS;x18=SMALL*SMALL;
x19=SMALL*LARGE;x20=SMALL*PRIOR;x21=SMALL*KPS;x22=SMALL*DIAG;
x23=SMALL*AGE;x24=SMALL*CENS;x25=LARGE*LARGE;x26=LARGE*PRIOR;
x27=LARGE*KPS;x28=LARGE*DIAG;x29=LARGE*AGE;x30=LARGE*CENS;
x31=PRIOR*PRIOR;x32=PRIOR*KPS;x33=PRIOR*DIAG;x34=PRIOR*AGE;
x35=PRIOR*CENS;x36=KPS*KPS;x37=KPS*DIAG;x38=KPS*AGE;x39=KPS*CENS;
x40=DIAG*DIAG;x41=DIAG*AGE;x42=DIAG*CENS;x43=AGE*AGE;x44=AGE*CENS;
x45=CENS*CENS;
run;
```

34.4 未引入派生变量且基于SAS的生存资料参数模型回归分析

34.4.1 拟合指数分布模型

```
/* 未引入派生变量且P＜0.05的原变量 */
PROC LIFEREG data=feiai;
    model t*CENS(1)=ADENO SMALL KPS /dist=exponential;
    title1 '仅依据P<0.05的原自变量构建指数分布回归模型A1无NOLOG';
run;
```

【SAS主要输出结果】

仅依据P＜0.05的原自变量构建指数分布回归模型A1无NOLOG

LIFEREG 过程

模型信息

数据集	WORK.FEIAI
因变量	Log(t)
删失变量	CENS

删失值	1
观测数	137
非删失值	128
右删失值	9
左删失值	0
区间型删失值	0
参数个数	4
Name of Distribution	Exponential
对数似然	-198.2335091
读取的观测数	137
使用的观测数	137

拟合统计量	
-2 对数似然	396.467
AIC（越小越好）	404.467

模型信息	
AICC（越小越好）	404.770
BIC（越小越好）	416.147

拟合统计量（未记录的响应）	
-2 对数似然	1435.292
Exponential AIC（越小越好）	1443.292
Exponential AICC（越小越好）	1443.595
Exponential BIC（越小越好）	1454.972
算法收敛	

效应的Ⅲ型分析			
效应	自由度	Wald卡方	Pr＞卡方
ADENO	1	16.1306	＜.0001
SMALL	1	7.7851	0.0053
KPS	1	37.0089	＜.0001

最大似然参数估计值的分析							
参数	自由度	估计值	标准误差	95% 置信限		卡方	Pr＞卡方
Intercept	1	3.3118	0.3371	2.6511	3.9725	96.53	＜.0001
ADENO	1	-0.9660	0.2405	-1.4373	-0.4946	16.13	＜.0001
SMALL	1	-0.5841	0.2094	-0.9945	-0.1738	7.79	0.0053
KPS	1	0.0294	0.0048	0.0199	0.0389	37.01	＜.0001

| 尺度 | 0 | 1.0000 | 0.0000 | 1.0000 | 1.0000 | |
| Weibull 形状 | 0 | 1.0000 | 0.0000 | 1.0000 | 1.0000 | |

拉格朗日乘数统计量		
参数	卡方	Pr＞卡方
尺度	0.7115	0.3989

最后一行上的拉格朗日乘子检验结果表明：可用指数分布模型取代Weibull分布模型。

34.4.2 拟合 γ 分布模型

```
PROC LIFEREG data=feiai;
    model t*CENS(1)=ADENO SMALL KPS /dist=gamma;
    title1 '仅依据P<0.05的原自变量构建伽马分布回归模型A2无NOLOG';
run;
```

【SAS主要输出结果】

仅依据P＜0.05的原自变量构建伽马分布回归模型A2无NOLOG

拟合统计量	
-2 对数似然	388.574
AIC（越小越好）	400.574
AICC（越小越好）	401.220
BIC（越小越好）	418.094

拟合统计量（未记录的响应）	
-2 对数似然	1427.399
Gamma AIC（越小越好）	1439.399
Gamma AICC（越小越好）	1440.045
Gamma BIC（越小越好）	1456.919

算法收敛

效应的Ⅲ型分析			
效应	自由度	Wald卡方	Pr＞卡方
ADENO	1	11.6922	0.0006
SMALL	1	8.9958	0.0027
KPS	1	45.8922	＜.0001

最大似然参数估计值的分析							
参数	自由度	估计值	标准误差	95% 置信限		卡方	Pr>卡方
Intercept	1	2.7998	0.3841	2.0471	3.5526	53.15	<.0001
ADENO	1	-0.8380	0.2451	-1.3183	-0.3577	11.69	0.0006
SMALL	1	-0.6154	0.2052	-1.0176	-0.2133	9.00	0.0027
KPS	1	0.0335	0.0049	0.0238	0.0432	45.89	<.0001
尺度	1	1.0106	0.0691	0.8839	1.1554		
形状	1	0.4376	0.1963	0.0530	0.8223		

34.4.3 拟合 logistic 分布模型

```
PROC LIFEREG data=feiai;
    model t*CENS(1)=ADENO SMALL KPS /dist=logistic;
    title1 '仅依据P<0.05的原自变量构建logistic分布回归模型A3无NOLOG';
run;
```

【SAS主要输出结果】

仅依据P<0.05的原自变量构建logistic分布回归模型A3无NOLOG
拟合统计量

-2 对数似然	1585.503
AIC（越小越好）	1595.503
AICC（越小越好）	1595.961
BIC（越小越好）	1610.103

算法收敛

效应的Ⅲ型分析			
效应	自由度	Wald卡方	Pr>卡方
ADENO	1	12.5795	0.0004
SMALL	1	13.0573	0.0003
KPS	1	29.8082	<.0001

最大似然参数估计值的分析							
参数	自由度	估计值	标准误差	95% 置信限		卡方	Pr>卡方
Intercept	1	12.2788	28.8477	-44.2617	68.8193	0.18	0.6704
ADENO	1	-78.9028	22.2464	-122.505	-35.3006	12.58	0.0004
SMALL	1	-71.6788	19.8364	-110.557	-32.8001	13.06	0.0003
KPS	1	2.3147	0.4240	1.4838	3.1457	29.81	<.0001
尺度	1	59.1192	4.5656	50.8151	68.7803		

34.4.4 拟合对数 logistic 分布模型

```
PROC LIFEREG data=feiai;
    model t*CENS(1)=ADENO SMALL KPS /dist=llogistic;
    title1 '仅依据P<0.05的原自变量构建对数logistic分布回归模型A4无NOLOG';
run;
```

【SAS主要输出结果】

仅依据P＜0.05的原自变量构建对数logistic分布回归模型A4无NOLOG

拟合统计量

-2 对数似然	386.375
AIC（越小越好）	396.375
AICC（越小越好）	396.833
BIC（越小越好）	410.975

拟合统计量（未记录的响应）

-2 对数似然	1425.200
LLogistic AIC（越小越好）	1435.200
LLogistic AICC（越小越好）	1435.658
LLogistic BIC（越小越好）	1449.800

算法收敛

效应的Ⅲ型分析

效应	自由度	Wald卡方	Pr＞卡方
ADENO	1	11.2082	0.0008
SMALL	1	11.1143	0.0009
KPS	1	66.8985	＜.0001

最大似然参数估计值的分析

参数	自由度	估计值	标准误差	95% 置信限		卡方	Pr＞卡方
Intercept	1	2.4667	0.3135	1.8522	3.0811	61.91	＜.0001
ADENO	1	-0.7634	0.2280	-1.2104	-0.3165	11.21	0.0008
SMALL	1	-0.6750	0.2025	-1.0719	-0.2782	11.11	0.0009
KPS	1	0.0360	0.0044	0.0274	0.0447	66.90	＜.0001
尺度	1	0.5811	0.0431	0.5024	0.6720		

34.4.5 拟合对数正态分布模型

```
PROC LIFEREG data=feiai;
    model t*CENS(1)=ADENO SMALL KPS /dist=lnormal;
    title1 '仅依据P<0.05的原自变量构建对数正态分布回归模型A5无NOLOG';
run;
```

【SAS主要输出结果】

仅依据P＜0.05的原自变量构建对数正态分布回归模型A5无NOLOG

拟合统计量

-2 对数似然	393.660
AIC（越小越好）	403.660
AICC（越小越好）	404.118
BIC（越小越好）	418.260

拟合统计量（未记录的响应）

-2 对数似然	1432.485
Lognormal AIC（越小越好）	1442.485
Lognormal AICC（越小越好）	1442.943
Lognormal BIC（越小越好）	1457.085

算法收敛

效应的Ⅲ型分析

效应	自由度	Wald卡方	Pr＞卡方
ADENO	1	7.7875	0.0053
SMALL	1	7.4522	0.0063
KPS	1	61.6065	＜.0001

最大似然参数估计值的分析

参数	自由度	估计值	标准误差	95% 置信限		卡方	Pr＞卡方
Intercept	1	2.3022	0.3279	1.6596	2.9448	49.30	＜.0001
ADENO	1	-0.7039	0.2522	-1.1982	-0.2095	7.79	0.0053
SMALL	1	-0.5823	0.2133	-1.0003	-0.1642	7.45	0.0063
KPS	1	0.0376	0.0048	0.0282	0.0470	61.61	＜.0001
尺度	1	1.0743	0.0672	0.9503	1.2144		

34.4.6　拟合正态分布模型

```
PROC LIFEREG data=feiai;
    model t*CENS(1)=ADENO SMALL KPS /dist=normal;
    title1 '仅依据P<0.05的原自变量构建正态分布回归模型A6无NOLOG';
run;
```

【SAS主要输出结果】

仅依据P<0.05的原自变量构建正态分布回归模型A6无NOLOG

拟合统计量

-2　对数似然	1635.799
AIC（越小越好）	1645.799
AICC（越小越好）	1646.257
BIC（越小越好）	1660.399

算法收敛

效应的Ⅲ型分析

效应	自由度	Wald卡方	Pr>卡方
ADENO	1	12.5178	0.0004
SMALL	1	11.4812	0.0007
KPS	1	22.8699	<.0001

最大似然参数估计值的分析

参数	自由度	估计值	标准误差	95% 置信限		卡方	Pr>卡方
Intercept	1	13.2885	42.4373	-69.8870	96.4640	0.10	0.7542
ADENO	1	-115.484	32.6405	-179.458	-51.5097	12.52	0.0004
SMALL	1	-93.7450	27.6665	-147.970	-39.5196	11.48	0.0007
KPS	1	2.9642	0.6198	1.7494	4.1791	22.87	<.0001
尺度	1	138.9390	8.6509	122.9774	156.9724		

34.4.7　拟合Weibull分布模型

```
PROC LIFEREG data=feiai;
    model t*CENS(1)=ADENO SMALL KPS /dist=weibull;
    title1 '仅依据P<0.05的原自变量构建Weibull分布回归模型A7无NOLOG';
run;
```

【SAS主要输出结果】

仅依据P＜0.05的原自变量构建Weibull分布回归模型A7无NOLOG

拟合统计量

-2 对数似然	395.816
AIC（越小越好）	405.816
AICC（越小越好）	406.274
BIC（越小越好）	420.416

拟合统计量（未记录的响应）

-2 对数似然	1434.642
Weibull AIC（越小越好）	1444.642
Weibull AICC（越小越好）	1445.100
Weibull BIC（越小越好）	1459.241

算法收敛

效应的Ⅲ型分析

效应	自由度	Wald卡方	Pr＞卡方
ADENO	1	18.2412	＜.0001
SMALL	1	8.5022	0.0035
KPS	1	38.9939	＜.0001

最大似然参数估计值的分析

参数	自由度	估计值	标准误差	95% 置信限		卡方	Pr5卡方
Intercept	1	3.3580	0.3264	2.7183	3.9976	105.86	＜.0001
ADENO	1	-0.9759	0.2285	-1.4238	-0.5281	18.24	＜.0001
SMALL	1	-0.5799	0.1989	-0.9697	-0.1901	8.50	0.0035
KPS	1	0.0290	0.0046	0.0199	0.0380	38.99	＜.0001
尺度	1	0.9478	0.0621	0.8336	1.0776		
Weibull 形状	1	1.0551	0.0691	0.9280	1.1996		

以上对同一生存资料拟合了7个不同的分布模型，那么，哪一个模型最合适呢？因为这些模型中所含待估计参数（截距＋回归系数=4）数目相等，可以比较两组拟合统计量之一的数值，例如，AIC、AICC或BIC的数值越小越好。现以AIC为例，以上7个分布模型的第1组拟合统计量中AIC数值分别为404.467、400.574、1595.503、396.375、403.660、1645.799、405.816。由此可知，第2个分布模型（即γ分布模型）描述此资料最合适。

34.5 引入派生变量且基于SAS的生存资料参数模型回归分析

34.5.1 拟合指数分布模型

```
/* 引入派生变量且P<0.05的全部自变量被保留构建参数模型 */
PROC LIFEREG data=feiai;
    model t*CENS(1)=ADENO SMALL KPS PRIOR x32/dist=exponential;
    title1 '依据P<0.05的原自变量和派生变量构建指数分布回归模型B1无NOLOG';
run;
```

【SAS主要输出结果】

依据P<0.05的原自变量和派生变量构建指数分布回归模型B1无NOLOG

拟合统计量

-2 对数似然	389.161
AIC（越小越好）	401.161
AICC（越小越好）	401.807
BIC（越小越好）	418.681

拟合统计量（未记录的响应）

-2 对数似然	1427.986
Exponential AIC（越小越好）	1439.986
Exponential AICC（越小越好）	1440.633
Exponential BIC（越小越好）	1457.506

算法收敛

效应的Ⅲ型分析

效应	自由度	Wald卡方	Pr>卡方
ADENO	1	14.3801	0.0001
SMALL	1	6.6535	0.0099
KPS	1	17.7949	<.0001
PRIOR	1	7.8151	0.0052
x32	1	7.3705	0.0066

最大似然参数估计值的分析

参数	自由度	估计值	标准误差	95% 置信限		卡方	Pr>卡方
Intercept	1	3.6619	0.3757	2.9256	4.3982	95.02	<.0001
ADENO	1	-0.9247	0.2438	-1.4026	-0.4468	14.38	0.0001
SMALL	1	-0.5448	0.2112	-0.9588	-0.1308	6.65	0.0099

KPS	1	0.0232	0.0055	0.0124	0.0339	17.79	<.0001
PRIOR	1	-1.7985	0.6433	-3.0594	-0.5376	7.82	0.0052
x32	1	0.0296	0.0109	0.0082	0.0509	7.37	0.0066
尺度	0	1.0000	0.0000	1.0000	1.0000		
Weibull 形状	0	1.0000	0.0000	1.0000	1.0000		

拉格朗日乘数统计量		
参数	卡方	Pr>卡方
尺度	2.3433	0.1258

34.5.2 拟合 γ 分布模型

```
PROC LIFEREG data=feiai;
    model t*CENS(1)=ADENO SMALL KPS PRIOR x32/dist=gamma;
    title1 '依据P<0.05的原自变量和派生变量构建伽马分布回归模型B2无NOLOG';
run;
```

【SAS主要输出结果】

依据P<0.05的原自变量和派生变量构建伽马分布回归模型B2无NOLOG

拟合统计量	
-2 对数似然	381.374
AIC（越小越好）	397.374
AICC（越小越好）	398.499
BIC（越小越好）	420.734

拟合统计量（未记录的响应）	
-2 对数似然	1420.200
Gamma AIC（越小越好）	1436.200
Gamma AICC（越小越好）	1437.325
Gamma BIC（越小越好）	1459.560
算法收敛	

效应的Ⅲ型分析			
效应	自由度	Wald卡方	Pr>卡方
ADENO	1	11.5283	0.0007
SMALL	1	8.6969	0.0032
KPS	1	24.5128	<.0001
PRIOR	1	7.6255	0.0058

x32	1	7.1942	0.0073

最大似然参数估计值的分析

参数	自由度	估计值	标准误差	95% 置信限		卡方	Pr＞卡方
Intercept	1	3.2276	0.4057	2.4324	4.0227	63.29	＜.0001
ADENO	1	-0.8162	0.2404	-1.2874	-0.3451	11.53	0.0007
SMALL	1	-0.5941	0.2015	-0.9889	-0.1993	8.70	0.0032
KPS	1	0.0267	0.0054	0.0161	0.0373	24.51	＜.0001
PRIOR	1	-1.6637	0.6025	-2.8446	-0.4829	7.63	0.0058
x32	1	0.0272	0.0101	0.0073	0.0471	7.19	0.0073
尺度	1	0.9769	0.0681	0.8521	1.1200		
形状	1	0.4657	0.2048	0.0643	0.8670		

34.5.3 拟合 logistic 分布模型

```
PROC LIFEREG data=feiai;
    model t*CENS(1)=ADENO SMALL KPS PRIOR x32/dist=logistic;
    title1 '依据P<0.05的原自变量和派生变量构建logistic分布回归模型B3无NOLOG';
run;
```

【SAS主要输出结果】

依据P＜0.05的原自变量和派生变量构建logistic分布回归模型B3无NOLOG

拟合统计量

-2 对数似然	1583.111
AIC（越小越好）	1597.111
AICC（越小越好）	1597.979
BIC（越小越好）	1617.551

算法收敛

效应的Ⅲ型分析

效应	自由度	Wald卡方	Pr＞卡方
ADENO	1	11.2899	0.0008
SMALL	1	11.8158	0.0006
KPS	1	16.5892	＜.0001
PRIOR	1	2.0810	0.1491
x32	1	2.3647	0.1241

最大似然参数估计值的分析

参数	自由度	估计值	标准误差		95% 置信限	卡方	Pr＞卡方
Intercept	1	30.7951	32.9265	-33.7397	95.3299	0.87	0.3497
ADENO	1	-75.8952	22.5876	-120.166	-31.6244	11.29	0.0008
SMALL	1	-69.2717	20.1523	-108.769	-29.7740	11.82	0.0006
KPS	1	1.9552	0.4800	1.0143	2.8961	16.59	＜.0001
PRIOR	1	-81.0098	56.1564	-191.074	29.0546	2.08	0.1491
x32	1	1.5223	0.9899	-0.4179	3.4625	2.36	0.1241
尺度	1	58.6067	4.5315	50.3653	68.1966		

34.5.4　拟合对数 logistic 分布模型

```
PROC LIFEREG data=feiai;
    model t*CENS(1)=ADENO SMALL KPS PRIOR x32/dist=llogistic;
    title1 '依据P<0.05的原自变量和派生变量构建对数logistic分布回归模型B4无NOLOG';
run;
```

【SAS主要输出结果】

依据 P＜0.05 的原自变量和派生变量构建对数 logistic 分布回归模型 B4 无 NOLOG

拟合统计量

-2 对数似然	380.671
AIC（越小越好）	394.671
AICC（越小越好）	395.539
BIC（越小越好）	415.111

拟合统计量（未记录的响应）

-2 对数似然	1419.497
LLogistic AIC（越小越好）	1433.497
LLogistic AICC（越小越好）	1434.365
LLogistic BIC（越小越好）	1453.937

算法收敛

效应的 Ⅲ 型分析

效应	自由度	Wald卡方	Pr＞卡方
ADENO	1	9.6647	0.0019
SMALL	1	10.5439	0.0012
KPS	1	37.5864	＜.0001
PRIOR	1	5.5876	0.0181

x32	1	5.4349	0.0197

最大似然参数估计值的分析

参数	自由度	估计值	标准误差	95% 置信限		卡方	Pr>卡方
Intercept	1	2.8256	0.3506	2.1384	3.5128	64.95	<.0001
ADENO	1	-0.7091	0.2281	-1.1561	-0.2620	9.66	0.0019
SMALL	1	-0.6637	0.2044	-1.0643	-0.2631	10.54	0.0012
KPS	1	0.0303	0.0049	0.0206	0.0399	37.59	<.0001
PRIOR	1	-1.4433	0.6106	-2.6401	-0.2466	5.59	0.0181
x32	1	0.0232	0.0100	0.0037	0.0428	5.43	0.0197
尺度	1	0.5699	0.0422	0.4929	0.6589		

34.5.5 拟合对数正态分布模型

```
PROC LIFEREG data=feiai;
    model t*CENS(1)=ADENO SMALL KPS PRIOR x32/dist=lnormal;
    title1 '依据P<0.05的原自变量和派生变量构建对数正态分布回归模型B5无NOLOG';
run;
```

【SAS主要输出结果】

依据P<0.05的原自变量和派生变量构建对数正态分布回归模型B5无NOLOG

拟合统计量

-2 对数似然	386.917
AIC（越小越好）	400.917
AICC（越小越好）	401.785
BIC（越小越好）	421.357

拟合统计量（未记录的响应）

-2 对数似然	1425.743
Lognormal AIC（越小越好）	1439.743
Lognormal AICC（越小越好）	1440.611
Lognormal BIC（越小越好）	1460.183

算法收敛

效应的Ⅲ型分析

效应	自由度	Wald卡方	Pr>卡方
ADENO	1	7.7649	0.0053
SMALL	1	7.8624	0.0050

KPS	1	31.9223		<.0001
PRIOR	1	6.8987		0.0086
x32	1	6.4757		0.0109

最大似然参数估计值的分析

参数	自由度	估计值	标准误差	95% 置信限		卡方	Pr>卡方
Intercept	1	2.7612	0.3687	2.0385	3.4839	56.08	<.0001
ADENO	1	-0.6945	0.2492	-1.1830	-0.2060	7.76	0.0053
SMALL	1	-0.5913	0.2109	-1.0045	-0.1780	7.86	0.0050
KPS	1	0.0304	0.0054	0.0199	0.0410	31.92	<.0001
PRIOR	1	-1.6462	0.6268	-2.8747	-0.4178	6.90	0.0086
x32	1	0.0266	0.0105	0.0061	0.0472	6.48	0.0109
尺度	1	1.0454	0.0655	0.9247	1.1819		

34.5.6 拟合正态分布模型

```
PROC LIFEREG data=feiai;
    model t*CENS(1)=ADENO SMALL KPS PRIOR x32/dist=normal;
    title1 '依据P<0.05的原自变量和派生变量构建正态分布回归模型B6无NOLOG';
run;
```

【SAS主要输出结果】

依据P<0.05的原自变量和派生变量构建正态分布回归模型B6无NOLOG
拟合统计量

-2 对数似然	1628.609
AIC（越小越好）	1642.609
AICC（越小越好）	1643.477
BIC（越小越好）	1663.049

算法收敛

效应的Ⅲ型分析

效应	自由度	Wald卡方	Pr>卡方
ADENO	1	10.7474	0.0010
SMALL	1	10.1978	0.0014
KPS	1	9.2152	0.0024
PRIOR	1	4.7037	0.0301
x32	1	6.6862	0.0097

最大似然参数估计值的分析

参数	自由度	估计值	标准误差	95% 置信限		卡方	Pr＞卡方
Intercept	1	52.2264	47.6533	−41.1724	145.6252	1.20	0.2731
ADENO	1	−105.636	32.2225	−168.791	−42.4810	10.75	0.0010
SMALL	1	−87.3347	27.3485	−140.937	−33.7325	10.20	0.0014
KPS	1	2.1129	0.6960	0.7487	3.4771	9.22	0.0024
PRIOR	1	−175.721	81.0220	−334.521	−16.9204	4.70	0.0301
x32	1	3.5016	1.3542	0.8474	6.1558	6.69	0.0097
尺度	1	135.0453	8.4148	119.5199	152.5874		

34.5.7　拟合Weibull分布模型

```
PROC LIFEREG data=feiai;
    model t*CENS(1)=ADENO SMALL KPS PRIOR x32/dist=weibull;
    title1 '依据P<0.05的原自变量和派生变量构建Weibull分布回归模型B7无NOLOG';
run;
```

【SAS主要输出结果】

依据P＜0.05的原自变量和派生变量构建Weibull分布回归模型B7无NOLOG
拟合统计量

−2 对数似然	387.172
AIC（越小越好）	401.172
AICC（越小越好）	402.041
BIC（越小越好）	421.612

拟合统计量（未记录的响应）

−2 对数似然	1425.998
Weibull AIC（越小越好）	1439.998
Weibull AICC（越小越好）	1440.866
Weibull BIC（越小越好）	1460.438

算法收敛

效应的Ⅲ型分析

效应	自由度	Wald卡方	Pr＞卡方
ADENO	1	17.9869	＜.0001
SMALL	1	7.7143	0.0055
KPS	1	19.3560	＜.0001
PRIOR	1	9.7802	0.0018

x32	1		9.2032	0.0024		

最大似然参数估计值的分析

参数	自由度	估计值	标准误差	95% 置信限		卡方	Pr>卡方
Intercept	1	3.7451	0.3492	3.0606	4.4295	115.02	<.0001
ADENO	1	-0.9412	0.2219	-1.3761	-0.5062	17.99	<.0001
SMALL	1	-0.5346	0.1925	-0.9119	-0.1574	7.71	0.0055
KPS	1	0.0223	0.0051	0.0124	0.0323	19.36	<.0001
PRIOR	1	-1.8440	0.5896	-2.9997	-0.6883	9.78	0.0018
x32	1	0.0303	0.0100	0.0107	0.0499	9.20	0.0024
尺度	1	0.9082	0.0604	0.7972	1.0347		
Weibull形状	1	1.1011	0.0733	0.9664	1.2545		

对同一个生存分析资料采用以上7个分布模型进行参数模型回归分析，选用哪一个参数模型最合适呢？由于每个模型的计算结果中，都有两组反映模型对资料拟合效果的拟合统计量。若以第一组拟合统计量中的AIC作为判定准则，相对来说，第4个参数模型（即对数logistic分布模型）最合适。因为其AIC=394.671最小。这7个参数模型对应的AIC的取值分别为401.161、397.374、1597.111、394.671、400.917、1642.609、401.172。其他几个接近且较好的参数回归模型分别为：第2个γ分布模型（AIC=397.374）、第5个对数正态分布模型（AIC=400.917）、第1个指数分布模型（AIC=401.161）和第7个Weibull分布模型（AIC=401.172）。

34.6 最优模型的判定

34.6.1 概述

34.4节中得到的最佳模型为γ分布模型，34.5节中得到的最佳模型为对数logistic分布模型，那么，这两个模型中哪一个更好一些呢？由于这两个模型中所含的待估计参数个数不相等，故不适合直接采用AIC等拟合统计量的大小来判定，但可以利用-2对数似然函数值来进行假设检验，检验统计量如下：

$$\chi_v^2 = -2\log L_q - (-2\log L_{q+v}) \tag{34-1}$$

式中，χ_v^2 为服从自由度为 v 的 χ^2 分布；$-2\log L_q$ 和 $-2\log L_{q+v}$ 分别为含 q 和 $q+v$ 个回归参数模型的-2倍的对数似然函数值。

34.6.2 γ分布模型与对数logistic分布模型拟合本例资料效果的比较

在上面的实例中，$q=5$、$v=1$，将上述两个模型的模型拟合统计量中的-2logL的数值代入式（34-1），得

$$\chi_v^2 = -2\log L_q - (-2\log L_{q+v}) = 388.574 - 380.671 = 7.903$$

查自由度为1的 χ^2 临界值表，得 $\chi_{1(0.01)}^2 = 6.635$。

因 $\chi_1^2 = 7.903 > 6.635$，得到 $p < 0.01$，说明两个回归模型之间的差别具有统计学意

义，应选择含自变量多的第 2 个回归模型，即后来创建的带派生变量 $x32$ 的对数 logistic 分布模型。

34.7 基于 R 实现生存资料参数模型回归分析

34.7.1 准备数据

将表 32-1 中的数据（137 行 10 列，也可加一个"编号"列，在下面的程序中为 "id"）以文本文件格式存储在计算机的某个外部设备（在本章为"F:/CCC"目录中）上，这样，便于采用 R 中的 read.table 函数调用该文本文件。设数据文件名为"137 例肺癌患者生存时间资料有变量名 .txt"。

34.7.2 编写 R 程序

需要安装 R 中的 JM 子程序包。设所需要的 R 程序名为"137 例肺癌患者生存时间资料参数模型回归分析程序"。

```
setwd("F:/CCC/")    #设置路径为"F:/CCC/"
#下面data1中的数据为173行11列
data1<- read.table("137例肺癌患者生存时间资料有变量名.txt",header=TRUE)
data2<- data1[,-1] #删掉第1列编号
#原始数据中，CENSOR=1代表删失，但R中要求CENSOR=0代表删失
#下面的语句从data2中取出第10列CENSOR,赋值给censor
censor<- data2[,10]
#下面的语句通过赋值语句将1－censor赋值给status
status<- 1-censor
#现在，status=0代表删失了
#下面的语句，将status列放置在data2数据集的第11列上，形成data数据集
data<- data.frame(data2,status)
attach(data)
#install.packages("JM") #假定已安装JM子程序包
library(JM)                #加载JM子程序包
#基于全部原始变量拟合Cox比例风险回归模型
model1=survreg(Surv(TIME,as.numeric(status))~.,data=data)
summary(model1) #输出回归分析结果
#基于有统计学意义的原始变量拟合Cox比例风险回归模型
model2=survreg(Surv(TIME,as.numeric(status))~ADENO+SMALL+KPS,data=data)
summary(model2) #输出回归分析结果
```

【R 程序说明】在以上的程序中，并没有指定拟采用什么分布的参数模型。R 中隐含

的参数模型为 Weibull 分布模型。指定的方法是：在"model"语句中，用"dist="来指定用户期望的分布类型，例如，拟指定"指数分布模型"，可以这样写模型语句：

```
model2=survreg(Surv(TIME,as.numeric(status))~ADENO+SMALL+KPS,dist=
"EXPONENTIAL",data=data)
```

34.7.3 R程序的主要输出结果及解释

```
Call:
survreg(formula = Surv(TIME, as.numeric(status)) ~ ., data = data)
```

	Value	Std. Error	z	p
(Intercept)	2.93558	0.66791	4.395	1.11e-05
TY	-0.26114	0.18838	-1.386	1.66e-01
ADENO	-1.08383	0.25952	-4.176	2.96e-05
SMALL	-0.88996	0.24947	-3.567	3.61e-04
LARGE	-0.34149	0.25572	-1.335	1.82e-01
PRIOR	-0.10974	0.21218	-0.517	6.05e-01
KPS	0.03076	0.00488	6.299	3.00e-10
DIAGTIME	0.00238	0.00844	0.282	7.78e-01
AGE	0.01007	0.00869	1.159	2.47e-01
CENSOR	11.70226	0.00000	Inf	0.00e+00
Log(scale)	-0.06725	0.06568	-1.024	3.06e-01

```
Scale= 0.935
Weibull distribution
Loglik(model)= -707    Loglik(intercept only)= -748.1
Chisq= 82.21 on 9 degrees of freedom, p= 5.9e-14
Number of Newton-Raphson Iterations: 14
n= 137
```

以上为第一个模型计算的结果：截距项和ADENO、SMALL及KPS具有统计学意义。

```
Call:
survreg(formula = Surv(TIME, as.numeric(status)) ~ ADENO + SMALL +KPS,
           data = data)
```

	Value	Std. Error	z	p
(Intercept)	3.3580	0.32637	10.289	7.91e-25
ADENO	-0.9759	0.22850	-4.271	1.95e-05
SMALL	-0.5799	0.19887	-2.916	3.55e-03
KPS	0.0290	0.00464	6.245	4.25e-10
Log(scale)	-0.0536	0.06550	-0.819	4.13e-01

```
Scale= 0.948
```

```
Weibull distribution
Loglik(model)= -717.3   Loglik(intercept only)= -748.1
Chisq= 61.54 on 3 degrees of freedom, p= 2.8e-13
Number of Newton-Raphson Iterations: 5
n= 137
```

以上是精炼的回归模型的计算结果。

34.7.4 在R程序中指定分布类型的方法

假定在R程序中，希望在第一个模型中指定指数分布模型，在第二个模型中指定对数正态分布模型，R程序名为"137例肺癌患者生存时间资料参数模型回归分析程序2"。

```
setwd("F:/CCC/")    #设置路径为"F:/CCC/"
#下面data1中的数据为173行11列
data1<- read.table("137例肺癌患者生存时间资料有变量名.txt",header=TRUE)
data2<- data1[,-1] #删掉第1列编号
#原始数据中，CENSOR=1代表删失，但R中要求CENSOR=0代表删失
#下面的语句从data2中取出第10列CENSOR，赋值给censor
censor<- data2[,10]
#下面的语句通过赋值语句将1 — censor赋值给status
status<- 1-censor
#现在，status=0代表删失了
#下面的语句，将status列放置在data2数据集的第11列上，形成data数据集
data<- data.frame(data2,status)
attach(data)
#install.packages("JM") #假定已安装JM子程序包
library(JM)                #加载JM子程序包
#基于全部原始变量拟合Cox比例风险回归模型
model1=survreg(Surv(TIME,as.numeric(status))~.,dist="exponential",data=
             data)
summary(model1)  #输出回归分析结果
#基于有统计学意义的原始变量拟合Cox比例风险回归模型
model2=survreg(Surv(TIME,as.numeric(status))~ADENO+SMALL+KPS,dist=
             "lognormal",data=data)
summary(model2)  #输出回归分析结果
```

【说明】dist="分布名称"中"分布名称"的具体写法如下："weibull"，"exponential"，"gaussian"，"logistic"，"lognormal" and "loglogistic"。

第6篇

判别分析与聚类分析的
软件实现

第35章

基于 R 软件采用支持向量机方法实现判别分析

35.1 三类别资料及其分类问题

35.1.1 问题与数据结构

有一个著名的数据集，即 iris 数据集，其中共有 $n=150$ 个观测，4 项定量的评价指[Sepal.Length、Sepal.Width、Petal.Length 、Petal.Width，分别代表萼片长度、萼片宽度、花瓣长度、花瓣宽度，单位都是毫米（mm）]，1 个代表分类的标签变量 G（species，种类）。共有 3 种花，即 setosa、versicolor、virginica，各有 50 个观测，数据结构见表35-1。

表 35-1 三类鸢尾属植物 4 项定量指标的测定结果

编号	X_1	X_2	X_3	X_4	G	X_1	X_2	X_3	X_4	G	X_1	X_2	X_3	X_4	G
1	5.1	3.5	1.4	0.2	1	7.0	3.2	4.7	1.4	2	6.3	3.3	6.0	2.5	3
2	4.9	3.0	1.4	0.2	1	6.4	3.2	4.5	1.5	2	5.8	2.7	5.1	1.9	3
3	4.7	3.2	1.3	0.2	1	6.9	3.1	4.9	1.5	2	7.1	3.0	5.9	2.1	3
4	4.6	3.1	1.5	0.2	1	5.5	2.3	4.0	1.3	2	6.3	2.9	5.6	1.8	3
5	5.0	3.6	1.4	0.2	1	6.5	2.8	4.6	1.5	2	6.5	3.0	5.8	2.2	3
⋮	⋮	⋮	⋮	⋮	⋮	⋮	⋮	⋮	⋮	⋮	⋮	⋮	⋮	⋮	⋮
50	5.0	3.3	1.4	0.2	1	5.7	2.8	4.1	1.3	2	5.9	3.0	5.1	1.8	3

注：G=1、2、3 分别代表 setosa、versicolor、和 virginica 三种花。

若采集三类中的某一类植物，并测定前述 4 项定量指标的数值，如何推断它属于三类中的哪一类？

35.1.2 调用 R 软件包中已有的 iris 数据集

1. 加载 datasets 程序包

方法一：启动 R 软件，选择快捷键程序包→加载程序包→datasets→确定。

方法二：library（datasets）。

2. 显示 iris 数据集

当 datasets 程序包被成功加载后，在 R 软件控制台直接输入拟显示的数据集 iris 的名称并按"回车"键，就可在屏幕上显示该数据集的全部内容。

```
>iris
```

当上述数据集名输入完成后，按"回车"键，就会在屏幕上显示该数据集的全部内容。

iris数据集中共有$n=150$个观测，4个定量的评价指标〔Sepal.Length、Sepal.Width、Petal.Length、Petal.Width，分别代表萼片长度、萼片宽度、花瓣长度、花瓣宽度，单位都是毫米（mm）〕，1个代表分类的标签变量（species，种类）。共有3种花，即setosa、versicolor、virginica，各有50个观测。

若只想显示该数据集的前10行，可用如下的命令：

```
>iris[1:10,]
```

若只想显示该数据集的第101～110行，可用如下的命令：

```
>iris[101:110,]
```

35.1.3 分析目的

面对表35-1的资料，提出以下几个不同的分析目的。

（1）以4个定量指标为整体，考察3种花之间的差别是否具有统计学意义；

（2）测定1棵鸢尾属植物4项定量指标的数值，试判定它属于表35-1中3种花中的哪一种？

35.1.4 分析方法的合理选择

（1）针对前述的分析目的（1），应选择的统计分析方法为"单因素三水平设计4元定量资料方差分析"；

（2）针对前述的分析目的（2），应选择的统计分析方法为"无序样品分类分析"或"无序样品判别分析"。

35.1.5 无序样品分类具体方法的选择

无序样品分类（习惯上称为判别分析）的具体方法有多种，其中常用的方法有如下几类。

第一类：经典分类分析法。有线性分类分析方法、基于Fisher思想的分类分析方法、基于距离思想的分类分析方法、无权重的K最近邻分类分析方法和有权重的K最近邻分类分析方法。

第二类：贝叶斯分类分析法。有基于贝叶斯统计思想的分类分析方法。

第三类：机器学习分类分析法。此类中又有多种方法，例如，多种神经网络分析方法、支持向量机分析方法、集成学习分析方法、决策树分析法和随机森林分析法等。

本章将简单介绍支持向量机分析法。

35.2 支持向量机方法的实现

35.2.1 获取实现支持向量机算法的e1071包

在离线的R软件包中，通常只有较少数可以被直接调用的程序包，像用于实现支持向量机的程序包e1071需要专门从R软件的官网上通过选择某个"镜像"（本质上就是拥有全部R软件的一个服务器站点）来下载。故要想能正常使用R软件，最好将其安装在连网的计算机上，可以减少很多麻烦。

35.2.2 在连网的计算机上下载并安装e1071包

1.选择一个"镜像"

选择一个"镜像"，其实就是选择一个装有R软件包全部内容的服务器站点。在R软件的控制台发送下列命令，是选择"镜像"的方法之一。

```
>install.package("e1071")
```

按"回车"键后，将会弹出一个要求用户选择"镜像"（HTTPS CRAN mirror）的窗口。下面是选择"镜像"的另一种方法。

当启动R软件后，可以直接从R软件包的菜单栏的"程序包"菜单中选择"设定CRAN镜像"（Set CRAN mirror）选项，同样会弹出一个要求用户选择"镜像"（HTTPS CRAN mirror）的窗口。

2.安装程序包

选择完"镜像"之后，就可从R软件包的菜单栏的"程序包"菜单中选择"安装程序包"（Install package（s））选项，选择后就会弹出一个名为"程序包"（Packages）的窗口，里面所显示的名称都是程序包，其中，大多数都是完成某种特定计算的函数。排在前三位的分别是A3、abbyyR和abc。浏览并寻找用户希望加载的程序包，如e1071。选定后，单击OK按钮。若网络畅通，则能很快将指定的程序包下载到用户正在使用的连网计算机的R软件包的"程序包"中。

3.加载程序包

当用户正在使用的R软件的"程序包"窗口内已经有了拟调用的某个特定程序包或函数（如e1071）时，就可直接从"程序包"窗口加载它。方法如下。

启动R软件，在其菜单栏找到"程序包"（Packages）菜单，选择"加载程序包"（Load package）选项，就会弹出一个名为"选择一个"（Select one）的窗口，其中的内容就是到目前为止用户计算机上R软件的"程序包"中已有的全部程序包的名称。从其中找到用户现在就要加载的程序包（如e1071），单击OK按钮，就将用户指定的程序包调入R软件可运行的环境中，以供使用。

4.直接安装程序包

有时，通过前述的步骤或在R软件的控制台上使用命令install.packages（拟加载程序包名）和library（拟加载程序包名），不能正常下载程序包；但是，通过"程序包"窗口内的"安装程序包"选项进入，系统会提示用户选择"镜像"，通过这个途径，可以使用户看到数千个子程序包，用户从其中找到拟安装的子程序包，然后，单击窗口底部的OK按钮，就可直接安装子程序包。

35.3　用支持向量机方法进行判别分析

35.3.1　初步建模

在启动R软件并加载程序包e1071（注意：若加载指定的程序包后，退出了R软件，退出时未保存原先的设置空间，下次启动R软件后，必须重新加载原先的程序包）后，在R软件的控制台输入并提交下列语句，即可基于R软件中的svm函数（即支持向量机方法）实现对数据集iris进行无序样品分类。

当加载程序包e1071之后，出现了如下的警告信息：

```
Warning message:
package 'e1071' was built under R version 3.2.5
```

此警告信息表明：正在使用的计算机上的R软件版本较早，现在新加载的程序包e1071来自版本3.2.5。

若在R软件的控制台输入如下4句语句：

```
> x=iris[,-5]
> y=iris[,5]
> model1=svm(x,y,kernel="radial",gamma=if(is.vector(x))1else1/ncol(x))
> summary(model1)
```

第1句表明：从数据集iris中排除第5列，将其他各列作为一个数据矩阵，赋值给变量x。也就是说，矩阵x中包含了150行4列定量的数据。

第2句表明：从数据集iris中取出第5列，形成一个数据向量，赋值给变量y。也就是说，向量y中包含了150行1列数据，它实际上是分类标签的具体取值（分别为50行上为1，50行上为2、50行上为3，分别代表setosa、versicolor和virginica这3种鸢尾属植物）。

第3句表明：拟创建一个分类模型model1，采用R软件包中的svm函数，其4个参数的含义如下。

第1个参数为x，即用于进行分类分析的、由4个定量原因变量组成的数据矩阵；

第2个参数为y，即用于进行分类分析的、由1个定性结果变量组成的数据向量；

第3个参数为kernel=，即用于为支持向量机提供具体形式的核函数，此处给定的核函数为径向基函数（radial basis function，RBF），写成radial；

第4个参数为gamma=，即用于为核函数中的gamma系数提供具体数值。当x为特征向量（仅 1 个定量变量）时，gamma=1；否则，gamma=1/k，本例中，k=4，即特征向量的个数有 4 个。

第 4 句表明：要求系统输出已创建成功的模型 model1 的基本信息。

由上面的第 4 句中的 summary 函数给出所创建的 model1 的摘要信息如下：

```
Call:
svm.default(x = x, y = y, kernel = "radial", gamma = if (is.vector(x))
            1 else 1/ncol(x))
Parameters:
   SVM-Type:  C-classification
 SVM-Kernel:  radial
     cost:  1
    gamma:  0.25
```

以上给出的是第 1 部分输出信息，表明采用了缺省的函数 svm.default 建模；其中的 4 个参数如下。

第 1 个参数为创建的支持向量机类型为 C-classification（即 C 分类器模型）（注：还有 nu-classification 模型、one-classification 模型）；

第 2 个参数为核函数的种类，此处采用的是径向基核函数 radial；

第 3 个参数为本模型确定的约束违反成本，成本取值为 1；

第 4 个参数为核函数中的 gamma 系数，本例中 gamma=0.25。

```
Number of Support Vectors:  51
 ( 8 22 21 )
Number of Classes:  3
Levels:
 setosa versicolor virginica
```

以上给出的是第 2 部分输出信息，表明总共发现了 51 个支持向量，第 1 类具有 8 个支持向量，第 2 类具有 22 个支持向量，第 3 类具有 21 个支持向量；分类数目为 3 类，3 类的水平或名称分别为 setosa、versicolor 和 virginica。

35.3.2 创建预测模型并显示预测结果

当模型创建成功之后，就可以在 R 软件的控制台输入下列语句，创建预测模型并显示预测结果：

```
> x=iris[,1:4]
> pred1=predict(model1,x)
> table(pred1,y)
```

第1句表明：将数据集iris中所有行（iris后中括号内第1个位置上的逗号，表明读取所有行）且仅前4列（iris后中括号内第2个位置上的"1:4"）的数据赋值给变量x。

第2句表明：使用predict函数，将其第2个参数x代入第1个参数model1进行计算，将计算出来的分类结果赋值给变量pred1，其具体表现为3种名称，即setosa、versicolor和virginica。事实上，就是把150行上的$x_1 \sim x_4$的数值依次代入所创建的模型model1，记录下每行上计算出来的分类结果属于哪一类，它就是pred1的具体取值；而每行观察的分类结果为y。

第3句表明：使用table函数对两个分类变量（pred1、y）按交叉表的形式来呈现，即表的左边按pred1变量的3个水平（setosa、versicolor和virginica）、表头按变量y的3个水平（setosa、versicolor和virginica）放置，数出它们在9个交叉位置上的频数。

具体的交叉表及其内的频数分布如下：

pred1	y setosa	versicolor	virginica
setosa	50	0	0
versicolor	0	48	2
virginica	0	2	48

此结果表明：

（1）y中的第1类setosa的50个样品，通过计算，全部被分入pred1中的第1类setosa（看上面输出结果的第1列）；

（2）y中的第2类versicolor的50个样品，通过计算，有48个被分入pred1中的第2类versicolor，还有2个被分入pred1中的第3类virginica（看上面输出结果的第2列）；

（3）y中的第3类virginica 50个样品，通过计算，有48个被分入pred1中的第3类virginica，还有2个被分入pred1中的第2类versicolor（看上面输出结果的第3列）。

由此可知，采用支持向量机方法对iris数据集进行无序样品分类分析，其误判率为4/150=2.67%。

35.3.3　svm函数中3个可变的重要参数

1.概述

在R软件中，采用svm建模时，有3个重要的参数是可以调整的，通过对这3个参数的不同组合，有可能能找到预测精度更好的模型。这3个参数分别介绍如下。

```
svm(…, type=NULL, … , kernel= "radial", …, class.weights=NULL, …)
```

注意：上式中的"…"代表其他的参数，实际使用时，应具体化，不可用"…"取代。

在调用svm函数建模时，上式中显示了3个可变的重要参数，分别介绍如下。

2. 3个可变的重要参数简介

1）支持向量机的类型

第1个可变的重要参数：类型type=NULL。当type=NULL时，可以不出现此参数，但缺省的类型为type="C-classification"。当然，用户也可指定其他类型，例如，type="nu-classification"，type="one-classification"。这3种类型都适用于字符型结果变量；还有2种适用于数值型结果变量的类型，分别为type="eps-regression"，type="nu-regression"。

根据经验，通常情况下，type="C-classification"为宜，故一般不出现此参数，就选用其缺省的类型即可。

2）支持向量机的核函数类型

第2个可变的重要参数：核函数kernel= "???"，在R软件中，"???"可选择的核函数有以下4种，即linear、polynomial、radial、sigmoid。它们分别是线性核函数（linear）、多项式核函数（polynomial）、径向基核函数（radial）和神经网络核函数（sigmoid）。

注意：在本例中，前面两个参数的全面组合共有3×4=12（种）（注：第1个参数在定性结果变量场合只有3种取值），可创建出12个svm模型，不难发现，只有前面"初始建模"的结果的误判率最低（即type="C-classification"，kernel= "radial"）。

3）支持向量分类机的权向量

第3个可变的重要参数：权向量class.weights=NULL。当class.weights=NULL时，等价于设置权向量wts=c（1，1，1），即三类具有相等的权重，在svm函数中不出现"class.weights=NULL"参数时，等价于权重相同；若设置权向量wts=c（1，100，100），就是把第1类的比重设置为1，把后两类的比重都设置为100，即第1类的预测精度会降低，而第2类和第3类的预测精度会提高；同理，可以理解设置权向量wts=c（1，300，300）和设置权向量wts=c（1,500,500）的含义。

35.3.4　优化建模

1.设置权向量wts=c（1,100,100）对模型进行优化建模

```
> wts=c(1,100,100)
> names(wts)=c("setosa","versicolor","virginica")
> model2=svm(x,y,class.weights=wts)
> pred2=predict(model2,x)
> table(pred2,y)
```

设置权向量wts=c（1,100,100）建模后产生的预测结果如下：

pred2	y		
	setosa	versicolor	virginica
setosa	50	0	0
versicolor	0	49	1

virginica	0	1	49

　　由以上的三列，第1类的样品被全部判对了；第2类有1个样品被误判为第3类；第3类有1个样品被误判为第2类。总误判率为2/150=1.33%。

　　2.设置权向量wts=c（1,300,300）对模型进行优化建模

```
> wts=c(1,300,300)
> names(wts)=c("setosa","versicolor","virginica")
> model3=svm(x,y,class.weights=wts)
> pred3=predict(model3,x)
> table(pred3,y)
```

　　设置权向量wts=c（1,300,300）建模后产生的预测结果如下：

	y		
pred3	setosa	versicolor	virginica
setosa	50	0	0
versicolor	0	49	0
virginica	0	1	50

　　由以上的三列可知，仅第2类有1个样品被误判为第3类；第1类和第3类全部都被判对了。

　　3.设置权向量wts=c（1,300,300）对模型进行优化建模

```
> wts=c(1,500,500)
> names(wts)=c("setosa","versicolor","virginica")
> model4=svm(x,y,class.weights=wts)
> pred4=predict(model4,x)
> table(pred4,y)
```

　　设置权向量wts=c（1,500,500）建模后产生的预测结果如下：

	y		
pred4	setosa	versicolor	virginica
setosa	50	0	0
versicolor	0	50	0
virginica	0	0	50

　　由以上的3列可知，3类样品全部都被判对了，误判率为0.00%。

35.3.5　对未知样品的类别进行分类

分类或判别分析的最终目的是利用已创建的分类器（即判别函数或分类模型）对未知归属的样品进行分类（它们没有分类标签，只有定量原因变量的取值）。

1.新样品的数据

假定有如下两个待分类的样品：

Sepal.Length	Sepal.Width	Petal.Length	Petal.Width
6.3	3.0	5.8	2.1
4.7	3.6	1.4	0.3

2.当新样品的个数很少时，可以用数据框形式提供新样品的数据

如何将待分类的新样品的数据代入在R软件中已创建的"分类模型"中计算呢？当新样品的个数很少，可以用数据框形式提供新样品的数据。

```
> newdata=data.frame(Sepal.Length=c(6.3,4.7), Sepal.
+ Width=c(3.0,3.6), Petal.Length=c(5.8,1.4), Petal.Width=c(2.1,0.3),
+ Species=c("setosa","setosa"))
```

上面这个语句就是数据框形式将两个新样品赋值给变量newdata。

应特别注意：假定两个新样品都属于第1类（setosa）。因为若没有分类变量，将无法代入已创建的分类模型进行预测，即缺少观测的结果变量及其取值，从而，也就无法构造出计算结果（pred）与观测结果（y）的交叉表。

```
> x1=newdata[,-5]
> y1=newdata[,5]
> pred5=predict(model4,x1)
> table(pred5,y1)
```

上面这4句，就是把两个新样品代入前面已创建的第4个模型（误判率为0）中计算，看看将它们分别分入哪些类中。

	y1
pred5	setosa
setosa	1
versicolor	0
virginica	1

以上就是对两个新样品分类的结果，假定两个都来自第1类（setosa），分类结果为其中一个被分到第1类（setosa），另一个被分到第3类（virginica）。

3.当新样品的个数较多时，可以用文本格式存储新样品的数据，再用read.table函数读入

在本例中，数据的输入格式如下：

```
Sepal.Length Sepal.Width Petal.Length Petal.Width    Species
6.3 3.0 5.8 2.1 Setosa
4.7 3.6 1.4 0.3 Setosa
```

注意：数据的第1行为各列的变量名。

将上述数据以文本格式存储在F盘上studyr的子目录中，采用下面的程序就可判定每个新样品属于哪一种花。

```
> w=read.table(file="F:/studyr/newiris.txt",header=TRUE)
> x2=w[,-5]
> y2=w[,5]
> pred6=predict(model4,x2)
> table(pred6,y2)
```

上面的第1句是用read.table函数读取文本格式的数据，其他4句的含义在前面已解释过，此处从略。

```
                                           y2
       pred6                               Setosa
       setosa                              1
       versicolor                          0
       virginica                           1
```

以上就是对两个新样品分类的结果，假定两个都来自第1类（setosa），分类结果为其中一个被分到第1类（setosa），另一个被分到第3类（virginica）。

35.4 用支持向量机方法进行判别分析的R程序汇总

35.4.1 说明

以上的内容看起来很清晰，R程序、程序说明和各步计算结果交替出现。但不便用户调用程序处理其他需要判别的数据。为此，特将完整的R程序汇集在一起呈现在下面。

35.4.2 R程序汇总

设所需要的R程序名为"基于R中e1071包内svm函数实现无序样品的分类并对新样品类别进行判别的程序"。

```
install.packages("e1071")
library(e1071)
#调用R软件中datasets包中自带的数据集iris

x=iris[,-5]
y=iris[,5]
model1=svm(x,y,kernel="radial",gamma=if(is.vector(x))1else1/ncol(x))
summary(model1)

x=iris[,1:4]
pred1=predict(model1,x)
table(pred1,y)

#优化建模1
wts=c(1,100,100)
names(wts)=c("setosa","versicolor","virginica")
model2=svm(x,y,class.weights=wts)
pred2=predict(model2,x)
table(pred2,y)

#优化建模2
wts=c(1,300,300)
names(wts)=c("setosa","versicolor","virginica")
model3=svm(x,y,class.weights=wts)
pred3=predict(model3,x)
table(pred3,y)

#优化建模3
wts=c(1,500,500)
names(wts)=c("setosa","versicolor","virginica")
model4=svm(x,y,class.weights=wts)
pred4=predict(model4,x)
table(pred4,y)

#以向量格式输入待判别的新样品
newdata=data.frame(Sepal.Length=c(6.3,4.7), Sepal.
Width=c(3.0,3.6), Petal.Length=c(5.8,1.4), Petal.Width=c(2.1,0.3),
Species=c("setosa","setosa"))
```

```
x1=newdata[,-5]
y1=newdata[,5]
pred5=predict(model4,x1)
table(pred5,y1)

#用read.table函数将待判别的新样品以数据框格式输入的文本文件导入
w=read.table(file="F:/studyr/newiris.txt",header=TRUE)
x2=w[,-5]
y2=w[,5]
pred6=predict(model4,x2)
table(pred6,y2)
```

【说明】支持向量机算法比较复杂，因篇幅所限，其计算原理和计算公式请参阅有关文献，此处从略。

第36章

基于标准化变换的求和法实现无序样品聚类分析

36.1 概述

36.1.1 问题的提出

反映一所医院的医疗质量如何，可以请医院管理方面的多位专家提出指标体系，假定这种指标体系由治愈率、死亡率等共10项定量指标组成。假定已随机抽样调查了某地100所三甲医院前述10项定量指标的数据，管理者希望通过分析此调查数据，将这100所医院划分出优、良、中、差四个档次。请问：①解决这个问题的方法在统计学教科书上被称为什么方法？②这种方法的具体名称是什么？③若有多种方法可用来回答前面所提出的问题，哪种方法给出的排序与分档结果最为合理？

36.1.2 对问题的回答

对于前面提出的第1个问题，答案很简单：综合评价。意思是，基于10项定量指标在100所医院（注：可将每所医院视为一个个体）上的取值，构造出一个综合评价指标，它可以视为10项定量指标的函数。于是，将每所医院在10项定量指标上的取值代入综合评价指标表达式，就可以获得其得分值。显然，可将100所医院按得分值由大到小（得分值越大综合评价越好，即整体为高优指标）或由小到大（得分值越小综合评价越好，即整体为低优指标）排序。然后，再借助某种方法（例如，费歇尔的有序样品最优分割法）将100个有序样品分割成4段或聚成4类。

对于前面提出的第2个问题，答案并不唯一，因为对应的统计分析方法可能有几十种。例如，传统的综合评价方法有秩和比法、熵值法、Topsis法、模糊聚类分析法等；可间接利用的多元统计分析方法有主成分分析法、探索性因子分析法、对应分析法和投影寻踪聚类分析法。

对于前面提出的第3个问题，答案是否定的。因为迄今为止，尚未见到有关报道。也就是说，到目前为止，尚没有人提出判别哪种综合评价方法给出的"样品排序"和"样品分档"结果是最合理的。

36.1.3 新评价方法与判定标准

本章将提出一种新的评价方法，并给出一个判定标准。新方法的全名为基于标准化变换的求和法；判定标准为综合评价指标在全部样品上的得分值的标准差越大，此法评价的结果越合理。基于此判定标准，经过众多实例分析，发现本章提出的新评价方法在众多评价方法中是最合理的。

36.2 基于标准化变换的求和法

36.2.1 标准化变换

在对含有多个定量变量的实际问题进行多元统计分析时，为了消除不同变量之间因度量单位和专业含义不同而导致错误出现的问题，在统计学教科书中，经常会要求在正式进行多元统计分析之前，先对定量数据进行标准化变换，其目的就是消除各原定量变量单位或量纲对计算结果产生的不利影响。

常用的标准化变换方法有如下两种：其一，某定量变量减去其样本算术平均值再除以其样本标准差；其二，某定量变量减去其样本最小值再除以其样本极差（对高优指标而言）或某定量变量的样本最大值减去该定量变量再除以其样本极差（对低优指标而言）。前述的第二种变换方法常称为定量变量归一化处理。

然而，在SAS/STAT模块的STDIZE过程中，提供了18种对一个定量变量进行标准化变换的方法，其中，最后一种方法是由分析者指定位置（location）参数和尺度（scale）参数条件下的标准化变换，定量变量变换的通用公式为每个取值减去位置参数值后除以尺度参数值。各种具体的标准化变换方法详见表36-1。

表36-1　在SAS的STDIZE过程中可以实现的标准化变换方法

方法	位置	尺度
MEAN	Mean	1
MEDIAN	Median	1
SUM	0	Sum
EUCLEN	0	Euclidean length
USTD	0	Standard deviation about origin
STD	Mean	Standard deviation
RANGE	Minimum	Range
MIDRANGE	Midrange	Range/2
MAXABS	0	Maximum absolute value
IQR	Median	Interquartile range
MAD	Median	Median absolute deviation from median
ABW（c）	Biweight one-step M-estimate	Biweight A-estimate
AHUBER（c）	Huber one-step M-estimate	Huber A-estimate
AWAVE（c）	Wave one-step M-estimate	Wave A-estimate
AGK（p）	Mean	AGK estimate（ACECLUS）
SPACING（p）	Mid-minimum spacing	Minimum spacing
L（p）	L（p）	L（p）
IN（ds）	Read from data set	Read from data set

注：此表摘录自SAS 9.3中SAS/STAT的STDIZE过程的说明文档；"方法"指标准化的具体方法名称，"位置"指进行标准化变换公式中的位置参数，"尺度"指进行标准化变换公式中的尺度参数。

36.2.2　基于标准化变换的求和法

基于标准化变换的求和法就是对全部定量变量首先进行两步预处理，然后，进行一步求和运算，最后，进行排序运算。

第1步，对全部定量变量进行同趋势化处理。即使得全部定量变量都变成高优指标或低优指标。

第2步，对全部定量变量进行相同的标准化处理。即对拟参与计算的全部定量变量中的每一个都进行相同的标准化变换。

第3步，求和运算。即将同一个样品（或观测）上经标准化变换后的全部定量变量的数值相加得到一个合计值（即求和），此合计值就被当作"综合评价指标"在此样品上的得分值。

第4步，排序运算。即将全部样品的得分值由大到小（整体为高优指标）或由小到大（整体为低优指标）排序后编秩，此秩次就标志着各样品的优劣顺序。

36.2.3　基本思想

因各定量变量有各自的单位和专业含义，必须先对其进行同趋势和标准化变换，使它们具有可加性。每个样品在全部标准化变量上的取值之和，综合了该样品在全部变量上的全部信息，可以近似理解成该样品的"重量"。于是，依据"重量"的数值大小，可以给全部样品进行排序，这就使无序样品变成了有序样品。从而，实现了基于多个定量变量将无序样品转换成有序样品，再基于费歇尔最优分割原理，实现对有序样品的聚类（本质上是分档）分析。本章的研究重点是前一步，最后的分档任务已有现成的SAS程序，可以很方便地实现。

36.2.4　具体做法

第1步，设共有 n 个样品，P 个定量变量。将全部定量变量同趋势化，即将全部定量变量都转换成高优指标（指标取值越大越好）或低优指标（指标取值越小越好），通常习惯用高优指标。

第2步，从表36-1中选择一种标准化变换方法，将全部定量变量做相同的标准化变换。

$$x'_{ij} = （x_{ij} - L_j）/sc_j, \quad i=1, 2, \cdots, n, \quad j=1, 2, \cdots, P \qquad （36-1）$$

式中，L_j 为第 j 个定量变量的位置参数值；sc_j 为第 j 个定量变量的尺度参数值。

第3步，令 Z 为全部标准化变换后的综合评价指标，其计算公式为

$$Z_{ij} = \sum_{j=1}^{P} \left(x_{ij} - L_j \right) / sc_j, \quad i=1, 2, \cdots, n, \quad j=1, 2, \cdots, P \qquad （36-2）$$

第4步，将各样品上各定量变量的原始数值代入式（36-2），求得综合评价指标的得分值。

第5步，将全部样品的得分值由大到小（对高优指标而言）或由小到大（对低优指标而言）排序，编上秩次 Z_r，原先的样品编号id也随之变动。

第6步，将同一个样品对应的（Z_r, id）一起阅读，便知原先的第几个样品排在什么

位置上。

36.2.5 前提条件

在使用此法进行综合评价或无序样品聚类分析时，应检查资料是否满足以下前提条件。若某些条件不满足，应慎用。具体地说，其前提条件如下。

第一，研究目的必须是对样品进行综合评价或进行优劣排序与分档，而不是其他的分析目的（如研究变量间的相互关系、依赖关系、相互及依赖关系、变量的总体均值与其标准值之间的差异性分析等）。

第二，资料应属于单组设计多元定量资料，而不是来自其他设计的混合型资料（即同时包含定量与定性变量的资料）。

第三，全部定量变量中的每一个要么是高优指标，要么是低优指标。

第四，在实施标准化变换之前，应使全部变量都变成高优指标或低优指标，此步骤常被称为变量的同趋势化。

36.3 综合评价质量的判定标准

36.3.1 制定判定标准的理由

依据前面内容可知，传统综合评价方法指的是基于多元定量资料对无序样品进行排序的一系列统计分析方法，其中最有代表性的方法有秩和比法、熵值法和Topsis法等。本章所提出的基于标准化变换的求和法与前述提及的各种方法大同小异，仍可归属于传统综合评价方法之列。

具有一定统计学基础知识的人都可方便地将三种现代多元统计分析方法（即主成分分析、探索性因子分析、对应分析）引入传统综合评价方法要解决的问题中。与此同时，还可引入一种似乎更有数学韵味的多元统计分析方法，即投影寻踪聚类分析法。

以上两大类方法可分别称为传统综合评价法与现代多元统计分析法，其方法的总数目大约在十种以上。

问题出现了：采用的综合评价方法不同，得出的排序结果也常常不同。即使采用本章提出的基于标准化变换的求和法来计算，当使用者选择表36-1中18种不同的标准化方法时，其结果也不尽相同。由此可知，在解决此类问题时，必须给出一个判定标准。

36.3.2 提出判定标准的依据

笔者在现有的文献中，确实没有找到这样一个判定标准。很多发表与"综合评价方法"有关的论文的作者都是将自己的排序结果与某个具体方法排序的结果作比较，认为结果基本一致。显然，这样的比较和给出的结论难以令人信服。

笔者结合基本常识、统计学基础知识（特别是投影寻踪聚类分析方面的知识）和任何两个样品间的比较（因为两者之间的比较，很容易知道更优者，例如，用多维尺度分析法分析的原始数据就是基于两两样品之间的相似度构造出来的相似度或不相似度矩阵），提出了如下的两条判定标准。

标准1：综合评价指标在全部样品上的得分值的标准差越大，表明它使样品之间的离散度越大，故其聚类的效果越好。

标准2：对高优指标而言，任何两个样品 A 与 B 在同趋势化变换与标准化变换后的全部定量指标上的离差（注意：必须是相同定量指标上的离差）之和大于0，A 应位于 B 之前；反之，A 应位于 B 之后。

标准2中涉及定量变量的标准化运算，显得不够直观。通常情况下，可以基于同趋势化变换后的原始定量变量直接计算，于是可将上述标准2分解成以下两条。

标准2-1：对高优指标而言，任何两个样品 A 与 B 在同趋势化变换后的全部定量指标上的离差（注意：必须是相同定量指标上的离差）之和大于0，A 应位于 B 之前；反之，A 应位于 B 之后。

标准2-2：对高优指标而言，任何两个样品 A 与 B 在同趋势化变换后的全部定量指标上的比值（离差除以四分位间距）之和大于0，A 应位于 B 之前；反之，A 应位于 B 之后。

说明：标准2稳健性好，但计算烦琐一些；标准2-2稳健性稍差一些，但计算要稍简便一些；而标准2-1稳健性要更差一些，但手工演示极为方便。

36.4 标准化变换的求和法的应用实例1

36.4.1 问题与数据

【例36-1】以某文献中"12种不同的水稻插秧密度形式方案"为例，资料见表36-2。试基于五项经济指标（假定都是高优指标）对12种方案进行综合评价（说明：严格地说，第5项指标"投入费用"应属于低优指标，为了便于与文献上采用投影寻踪聚类分析处理的结果进行比较，此处未对其进行倒数变换）。

表36-2 不同密度形式的5项经济指标及其取值

序号	行距×穴距/（cm×cm）	X_1：经济系数/%	X_2：稻谷产量/（kg/hm²）	X_3：产值/（元/hm²）	X_4：经济效益/（元/hm²）	X_5：投入费用/（元/hm²）
1	30×10	51.6	7995.0	8794.5	4549.5	4245.0
2	30×13	52.1	8658.0	9523.5	5338.5	4185.0
3	40×10	54.9	8991.0	9889.5	5734.5	4155.0
4	30×16	57.5	8739.0	9612.0	5517.0	4095.0
5	36×13	58.8	8853.0	9738.0	5688.0	4050.0
6	30×20	59.5	8760.0	9636.0	5616.0	4020.0
7	43×13	59.5	8976.0	9873.0	5838.0	4035.0
8	30×23	59.2	8359.5	9195.0	5190.0	4005.0
9	43×16	59.9	8800.5	9679.5	5734.5	3945.0
10	40×16	60.6	9084.0	9991.5	6016.5	3975.0
11	30×26	57.8	8148.0	8962.5	5002.5	3960.0
12	40×20	60.2	8439.0	9282.0	5322.0	3960.0

资料来源：付强，赵小勇.投影寻踪模型原理及其应用.北京：科学出版社，2006：52.

36.4.2 分析与解答

第1步,对样品进行排序。

采用本章介绍的标准化变换的求和法对表36-2中的12个样品(即方案)进行排序。利用表36-1中的前17种标准化变换方法,发现当选择METHOD=MEAN或METHOD=MEDIAN两种标准化变换方法时,对应的综合评价指标的标准差取得最大值为1103.03。此时,对应的输出结果见表36-3。

表36-3 本章方法输出的排序结果

Obs	Z	Z_r	id
1	1390.18	1	10
2	1087.48	2	3
3	1044.48	3	7
4	650.38	4	5
5	481.98	5	9
6	354.08	6	6
7	283.08	7	4
8	19.68	8	2
9	−674.22	9	12
10	−928.72	10	8
11	−1606.62	11	11
12	−2101.82	12	1

在表36-3中,Z为求得的综合评价指标,Z_r为根据Z值由大到小(高优指标)编的秩次,id为资料中原样品的编号,即从优到劣的插秧方案依次为10>3>7>5>9>6>4>2>12>8>11>1,这些方案的具体密度形式见表36-2前两列,此处不详细呈现。

第2步,验证样品排序结果的合理性。

以上算出的12个样品(本例为"插秧方案")排序结果是否合理呢?基于本章提出的判定标准进行验证(为直观起见,现采用36.3.2节的标准2-1)。

由于各样品均有5个定量指标。现选出其中的第3、5、6、7、9五个样品,它们在5个定量指标上的取值(见表36-2)如下。

$$O_3 = (54.9,\ 8991.0,\ 9889.5,\ 5734.5,\ 4155.0)$$
$$O_5 = (58.8,\ 8853.0,\ 9738.0,\ 5688.0,\ 4050.0)$$
$$O_6 = (59.5,\ 8760.0,\ 9636.0,\ 5616.0,\ 4020.0)$$
$$O_7 = (59.9,\ 8976.0,\ 9873.0,\ 5838.0,\ 4035.0)$$
$$O_9 = (59.9,\ 8800.5,\ 9679.5,\ 5734.5,\ 3945.0)$$

若按高优指标来看待且按标准2-1计算,以上五个样品按怎样的排列顺序最合理?

(1)分别计算样品O_3与O_5、O_6、O_7和O_9四个样品之间的离差之和。

O_3与O_5之间对应定量指标上的离差及离差之和分别为(−3.9,138.0,151.5,46.5,105.0)、437.1;

O_3 与 O_6 之间对应定量指标上的离差及离差之和分别为（-4.6，231.0，253.5，118.5，135.0）、733.4；

O_3 与 O_7 之间对应定量指标上的离差及和分别为（-5.0，15.0，16.5，-103.5，120.0）、43.0；

O_3 与 O_9 之间对应定量指标上的离差及和分别为（-5.0，190.5，210.0，0.0，210.0）、605.5。

以上结果表明：O_3 应排列在 O_5、O_6、O_7 和 O_9 之前。

（2）分别计算样品 O_5 与 O_6、O_7 和 O_9 三个样品之间的离差之和。

O_5 与 O_6 之间对应定量指标上的离差及和分别为（-0.7，93.0，102.0，72.0，30.0）、296.3；

O_5 与 O_7 之间对应定量指标上的离差及和分别为（-1.1，-123.0，-135.0，-150.0，15.0）、-394.1；

O_5 与 O_9 之间对应定量指标上的离差及和分别为（-1.1，52.5，58.5，-46.5，105.0）、168.4。

以上结果表明：O_5 应排列在 O_6 和 O_9 之前，但应排在 O_7 之后，即 7＞5＞（6 与 9）。

至于 O_6 与 O_9 谁应排列在前面，由 O_5 与 O_6 之间的离差之和 296.3＞168.4（O_5 与 O_9 之间的离差之和）可推知，O_9 应排列在 O_6 之前，即 9＞6。

总结以上结果可得第 3、5、6、7、9 五个样品的从优到劣的排列顺序应该为 3＞7＞5＞9＞6。

第 3 步，给出本章方法及其他七种综合评价方法对应的综合指标的标准差的计算结果如下：

本章方法	秩和比法	熵值法	Topsis法	主成分法	探索性因子法	对应分析法	投影法
1103.030	1.024	348.031	0.256	1.864	1.000	0.026	0.086

注：投影法是投影寻踪聚类分析法的简称。

第 4 步，呈现本章方法及其他七种综合评价方法的排序结果。

本章方法：10＞3＞7＞5＞9＞6＞4＞2＞12＞8＞11＞1

秩和比法：10＞7＞3＞5＞9＞6＞4＞2＞12＞8＞1＞11

熵　值　法：10＞7＞3＞5＞9＞6＞4＞2＞12＞8＞11＞1

Topsis 法：10＞7＞3＞5＞9＞6＞4＞2＞12＞8＞11＞1

主成分法：10＞7＞9＞5＞6＞3＞4＞12＞8＞2＞11＞1

因　子　法：10＞3＞7＞5＞9＞4＞6＞2＞12＞8＞11＞1

对　应　法：10＞9＞7＞5＞6＞3＞4＞12＞8＞2＞11＞1

投　影　法：10＞7＞9＞5＞6＞3＞12＞4＞8＞11＞2＞1

在以上 8 种分析方法对表 36-2 中 12 个样品排序的结果中，熵值法与 Topsis 法的排序结果完全相同，熵值法与本章方法的标准差较为接近，其对应的排序结果也相当吻合，仅（7＞3）与（3＞7）不同，其他位置和顺序都一样。采用本章中介绍的方法，可判定这两种排列顺序哪种更合理：

$$O_3=（54.9，8991.0，9889.5，5734.5，4155.0）$$
$$O_7=（59.9，8976.0，9873.0，5838.0，4035.0）$$

若按高优指标来看待且按本章中的标准2-1计算，以上两个样品按怎样的排列顺序最合理？

计算这两个样品之间的离差之和如下。

O_3与O_7之间对应定量指标上的离差及和分别为（-5.0，15.0，16.5，-103.5，120.0）、43.0。说明O_3应位于O_7之前，即应取（3＞7）的顺序，即本章方法比熵值法和Topsis法的排序结果更为合理。

36.4.3 分析例36-1的SAS程序

设所需要的SAS程序名为"求和法处理某文献P52资料.SAS"。

```
%let var=5;
%let obs=12;
data a1;
input x1-x&var;
id=_n_;
cards;
51.6    7995.0    8794.5    4549.5    4245
52.1    8658.0    9523.5    5338.5    4185
54.9    8991.0    9889.5    5734.5    4155
57.5    8739.0    9612.0    5517.0    4095
58.8    8853.0    9738.0    5688.0    4050
59.5    8760.0    9636.0    5616.0    4020
59.9    8976.0    9873.0    5838.0    4035
59.2    8359.5    9195.0    5190.0    4005
59.9    8800.5    9679.5    5734.5    3945
60.6    9084.0    9991.5    6016.5    3975
57.8    8148.0    8962.5    5002.5    3960
60.2    8439.0    9282.0    5322.0    3960
;
run;
proc stdize method=mean out=a2;var x1-x&var; run;

data a3;
    set a2;
    z=sum(of x1-x&var);
proc rank descending data=a3 out=a4;
    ranks zr;
    var z;
run;
```

```
proc sort data = a4;by zr; run;
ods rtf;
proc means data=a4;
     var z;
run;
proc print data=a4;
     var z zr id;
run;
ods rtf close;
```

36.5 标准化变换的求和法的应用实例2

36.5.1 问题与数据

【例36-2】某研究者收集了9个地区单位及每个单位对应的12个指标，即农业生产力综合指标评价体系。具体资料见表36-4。研究者要对南京地区农业生产力进行优劣评价。

表36-4 农业生产力评价指标样本集

样本	J1	J2	J3	J4	J5	J6	J7	J8	J9	J10	J11	J12
六合	0.00	0.38	0.67	0.40	0.00	0.20	0.80	0.45	0.60	0.73	1.00	0.24
江浦	0.10	0.00	1.00	0.00	0.05	0.00	0.00	0.40	0.00	0.00	0.00	0.00
江宁	0.20	1.00	0.92	0.12	1.00	1.00	0.45	1.00	1.00	1.00	0.80	1.00
溧水	0.30	0.17	0.42	0.03	0.37	0.29	0.30	0.26	0.06	0.33	0.93	0.45
高淳	1.00	0.48	0.00	1.00	0.42	0.11	1.00	0.00	0.66	0.12	0.78	0.33
浦口	0.00	0.40	1.00	1.00	0.76	0.00	1.00	0.47	0.00	0.12	0.00	0.00
大厂	0.00	1.00	0.00	0.18	1.00	0.00	0.00	0.05	0.79	0.43
栖霞	1.00	0.40	0.33	0.83	0.00	0.31	0.71	0.02	0.06	0.92	0.58	0.03
雨花	1.00	0.00	0.03	0.00	0.33	1.00	0.67	1.00	1.00	1.00	1.00	1.00

资料来源：黄勇辉，朱金福.基于加速遗传算法的投影寻踪聚类评价模型研究与应用.系统工程，2009，27（11）：107-110.

注：该12个评价指标皆为高优指标。

36.5.2 分析与解答

第1步，对样品进行排序。

采用本章中介绍的标准化变换的求和法对样品进行排序，利用表36-1中的前17种标准化变换方法，发现当选择METHOD=MEAN标准化变换方法时，对应的综合评价指标的标准差取得最大值为2.3751164。此时，对应的输出结果见表36-5。

表36-5 本章方法输出的排序结果

Obs	Z	Z_r	id
1	4.18556	1	3
2	2.72556	2	9
3	0.59556	3	5
4	0.16556	4	1
5	−0.11444	5	8
6	−0.55444	6	6
7	−1.39444	7	4
8	−1.85444	8	7
9	−3.75444	9	2

在表36-5中，Z为求得的综合评价指标，Z_r为根据Z值由大到小（高优指标）编的秩次，id为资料中原样品的编号，即9个地区单位从优到劣的农业生产力依次为3＞9＞5＞1＞8＞6＞4＞7＞2。

第2步，给出本章方法及其他7种综合评价方法对应的综合指标的标准差的计算结果：

本章方法	秩和比法	熵值法	Topsis法	主成分法	探索性因子法	对应分析法	投影法
2.375	1.670	0.151	0.129	2.160	1.000	0.026	0.803

第3步，本章方法及其他七种综合评价方法的排序结果。

本章方法：3＞9＞5＞1＞8＞6＞4＞7＞2

秩和比法：3＞9＞5＞1＞8＞4＞6＞7＞2

熵 值 法：3＞9＞5＞6＞8＞1＞7＞4＞2

Topsis法：3＞9＞5＞1＞8＞6＞7＞4＞2

主成分法：9＞3＞1＞4＞5＞8＞7＞6＞2

因 子 法：3＞7＞6＞5＞4＞9＞8＞1＞2

对 应 法：9＞5＞7＞8＞4＞3＞1＞6＞2

投 影 法：3＞9＞5＞8＞1＞4＞6＞7＞2

以上8种分析方法对9个样品排序的结果中，主成分法与本章方法的标准差较为接近，但排序结果偏差较大，采用本章中介绍的方法进行验算，可发现本章方法更合理一些，即农业生产力由好到差的单位依次为江宁＞雨花＞高淳＞六合＞栖霞＞浦口＞溧水＞大厂＞江浦。

说明：因篇幅所限，例36-2中各种方法排序结果的合理性未作详细验证。感兴趣的读者可借助本章提出的标准进行验证。

36.5.3 分析例36-2的SAS程序

设所需要的SAS程序名为"求和法处理黄勇辉论文中的资料.SAS"。

```
%let var=12;
%let obs=9;
```

```
data a1;
input x1-x&var;
id=_n_;
cards;
0.00   0.38   0.67   0.40   0.00   0.20   0.80   0.45   0.60   0.73   1.00   0.24
0.10   0.00   1.00   0.00   0.05   0.00   0.00   0.40   0.00   0.00   0.00   0.00
0.20   1.00   0.92   0.12   1.00   1.00   0.45   1.00   1.00   1.00   0.80   1.00
0.30   0.17   0.42   0.03   0.37   0.29   0.30   0.26   0.06   0.33   0.93   0.45
1.00   0.48   0.00   1.00   0.42   0.11   1.00   0.00   0.66   0.12   0.78   0.33
0.00   0.40   1.00   1.00   0.76   0.00   1.00   0.47   0.00   0.12   0.00   0.00
0.00   1.00   0.00   0.18   1.00   0.00   0.00   0.00   0.05   0.00   0.79   0.43
1.00   0.40   0.33   0.83   0.00   0.31   0.71   0.02   0.06   0.92   0.58   0.03
1.00   0.00   0.03   0.00   0.33   1.00   0.67   1.00   1.00   1.00   1.00   1.00
;
run;
proc stdize method=mean out=a2;var x1-x&var; run;
data a3;
     set a2;
     z=sum(of x1-x&var);
proc rank descending data=a3 out=a4;
     ranks zr;
     var z;
run;
proc sort data = a4;by zr; run;
ods rtf;
proc means data=a4;
     var z;
run;
proc print data=a4;
     var z zr id;
run;
ods rtf close;
```

参 考 文 献

陈峰. 2006. 医用多元统计分析方法［M］. 2 版. 北京：中国统计出版社：10-245.

方积乾. 2017. 卫生统计学［M］. 7 版. 北京：人民卫生出版社：238-265.

方匡南，朱建平，姜叶飞. 2015. R数据分析：方法与案例详解［M］. 北京：电子工业出版社：1-313.

付强，赵小勇. 2006. 投影寻踪模型原理及其应用［M］. 北京：科学出版社：46-119.

高惠璇. 1997. SAS系统 Base SAS 软件使用手册［M］. 北京：中国统计出版社：87-224.

高惠璇. 2017. 统计计算［M］. 北京：北京大学出版社：173-223.

郭祖超. 1988. 医用数理统计方法［M］. 3 版. 北京：人民卫生出版社：523-631.

胡良平. 2000. 现代统计学与SAS应用［M］. 北京：军事医学科学出版社：235-417.

胡良平. 2001. Windows SAS 6.12 & 8.0 实用统计分析教程［M］. 北京：军事医学科学出版社：387-399，407-412.

胡良平. 2009. 医学统计学——运用三型理论分析定量与定性资料［M］. 北京：人民军医出版社：233-324，352-375.

胡良平. 2010. SAS实验设计与统计分析［M］. 北京：人民卫生出版社：3-44，306-324，446-549.

胡良平. 2010. SAS统计分析教程［M］. 北京：电子工业出版社：27-45，136-159.

胡良平. 2010. 医学统计学——运用三型理论进行现代回归分析［M］. 北京：人民军医出版社：9-33.

胡良平. 2012. 科研设计与统计分析［M］. 北京：军事医学科学出版社：277-306，472-479，513-551，597-650.

胡良平. 2012. 面向问题的统计学——（1）科研设计与统计基础［M］. 北京：人民卫生出版社：598-611.

胡良平. 2012. 面向问题的统计学——（2）多因素设计与线性模型分析［M］. 北京：人民卫生出版社：3-166，313-325.

胡良平，高辉. 2013. 非线性回归分析与SAS智能化实现［M］. 北京：电子工业出版社：9-23.

胡良平，胡纯严. 2014. SAS语言基础与高级编程技术［M］. 北京：电子工业出版社：23-36，76-97.

胡良平，黄国平. 2017. 医学科研设计方法与关键技术［M］. 成都：四川大学出版社：349-360.

胡良平，毛玮. 2012. 外科科研设计与统计分析［M］. 北京：中国协和医科大学出版社：274-300.

胡良平，陶丽新. 2013. 临床试验设计与统计分析［M］. 北京：军事医学科学出版社：75-100.

胡良平，王琪. 2016. 定性资料统计分析及应用［M］. 北京：电子工业出版社：1-52.

黄长全. 2017. 贝叶斯统计及其R实现［M］. 北京：清华大学出版社：114-138.

黄文，王正林. 2014. 数据挖掘：R语言实战［M］. 北京：电子工业出版社：38-55，86-105，310-339.

黄勇辉，朱金福. 2009. 基于加速遗传算法的投影寻踪聚类评价模型研究与应用［J］. 系统工程，27（11）：107-110.

金丕焕，陈峰. 2003. 医用统计方法［M］. 2 版. 上海：复旦大学出版社：317-324.

康崇禄. 2017. 蒙特卡罗方法理论和应用［M］. 北京：科学出版社：86-440.

李诗羽，张飞，王正林. 2014. 数据分析：R语言实战［M］. 北京：电子工业出版社：8-53，88-168.

刘金山，夏强. 2017. 基于MCMC算法的贝叶斯统计方法［M］. 北京：科学出版社：118-174.

娄冬华. 1999. 曲线直线化与非线性回归［J］. 中华疾病控制杂志，3（3）：224-225.

茆诗松. 2006. 统计手册［M］. 北京：科学出版社：556-559.

茆诗松，王静龙，濮晓龙.2010.高等数理统计［M］.北京：高等教育出版社：440-459.

沙伊·沙莱夫-施瓦茨，沙伊·本-戴维.2017.深入理解机器学习：从原理到算法［M］.张文生，译.北京：机械工业出版社：1-65.

孙颀龄.2004.中国医学统计百科全书：统计管理与健康统计分册［M］.北京：人民卫生出版社：30-94.

孙振球.2002.医学统计学［M］.北京：人民卫生出版社：373-396.

田铮，林伟.2008.投影寻踪方法与应用［M］.西安：西北工业大学出版社：13-90.

王斌会.2010.多元统计分析及R语言建模［M］.广州：暨南大学出版社：46-54.

王济川，郭志刚.2001.Logistic回归模型——方法与应用.北京：高等教育出版社：237-249.

吴喜之.2015.复杂数据统计方法——基于R的应用［M］.3版.北京：中国人民大学出版社：41-56.

薛薇.2016.R语言数据挖掘方法及应用［M］.北京：电子工业出版社：368-391.

杨树勤.1985.中国医学百科全书（医学统计学）.上海：上海科学技术出版社：170-173.

伊恩·古德费洛，约书亚·本古奥，亚伦·库维尔.2017.深度学习［M］.赵申剑，黎彧君，符天凡，等译.北京：人民邮电出版社：63-104.

余松林.2004.医学统计学［M］.北京：人民卫生出版社：170-256.

张意坚.1993.未免疫婴儿锡克氏试验阴性率的logistic曲线拟合［J］.中国卫生统计，10（1）：19.

郑捷.2015.机器学习——算法原理与编程实践［M］.北京：电子工业出版社：1-55.

周志华.2016.机器学习［M］.北京：清华大学出版社：1-22.

朱世武.2007.SAS编程技术教程［M］.北京：清华大学出版社：62-233.

Adler J. 2015. R语言核心技术手册［M］.2版.刘思喆，李舰，陈钢，等译.北京：电子工业出版社：3-49，53-127，144-181，382-435，490-495.

Armitage P，Colton T. 2005. Encyclopedia of Biostatistics［M］. 2nd ed. Wiley：John Wiley & Sons：5971-5978.

Kleinbaum D G，Kupper L L，Muller K E，et al. 2003.Applied Regression Analysis and Other Multivariable Methods［M］.3版.北京：机械工业出版社：111-159.

SAS Institute Inc. 2018. SAS/STAT 9.2 User's Guide. Cary：SAS Institute Inc：3253-3474.

附　录

浏览胡良平统计学专著及配套
软件简介，请扫描上方二维码。